JN021457

2024

診療報酬請求事務能力認定試験

受験対策と予想問題集

●2024年診療報酬改定と最新の法律に完全準拠

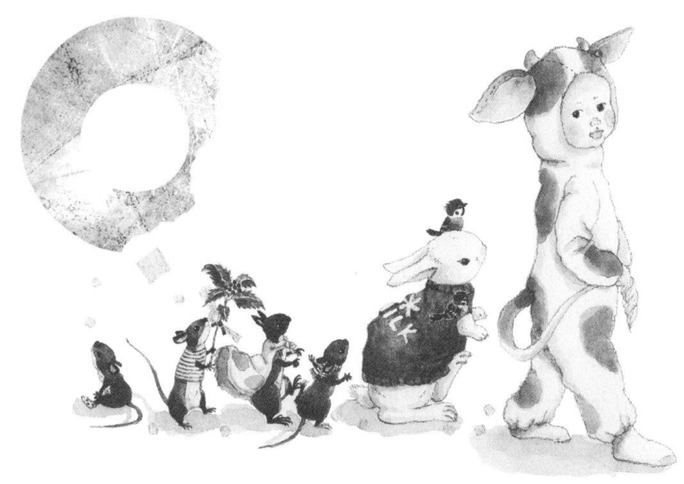

医学通信社

はじめに

レセプト従事者の資質向上をはかる目的で，1994年２月に厚生大臣（当時）の認可を受けた財団法人日本医療保険事務協会が設立され，同年12月には協会主催の「第１回診療報酬請求事務能力認定試験」が実施されました。以来，年に２回（７月，12月）の試験が行われています。

この試験は，さまざまな養成機関で独自に行われている教育内容やレベルの標準化を目指し，全国一斉に統一試験のかたちで行われるのを特徴としています。

そこで小社では，医療機関での実務経験が豊富で，なおかつ教育・検定試験などにも明るい編集委員のもとに，認定試験を受験する方たちのための問題集を編纂いたしました。

必ずや受験生のみなさまのお役に立つものと信じております。なお，お気づきの点などございましたらご教示いただければ幸いです。

2024年７月　　　　医学通信社

本書の使い方

1．本書は，「医科」のみを対象とし，第55回～第59回試験問題（過去５回分；学科100問，実技10問）と，オリジナル予想問題（学科50問，実技４問）から構成されています。

2．過去の試験問題で，その後の法律改正や診療報酬改定等を経て内容の古くなった問題については，最新（2024年７月現在）の法律・点数・薬価に準拠させ改訂しました。なお，やむをえず大きく改訂したものについては問題文の末尾に（※）と表示してあります。

3．学科問題では，正解を選択肢から選ぶ形式を採っていますが，この形式では，全項目についての正確な知識がなくとも解答できるケースがままみられます。そこで本書では，より正確な知識を問うために，各項目の左に□欄を設け，各項目ごとに解答・採点できるようにしています。

4．オリジナルの実技問題は，１ページ目は設問としての「条件」と「カルテ」，２ページ目は「解説」，３ページ目は「正解レセプト」で構成されています。

5．(点24)とあるのは，『診療点数早見表2024年度版』（医学通信社）の参照頁です。

6．本書の別冊付録「レセプト作成マニュアル集」の末尾に解答用レセプト（外来・入院）を付けてあります。コピーをしてご利用ください。

執筆・編集

大西正利（元・国際医療福祉大学医療福祉学部 准教授）

杉本恵申（診療報酬エキスパート）

長面川さより〔(株) ウォームハーツ 代表取締役〕

大下裕矢〔セコム医療システム(株)ソリューション本部メディカル情報分析室〕

飯塚克俊（東京蒲田病院 医事課係長）

金子一也（EY新日本有限責任監査法人 ヘルスケアセクター）

目　次

受験対策のキーポイント

診療報酬請求事務能力認定試験もすでに60回実施され，2024年12月に次回試験が予定されています。

合格率をみると，平均で30％前後という，かなりの厳しさです。当初は，出題の傾向がつかみきれず戸惑いもありましたが，回を重ねるにつれて受験対策のポイントも絞られてきました。

第１～59回試験の出題の傾向分析，受験のための参考書の選択方法，実際に受験した人の体験談など，受験対策としての具体的ポイントを，今後受験される方々の参考になるようにまとめました。

1．試験の出題傾向を分析する

学科問題は，基本的には，財団法人・日本医療保険事務協会が示す「ガイドライン」（p.７）に沿って，毎回20問（約80題）が出題されています。

過去59回の出題内容は次のとおりです。

《第１回～第59回認定試験／学科・出題内容分類》

〔全1280問＝4645題。１題とは，１問中の４つの枝問題の１つの意。（※括弧内は第59回試験の出題数）〕

分類	出題数
①医療保険制度等	257題（５題）
②公費負担医療制度	25題
③保険医療機関等	73題（２題）
④療養担当規則等	258題（４題）
⑤初診・再診	353題（８題）
⑥入院	481題（８題）
⑦入院時食事療養費	72題（１題）
⑧医学管理等	421題（８題）
⑨在宅医療	263題（４題）
⑩検査・病理	446題（６題）
⑪画像診断	189題（２題）
⑫投薬	190題（２題）
⑬注射	178題（４題）
⑭リハビリテーション	239題（４題）
⑮精神科専門療法	160題（４題）
⑯処置	244題（６題）
⑰ギプス	6題
⑱手術	239題（４題）
⑲輸血	18題
⑳麻酔	124題（２題）
㉑放射線治療	114題（２題）
㉒医療材料	45題（２題）
㉓診療報酬請求事務	65題
㉔ＤＰＣ	4題
㉕医療用語	41題
㉖医学の基礎知識	10題
㉗薬学の基礎知識	10題
㉘医療関係法規	72題
㉙介護保険制度等	57題（２題）

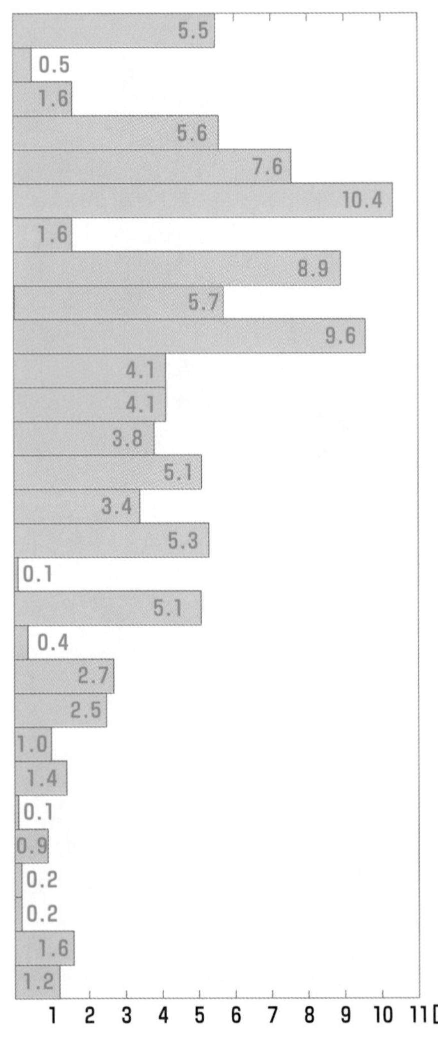

2．試験の具体的攻略法を考える

本試験は学科問題と実技問題から構成されます。配点の詳細は明らかにされていませんが，試験の合否は，学科問題と実技問題の平均点ではなく，学科問題・実技問題それぞれに合格ラインをクリアすることが条件となります。すなわち，片方が満点でも，片方が合格ラインに満たない場合は不合格となります。この点に気をつけて，バランスのとれた学習を心掛けましょう。

試験合格のための重要ポイントは，次の２点に集約できます。

1．まずは試験範囲（「ガイドライン」p. 7 参照）の項目につき，全体の概要や基本的な知識を自分のものとします。いくら参考書等が“持ち込み可”だといっても，やはりある程度の基礎知識は必要です。とくに実技試験に関しては，実際のレセプト作成にある程度習熟している必要があります。

➡ **そのためには，医療事務に関する各種の解説書を読み学習すること。**
また，実技に関しては実例をもとにレセプト作成の練習を重ねましょう。

2．次に大切なことは，試験問題に対したとき，その問題が何に関するものなのか，どの法制度に関するものなのか，点数表のどの項目に関することなのか――を理解する能力を身につけることです。そして，それは一体どの本のどこを調べればよいのか，どう調べればよいのか――を把握しましょう。とくに点数表の読み解き方は十分練習しておく必要があります。点数表を完璧に使いこなせれば，本試験の８割から９割は解答することができます。

➡ **そのためには，解説書だけでなく，本書などにより実際に数多くの練習問題に当たり，点数表の使い方など実戦的なノウハウを身につけることが大切です。**

ガイドラインに沿った実戦対策

1　医療保険制度等

まずは，わが国の医療保険制度の全体の概要を理解しましょう。そしてのちに医療保険各法，とくに「健康保険法」を重点対象として，給付の概要と要件，給付内容などにつき基本的ポイントを把握しておきます。また，実際の試験に当たって最も大切なポイントは，その出題内容がどの法制度に関するものなのか，どの本を調べればよいのか，を把握することです。

過去59回の出題数は257題で，１回の試験当たり４～５題が出題されています。これまでの「頻出項目」は，高額療養費，出産育児一時金，保険外併用療養費――などです。

【参考図書】■「医療関連法の完全知識 2024年版」（2024年６月刊）医学通信社

2　公費負担医療制度

特定の疾病を対象として，医療費の一部もしくは全部が公的費用により負担される制度のことです。

この制度は，それぞれの法によって定めが違うため複雑で，対策が立てにくい分野です。過去59回の出題数は25題と少なめですが，ときに１，２題は出題されるため，要注意といえます。

重要ポイントは，感染症法・精神保健福祉法・生活保護法の❶申請手続き，❷給付内容，❸医療保険との関係などです。また，感染症法や難病医療費助成制度のように，近年，大きな制度改正が行われたものは注意が必要です。

【参考図書】■「公費負担医療の実際知識 2024年版」（2024年４月刊）医学通信社

3 保険医療機関等

保険診療を行うためには，保険医療機関としての指定が必要であり，医師も登録が必要です。また，保険薬局，特定機能病院，療養病床など，それぞれの定めにより，承認や許可を必要とします。この指定や承認に関する要件を規定している医療法などが主な出題対象となっています。

過去59回の出題数は73題です。

こうした要件や基準を調べる方法，どの本のどの部分に掲載されているのか――を確実に把握しておく必要があります。

【参考図書】■「医療関連法の完全知識 2024年版」（2024年６月刊）医学通信社

4 療養担当規則等

保険診療を行ううえで守るべきルールを定めた「保険医療機関及び保険医療養担当規則」は，非常に重要度の高い項目です。したがって，過去59回の出題数も258題と多くなっており，全般的によく理解しておく必要があります。

これまでの「頻出項目」は，❶投薬（投与日数限度），❷保険外併用療養費，❸傷病手当金意見書交付料，❹保険医が行う療法，❺受給資格の確認――などです。

その他の要注意ポイントとしては，❶診療の具体的方針に関わる規則，❷診療録の記載・整備――などが挙げられます。

【参考図書】■「診療点数早見表（2024年度版）」（2024年５月刊）医学通信社

5 診療報酬等

過去59回の全出題数の約７～８割を占めている最重要項目です。なかでも，❶入院，❷検査・病理，❸医学管理等，❹初診・再診――などが「頻出項目」となっています。2024年の診療報酬改定により変更のあった項目や新設項目だけでなく，それ以降の通知で変更があった点にも注意しましょう。

「診療報酬点数表」を十分に使いこなすだけの知識，テクニック，経験が求められます。とくに「注」や「通知」など細部の規定に関しての問題がほとんどなので，あいまいな規定に関する正確な解釈，確実で迅速な検索など，点数表の読み解き方に精通しておく必要があります。

【参考図書】■「診療点数早見表（2024年度版）」（2024年５月刊）医学通信社
■「診療報酬・完全攻略マニュアル 2024-25年版」（2024年６月刊）医学通信社
■「入門・診療報酬の請求 2024-25年版」（2024年７月刊）医学通信社

6 薬価基準・材料価格基準

薬価基準は，保険診療で使用できる医薬品の範囲と価格を定めたものであり，材料価格基準は，点数表で定められた特定保険医療材料料として算定できる医療材料の範囲と価格を定めたものです。

材料価格基準に関する過去59回の出題数は45題。（薬価基準については，「診療報酬等」のなかの「投薬」「注射」等の項目に分類）

【参考図書】■「診療点数早見表（2024年度版）」（2024年５月刊）医学通信社

7 診療報酬請求事務

レセプトの記載方法や請求方法に関する出題です。レセプト作成上の一般的事項や具体的な記載方法については，厚生労働省の保険発通知「診療報酬請求書等の記載要領等について」に規定されています。実技試験におけるレセプト作成には欠かせない規定であり，その基礎的知識だけは身につけておきたいところです。そのためには，この規定に従って実際にレセプトを作成する練習が重要です。学科試験についても，診療報酬明細書に関する過去59回の出題数は65題あります。

【参考図書】■「診療点数早見表（2024年度版）」（2024年５月刊）医学通信社
■「診療報酬・完全攻略マニュアル 2024-25年版」（2024年６月刊）医学通信社
■「入門・診療報酬の請求 2024-25年版」（2024年７月刊）医学通信社

8　ＤＰＣ

診断群分類（DPC）点数表の概要や，出来高算定との関係などが問われます。DPC対象病院が増加していることもあり，試験でも出題が増える可能性があります。

【参考図書】■「ＤＰＣ点数早見表（2024年度版）」（2024年５月刊）医学通信社

9　医療用語

診療報酬の請求に必要な用語として，カルテに記載されている疾患，検査，手術の略称などが問われています。過去59回の出題数は41題ですが，第12回試験以降は出題されていません。

しかし，学科･実技試験全般にわたって医療用語の知識が問われるため，試験に当たっては，検査・疾患・手術・画像診断・医薬品・特定保険医療材料などに関する略語集が必携です（本書「実戦知識のキーポイント」に主要略語の一覧表を掲載）。

【参考図書】■「最新・医療用語4200」（2019年４月刊）医学通信社
■「臨床・カルテ・レセプト略語事典」（2015年４月刊）医学通信社

10　医学の基礎知識

診療報酬に係る一般的な医学知識が問われます。過去59回の出題数は10題と少ないのですが，第14回試験と第20回試験においては４題ずつ出題されています。今後も出題の可能性はあると考えておいたほうがよいでしょう。

11　薬学の基礎知識

過去59回の出題数は10題。なかでも，処方の際の略号（例；n.d.E.など）は３回出題されているので，その略号表は試験の際には必携です（本書「実戦知識のキーポイント」に一覧表を掲載）。そのほかには点数表の「投薬」の部の通知に規定されている事項が多いので，まずは点数表で調べてみるとよいでしょう。

【参考図書】■「診療点数早見表（2024年度版）」（2024年５月刊）医学通信社

12　医療関係法規

医療に関するさまざまな法律の基礎知識が問われます。過去59回の出題数は72題。これまでは医療従事者の資格と業務に関する出題が多くなっています。

【参考図書】■「医療関連法の完全知識 2024年版」（2024年６月刊）医学通信社

13　介護保険制度

第13回試験から新たに出題項目とされました。以後47回の出題数は57題。制度の概要や，医療保険と介護保険の給付調整などが問われます。地域包括ケアシステムが推進され，医療と介護の連携が進むなかで，今後も２題程度は出題されると考えておくべきでしょう。

【参考図書】■「介護報酬早見表（2024-26年版）」（2024年６月刊）医学通信社

実技試験の実戦対策

実技試験におけるレセプト作成には，やはりある程度の経験が必要です。したがって，本書などにより例題を数多くこなし，実戦力を身につけることが大事です。

実際の試験に当たっての具体的な手順と留意事項は以下のとおりです。

(1) まずは「施設の概要等」や「職員の状況等」の前提条件が意味することを，点数表により確実に読み取ることです。診療時間・看護体系・医師数・薬剤師・所在地などを確実にチェックします。

(2) カルテに記載されている保険者番号・氏名・年齢・傷病名・診療実日数・転帰などを確認しつつ，レセプトに確実に転記します。

(3) 具体的診療行為について全体を把握したのち，個々の診療行為・薬剤等につき，点数表と薬価基準等に従い順を追って算定し記載していきます（電卓等の計算機を持参することを忘れないこと）。

(4) 実技・学科ともに終わった後にまだ時間が余るようであれば，カルテの診療項目とレセプトの記載を突き合わせて，算定漏れはないか，計算ミスはないか，もう一度確認しましょう。この確認作業は必ず最後に余った時間でやるようにします。

参考：試験合格者の声

実際に受験し合格した人に，その要領や秘訣を聞いてみました。参考にしてください。

Q：学科問題と実技問題のどちらから先に取りかかったほうがよいでしょうか？

A：レセプト作成は選択式でなく記述式のため，必ず一定時間以上を要し，なおかつより多くの時間を要します。したがって実技問題を先にしたほうがよいと思います。

Q：持ち込み資料はどの程度持っていったらよいのでしょうか？

A：時間の制約があるので，そう多くてもむだです。分野別に要点がよくまとまった使い慣れた参考書が6，7冊あれば十分ではないでしょうか。また，重要ポイントや検査の略称などについては，よくまとまった一覧表をコピーして，自分なりに小冊子にまとめておくと便利です。

Q：実技問題は実務経験者が有利と聞きますが？

A：実務経験者が有利なのは間違いありませんが，そう難解な問題でもないので，例題などで力をつけておけば十分対応可能です。

Q：点数表の通知文など細かい規定に関する問題が多いようですが，どう対応したらよいのでしょうか？　それらを覚えていないといけないのでしょうか？

A：全文暗記は不可能ですから，点数表や参考書のどのあたりに何が載っているかを，ガイドラインとこれまでの出題傾向に沿ってチェックしておく必要があります。そしてその箇所に付箋などを付けておくのも有効かと思います。とくに点数表には精通・習熟しておく必要があります。探したい項目がすぐに引けるようでないと，合格はむずかしいんじゃないでしょうか。

Q：実際に試験問題を解くうえで，何かコツのようなものがあるのでしょうか？

A：解けない問題にあまり時間をかけ過ぎないことです。これまでの既出問題で模擬試験をしてみて，だいたいの時間配分を決めておくとよいでしょう。

資料 診療報酬請求事務能力認定試験ガイドライン

診療報酬請求事務を正しく行うのに必要な能力を認定するために，次に掲げる事項について試験を行う。

1．医療保険制度等

⑴ 被用者保険，国民健康保険，退職者医療及び後期高齢者医療などについて，それぞれの保険者，加入者，給付，給付率等制度の概要についての知識

⑵ 給付の内容すなわち現物給付及び療養費についての知識と，給付の対象外とされるもの，給付が制限されるものについての知識

2．公費負担医療制度

生活保護法，精神保健福祉法，障害者総合支援法，感染症法等法律に基づく公費負担医療制度及び特定疾患治療研究事業等によって患者の医療費負担が軽減される制度についての知識

3．保険医療機関等

⑴ 保険医療機関（保険調剤薬局）の指定及び保険医（保険薬剤師）の登録についての知識

⑵ 特定機能病院，地域医療支援病院，療養病床等の規定と保険医療の取扱いについての知識

4．療養担当規則等

「保険医療機関（保険薬局）及び保険医（保険薬剤師）療養担当規則」及び「高齢者の医療の確保に関する法律の規定による療養の給付等の取扱い及び担当に関する基準」は保険医療又は後期高齢者医療を担当する場合に守るべきルールを規定しているが，その内容についての知識

（注） 療担規則及び薬担規則並びに療担基準に基づき厚生労働大臣が定める掲示事項等（令和２年５月厚生労働省告示第215号）

5．診療報酬等

⑴ 診療報酬点数表（医科，歯科，調剤）は保険医療における医療行為の料金表であり，診療報酬の算定にあたり種々の取決めがあるが，その算定方法についての知識

（注） ア）基本診療料の施設基準等（令和２年３月厚生労働省告示第58号）
イ）特掲診療料の施設基準等（令和２年５月厚生労働省告示第214号）
ウ）厚生労働大臣の定める入院患者数の基準及び医師等の員数の基準並びに入院基本料の算定方法（平成26年３月厚生労働省告示第199号）――等を含む。

⑵ 入院時食事療養及び入院時生活療養の費用の額を算定するための知識

6．薬価基準，材料価格基準

保険医療で使用される医薬品及び医療材料の価格とその請求方法についての知識

7．診療報酬請求事務

診療報酬請求書及び診療報酬明細書を作成するために必要な知識とその実技

8．医療用語

診療報酬請求事務を行うために必要な病名，検査法，医薬品等の用語及びその略語の主なものの知識

9．医学の基礎知識

主要な身体の部位，臓器等の位置及び名称（解剖），それぞれの機能（生理），病的状態（病理）及び治療方法についての基礎知識

10．薬学の基礎知識

医薬品の種類，名称，規格，剤形，単位等についての基礎知識

11．医療関係法規

医療法による医療施設（病院，診療所等）の規定及び医師法，歯科医師法等の医療関係者に関する法律による医療機関の従事者の種類とその業務についての基礎知識

12．介護保険制度

保険者及び被保険者，給付の内容等制度の概要についての知識

第59回診療報酬請求事務能力認定試験の結果について

公益財団法人 日本医療保険事務協会（理事長・滝澤秀次郎）が，2023年12月17日（日）に実施した第59回診療報酬請求事務能力認定試験の結果は，次のとおりである。

受験申込者数　4,134人（医科：4,061人　歯科：73人）
受験者数　3,719人（医科：3,659人　歯科：60人）
合格者数　1,792人（医科：1,771人　歯科：21人）
合格率　医科　48.4％，歯科　35.0％
合格ライン（医科）　学科80点以上（100点満点），実技80点以上（100点満点）（※いずれも満たす者）

第61回診療報酬請求事務能力認定試験の実施について

診療報酬請求事務に従事する者の資質の向上を図るため，次のとおり全国一斉統一試験を実施します。

1．受験資格　問いません
2．受験科目　医科，歯科のいずれかを選択
3．出題範囲　⑴　学科試験　①医療保険制度等・公費負担医療制度の概要
②保険医療機関等・療養担当規則等の基礎知識
③診療報酬等・薬価基準・材料価格基準の基礎知識
④医療用語及び医学・薬学の基礎知識
⑤医療関係法規の基礎知識
⑥介護保険制度の概要
⑵　実技試験　診療報酬請求事務の実技
※法令等（点数表を含む）は，2024年10月１日現在施行されているものとする。
4．試験日時　2024年12月15日（日）　午後１時～４時
5．試験地　札幌市，仙台市，埼玉県，千葉県，東京都，神奈川県，新潟市，金沢市，静岡市，愛知県，大阪府，岡山市，広島市，高松市，福岡県，熊本市，那覇市
6．受験手数料　9,000円（消費税込）
7．受験申込（願書提出）手続（※第55回試験から出願方法は，原則インターネットのみとなりました）
〈インターネットによる受験申込〉
2024年９月10日（火）10：00～10月24日（木）17：00（予定）
※手続方法等詳しくは日本医療保険事務協会ホームページをご覧下さい。
8．合格者発表　2025年２月20日（木）
9．お問合せ先
公益財団法人　日本医療保険事務協会
〒101-0047　東京都千代田区内神田2-5-3　児谷ビル
電話　03(3252)3811　FAX　03(3252)2233
月曜から金曜（祝日を除く）9：00～17：00
URL　https://www.iryojimu.or.jp

実戦知識の
キーポイント

1. 点数表の読解術

（『診療点数早見表・2024年度版』より抜粋／一部改編）

点数表の基本的な構成

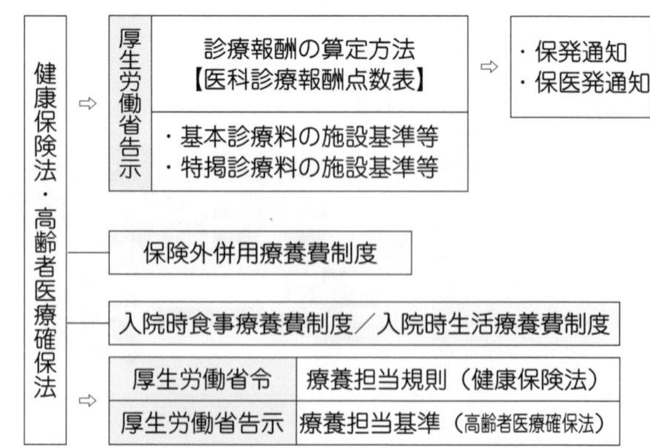

1 “点数表”とは

診療報酬点数表には医科･歯科･調剤の３種類があります。『診療点数早見表』には医科点数表のみを収載しています。

また，急性期病院における入院医療を診断群分類ごとに包括評価した**『診断群分類点数表』（DPC点数表）**もありますが，これは『診療点数早見表』とは別に『DPC点数早見表』に収載しています。

「医科診療報酬点数表」は健康保険法及び高齢者医療確保法に基づくものですが，健康保険法以外の被用者保険や国民健康保険，生活保護法などの公費負担医療においても当該点数表を適用します。

2 点数表（「診療点数早見表」）の構成

(1) 点数表は，第１章**「基本診療料」**と第２章**「特掲診療料」**からなります。
- ①「基本診療料」には，初診料・再診料・入院料など，診療の基礎となる点数が定められています。
- ②「特掲診療料」には，検査料・処置料・手術料など個々の診療行為ごとの点数が定められています。
- ※　点数算定にあたっては，一般的に，「基本診療料」と「特掲診療料」を合わせて算定します。

(2) 『診療点数早見表』は，基本的には**「告示」**（点数と基準等）＋**「通知」**（算定･届出上の解釈など）によって構成されています。
- ①「告示」の点数部分は**「通則」**と**「点数」**（１点単価は10円）で構成されています。「通則」とは，各「部」や各「節」ごとの点数算定の原則を定めたものです。『診療点数早見表』においては，「告示」部分は点線で囲み，「通則」は**薄紫色**，「点数」は**水色**の色アミで示しています。
- ②「通知」とは告示に関する「細則」と「準用点数」を定めたものです。「通知」には必ず「発簡番号」〔例；令６保医発0305・４〕が付されています。発簡番号は，頭の４桁が月日を表わし，「例」の場合は令和６年３月５日付の第４号通知となります。
- ③さらに『診療点数早見表』では，厚生労働省からの**「事務連絡」**を深緑（2024年改定によるもの）・**濃紺文字**で表示し，解説部分を**（編注）参考**として，青色文字で表示しています。また，2024年改定での変更部分には**緑色**の下線等でマークしてあります。

(3) 「点数表」に関連する「基準」を示したものとして，以下のようなものが告示で定められています。
- ①**「使用薬剤の薬価」（薬価基準）**
  保険診療において使用できる（保険請求できる）医薬品名とその価格を定めたもの。
- ②**「特定保険医療材料及びその材料価格」（材料価格基準）**
  保険請求できる医療材料（特定保険医療材料）とその価格を定めたもの。
- ③**「基本診療料の施設基準等」，「特掲診療料の施設基準等」**

■診療報酬点数表の基本的構成

A 基本診療料
- ■ 初診料
- ■ 再診料（診療所又は一般病床200床未満の病院） 外来診療料（一般病床200床以上の病院）
- ■ 入院基本料 ＋ 入院基本料等加算
- ■ 特定入院料 ＋ 入院基本料等加算
- ■ 短期滞在手術等基本料

B～N 特掲診療料

B 医学管理等	■ 医学管理料＋（材料料）
C 在宅医療	■ 在宅患者診療・指導料 ■ 在宅療養指導管理料＋（在宅療養指導管理材料加算）＋（薬剤料）＋（材料料）
D 検査	■ 検体検査実施料＋検体検査判断料 ＋（診断穿刺・検体採取料）＋（薬剤料）＋（材料料） ■ 生体検査料（＋判断料） ＋（診断穿刺・検体採取料）＋（薬剤料）＋（材料料）
E 画像診断	■ エックス線診断料〔撮影料＋診断料＋造影剤注入手技料〕＋（薬剤料）＋（フィルム）＋（材料料） ■ 核医学診断料〔撮影料＋診断料〕 ＋（薬剤料）＋（フィルム）＋（材料料） ■ コンピューター断層撮影診断料〔撮影料＋診断料〕＋（薬剤料）＋（フィルム）＋（材料料）
F 投薬	■【外来患者・院内処方】 調剤料＋処方料＋薬剤料＋（調剤技術基本料）＋（材料料） ■【外来患者・院外処方】 処方箋料 ■【入院患者】 調剤料 ＋薬剤料＋（調剤技術基本料）＋（材料料）
G 注射	■ 注射料〔注射実施料＋無菌製剤処理料〕 ＋薬剤料 ＋（材料料）
H リハビリテーション	■ リハビリテーション料＋（薬剤料）
I 精神科専門療法	■ 精神科専門療法料＋（薬剤料）
J 処置	■ 処置料＋（処置医療機器等加算）＋（薬剤料）＋（材料料）
K 手術	■ 手術料＋（輸血料）＋（手術医療機器等加算）＋（薬剤料）＋（材料料） ■ 輸血料＋（薬剤料）＋（材料料）
L 麻酔	■ 麻酔料〔麻酔料＋麻酔管理料〕 ＋（薬剤料）＋（材料料） ■ 神経ブロック料＋（薬剤料）＋（材料料）
M 放射線治療	■ 放射線治療管理・実施料＋（材料料）
N 病理診断	■ 病理標本作製料＋病理診断・判断料＋〔Dの（診断穿刺・検体採取料）＋（薬剤料）＋（材料料）〕
O その他	■ 看護職員処遇改善評価料 ■ ベースアップ評価料

「施設基準」とは，保険診療における“医療の質”を確保するために設けられています。その多くが，地方厚生局長または地方厚生支局長への届出，報告等が義務付けられています。

厚生労働省 ― 地方厚生（支）局 ― 地方厚生（支）局・都道府県事務所

(4)　「診療報酬点数表」とは別に，①保険外併用療養費制度，②入院時食事療養費制度，③入院時生活療養費制度――などが健康保険法により定められています。

①保険外併用療養費制度

保険診療と保険外療養の併用（混合診療）を認める制度のことです。その保険外療養には**「評価療養」「患者申出療養」「選定療養」**の３種類があり，基礎的な保険診療分は「保険外併用療養費」として保険給付され，保険外療養については特別の料金（自由料金）を患者から徴収できます。

「評価療養」…新しい医療技術を用いた保険外療養で，保険導入評価の対象となります。①先進医療，②医薬品・医療機器・再生医療等製品の治験，③薬事承認後・保険収載前の医薬品・医療機器・体外診断用医薬品・再生医療等製品の使用，④医薬品・医療機器・再生医療等製品の適応外使用――があります。

「患者申出療養」…未承認薬の使用など患者からの申出に基づき個別に認可される保険外療養で，保険導入評価の対象となります。

「選定療養」…患者の選択による上乗せの保険外療養です。①特別の療養環境（差額ベッド等），②予約診療，③紹介なしの200床以上病院の初診，④他院紹介申出患者の200床以上病院の再診，⑤180日超入院，⑥制限回数を超える診療，⑦長期収載品の投与（2024年10月１日～）――などがあります。

②入院時食事療養費制度と入院時生活療養費制度

入院時食事療養は，入院時における食事料を定めたもので，厚生労働大臣が定めた標準負担額が患者負担となります（食事療養費から標準負担額を控除した残りの額は保険者より給付）。なお「特別メニューの食事の提供」を受けた場合は，食事療養費の基準額を超えた費用が（標準負担額と併せて）患者負担となります。

一方，入院時生活療養は，療養病床に入院する65歳以上の高齢者が対象。食事・室料を保険給付の対象から外し，厚生労働大臣が定める額を自己負担とし，残りの額を入院時生活療養費として保険給付するものです。

(5) 保険医療機関および保険医が従うべき規則を定めたものとして，健康保険法に基づく省令**「保険医療機関及び保険医療養担当規則」**と，高齢者医療確保法に基づく告示**「高齢者の医療の確保に関する法律の規定による療養の給付等の取扱い及び担当に関する基準」**があります。

例１

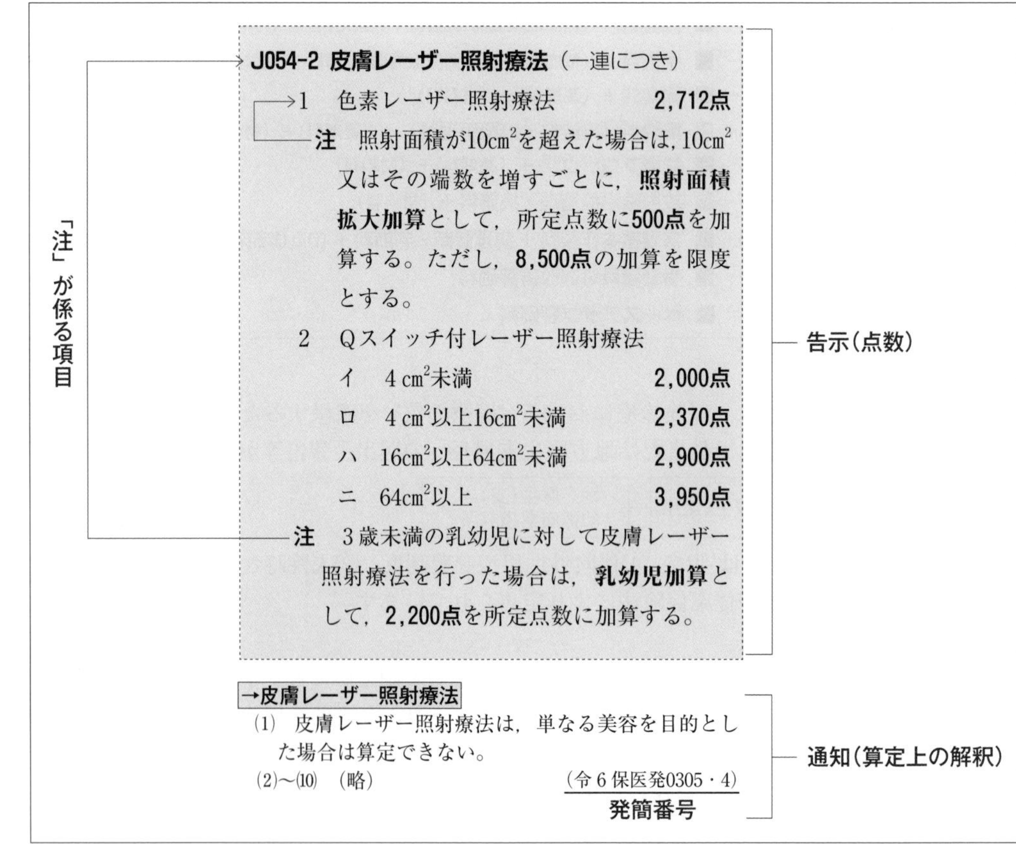

J054-2 皮膚レーザー照射療法（一連につき）

1 色素レーザー照射療法 **2,712点**

注 照射面積が$10cm^2$を超えた場合は，$10cm^2$又はその端数を増すごとに，**照射面積拡大加算**として，所定点数に**500点**を加算する。ただし，**8,500点**の加算を限度とする。

2 Ｑスイッチ付レーザー照射療法

イ $4cm^2$未満 **2,000点**

ロ $4cm^2$以上$16cm^2$未満 **2,370点**

ハ $16cm^2$以上$64cm^2$未満 **2,900点**

ニ $64cm^2$以上 **3,950点**

注 ３歳未満の乳幼児に対して皮膚レーザー照射療法を行った場合は，**乳幼児加算**として，**2,200点**を所定点数に加算する。

→皮膚レーザー照射療法

(1) 皮膚レーザー照射療法は，単なる美容を目的とした場合は算定できない。

(2)～(10) （略） （令６保医発0305・４）

一般に，前者は**「療養担当規則（療担則）」**，後者は**「療養担当基準（療担基準）」**と省略されます。

点数表の基本的な約束事（凡例）

⑴ 診療行為と算定回数の関係

点数表上で「１日につき」「一連につき」等と規定されていない場合は「１回につき」と解します。

⑵「注」の原則

「注」がどの項目に係るものなのかは,「注」という文字の“字下がり”の位置により判断します。すなわち「注」は，それが係る項目よりも常に１字“字下がり”をしています。逆にいえば,「注」から行を上へ遡り，最初に“字上がり”をしている項目に「注」は係るものです。（**→例１**参照）

⑶ 加算・逓減・逓増および「所定点数」の原則

①「所定点数」とは，基本的には，区分番号以下にあらかじめ定められている基本点数のことであり,「注」による加算点数は含みません。ただし，通知により加算点数を含むとする例外的な「所定点数」もあるので，要注意です（処置の部の「通則５」，手術の部の「通則７」「通則８」「通則12」など）。

②加算・逓減・逓増は，原則的に，分類の枝分かれの末端から（小項目から大項目へ）遡り算定します。すなわち小項目「注」→大項目の「注」→「通則」という順番で加算・逓減・逓増を行います。

⑷ 文章における対応関係

「診療時間以外の時間，休日又は深夜（中略）は，それぞれ所定点数に85点，250点又は480点」という記述は,「Ａ，Ｂ又はＣは，ａ，ｂ又はｃ」という対応関係になります。すなわち時間外は85点，休日は250点，深夜は480点です。（**→A000「注７」**）

⑸「別に厚生労働大臣が定める～」

「基本診療料の施設基準等」（『診療点数早見表』では告示③）や「特掲診療料の施設基準等」（告示④）に別に定められているということです。『診療点数早見表』ではアンダーラインを付し，赤い文字で該当告示番号とページ数を示しています。

⑹「○○に準じて算定する」「○○の例により算定した点数とする」

○○についての告示（「注」の規定も含む）や通知の規定を適用して点数を算定するという意。その際，検査判断料など付随する算定項目も準用先の区分に準じて算定し,「注」の包括規定に関しても準用先区分の１項目とみなして包括項目数を計算します。明細書には，実際に行った診療行為名と，その準用先の点数を記載します。

⑺「通知」の位置

『診療点数早見表』において,「通知」はそれが係ることがらの下に位置させ，多くは関連する「告示」の下に配置させています。「章」「部」の名称の直下に配置させている「通知」は,その「章」「部」全体に係るものです（「医学管理等」冒頭の通知など）。

⑻ 施行期日・経過措置

点数表では，診療報酬の算定や施設基準の適用等の施行日を別に定めています。また，施設基準の届出に関する「経過措置等」も別に定められています。

点数表における基本的な用語の意味

・**「法律」**…国会の議決を経て天皇が公布する。〔**例**；健康保険法，医療法〕
・**「政令」**…法律を施行するために内閣が制定する命令のこと。〔**例**；健康保険法施行令〕
・**「省令」**…各省大臣が，主管する行政事務について発する命令のこと。〔**例**；健康保険法施行規則，保険医療機関及び保険医療養担当規則〕

・**「告示」**…国や地方公共団体などが，ある事項を一般の人に広く知らせるもの。〔**例**；診療報酬の算定方法（点数表），基本診療料の施設基準等〕

・**「通知」**…各省などが，所管の諸機関や職員に対して，守るべき法令の解釈や運用方針を示すもの。

①「**保発**」…保険局長名による通知。都道府県知事宛に，一般的な解釈を示したもの。

②「**保医発**」…保険局医療課長名による通知。都道府県主管課（部）長宛に，具体的解釈を示したもの。

※そのほかに，「**事務連絡**」として，既に発出された通知の補足，疑義解釈等が出されます。

・**「区分」**…診療行為を分類する区分番号のこと。〔**例；A001**〕。

・**「A又は（若しくは）B」，「A及び（並びに）B」**…前者は「AかBかいずれか一方」，後者は「AとBの両方」の意。

・**「主たる○○（により算定）」**…特に規定はないが，一般に，より点数の高いものを指します。

・**「暦月」「暦週」**…暦（こよみ）上の1月，暦上の1週（日～土曜日）のこと。したがって，暦月による「1月につき1回算定」とは，前回算定日から1カ月経過していなくても，暦上の月が変われば再算定できるという意味です。〔**例**；1月31日算定，2月1日再算定可〕

また，「～日から1月」とあった場合の1月は，たとえば1月10日から2月9日まで，あるいは2月10日から3月9日までのことであり，「30日間」という意味ではありません。（「1月を超える」のは，各々2月10日，3月10日からです。）

なお，点数表上で「○月」「月○回」「○週」「週○回」と記され，特にことわりがない場合は，原則的に「暦月」「暦週」として解釈します。

・**「一連」**…治療の対象となる疾患に対して所期の目的を達するまでに行うひと続きの治療過程のこと。

・**「1日につき」**…特に規定する場合（**J038**等）を除き，午前0時～午後12時。〔午後10時入院，翌日午前10時退院した場合は2日とカウントします。〕

・**「1時間を超えた場合は，30分又はその端数を増すごとに（加算する）」**…1時間を超える時間がかかった場合，30分を単位として，また30分未満の端数に対しても加算する――の意。〔**例**；1時間以内→所定点数のみ，1時間超～1時間30分→所定点数＋加算点数，1時間30分超～2時間→所定点数＋加算点数×2〕（→**C001「注5」**）

・**「看護師の数は，入院患者の数が3又はその端数を増すごとに1以上であること」**…入院患者数3につき看護師数が1以上であること。また入院患者数3を単位として端数があった場合（3で割って余りがある場合）は，その端数（余り）に対しても看護師数が1以上であること。すなわち入院患者数に対する看護師数の比率が常に3：1以上であること。〔**例**；入院患者1～3人→看護師1人以上，入院患者4～6人→看護師2人以上〕

・**「看護職員」と「看護要員」**…「看護職員」は看護師と准看護師を指し，「看護要員」はさらに看護補助者を含めます。

・**「専従」と「専任」**…「専従」とは，当該業務に専ら従事していることとされます。「専任」とは当該業務を専ら担当していることをいい，その他の業務を兼任していても差し支えないとされます。

・**「特別の関係」**…保険医療機関等（病院・診療所・介護老人保健施設・指定訪問看護事業者）と他の保険医療機関等の関係が，①開設者が同一，②代表者が同一，③代表者が親族等（事実上の婚姻関係と同様，生計を一にする場合等を含む），④役員等の親族等が占める割合が3割超，⑤他の保険医療機関等の経営方針に重要な影響を与えることができる場合――に該当する場合をいいます。

・**「療養病棟」**…長期入院療養にふさわしい人員配置，構造設備等の療養環境を有する病床を療養病床といい，その病棟を「療養病棟」といいます。

・**「特定機能病院」**…高度の医療の提供，高度の医療技術の開発・評価，高度の医療に関する研修を実施する能力を備える病院。病床数400床以上の大学病院の本院等が承認の対象です。

・**「介護医療院」**…長期的な医療と介護のニーズを併せもつ高齢者を対象とした介護保険施設。「日常的な医学管理」「看取りやターミナルケア」等の医療機能と「生活施設」の機能をもちます。

・**「開放型病院」**…病院の施設・設備が，地域の医師に開放利用される病院をいいます（**B002**，**B003**）。開放病床を３床以上有すること等が要件です。地域の医療機関で診療中の患者を，その主治医が，（患者を開放型病院に受診させて）開放型病院の医師と共同で診療にあたります。

・**「地域医療支援病院」**…かかりつけ医を支援し地域医療の充実を図ることを目的として，２次医療圏ごとに整備される病院。施設の共同利用，地域医療従事者の研修なども行います。200床以上の国公立（独立行政法人立）または公的な病院，社会福祉法人等に認められ，紹介率80％以上あるいは紹介率65％以上かつ逆紹介率40％以上，紹介率50％以上かつ逆紹介率70％以上を原則とします。

・**「在宅療養支援診療所」**…24時間の往診・訪問看護が可能な体制等の要件を満たしている診療所です。①常勤医師３名以上，②緊急往診実績10件以上・看取り実績４件以上／年などの要件を満たす「機能強化型」も設定されています。

・**「在宅療養支援病院」**…許可病床200床未満の病院または半径４km以内に診療所が存在しない病院で，24時間の往診・訪問看護が可能な体制等の要件を満たしている病院です。在宅療養支援診療所と同様，「機能強化型」も設定されています。

・**「在宅療養後方支援病院」**…在宅療養を行う患者の「後方受入」を担当する病院で，①200床以上，②緊急入院への対応，③在宅療養支援診療所・病院との連携・情報交換――が要件です。

・**「検体検査」**…患者の体から採取した検査材料（検体）について調べる検査のこと。

・**「生体検査」**…患者の体そのものを調べる検査。

・**「病理診断」**…採取または摘出した組織や臓器に対する，顕微鏡などによる形態学的検査のこと。

・**「（検査の）１項目」**…分類の最小単位である名称をそれぞれ１項目とします（**例；D007**血液化学検査「１」中，①総ビリルビン，②直接ビリルビン又は抱合型ビリルビン，③総蛋白――の①～③をそれぞれ１項目と数えます。なお，「ナトリウム及びクロール」は合わせて１項目とします）。

・**「１剤」**…１回の処方による，服用時点・服用回数が同じ内服薬を１剤とします。①配合不適，②固形剤と内用液剤，③服用方法が違う場合などは除きます。

・**「１調剤」**…１回の調剤行為で調剤可能な薬剤の総量のことで，外用薬の算定単位となります。例えば，湿布薬15枚と軟膏薬30ｇを投与した場合，湿布薬15枚＝１調剤，軟膏薬30ｇ＝１調剤となります。

・**「１処方」**…医師が患者に与える薬剤名，使用量，使用法などを決めることを処方といい，１回の診察で医師が処方するものを１処方といい，処方料の算定単位となります。２以上の診療科で異なる医師が処方した場合は，それぞれ１処方となり，それぞれ処方料が算定できます。

・**「対称器官」**…器官とは，特定の生理機能を有し，形態的に独立した部分のこと。対称器官とは，眼，耳，腎臓，肺，精巣，卵巣，関節――など，体の左右に１つずつある器官のこと。

・**「患側」「健側」**…疾患のある側と，健康な側。

・**「同一手術野又は同一病巣」**…原則として同一の皮切により手術が行える範囲のものをいいます。

2. カルテ読解・レセプト作成術

■診療録（カルテ）例

●**施設の概要等**：一般病院（内科，外科，小児科，耳鼻咽喉科，眼科），一般病床のみ180床

〔届出等の状況〕：急性期一般入院料６，救急医療管理加算，診療録管理体制加算２，療養環境加算，医療安全対策加算１，感染対策向上加算１，データ提出加算１，病院群輪番制病院，入院時食事療養（Ⅰ），食堂加算

入院診療計画，院内感染防止対策，医療安全管理体制，褥瘡対策，栄養管理体制，意思決定支援，身体的拘束最小化――の基準を満たしている。手術前・手術後医学管理料は算定しない医療機関である。

※医事会計システム電算化医療機関

●**職員の状況**：医師の数は医療法標準を満たしているが，標準を超えてはいない。薬剤師数および看護師（看護師および准看護師）数は医療法標準を満たしている。

●**診療時間**：月曜日～金曜日　９時～17時
土曜日　９時～12時
日曜・祝日は休診

●**所在地**：東京都世田谷区（１級地）

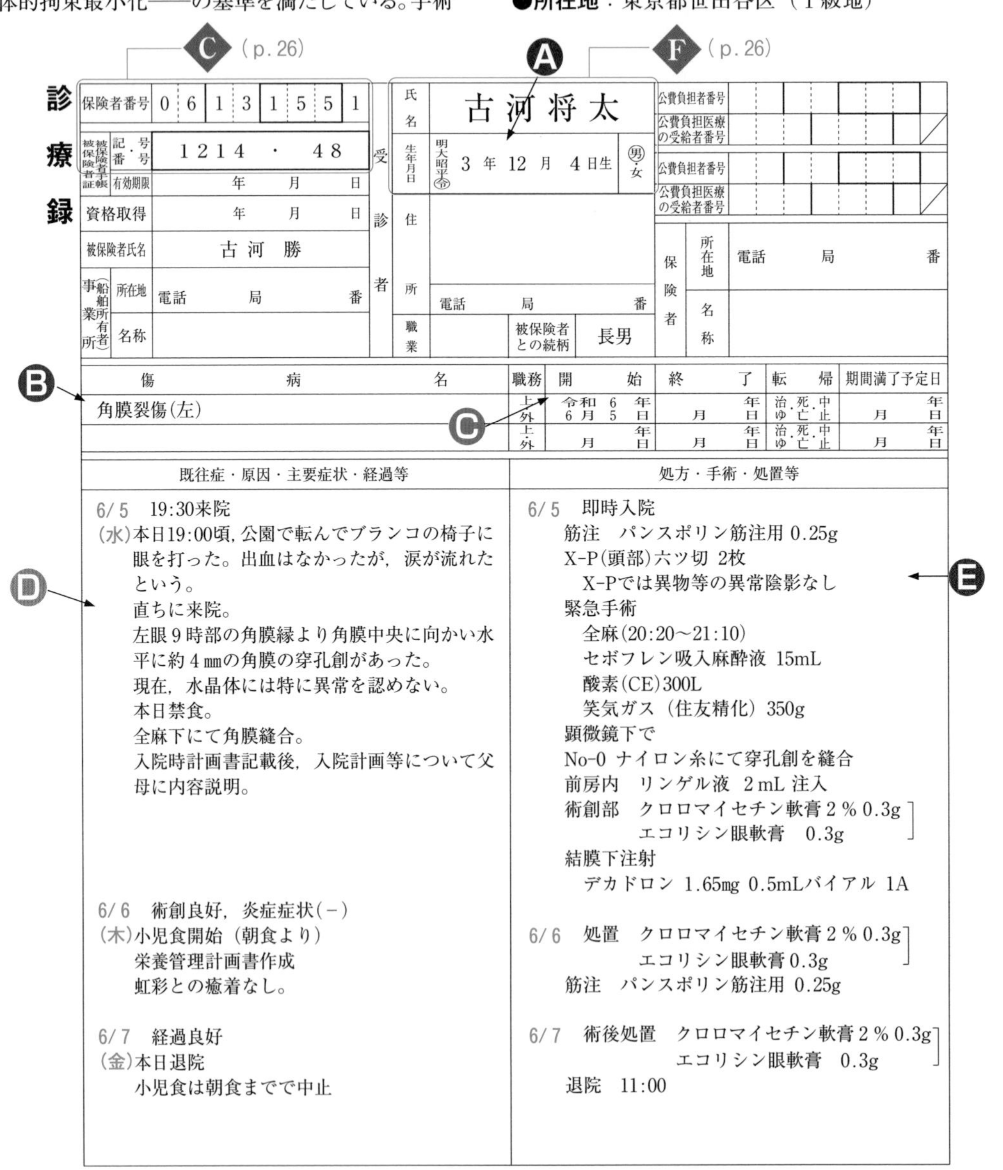

C (p. 26)　F (p. 26)

診療録

保険者番号	0 6 1 3 1 5 5 1
被保険者証・被保険者手帳 記号・番号	1214 ・ 48
有効期限	年　月　日
資格取得	年　月　日
被保険者氏名	古 河　勝
事業所（船舶所有者） 所在地	電話　局　番
名称	

受診者	
氏名	古 河 将 太
生年月日	明・大・昭・平・㋽令　3 年 12 月 4 日生　㊚・女
住所	電話　局　番
職業	被保険者との続柄：長男

公費負担者番号	
公費負担医療の受給者番号	
公費負担者番号	
公費負担医療の受給者番号	
保険者 所在地	電話　局　番
保険者 名称	

傷病名	職務	開始	終了	転帰	期間満了予定日
角膜裂傷（左）	上・外	令和 6 年 6 月 5 日	年 月 日	治ゆ・死亡・中止	年 月 日
	上・外	年 月 日	年 月 日	治ゆ・死亡・中止	年 月 日

既往症・原因・主要症状・経過等	処方・手術・処置等
6/5(水)　19:30来院 本日19:00頃，公園で転んでブランコの椅子に眼を打った。出血はなかったが，涙が流れたという。 直ちに来院。 左眼９時部の角膜縁より角膜中央に向かい水平に約４㎜の角膜の穿孔創があった。 現在，水晶体には特に異常を認めない。 本日禁食。 全麻下にて角膜縫合。 入院時計画書記載後，入院計画等について父母に内容説明。	6/5　即時入院 筋注　パンスポリン筋注用 0.25g X-P(頭部)六ツ切 2枚 X-Pでは異物等の異常陰影なし 緊急手術 全麻(20:20～21:10) セボフレン吸入麻酔液 15mL 酸素(CE) 300L 笑気ガス（住友精化）350g 顕微鏡下で No-0 ナイロン糸にて穿孔創を縫合 前房内　リンゲル液　2mL 注入 術創部　クロロマイセチン軟膏２％ 0.3g／エコリシン眼軟膏　0.3g 結膜下注射 デカドロン 1.65㎎ 0.5mLバイアル 1A
6/6(木)　術創良好，炎症症状(－) 小児食開始（朝食より） 栄養管理計画書作成 虹彩との癒着なし。	6/6　処置　クロロマイセチン軟膏２％ 0.3g／エコリシン眼軟膏 0.3g 筋注　パンスポリン筋注用 0.25g
6/7(金)　経過良好 本日退院 小児食は朝食までで中止	6/7　術後処置　クロロマイセチン軟膏２％ 0.3g／エコリシン眼軟膏　0.3g 退院　11:00

「施設の概要等」読解のポイント

「施設の概要等：一般病院（内科，外科，小児科，耳鼻咽喉科，眼科），一般病床のみ180床」

➡(1)　基本診療料（初診料，再診料，外来診療料，入院料）では，病院か診療所か，病棟の種別，平均在院日数，看護配置などによって点数が異なってくる。

(2)　B001「5」小児科療養指導料，L009麻酔管理料，精神科専門療法料などでは，特定の診療科を標榜していることが算定要件となっているので，注意する。

(3)　B000特定疾患療養管理料やC002在宅時医学総合管理料，処方料の特定疾患処方管理加算などでは，病床数によって点数や算定の可否が決まっている。

「〔届出等の状況〕」

➡まずは「届出等の状況」で算定できる診療報酬項目を一つずつ確認する。

「急性期一般入院料６」（➡A100）

➡入院基本料は病院７種類，有床診療所２種類に分けられている。事例はA100一般病棟入院基本料の「急性期一般入院料６」（入院患者10人に対し看護職員１人以上配置，看護職員の７割が看護師，平均在院日数21日以内，重症度，医療・看護必要度等の測定・評価を継続的に実施，データ提出加算の届出）が該当。

「救急医療管理加算」（➡A205）

➡届出医療機関（休日又は夜間において救急医療確保のために診療を行っている地域医療支援病院等の救急医療機関）において，緊急に入院を必要とする重症患者について加算。本事例では，緊急手術を必要とする状態なので，入院日から７日を限度に加算する（ここでいう入院日とは入院起算日であり，入院期間が通算される入院の初日をいう）。

「診療録管理体制加算２」（➡A207）

➡届出医療機関（診療記録の保管・管理，１名以上の専任の診療記録管理者の配置等）にて，入院初日に限り入院基本料等に加算（入院期間が通算される再入院の初日は算定不可）。

「療養環境加算」（➡A219）

➡届出医療機関（１床当たり内法が平均８㎡以上の病室として病棟単位で届出）にて，１日につき入院基本料等に加算（差額ベッド除く）。

「医療安全対策加算１」（➡A234）

➡届出医療機関（医療安全管理部門の設置，専従の医療安全管理者等）にて，入院初日に限り入院基本料等に加算（入院期間が通算される再入院の初日は算定不可）。

「感染対策向上加算１」（➡A234-2）

➡届出医療機関（専任の院内感染管理者の配置，対策部門の設置，経験を有す医師等の配置，同加算２・３を届け出た保険医療機関と連携）にて，入院初日に加算。

「データ提出加算１」（➡A245）

➡届出医療機関（診療録管理体制加算の届出等が要件）にて，DPCデータ作成対象病棟の全入院患者のデータを厚労省に提出した場合に，入院初日に加算。

「病院群輪番制病院」（➡A000「注７」，A205等）

➡①地域医療支援病院，②救急病院，救急診療所，③病院群輪番制病院，病院群輪番制に参加している有床診療所・共同利用型病院――では，A000初診料「注７」・A001再診料「注５」・A002外来診療料「注８」の時間外加算の特例，A205救急医療管理加算（届出医療機関）が算定できる。本事例では，時間外の初診なのでA000初診料「注７」の時間外加算の特例を算定。また，緊急手術を必要とする状態なのでA205「１」救急医療管理加算１（１日につき算定）を入院日から７日を限度に入院基本料等に加算する。

「入院時食事療養（Ⅰ），食堂加算」

➡入院時の食事療養費は診療報酬とは別に一定額が定められている。入院時食事療養（Ⅰ）は１食につき670円。食堂加算は１日につき50円。このうち，厚生労働大臣が定めた標準負担額（一般は１食490円）が患者負担となり，残りの額は保険者から給付される。

「入院診療計画，院内感染防止対策，医療安全管理体制，褥瘡対策，栄養管理体制，意思決定支援，身体的拘束最小化――の基準を満たしている」

➡①入院診療計画，②院内感染防止対策，③医療安全管理体制，④褥瘡対策，⑤栄養管理体制，⑥意思決定支援，⑦身体的拘束最小化――については医療機関が当然実施するべきものとされており，①～④，⑥については基準を満たす場合に限り入院料が算定でき，⑤と⑦については基準を満たさない場合は１日につき40点を減算する（⑤については診療所・特別入院基本料等を除く。また⑥と⑦については2025年５月末までは経過措置により猶予される）。

「手術前・手術後医学管理料は算定しない医療機関」

➡B001-4手術前医学管理料，B001-5手術後医学管理料はともに届出は不要で，算定するかしないかは医療機関の選択による。本事例では両方とも算定しない。

「医事会計システム電算化医療機関」

➡当該医療機関では，薬剤料算定の際，薬剤名，規格単位，投与量を摘要欄に記載しなくてはならない。なお，電算化が行われていない届出保険医療機関では，所定単位当たりの薬価が175円以下の場合は，薬剤名，投薬量等を記載する必要はない（投薬・注射のみ）。

「薬剤師数及び看護師（看護師及び准看護師）数は医療法標準を満たしている」

➡薬剤師数が医療法標準を満たしているということは，病院または医師が常時３人以上勤務する診療所の場合，常勤の専属薬剤師が１人以上いるということである。投薬を行った場合，Ｆ500調剤技術基本料が算定できる。〔Ｂ008薬剤管理指導料の施設基準（常勤薬剤師が２人以上配置されていること等）を満たしているということではない。〕

「診療時間：月曜日～金曜日９時～17時，土曜日９時～12時，日曜・祝日は休診」

➡この診療時間をもとにして，時間外加算，休日加算等を算定する。

「所在地：東京都世田谷区（１級地）」

➡Ａ218地域加算を算定する。「１級地」は１日につき18点を所定点数に加算する。

カルテ読解・点数算定のポイント

Ⓐ 生年月日

算定の多くの項目で年齢加算や年齢規定があるので，注意する。

Ⓑ 傷病名

主傷病・副傷病を確認し，急性疾患か慢性疾患かを見極める。基礎的な医学知識を備えていれば，傷病名からカルテの内容を推し量ることができる。傷病名によって算定の可否が規定されている点数項目も多い。とくに「医学管理等」（Ｂ000特定疾患療養管理料など）や「検査」については要注意。

Ⓒ 開始・終了・転帰

上記傷病の診療開始日・終了日・転帰が記載されている。「初診・再診料」や「医学管理等」，あるいは「入院基本料」に関連した入院期間の計算の際などの条件となる。

Ⓓ 既往症・原因・主要症状・経過等（左欄）

⑴　この欄には，「初診・再診料」，「入院料」，「医学管理等」などに関する情報が盛り込まれている。受診日，受診時刻，指導内容，入院日数，食事の有無などについて確実にチェックする。とくに，指導や情報

提供などについては記載が曖昧な場合もあるが，それが点数表のどの算定項目に該当するか，正確に判断する必要がある。

(2) 受診日や受診時刻によっては，引き続き行われた検査や画像診断，処置，手術，麻酔等について，時間外緊急院内検査加算や時間外緊急院内画像診断加算，その他の休日・時間外・深夜加算が算定できる。

(3) **初診料の留意点**…

❶１傷病の診療継続中に新たに発生した他の傷病の初診を行った場合は，新たな傷病についての初診料は算定できない（再診料を算定）。

❷ただし，初診または再診と同一日の別傷病での他科初診については，２つ目の診療科に限り146点を算定する。

❸診療中止後１月以上経過して同一医療機関に受診した場合は，慢性疾患など明らかに同一の傷病である場合を除き，たとえ同一傷病名であっても，初診として取り扱う。

❹診察の結果，該当する疾病がない場合も，初診料は算定できる。

❺届出医療機関において情報通信機器を用いて初診を行った場合，低減された点数（253点等）が算定できる。

(4) **再診料の留意点**…

❶同時に２以上の傷病について再診を行った場合でも再診料は１回のみ算定する。

❷ただし，同一日の別傷病での他科再診については，２つ目の診療科に限り38点を算定する。

❸初診または再診後に再び症状を訴えて受診したような場合（同日再診）は，再受診についても再診料が算定できる（検査結果を聞きに来ただけというような，一連の行為とみなされる場合を除く）。

❹看護に当たっている者から電話などで間接的に治療上の意見を求められ指示を与えた場合も，再診料は算定できる。

❺外来管理加算（一般病床200床未満の病院・診療所のみ）の算定要件に注意し，算定できる場合は忘れずに（再診ごとに）算定する。（電話再診の場合は算定不可）。

❻休日・夜間に，患者からの問合せや受診等に対応可能な体制を確保している等の要件を満たし，届出を行っている診療所においては，時間外対応加算として再診料に加算する。

❼レセプトをオンラインまたは電子媒体で請求し，明細書を無料で発行している等の要件を満たしている診療所では，明細書発行体制等加算として再診料に１点を加算する。

❽一般病床200床以上の病院については，簡単な検査と処置を包括したA002外来診療料で算定する。基本的な取扱いは再診料と同様だが，電話等による再診は認められず，外来管理加算はない。

❾届出医療機関において情報通信機器を用いて再診を行った場合も，再診料は所定点数（75点）で算定できる（外来診療料は75点で算定する）。

(5) **入院料の留意点**…❶入院料の所定点数はすべて“１日につき”の点数である。❷入院中に同一医療機関の他科を受診しても，初診・再診料は算定できない（歯科を除く）。❸外泊期間中は入院基本料の基本点数の15%，または特定入院料の15%を算定する。また，精神・行動に障害のある患者の治療のための外泊についてはさらに15%（計30%）を算定する。❹食事については，診療報酬とは別に入院時食事療養費（１食につき）が定額で定められており，患者は別に規定された標準負担額を負担する。

Ⓔ 処方・手術・処置等（右欄）

具体的な診療行為や処方薬剤等が記載されている。おもな留意点は以下のとおり。

１．検査

(1) 検査は，「検体検査」と「生体検査」に大別できる。まずは，カルテ上の検査がどれに該当するかを判断する。

(2) 「検体検査」の場合，検査内容は検体別に記載されることが多い。検体などから，その検査が点数表上のどの検査分類（尿・糞便等検査，血液学的検査，生化学的検査など）に該当するかを判断し，検査の手技料と，検査分類ごとの検査判断料を併せて算定する。

「生体検査」では検査判断料を併せて算定するものとそうでないものがあるので注意する。また，同一月内に同一検査を２回以上施行した場合，２回目以降は所定点数の100分の90で算定すると規定されているものがあるので注意が必要である。

(3) 検査にあたって診断穿刺・検体採取を行った場合は併せて穿刺・採取料を算定する。とくに血液検査の場合は静脈血液採取等が行われることになるが，当然の了解事項であるとして，血液採取の記載は省略されることが多い。D400血液採取料の算定もれには注意したい。ただし，血液採取料は入院外の患者についてのみの算定となるので，その点も要注意（D419「３」動脈血採取は入院でも算定可)。

そのほか，鼻腔・咽頭拭い液採取（D419「６」）も算定もれの多い手技である。

(4) 眼や耳などの対称器官についての検査料は，特に規定する場合を除き，両側の器官に係る点数である。なお，「特に規定する場合」とは，検査料の末尾に「(片側)」と表示されているものを指す。

(例) ＊D255精密眼底検査（片側）　56点
➡両側は112点
＊D261屈折検査「１」「２」　69点
➡片側・両側ともに69点

(5) 「検体検査」のＤ006出血･凝固検査，Ｄ007血液化学検査，Ｄ008内分泌学的検査，Ｄ009腫瘍マーカー，Ｄ013肝炎ウイルス関連検査，Ｄ014自己抗体検査では，一部の検査項目において，項目数に応じた包括算定となるので注意する。

(6) 休日・時間外・深夜に検査が行われた場合に算定できる時間外緊急院内検査加算の算定もれに注意。また，検査実施日に検体検査の結果を患者に文書で提供し，結果に基づく診療を行った場合に算定できる外来迅速検体検査加算の算定もれにも注意（ただし時間外緊急院内検査加算と外来迅速検体検査加算は併算定不可)。

(7) 検査に伴って薬剤を使用した場合は，点数表の「検査」の部で，薬剤料のみを併せて算定する（処方料や注射料などは算定できない)。特定保険医療材料を使用した場合も，「検査」の部で併せて算定する。

(8) A002外来診療料を算定している場合，A002「注６」に掲げられる検査は，包括点数として外来診療料に含まれる。

ただし，包括される検査についての判断料および血液採取料は別に算定できる。また，包括される検査に係る時間外緊急院内検査加算は算定できないが，外来迅速検体検査加算は算定できる。

(9) 病理診断を行った場合は，病理診断の部の点数により算定する（後掲)。

２．画像診断

(1) 撮影料，診断料，フィルム料等をそれぞれ算定する。撮影料はアナログ撮影とデジタル撮影で点数が異なるので注意。造影剤を使用した場合は，造影剤の薬剤料と造影剤注入手技料も別に算定できるので，注意する。

(2) 撮影した画像を電子化して管理および保存した場合，電子画像管理加算を算定できる。撮影方法によって点数が異なるが，同一の部位につき，同時に２種類以上の撮影方法を使用した場合は，主たる撮影の点数のみを算定する。フィルムへのプリントアウトを行った場合にも算定できるが，フィルム代は算定できない。

(3) ①エックス線撮影（単純・特殊・造影・乳房）のうち２種類以上を同一部位に同時に施行した場合は，２回目以降のE001写真診断を50/100で算定する。

②同一のエックス線撮影を同一部位に同時に２枚以上行った場合は，２～５枚目のE001写真診断とE002撮影を50/100で算定する（６枚目以降は算定不可。フィルム代のみ算定)。

⑷　逓減計算の結果，端数が生じた場合の端数処理は，撮影料，診断料ごとに，それぞれの点数計算の最後に四捨五入で行う。

算定事例（下肢骨折の２方向からの単純撮影・アナログ）
60点＋60点／２＝90点→90点
43点＋43点／２＝64.5点→65点
46円（八ツ切）×２／10円＝9.2点→９点

⑸　E200のCT撮影とE202のMRI撮影はともに一連につき算定する。両者を同一月に２回以上行った場合は，２回目以降は一連につき所定点数の100分の80の点数で算定する。また，コンピュータ断層撮影（E200～E202）を行った場合，その種類や回数にかかわらず，E203コンピューター断層診断を月１回算定できるので，算定もれに注意する。

⑹　休日・時間外・深夜に検査が行われた場合に算定できる時間外緊急院内画像診断加算の算定もれに注意する。

⑺　届出医療機関で画像診断を専ら担当する常勤医が画像診断を行い，結果を文書報告した場合は画像診断管理加算１～４が算定できるので注意する。なお，画像診断管理加算１は放射線科標榜の医療機関，加算２は放射線科標榜の病院，加算３は救命救急センターを有する病院，加算４は特定機能病院で算定する。

⑻　エックス線撮影について他の医療機関で撮影したフィルム等の診断を行った場合は，撮影部位・撮影方法別に写真診断料を１回算定できる。

⑼　画像診断に伴って薬剤を使用した場合は，点数表の「画像診断」の部で，薬剤料のみを併せて算定する（処方料や注射料などは算定できない）。特定保険医療材料を使用した場合も，「画像診断」の部で算定する。

３．投薬

⑴　その投薬が独立した診療行為としての投薬なのか（点数表の「投薬」の部で算定できるものなのか），それとも検査や処置，手術，麻酔などに伴って薬剤が使用されたものなのか（それぞれ点数表の「検査」「処置」「手術」「麻酔」の部で薬剤料のみを算定し，調剤料，処方料，調剤技術基本料などは算定できない）――を判断する。独立した「投薬」では，ほとんどの場合，カルテに「Rp」と記載されている。

⑵　独立した診療行為としての「投薬」の場合，処方内容から内服薬，屯服薬，外用薬の分類をし，分類にしたがって調剤料，処方料，薬剤料，処方箋料などを算定する。

⑶　処方料・処方箋料は「１処方」ごとに算定する。調剤料は，入院外では「１処方」ごとに，入院では（患者が薬剤を服用・使用した）「１日」ごとに算定する。

⑷　薬剤料の算定は，内服薬は「１剤１日分」ごとに，屯服薬は「１回分」ごとに，外用薬は「１調剤」ごとに薬剤料を合算したのちに端数処理（点数の小数点以下が0.5以下は切り下げ，0.5超は切り上げ）をする。

⑸　「１剤」とは，１回の処方で，服用時点・服用回数が同じものをいう（❶配合不適，❷固形剤と内用液剤，❸服用方法が違う場合などは除く）。

⑹　「１調剤」とは，１回の調剤行為で調剤可能な薬剤の総量をいう。

⑺　内服薬多剤投与（１処方３種類以上の向精神薬や１処方７種類以上の内服薬）の場合の薬剤料逓減（各100分の80，100分の90で算定）に注意する。

⑻　薬剤師が常勤している場合に算定できるＦ500調剤技術基本料（同一暦月に１回のみ算定）の算定もれに注意。

⑼　厚生労働大臣が定める特定疾患に限り算定できるＦ100，Ｆ400の特定疾患処方管理加算，投与薬剤について説明文書が患者に渡されている場合に算定できるＢ011-3薬剤情報提供料（薬剤の名称を手帳に記載した場合は，手帳記載加算３点を加算）についても注意する。

⑽　また，入院患者に対して薬剤師が薬学的管理指導を行った場合にはB008薬剤管理指導料が算定できるが，F500調剤技術基本料との併算定はできない。

4．注射

⑴　その注射が独立した診療行為としての注射なのか（点数表の「注射」の部で算定できるものなのか），それとも検査や処置，手術などに伴って行われた注射なのか（それぞれ点数表の「検査」「処置」「手術」の部で薬剤料のみ算定する。注射手技料は算定できない）――を判断する。

⑵　独立した診療行為としての「注射」の場合，それがどのような手技による注射なのか（皮内，皮下及び筋肉内注射，静脈内注射，動脈注射，点滴注射など）を読みとり，その注射手技料と薬剤料，特定保険医療材料料を算定する。

⑶　手術当日に手術に関連して行われた注射の手技料は，術前・術後を問わず算定できないので注意する。

⑷　入院患者に対する注射薬についても，薬剤師が薬学的管理指導を行った場合にはB008薬剤管理指導料が算定できるが，F500調剤技術基本料との併算定はできない。

5．処置

⑴　その処置が，手術に関連して行われたものか否かを判断する。〔手術当日に手術に関連して行った処置料（ギプス料を除く）は，術前・術後を問わず算定できない〕。

⑵　浣腸，注腸，吸入，100cm²未満の第１度熱傷の熱傷処置，100cm²未満の皮膚科軟膏処置のような簡単な処置については算定できない。

⑶　休日・時間外・深夜加算に注意する。

⑷　眼や耳などの対称器官についての処置料は，特に規定する場合を除き，両側の器官に係る点数である（「特に規定する場合」とは，処置名の末尾に「片側」「１肢につき」等と記載されているものをいう）。

⑸　J200腰部，胸部又は頸部固定帯加算，J201酸素加算（窒素含む）が処置医療機器等加算として別に設けられているので，これらを使用した場合は忘れずに加算する。

⑹　処置に伴って薬剤を使用した場合は，点数表の「処置」の部で，薬剤料のみを併せて算定する（処方料や注射料などは算定できない）。

処置の際に特定保険医療材料を使用した場合も，「処置」の部で算定する。

⑺　A002外来診療料を算定している場合，A002「注６」に掲げられる処置は，外来診療料に含まれるので注意する。

ただし，包括されている処置に使われた薬剤及び特定保険医療材料の費用は別に算定できるので，算定もれに注意する。

6．手術

⑴　患者の年齢（新生児加算・乳幼児加算・幼児加算）と手術時間（休日・時間外・深夜加算）を必ずチェックする。

- **低体重児（手術時体重が1500ｇ未満）加算**
  ➡所定点数＋所定点数×４
  （一部の手術のみ）
  ※手術時体重に注意
- **新生児（生後28日未満）加算**
  ➡所定点数＋所定点数×３
  （一部の手術のみ）
- **乳幼児（３歳未満）加算**
  ➡所定点数＋所定点数×１
  （K618のみ対象外）
- **幼児（６歳未満）加算**
  ➡所定点数＋所定点数×0.5
  （K618のみ対象外）

⑵　２以上の手術が行われている場合は，それらが同一手術野・同一病巣で同時に行われたものか否か（主たる手術のみの算定か，別個に算定できるのか，従たる手術を50／100で算定するのか）――を判断する。

⑶　日帰りや４泊５日程度の短期で行える手術，検査等は，A400短期滞在手術等基本料（入院料，検査料，画像診断料，麻酔料等の全部または一部を包括）で算定することがあるので注意する。

⑷　手術に伴って行った❶処置（ギプス料を除く），❷注射の手技料，❸診断穿刺・検体採取，❹内視鏡手術の際の内視鏡検査料，❺通常使用される保険医療材料，❻衛生材料，❼外皮用殺菌剤――の費用は手術料に含まれており，別に算定できない。

⑸　対称器官についての手術料は，特に規定する場合を除き，片側の器官に係る点数である。「処置料」とは逆なので注意する(「特に規定する場合」とは，手術名の末尾に「両側」と記載されているものをいい，この場合，片側のみに手術を行った場合でも両側の所定点数を算定する。また，肺の両側に手術を行った場合は，片側ごとにそれぞれ算定できる)。

⑹　一部の手術（「通則４」〜「６」に規定）については施設基準を満たした医療機関でのみ算定できる（「通則４」は原則として届出が必要)。

⑺　自動縫合器などの医療機器を使用した場合は手術医療機器等加算が算定できる。該当手術が規定され，使用個数が決められているものもあるので要注意。

⑻　輸血を行った場合は，併せて算定する。保存血液輸血の注入量は，実際に注入した総量，または原材料として用いた血液の総量のうち，いずれか少ない量により算定する。輸血料の乳幼児加算の算定もれなどにも注意する。

⑼　手術に伴って薬剤を使用した場合は，点数表の「手術」の部で，薬剤料のみを併せて算定する（処方料や注射料などは算定できない)。手術の際に特定保険医療材料を使用した場合も，「手術」の部で算定する。

７．麻酔

⑴　患者の年齢（未熟児加算，新生児・乳幼児加算）と麻酔時間（休日・時間外・深夜加算）を必ずチェックする。とくに未熟児加算には注意する。

・未熟児（出生児体重2500ｇ未満，出生後90日以内）加算および新生児（生後28日未満）加算
➡所定点数＋所定点数×２
　※未熟児は出生児体重に注意
・乳児（生後28日目〜１歳未満）加算
➡所定点数＋所定点数×0.5
・幼児（１歳以上３歳未満）加算
➡所定点数＋所定点数×0.2

⑵　実施時間が２時間を超えると点数が加算される麻酔料もあるので，注意する。

⑶　緊急手術に伴い時間外等に麻酔を行った場合，緊急やむを得ない理由により時間外等に神経ブロックを行った場合は，時間外等加算が算定できるので注意する。

⑷　麻酔科を標榜する保険医療機関が，硬膜外麻酔，脊椎麻酔，閉鎖循環式全身麻酔に際し，常勤の麻酔科医師が麻酔を行い術前術後の診察（緊急の場合を除き麻酔実施日以外の日)を行った場合は，Ｌ009麻酔管理料（Ⅰ）を算定する。常勤の麻酔科医の指導のもとに，麻酔科標榜医以外の医師が麻酔を行い，術前術後の診察を行った場合は，Ｌ010麻酔管理料（Ⅱ）を忘れずに算定する（術前術後の診察を常勤の麻酔科標榜医が行った場合も算定可)。ただ，同一の患者について，麻酔管理料（Ⅰ）と（Ⅱ）を併算定することはできない。

⑸　麻酔による血圧降下等の副作用を防止するための注射，麻酔の前処置として行われる麻薬，鎮静剤等の注射および投薬については，その薬剤料のみを点数表の「麻酔」の部で算定する（処方料や注射料などは算定不可)。麻酔の際に特定保険医療材料を使用した場合も，「麻酔」の部で算定する。

８．病理診断

⑴　病理標本作製料（N000〜N005-5）と病理診断（組織診断料・細胞診断料）・判断料（N006，N007)を合算した点数により算定する。病理診断・判断料の算定もれに注意する。

⑵　検体を穿刺・採取した場合は，検査の部の「診断穿刺･検体採取料」（D400〜D419-2）の点数を合算して算定する。また，薬剤を施用した場合（特に規定する場合を除く)，特定保険医療材料を使用した場合ともに，検査の部の「薬剤料」「特定保険医療材料料」の点数を合算して算定する。

⑶　病理標本作製は３臓器を限度として算定する。１臓器の数え方には注意する。

■診療報酬明細書（レセプト）記載例【入院外】

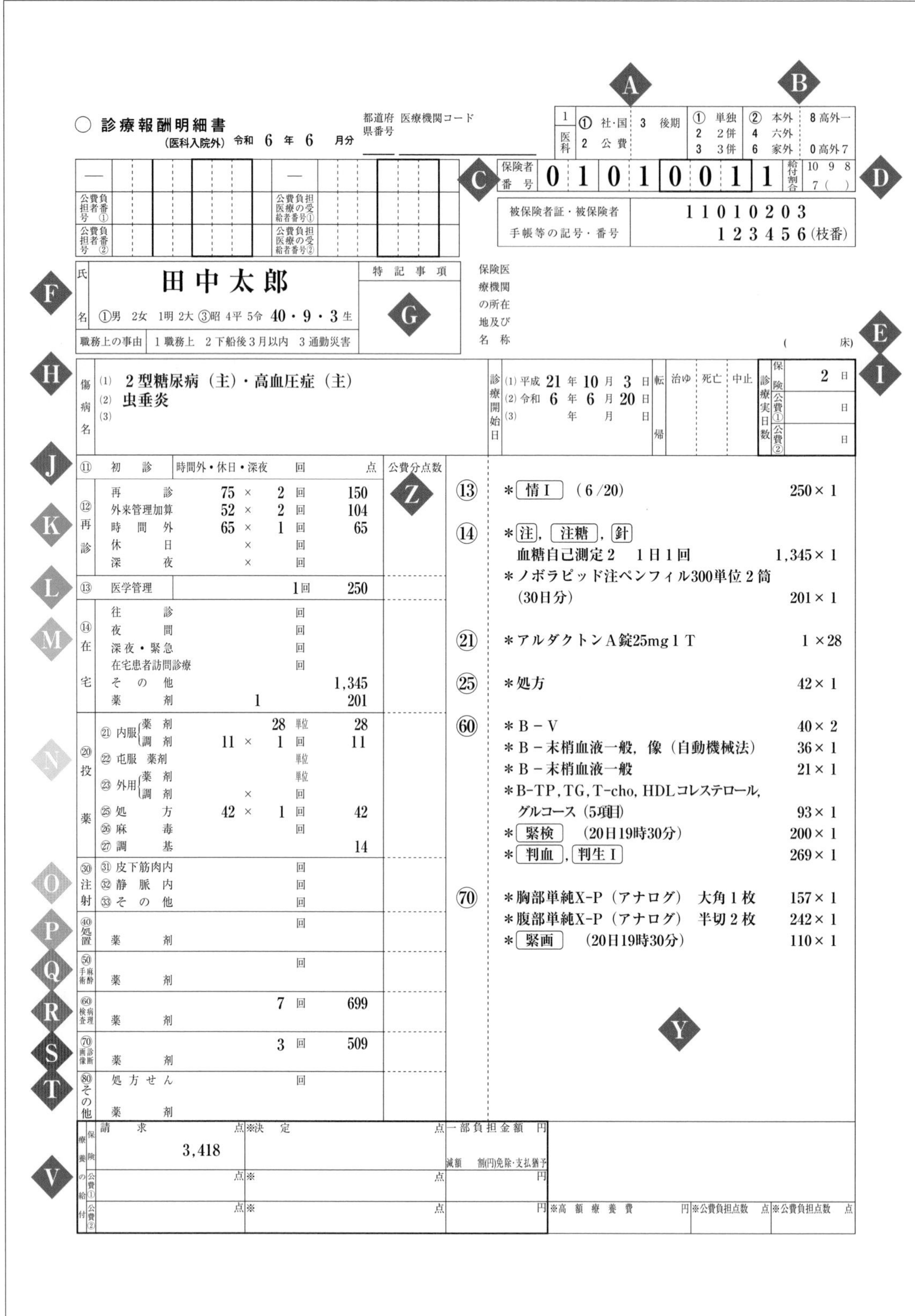

○ 診療報酬明細書 （医科入院外） 令和 6 年 6 月分

都道府県番号　医療機関コード

1 医科	① 社・国　2 公費	3 後期	① 単独　2 2併　3 3併	② 本外　4 六外　6 家外	8 高外一　0 高外7

保険者番号	0 1 0 1 0 0 1 1	給付割合	10 9 8 7 ( )

被保険者証・被保険者手帳等の記号・番号	11010203　123456（枝番）

公費負担者番号①　公費負担医療の受給者番号①
公費負担者番号②　公費負担医療の受給者番号②

氏名	田中太郎
	①男 2女 1明 2大 ③昭 4平 5令 40・9・3 生
職務上の事由	1 職務上 2 下船後3月以内 3 通勤災害

特 記 事 項

保険医療機関の所在地及び名称

（　　床）

傷病名	診療開始日	転帰	診療実日数
(1) 2型糖尿病（主）・高血圧症（主）	(1) 平成 21 年 10 月 3 日	治ゆ　死亡　中止	保険 2 日
(2) 虫垂炎	(2) 令和 6 年 6 月 20 日		公費① 日
(3)	(3) 年 月 日		公費② 日

区分	項目	点数×回数	回	点	公費分点数
⑪ 初診	時間外・休日・深夜		回	点	
⑫ 再診	再診	75 ×	2 回	150	
	外来管理加算	52 ×	2 回	104	
	時間外	65 ×	1 回	65	
	休日	×	回		
	深夜	×	回		
⑬ 医学管理			1 回	250	
⑭ 在宅	往診		回		
	夜間		回		
	深夜・緊急		回		
	在宅患者訪問診療		回		
	その他			1,345	
	薬剤	1		201	
⑳ 投薬	㉑ 内服 薬剤		28 単位	28	
	㉑ 内服 調剤	11 ×	1 回	11	
	㉒ 屯服 薬剤		単位		
	㉓ 外用 薬剤		単位		
	㉓ 外用 調剤	×	回		
	㉕ 処方	42 ×	1 回	42	
	㉖ 麻毒		回		
	㉗ 調基			14	
㉚ 注射	㉛ 皮下筋肉内		回		
	㉜ 静脈内		回		
	㉝ その他		回		
㊵ 処置			回		
	薬剤				
㊿ 手術麻酔			回		
	薬剤				
(60) 検査病理			7 回	699	
	薬剤				
(70) 画像診断			3 回	509	
	薬剤				
(80) その他	処方せん		回		
	薬剤				

区分	摘要	点数×回数
⑬	＊情Ⅰ（6/20）	250×1
⑭	＊注，注糖，針 血糖自己測定2　1日1回	1,345×1
	＊ノボラピッド注ペンフィル300単位2筒（30日分）	201×1
㉑	＊アルダクトンA錠25mg 1T	1×28
㉕	＊処方	42×1
(60)	＊B－V	40×2
	＊B－末梢血液一般，像（自動機械法）	36×1
	＊B－末梢血液一般	21×1
	＊B-TP, TG, T-cho, HDLコレステロール, グルコース（5項目）	93×1
	＊緊検（20日19時30分）	200×1
	＊判血，判生Ⅰ	269×1
(70)	＊胸部単純X-P（アナログ）大角1枚	157×1
	＊腹部単純X-P（アナログ）半切2枚	242×1
	＊緊画（20日19時30分）	110×1

療養の給付	請求 点	※決定 点	一部負担金額 円
保険	3,418		減額 割(円)免除・支払猶予
公費①	点	※ 点	円
公費②	点	※ 点	円

※高額療養費 円　※公費負担点数 点　※公費負担点数 点

■診療報酬明細書（レセプト）記載例【入院】

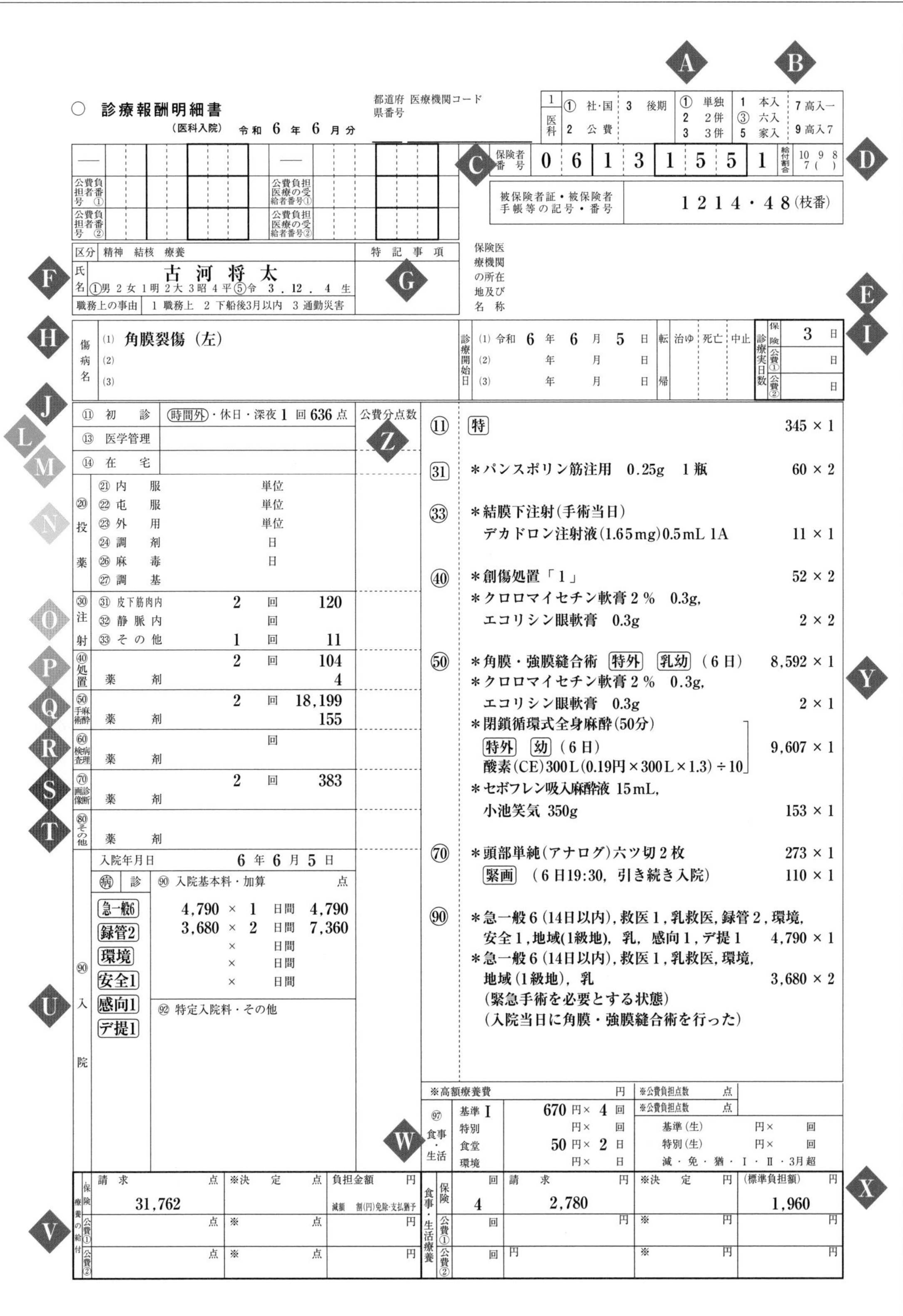

○ 診療報酬明細書（医科入院） 令和 6 年 6 月分

都道府県番号 医療機関コード

1 医科 ① 社・国 3 後期 2 公費 ① 単独 2 2併 3 3併 1 本入 ③ 六入 5 家入 7 高入一 9 高入7

保険者番号 0 6 1 3 1 5 5 1 給付割合 10 9 8 7（ ）

公費負担者番号① 公費負担医療の受給者番号①
公費負担者番号② 公費負担医療の受給者番号②

被保険者証・被保険者手帳等の記号・番号 1214・48(枝番)

区分 精神 結核 療養 特記事項

氏名 古河将太 ①男 2女 1明 2大 3昭 4平 ⑤令 3．12．4 生

職務上の事由 1 職務上 2 下船後3月以内 3 通勤災害

保険医療機関の所在地及び名称

傷病名 (1) 角膜裂傷（左） (2) (3)

診療開始日 (1) 令和 6 年 6 月 5 日 (2) 年 月 日 (3) 年 月 日 転帰 治ゆ 死亡 中止

診療実日数 保険 3 日 公費① 日 公費② 日

区分			公費分点数
⑪ 初診	時間外・休日・深夜 1 回 636 点		
⑬ 医学管理			
⑭ 在宅			
⑳ 投薬	㉑ 内服	単位	
	㉒ 屯服	単位	
	㉓ 外用	単位	
	㉔ 調剤	日	
	㉖ 麻毒	日	
	㉗ 調基		
㉚ 注射	㉛ 皮下筋肉内	2 回 120	
	㉜ 静脈内	回	
	㉝ その他	1 回 11	
㊵ 処置		2 回 104	
	薬剤	4	
㊿ 手術麻酔		2 回 18,199	
	薬剤	155	
⑥⓪ 検査病理		回	
	薬剤		
⑦⓪ 画像診断		2 回 383	
	薬剤		
⑧⓪ その他			
	薬剤		

⑨⓪ 入院 入院年月日 6 年 6 月 5 日

㊖ 診 ⑨⓪ 入院基本料・加算 点

急一般6	4,790 × 1	日間	4,790
録管2	3,680 × 2	日間	7,360
環境	×	日間	
安全1	×	日間	
感向1	×	日間	
デ提1			

⑨② 特定入院料・その他

⑪	特	345 × 1
㉛	＊パンスポリン筋注用 0.25g 1瓶	60 × 2
㉝	＊結膜下注射（手術当日） デカドロン注射液(1.65mg)0.5mL 1A	11 × 1
㊵	＊創傷処置「1」	52 × 2
	＊クロロマイセチン軟膏2％ 0.3g, エコリシン眼軟膏 0.3g	2 × 2
㊿	＊角膜・強膜縫合術 特外 乳幼 （6日）	8,592 × 1
	＊クロロマイセチン軟膏2％ 0.3g, エコリシン眼軟膏 0.3g	2 × 1
	＊閉鎖循環式全身麻酔(50分) 特外 幼 （6日） 酸素(CE)300L(0.19円×300L×1.3)÷10	9,607 × 1
	＊セボフレン吸入麻酔液 15mL, 小池笑気 350g	153 × 1
⑦⓪	＊頭部単純(アナログ)六ツ切2枚	273 × 1
	緊画 （6日19:30, 引き続き入院）	110 × 1
⑨⓪	＊急一般6(14日以内), 救医1, 乳救医, 録管2, 環境, 安全1, 地域(1級地), 乳, 感向1, デ提1	4,790 × 1
	＊急一般6(14日以内), 救医1, 乳救医, 環境, 地域(1級地), 乳 (緊急手術を必要とする状態) (入院当日に角膜・強膜縫合術を行った)	3,680 × 2

※高額療養費 円 ※公費負担点数 点 ※公費負担点数 点

⑨⑦ 食事・生活			
基準Ⅰ	670 円× 4 回	基準(生)	円× 回
特別	円× 回	特別(生)	円× 回
食堂	50 円× 2 日	減・免・猶・Ⅰ・Ⅱ・3月超	
環境	円× 日		

療養の給付	請求 点	※決定 点	負担金額 円
保険	31,762		減額 割(円)免除・支払猶予
公費①	点	※ 点	円
公費②	点	※ 点	円

食事・生活療養	回	請求 円	※決定 円	(標準負担額) 円
保険	4	2,780		1,960
公費①	回	円	※ 円	円
公費②	回	円	※ 円	円

レセプト作成のポイント

《レセプト記載上の原則》

(1) 「診療報酬明細書の記載要領」(点24 p.1609) に従って記載する。

(2) 摘要欄への記載事項は「別表Ⅰ」(点24 p.1636) と別表Ⅲ (点24 p.1698), 略号は「別表Ⅳ」(点24 各診療報酬項目に付記) に示されている。

(3) 「点数欄」(左欄)には請求点数をもれなく重複なく記載する。「点数欄」の点数を合計したものが, 全請求点数となる。

(4) 「点数欄」に記載しきれない場合は,「摘要欄」(右欄) に記載してもよい。

(5) 準用算定 (点数化されておらず, 別の診療項目で算定するよう通知で規定されている場合) を行った場合は, 実際に行った診療行為名と, その準用先の点数を「摘要欄」に記載する。

(6) レセプトの「※」印欄には記載しない。

※点24は『診療点数早見表』2024年度版の参照頁

A 「保険種別」欄

該当する種別番号を○で囲む。「2　公費」は, 公費負担医療のみの場合に○で囲む。社保と1種の公費負担医療の併用の場合は「1　社・国」と「2　2併」を○で囲み, 後期高齢者医療と2種の公費負担医療との併用の場合は「3　後期」と「3　3併」を○で囲む。

B 「本人・家族」欄

患者が医療保険の被保険者 (＝本人) の場合は, 入院レセプトでは「1　本入」を, 外来レセプトでは「2　本外」を○で囲む。未就学者の場合は「3　六入」か「4　六外」を, 70歳未満の家族 (未就学者を除く) の場合は「5　家入」か「6　家外」を○で囲む。

また, 患者が70歳以上で8割(一部は9割) 給付の高齢者(高齢受給者または後期高齢者)の場合はそれぞれ「7　高入一」「8　高外一」を, 7割給付の高齢者の場合はそれぞれ「9　高入7」「0　高外7」を○で囲む。

C 「保険者番号」「記号」「番号」欄

保険者番号8桁 (国民健康保険は6桁) および記号・番号を, カルテから転記する。

D 「給付割合」欄

国民健康保険の場合, 該当する給付割合を○で囲むか, (　) の中に給付割合を記載する。国保の自県分の場合は, 記載を省略してもよい。

E 「保険医療機関の所在地及び名称」欄

所在地および名称を記載する。外来診療料を算定する場合は許可病床数のうち一般病床の数を, 特定疾患療養管理料を算定する場合は許可病床数を「(　床)」の欄に記載する。

F 「氏名」「性別」「生年月日」欄

氏名を記載し, 性別・元号を○で囲み, 生年月日を記載する。

G 「特記事項」欄

特記事項に該当する場合に, 明細書の記載要領にある表 (点24 p.1615) に従い, コード番号, 略号を記載する。

H 「傷病名」欄

(1) 主傷病・副傷病の順に記載し, 線で区切るか, 主傷病に「(主)」と記して区別する。

(2) 傷病名が4以上ある場合は, この欄の余白に順次番号を付けて傷病名を記載する。記載しきれない場合は,「摘要欄」に順次番号を付けて記載する。

I 「診療実日数」欄

(1) 実際に診療を行った日数を記載する。電話再診も実日数に含める。初・再診に附随する一連の行為は実日数に含め, 同一日に2回来院した場合は1日として数える。

(2) 公費負担医療がある場合は, 該当する公費負担医療に係る診療実日数を記載する。

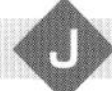「⑪初診」欄

(1) 初診の回数と点数（加算点数も合計）を記載する。時間外・休日・深夜に該当する場合は，該当する文字を○で囲む。乳幼児加算については当該加算を加算した点数を記載し，乳幼児加算の表示は必要ない。

(2) 機能強化加算等を算定した場合は機能強化加算等の点数を記載し，摘要欄に名称を記載する。

レセプト記載例（深夜・乳幼児加算，同日他科受診）

（点数欄）

⑪ 初　診	時間外・休日・(深夜) 2回1,132点

（摘要欄）

⑪	＊[複初]　眼科　146×1

※　乳幼児加算については，加算の表示は必要ない。

K「⑫再診」欄

(1) 再診および外来管理加算の所定点数，回数，合計点数をそれぞれ記載する。

(2) 外来診療料については，本欄に所定点数，回数，合計点数を記載する。

(3) 時間外・休日・深夜加算がある場合は，それぞれの点数，回数，合計点数を所定の項に記載する。乳幼児加算については当該加算を加算した点数を記載し，乳幼児加算の表示は必要ない。

(4) 時間外対応加算，明細書発行体制等加算，地域包括診療加算，認知症地域包括診療加算，薬剤適正使用連携加算等を算定した場合は，本欄に当該加算を加えた点数を記載し，「摘要欄」に名称を記載する。

レセプト記載例（再診２回，うち１回は同日時間外の電話再診，時間外対応加算２）

（点数欄）

⑫再診	再　　診	79×	2回	158
	外来管理加算	52×	1回	52
	時　間　外	65×	1回	65
	休　　日	×	回	
	深　　夜	×	回	

（摘要欄）

⑫	[時外2] 同日電話等再診１回

L「⑬医学管理」欄

(1) 医学管理等を算定した場合は，その略号を記載し，回数と点数（加算点数も合計）を記載する。

(2) 算定年月日や退院日，薬剤名等の「摘要欄」記載が必要なものもあるので注意する〔明細書記載要領の「別表Ⅰ」（(点24) p.1636）参照〕。

レセプト記載例①〔薬剤情報提供料（手帳記載加算），診療情報提供料（Ⅰ）〕

（摘要欄）

⑬	＊[薬情][手帳]　7×1 ＊[情Ⅰ]（20日）　250×1

レセプト記載例②〔特定薬剤治療管理料，テオフィリン製剤（テオドール）血中濃度測定，初回から３カ月目の算定〕

（摘要欄）

⑬	＊[薬１]テオドール　470×1 （初回算定日：令和６年６月）

※　薬品名と初回算定月を記載する

M「⑭在宅」欄

(1) 各在宅医療料ごとにその回数（月１回の算定の場合は不要）と合計点数（加算点数も合計）を記載する。

(2) 「夜間」「深夜・緊急」の項は，C000往診料に係るものであり，それぞれ回数と合計点数を記載する。

(3) 「摘要欄」に訪問日等の記載が必要なものもあるので，注意する。

レセプト記載例①〔機能強化型の在宅療養支援病院が，深夜往診を10/3，訪問診療(I)1「イ」（同一建物居住者以外）を10/8，10/15に実施の場合〕

（点数欄）

⑭在宅	往　　診	回	
	夜　　間	回	
	深夜・緊急	1回	2,700
	在宅患者訪問診療	2回	1,776
	そ　の　他		
	薬　　剤		

（摘要欄）

⑭	＊深夜往診（10/3） ＊(I)1[在宅]（10/8，10/15）

※同一月に往診料と在宅患者訪問診療料を併せて算定

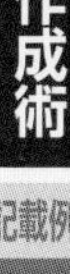

する場合は，摘要欄にそれぞれ実施日を記載する。

レセプト記載例②（在宅自己注射指導管理料「2」「ロ」，血糖自己測定器加算2，注入器用注射針加算「2」）

（点数欄）

⑭在宅			
	往　　診	回	
	夜　　間	回	
	深夜・緊急	回	
	在宅患者訪問診療	回	
	そ　の　他		1,345
	薬　　剤		201

（摘要欄）

⑭	＊注，注糖，針	
	血糖自己測定2（1日1回）	1,345×1
	＊ノボラピッド注ペンフィル	
	300単位2筒（30日分）	201×1

Ⓝ「⑳投薬」欄

(1)　「内服薬」「屯服薬」「外用薬」ごとに，薬剤の単位数と，薬剤価格を合わせた薬剤料の合計点数を記載する。また，調剤回数（入院では日数）を記載し，調剤料の合計点数（麻薬等加算は除く）を記載する。

(2)　薬剤等の内訳については，「摘要欄」に記載する。

(3)　薬剤の「単位数」とは，投与単位数のことで，内服薬は1剤1日分を1単位とし，その投与日数がそのまま「単位数」となる。屯服薬は1回分を1単位とし，服用回数が「単位数」となる。外用薬は1調剤を1単位とし，調剤回数が「単位数」となる。

(4)　「処方」の項には，処方の回数とその合計点数（加算点数も合計。ただし麻薬等加算は除く）を記載する。特定疾患処方管理加算を算定した場合は，「摘要欄」に略号（**特処**）と回数，点数を記載する。

(5)　「麻毒」の項には，麻薬・向精神薬・覚せい剤原料・毒薬を処方・調剤した場合に，その処方回数（入院では日数）と，加算点数の合計を記載する。

(6)「 調基」の項には，調剤技術基本料を算定した場合に，その所定点数を記載する。

レセプト記載例（150床病院・外来）

（点数欄）

⑳投薬						
	㉑ 内服	薬　剤		31	単位	104
		調　剤	11 ×	3	回	33
	㉒ 屯服	薬剤			単位	
	㉓ 外用	薬　剤			単位	
		調　剤	×		回	
	㉕ 処　方		×	3	回	182
	㉖ 麻　毒				回	
	㉗ 調　基					14

（摘要欄）

㉑	＊ガスター錠20mg1T	2×28
	＊ケフラールカプセル250mg3C	16×3
㉕	＊特処	56×1

Ⓞ「㉚注射」欄

(1)　「皮内，皮下及び筋肉内注射」と「静脈内注射」は，該当する項に，回数と合計点数〔注射料（加算点数含む）＋薬剤料等〕を記載する。入院の場合，上記の注射手技料は算定できないため，1日分をまとめて1回とし，薬剤料等の合計点数を記載する。

(2)　その他の注射を行った場合は，「その他」の項に，注射の種類（「摘要欄」へ記載してもよい）と，合計回数，合計点数〔注射料（加算点数含む）＋薬剤料等〕を記載する。

(3)　内訳については，「摘要欄」に記載する。

※本書では，点数欄の回数は，手技料や判断料，薬剤料，特定保険医療材料料等も含め，算定単位別に1回としてカウントしている。回数の数え方については，とくに規定はされていないので，実際のレセプト審査や認定試験などでは，チェックの対象とはならない（他の欄でも同様）。

レセプト記載例

（点数欄）

㉚注射				
	㉛ 皮下筋肉内		回	
	㉜ 静　脈　内		回	
	㉝ そ　の　他	6	回	2,181

（摘要欄）

㉝	＊点滴注射 「2」 102×3 ＊ソリタ-T1号輸液500mL 2袋, ソリタ-T3号輸液500mL 1袋, 強力ネオミノファーゲンシー静注20mL 1A, パンスポリン静注用1g バッグS 1 キット, アルブミン20%静注10g/50mL 「JB」〔献血〕 625×3

P 「㊵処置」欄

(1) 処置の名称，回数と合計点数（加算点数も合計。薬剤料等は除く）を記載する。

(2) 特定保険医療材料を使用した場合は，「薬剤」の項に合算して記載する（※とくに明確な規定はないので「手技」の項で算定しても誤りではないが，本書では「薬剤」の項での記載に統一した）。

(3) 薬剤を使用した場合は，「薬剤」の項に点数を記載する（回数の記載は不要）。

(4) 内訳については，処置名，手技の加算，処置医療機器等加算，薬剤，特定保険医療材料等の順に「摘要欄」に記載する。

レセプト記載例①

（点数欄）

㊵処置		1 回	52
	薬 剤		2

（摘要欄）

㊵	＊創傷処置「1」	52×1
	＊イソジン液10%10mL	2×1

レセプト記載例②（外来）両眼処置，両鼓室処置

（摘要欄）

㊵	＊眼処置	25× 1
	＊鼓室処置（右）	62× 1
	＊鼓室処置（左）	62× 1

※ 左右別々に記載する

Q 「(50)手術・麻酔」欄

(1) 手術・麻酔の手技料（麻酔管理料も含む）を合わせた合計回数（麻酔管理料も１回とカウント）と合計点数（加算点数も合計。薬剤料等は除く）を記載する。L008の閉鎖循環式全身麻酔の際の酸素・窒素の費用（点数）も，この手技料の合計点数に合算する。

(2) 特定保険医療材料を使用した場合は，「薬剤」の項に合算して記載する（※とくに明確な規定はないので「手技」の項で算定しても誤りではないが，本書では「薬剤」の項での記載に統一した）。

(3) 薬剤を使用した場合は，「薬剤」の項に点数を記載する（回数の記載は不要）。

(4) 内訳は，手術名，手技の加算，手術医療機器等加算，手術日，薬剤，特定保険医療材料等の順に「摘要欄」に記載する。

レセプト記載例

（点数欄）

(50)手麻術酔		1 回	2,538
	薬 剤		36

（摘要欄）

(50)	＊創傷処理「5」（真皮縫合）［深］（4日）	2,538×1
	＊生理食塩液100mL，1V	14×1
	＊キシロカイン注射液1% 10mL2バイアル	22×1

R 「(60)検査・病理」欄

(1) 検査・病理診断名，合計回数，合計点数（加算点数も合計。薬剤料等は除く。判断料を「摘要欄」に記載した場合は判断料も合計する）を記載する。

(2) 検査・病理診断の数が多い場合は，検査・病理診断名と検査・病理診断ごとの点数×回数を「摘要欄」に記載する。

(3) 「回数」は，検体検査についてはD026検体検査判断料の各グループ別・検査日別でまとめて１回とし，その実施回数をカウントする。また，検体検査判断料・病理診断料・病理判断料については，異なる判断料が複数算定されていても，それらを合わせて全体として１回としてカウントする。採血料についてもカウントする。

※回数の数え方については，とくに明確に規定はされていないので，実際のレセプト審査や認定試験などでは，チェック対象とはならない（他の欄でも同様）。

(4) 判断料については，その略号（［判尿］，［判血］等）と所定点数を記載する（「摘要欄」に記載してもよい）。

レセプト作成術
記載例
ポイント

(5) 特定保険医療材料を使用した場合は,「手技」の項に合算して記載する（※とくに明確な規定はないので「薬剤」の項で算定しても誤りではないが，本書では「手技」の項での記載に統一した)。

(6) 薬剤を使用した場合は,「薬剤」の項に点数を記載する（回数の記載は不要)。

レセプト記載例①

（点数欄）

⑥⓪検病査理		
	7 回	699
薬 剤		

（摘要欄）

⑥⓪	＊B－V	40×2
	＊B－末梢血液一般，像（自動機械法）	36×1
	＊B－末梢血液一般	21×1
	＊B-TP,TG,T-cho, HDLコレステロール，グルコース(5項目)	93×1
	＊緊検（20日19時30分）	200×1
	＊判血，判生Ⅰ	269×1

レセプト記載例② 4/12，4/27，ECG(12) 2歳児

（摘要欄）

⑥⓪	＊ECG(12)	221× 1
	＊ECG(12) 減	199× 1

※ 減の表示をし，他の検査と分けて記載する

S 「⑦⓪画像診断」欄

(1) 画像診断の種類，合計回数（撮影料・診断料・フィルム料をワンセットとして1回とカウントする)，合計点数(加算点数，フィルム料も合計。薬剤料等は除く）を記載する。画像診断の種類については，フィルムの種類・枚数・大きさ，薬剤等とともに「摘要欄」に記載してもよい。

(2) 特定保険医療材料（フィルムを含む）を使用した場合は,「手技」の項に合算して記載する（※とくに明確な規定はないので「薬剤」の項で算定しても誤りではないが，本書では「手技」の項での記載に統一した)。

(3) 薬剤を使用した場合は,「薬剤」の項に点数を記載する（回数の記載は不要)。

レセプト記載例

（点数欄）

⑦⓪画診像断		
	3 回	509
薬 剤		

（摘要欄）

⑦⓪	＊胸部単純X-P（アナログ）大角1枚	157×1
	＊腹部単純X-P（アナログ）半切2枚	242×1
	＊緊画（20日19時30分）	110×1

T 「⑧⓪その他」欄

(1) 短期滞在手術等基本料1を算定した場合は,「摘要」欄に 短手1 と表示し，あわせて手術日および手術名を記載する。

(2) 外来患者に処方箋を交付した場合は，処方箋の項に回数と点数を記載し，その内訳を摘要欄に記載する。

(3) リハビリテーションを算定した場合は，名称（理学療法士・作業療法士・言語聴覚士・医師のいずれによるものかを含む)，回数·算定単位数，合計点数を記載し,「摘要欄」に実施日数を記載する。①心大血管疾患・呼吸器リハビリテーション料については疾患名・治療開始年月日を，②脳血管疾患等・廃用症候群・運動器リハビリテーション料については疾患名及び発症年月日・手術年月日・急性増悪年月日又は最初に診断された年月日を，③難病患者・障害児（者）リハビリテーション料については該当する対象疾患を「摘要欄」に記載する。

また，治療の継続により状態の改善が期待できると判断し，標準的算定日数を超えて算定する場合は，①リハビリ実施状況，②当月の患者の状態，③今後のリハビリ計画と改善に要する見込み期間，④具体的な改善の状態等を示した継続の理由——を「摘要欄」に記載する。

(4) 精神科専門療法を算定した場合は，名称，回数，合計点数を記載する。

(5) リハビリテーションと精神科専門療法に当たって薬剤を使用した場合は,「薬剤」の項に点数を記載（回数の記載は不要）し，薬剤名・使用量を「摘要欄」に記載する。

U 「⑩入院」欄

(1) **「入院年月日」**…当該医療機関における入院基本料の起算日としての入院年月日を記載する。

(2) **「病・診」**…病院・診療所別の該当する文字を〇で囲む。該当する入院基本料の種類別を病院・診療所別欄の下の空欄（入院基本種別欄）に略号を用いて記載する。

(3) **「入院基本料・加算」**…入院基本料・加算の項に，当該加算の略号 (p.43)，1日当たりの所定点数，日数および合計点数を記載し，「摘要」欄にその内訳を記載する。なお，入院基本料が月の途中で変更した場合は，同項において行を改めて，それぞれの入院基本料に分けて記載する。

(4) **「⑫特定入院料・その他」**…①特定入院料を算定した場合は，その種別を略号で記載し，日数，合計点数（地域加算や離島加算を算定する場合などは合算）を記載する。

レセプト記載例①（点数欄）

⑩入院	入院年月日			令6年6月21日
	㊫ 診	⑩ 入院基本料・加算		点
	急一般6			
	録管2	2,272×	1日間	2,272
	安全1	1,872×	4日間	7,488
	デ提1	×	日間	
		×	日間	
		⑫ 特定入院料・その他		

レセプト記載例②（摘要欄）

⑩	＊急一般6（14日以内），録管2，安全1，1級地，デ提1	2,272×1
	＊急一般6（14日以内），1級地	1,872×4

V 「療養の給付」欄

(1) **「請求」**の項…「保険」「公費①」「公費②」の項に，それぞれ医療保険，第1公費，第2公費に係る請求点数の合計を記載する。

(2) **「決定」**の項…審査機関（社会保険診療報酬支払基金，国民健康保険連合会）で記載する。請求時には記載しない。

(3) **「一部負担金額」**（入院外），**「負担金額」**（入院）の項…国民健康保険で，負担金額が減額される場合に，減額割合もしくは減額金額を記載する。また，後期高齢者医療では，所定の一部負担金額を記載する。「公費①」「公費②」の項には，それぞれ第1公費，第2公費に係る患者負担額を記載する。

W 「⑰食事・生活」欄

(1) 「基準」の項には入院時食事療養（Ⅰ）と（Ⅱ）の区別を略号で記載し，その右の項には1食当たりの所定金額と回数を記載する。

(2) 「特別」の右の項には特別食加算の1食当たりの所定金額と回数を記載する。

(3) 「食堂」の右の項には食堂加算の1日当たりの所定金額と日数を記載する。

(4) 「環境」の右の項には入院時生活療養の生活療養に係る1日当たりの所定金額と日数を記載する。

(5) 「基準(生)」の項には入院時生活療養（Ⅰ）と（Ⅱ）の区別を略号で記載し，その右の項には生活療養に係る1食当たりの所定金額と回数を記載する。

(6) 「特別(生)」の右の項には入院時生活療養に係る特別食加算の1食当たりの所定金額と回数を記載する。

X 「食事・生活療養」欄

「保険」「公費①」「公費②」の項に，それぞれ医療保険，第1公費，第2公費に係る食事療養または生活療養を行った回数，請求金額の合計，標準負担額（患者負担額）を，該当する項に記載する。

Y 「摘要欄」（右欄）

(1) 「点数欄」（左欄）の内訳を記載する。ただし，「点数欄」の記載のみで済む場合は，記載を省略してもよい。内訳は，「❶診療行為（＋必要に応じて日付・時間等）や薬剤等の名称，❷薬剤等の規格・分量等，❸点数×❹回数」の順序で記載する。

(2) 点線の左側に診療項目番号を記載して，「点数欄」との対応関係を明らかにする。

(3) 「摘要欄」に書ききれない場合は，続紙

レセプト記載例

※高額療養費		円	※公費負担点数　点	
97	基準Ⅰ	670 円×　12 回	※公費負担点数　点	
食事	特別	76 円×　12 回	基準（生）　円×　回	
・	食堂	50 円×　4 日	特別（生）　円×　回	
生活	環境	円×　日	減・免・猶・Ⅰ・Ⅱ・3月超	
食事 保険	回 12	請求　円 9,152	※　決定　円	（標準負担額）円 5,880

に患者氏名や保険者番号等を記載したうえで内容を記載し，当該明細書の次に重ねて左上端を貼り付ける。

(4)　医療保険と公費負担医療の給付の内容または診療実日数が異なる場合は，公費負担医療に係る分にアンダーラインを付す。

(5)　「投薬」または「注射」の薬剤については，その薬剤名，規格単位，投与（使用）量，所定単位（内服薬は1剤1日分，屯服薬は1回分，外用薬は1調剤分）または算定単位(注射1回又は1日)当たりの点数×単位数（回数）を記載する。

ただし，医事会計システムの電算化が行われていないとして届け出た医療機関では，薬価が175円以下の場合に限り，薬剤名等の記載の必要はない。

なお，「処置」や「麻酔」など，「投薬」「注射」以外の部で算定した薬剤料については，175円以下であっても，省略は不可。また，その薬剤料は，個々の「処置」や「麻酔」ごとにまとめて，薬剤名，規格単位，使用量，合計点数，回数を記載する。

(6)　特定保険医療材料は，❶商品名，❷告示・通知の名称(括弧書き)，❸規格またはサイズ，❹購入価格，❺使用本数又は個数の順で記載する。

(7)　手術・処置・検査等の名称は点数表の告示名または通知名を使用する（カルテにおける名称を，該当する点数表上の名称に直すことが求められる)。また，手技料については必ず点数を明記する。

(8)　検査・処置・手術等に伴い薬剤，特定保険医療材料を使用した場合は，❶検査・処置・手術などの名称，❷手技の加算，❸処置・手術医療機器等加算，❹薬剤，❺特定保険医療材料の順に，検査・処置・手術等ごとに記載する。

(9)　検体検査については，D026検体検査判断料の各グループ（尿・糞便等検査，血液学的検査等）別にまとめる。採血料と判断料は別にまとめ，判断料については，告示番号（D026等）ごとにまとめる。

(10)　手術・麻酔については，必ず手術日・麻酔日を記載する。また，対称器官（片側ごとに算定できるもの）の両側に処置または手術を行った場合には，左右それぞれ別々に名称，点数，回数等を記載する。「専門医の実施件数」による施設基準の届出を行った場合は，手術を行った専門医の氏名を記載する。

Z 「公費分点数」欄

(1)　併用する公費負担医療に係る請求点数を記載する。「点数欄」に係る請求点数と同じ場合は，省略してもよい。

(2)　「点数欄」と異なる公費負担医療が2種以上ある場合は，縦に区分して，左を第1公費，右を第2公費とする。

※　都道府県番号，医療機関コード

認定試験では，解答用紙のレセプトにはじめから印刷されていることが多い。印字のない場合でも，問題文から読みとれないときは，記載の必要はない。

【参考図書】
「診療点数早見表」（医学通信社）
「レセプト請求の全技術」（医学通信社）
「入門・診療報酬の請求」（医学通信社）
「診療報酬・完全攻略マニュアル」（医学通信社）

■診療報酬明細書の「摘要」欄への記載事項一覧（医科）（明細書記載要領「別表Ⅰ」より抜粋）

<table>
<tr><th>区分</th><th>診療行為名称等</th><th>記載事項</th><th>左記コードによるレセプト表示文言</th></tr>
<tr><td rowspan="4">A000</td><td rowspan="4">初診料</td><td rowspan="3">（初診の後，当該初診に附随する一連の行為を後日行った場合であって当該初診日が前月である場合）
通則２（A000の保医発通知）のアからウまでに規定するものの中から，該当するものを選択して記載する</td><td>ア　初診又は再診時に行った検査，画像診断の結果のみを聞きに来院</td></tr>
<tr><td>イ　往診等の後に薬剤のみを取りに来院</td></tr>
<tr><td>ウ　一旦帰宅し，後刻又は後日検査，画像診断，手術等を受けに来院</td></tr>
<tr><td>（注５のただし書に規定する２つ目の診療科に係る初診料を算定した場合）
２つ目の診療科の診療科名を記載する</td><td>２つ目の診療科（初診料）；******</td></tr>
<tr><td rowspan="12">A001</td><td rowspan="12">再診料</td><td rowspan="3">（再診の後，当該再診に附随する一連の行為を後日行った場合であって当該再診日が前月である場合）
通則２（A000の保医発通知）のアからウまでに規定するものの中から，該当するものを選択して記載する</td><td>ア　初診又は再診時に行った検査，画像診断の結果のみを聞きに来院</td></tr>
<tr><td>イ　往診等の後に薬剤のみを取りに来院</td></tr>
<tr><td>ウ　一旦帰宅し，後刻又は後日検査，画像診断，手術等を受けに来院</td></tr>
<tr><td rowspan="8">〔同一日に２回以上の再診（電話等再診を含む）がある場合〕
同一日に２回以上の再診（電話等再診を含む）がある旨を記載する</td><td>同日再診料</td></tr>
<tr><td>同日再診料（情報通信機器）</td></tr>
<tr><td>同日特定妥結率再診料</td></tr>
<tr><td>同日特定妥結率再診料（情報通信機器）</td></tr>
<tr><td>同日電話等再診料</td></tr>
<tr><td>同日電話等再診料（30年３月以前継続）</td></tr>
<tr><td>同日電話等特定妥結率再診料</td></tr>
<tr><td>同日電話等特定妥結率再診料（30年３月以前継続）</td></tr>
<tr><td>（注３に規定する２つ目の診療科において再診を行った場合）
２つ目の診療科の診療科名を記載する</td><td>２つ目の診療科（再診料）；******</td></tr>
<tr><td rowspan="4">A002</td><td rowspan="4">外来診療料</td><td rowspan="3">（再診の後，当該再診に附随する一連の行為を後日行った場合であって当該再診日が前月である場合）
通則２（A000の保医発通知）のアからウまでに規定するものの中から，該当するものを選択して記載する</td><td>ア　初診又は再診時に行った検査，画像診断の結果のみを聞きに来院</td></tr>
<tr><td>イ　往診等の後に薬剤のみを取りに来院</td></tr>
<tr><td>ウ　一旦帰宅し，後刻又は後日検査，画像診断，手術等を受けに来院</td></tr>
<tr><td>（注５に規定する２つ目の診療科において再診を行った場合）
２つ目の診療科の診療科名を記載する</td><td>２つ目の診療科（外来診療料）；******</td></tr>
<tr><td rowspan="3">A100</td><td rowspan="3">一般病棟入院基本料の救急・在宅等支援病床初期加算</td><td>入院元を記載する</td><td>入院元（一般病棟入院基本料）（救急・在宅等支援病床初期加算）；******</td></tr>
<tr><td>（入院元が急性期医療を担う病院である場合）
当該加算の算定対象である旨，過去に当該患者が当該病院（病棟）から転院（転棟）した回数を記載する
［記載例１］　入院元であるXXX病院は地域一般入院料２を算定しており，かつ救急医療管理加算の届出を行っている。本患者がXXX病院から当院に転院したことは，過去に２回ある。（転院日：○年○月○日及び○年○月○日）。</td><td>算定対象である旨及び転院（転棟）回数（救急・在宅等支援病床初期加算）；******</td></tr>
<tr><td>（入院元が介護保健施設，介護医療院，居住系施設等又は自宅である場合）
直近の入院医療機関名及び退院日を記載する
［記載例２］　入院元は自宅である。本患者はXXX病院から○年○月○日に退院後，自宅療養していた。</td><td>直近の入院医療機関名及び退院年月日（救急・在宅等支援病床初期加算）；******</td></tr>
<tr><td rowspan="2">A212</td><td rowspan="2">超重症児（者）入院診療加算・準超重症児（者）入院診療加算</td><td rowspan="2">当該加算の算定開始日を記載する</td><td>算定開始年月日〔超重症児（者）入院診療加算〕；（元号）yy"年"mm"月"dd"日"</td></tr>
<tr><td>算定開始年月日〔準超重症児（者）入院診療加算〕；（元号）yy"年"mm"月"dd"日"</td></tr>
<tr><td>A233-2</td><td>栄養サポートチーム加算</td><td>算定日を記載する</td><td>（算定日）</td></tr>
<tr><td>A236</td><td>褥瘡ハイリスク患者ケア加算</td><td>（当該加算を算定した入院年月日と「入院年月日」の項の入院年月日が異なる場合）
当該加算を算定した入院年月日を記載する
※保医発通知から該当するものを選択して記載</td><td>加算を算定した入院年月日（褥瘡ハイリスク患者ケア加算）；（元号）yy"年"mm"月"dd"日"</td></tr>
</table>

区分	診療行為名称等	記載事項	左記コードによるレセプト表示文言
A242	呼吸ケアチーム加算	算定日を記載する	（算定日）
A244	病棟薬剤業務実施加算	算定日を記載する	（算定日）
A300	救命救急入院料	（救命救急入院料の算定に係る入院年月日と「入院年月日」の項の入院年月日が異なる場合） 救命救急入院料の算定に係る入院年月日を記載する	救命救急入院料の算定に係る入院年月日（救命救急入院料）；（元号）yy"年"mm"月"dd"日"
B001の2	特定薬剤治療管理料1	B001の２特定薬剤治療管理料（保医発通知）の（1）のアの（イ）から（ナ）までに規定するものの中から，該当するものを選択して記載する また，初回の算定年月を記載する。ただし，抗てんかん剤及び免疫抑制剤以外の薬剤を投与している患者について４月目以降の特定薬剤治療管理料１を算定する場合又は抗てんかん剤若しくは免疫抑制剤を投与している患者について特定薬剤治療管理料１を算定する場合には，初回の算定年月の記載を省略して差し支えない。	（イ）　心疾患患者でジギタリス製剤を投与
			（ロ）　てんかん患者で抗てんかん剤を投与
			（ハ）　臓器移植術を受けた患者で免疫抑制剤を投与
			（ニ）　気管支喘息等の患者でテオフィリン製剤を投与
			（ホ）　不整脈の患者に対して不整脈用剤を継続的に投与
			（へ）　統合失調症の患者でハロペリドール製剤等を投与
			（ト）　躁うつ病の患者でリチウム製剤を投与
			（チ）　躁うつ病又は躁病の患者でバルプロ酸ナトリウム等を投与
			（リ）　留意事項通知に規定する患者でシクロスポリンを投与
			（ヌ）　留意事項通知に規定する患者でタクロリムス水和物を投与
			（ル）　若年性関節リウマチ等の患者でサリチル酸系製剤を継続投与
			（ヲ）　悪性腫瘍の患者でメトトレキサートを投与
			（ワ）　留意事項通知に規定する患者でエベロリムスを投与
			（カ）　入院中の患者であってアミノ配糖体抗生物質等を数日間以上投与
			（ヨ）　重症又は難治性真菌感染症又は造血幹細胞移植の患者であってトリアゾール系抗真菌剤を投与
			（タ）　イマチニブを投与
			（レ）　リンパ脈管筋腫症の患者でシロリムス製剤を投与
			（ソ）　腎細胞癌の患者で抗悪性腫瘍剤としてスニチニブを投与
			（ツ）　片頭痛の患者であってバルプロ酸ナトリウムを投与
			（ネ）　統合失調症の患者であって治療抵抗性統合失調症治療薬を投与
			（ナ）　ブスルファンを投与
B001の2	特定薬剤治療管理料１の臓器移植加算	当該臓器移植を行った年月日を記載する	臓器移植年月日（臓器移植加算）（特定薬剤治療管理料１）；（元号）yy"年"mm"月"dd"日"
B001の2	特定薬剤治療管理料１の注９加算	ミコフェノール酸モフェチルの血中濃度測定の必要性を記載する	ミコフェノール酸モフェチルの血中濃度測定の必要性（特定薬剤治療管理料１）；******
B001の2	特定薬剤治療管理料１の注10加算	（エベロリムスの初回投与から３月の間に算定する場合）　エベロリムスの初回投与日	エベロリムスの初回投与年月日（特定薬剤治療管理料１）；（元号）yy"年"mm"月"dd"日"
		（エベロリムスの初回投与から３月の間に算定する場合）　エベロリムスの血中濃度測定の必要性	エベロリムスの血中濃度測定の必要性（特定薬剤治療管理料１）；******
B004	退院時共同指導料１の特別管理指導加算	算定日を記載する	（算定日）
B005	退院時共同指導料２	共同指導を行った年月日を記載する	共同指導を行った日（退院時共同指導料２）；（元号）yy"年"mm"月"dd"日"
		（同一日に退院時共同指導料２と退院時リハビリテーション指導料又は退院時薬剤情報管理指導料を算定した場合） 共同指導を行った者の職種及び年月日を記載する	共同指導を行った者の職種；******
			指導年月日；（元号）yy"年"mm"月"dd"日"

区分	診療行為名称等	記載事項	左記コードによるレセプト表示文言
B008の1	薬剤管理指導料1	算定日及び薬剤名を記載する	（算定日）
			薬剤名（薬剤管理指導料1）；******
B008の2	薬剤管理指導料2	算定日を記載する	（算定日）
B009	診療情報提供料（Ⅰ）	算定日を記載する	（算定日）
		（保険医療機関以外の機関へ診療情報を提供した場合）　情報提供先を記載する	情報提供先〔診療情報提供料（1）〕；******
B009	診療情報提供料（Ⅰ）の注8に規定する加算	退院年月日を記載する	退院年月日〘注8加算〔診療情報提供料（1）〕〙；（元号）yy"年"mm"月"dd"日"
B009	診療情報提供料（Ⅰ）の検査・画像情報提供加算のイ	退院年月日を記載する	退院年月日〘検査・画像情報提供加算イ〔診療情報提供料（1）〕〙；（元号）yy"年"mm"月"dd"日"
B009	診療情報提供料（Ⅰ）の療養情報提供加算	療養に係る情報を得た訪問看護ステーション名を記載する	訪問看護ステーション名〘療養情報提供加算〔診療情報提供料（1）〕〙；******
B010	診療情報提供料（Ⅱ）	算定日を記載する	（算定日）
B010-2	診療情報連携共有料	連携先の保険医療機関名を記載する	連携先保険医療機関名（診療情報連携共有料）；******
B011	連携強化診療情報提供料	（妊婦である場合） 当該患者が妊娠している者である旨記載する	妊娠中（連携強化診療情報提供料）
B014	退院時薬剤情報管理指導料	退院年月日を記載する	退院年月日（退院時薬剤情報管理指導料）；（元号）yy"年"mm"月"dd"日"
D	時間外緊急院内検査加算	検査開始日時を記載する	検査開始日時（時間外緊急院内検査加算）；dd"日"hh"時"mm"分"
		（引き続き入院した場合） 引き続き入院した場合である旨を記載する	引き続き入院
D	外来迅速検体検査加算	（外来診療料を算定した場合であって，当該診療料に包括される検査のみに対して当該加算を算定した場合）　当該加算を算定した日に行った検体検査の項目名を記載する	検体検査名（外来迅速検体検査加算）；******
		（引き続き入院した場合） 引き続き入院した場合である旨を記載する	引き続き入院
D023の25	HPVジェノタイプ判定	あらかじめ行われた組織診断の実施日及び組織診断の結果，CIN 1又はCIN 2のいずれに該当するかを記載する	CIN 1
			CIN 2
		（当該検査の2回目以降を算定した場合） 前回実施年月日を記載する	前回実施年月日（HPVジェノタイプ判定）；（元号）yy"年"mm"月"dd"日"
D026	検体検査判断料の遺伝カウンセリング加算	（BRCA1/2遺伝子検査を行った保険医療機関と遺伝カウンセリングを行った保険医療機関とが異なる場合） 遺伝カウンセリングを行った保険医療機関名と当該医療機関を受診した年月日を記載する	遺伝カウンセリングを行った保険医療機関名（遺伝カウンセリング加算）；******
			遺伝カウンセリングを行った保険医療機関の受診年月日（遺伝カウンセリング加算）；（元号）yy"年"mm"月"dd"日"
D215	超音波検査（記録に要する費用を含む） 2断層撮影法（心臓超音波検査を除く） ロ　その他の場合 （1）　胸腹部	検査を行った領域を記載する	超音波検査（断層撮影法）（胸腹部）：ア　消化器領域
			超音波検査（断層撮影法）（胸腹部）：イ　腎・泌尿器領域
			超音波検査（断層撮影法）（胸腹部）：ウ　女性生殖器領域
			超音波検査（断層撮影法）（胸腹部）：エ　血管領域（大動脈・大静脈等）
			超音波検査（断層撮影法）（胸腹部）：オ　腹腔内・胸腔内の貯留物等
			超音波検査（断層撮影法）（胸腹部）：カ　その他
		（カに該当する場合） 具体的な臓器又は領域を記載する	具体的な臓器又は領域；********

区分	診療行為名称等	記載事項	左記コードによるレセプト表示文言
D220	呼吸心拍監視,新生児心拍・呼吸監視,カルジオスコープ(ハートスコープ),カルジオタコスコープ	算定開始年月日を記載する	算定開始年月日(呼吸心拍監視等);(元号)yy"年"mm"月"dd"日"
D237の3のイ	終夜睡眠ポリグラフィー 3 1及び2以外の場合 イ 安全精度管理下で行うもの	D237終夜睡眠ポリグラフィー(保医発通知)の(3)の(イ)から(ホ)までのいずれかの要件を満たす医学的根拠を記載する ※診断名,検査結果,合併症を有する患者に実施した場合—等の規定あり	(イ)の要件を満たす医学的根拠〔終夜睡眠ポリグラフィー(1及び2以外)(安全精度管理下)〕;****** (ロ)の要件を満たす医学的根拠〔終夜睡眠ポリグラフィー(1及び2以外)(安全精度管理下)〕;****** (ハ)の要件を満たす医学的根拠〔終夜睡眠ポリグラフィー(1及び2以外)(安全精度管理下)〕;****** (ニ)の要件を満たす医学的根拠〔終夜睡眠ポリグラフィー(1及び2以外)(安全精度管理下)〕;****** (ホ)の要件を満たす医学的根拠〔終夜睡眠ポリグラフィー(1及び2以外)(安全精度管理下)〕;******
D239の2	筋電図検査 2 誘発筋電図	検査を行った神経名を記載する(感覚・運動の別,左・右の別を記載する)	正中神経(誘発筋電図);****** 尺骨神経(誘発筋電図);****** 腓腹神経(誘発筋電図);****** 脛骨神経(誘発筋電図);****** 腓骨神経(誘発筋電図);****** 顔面神経(誘発筋電図);****** 橈骨神経(誘発筋電図);****** 三叉神経(誘発筋電図);****** 腋窩神経(誘発筋電図);****** その他(誘発筋電図);*********
D310の3	小腸内視鏡検査 3 カプセル型内視鏡によるもの	当該患者の症状詳記を記載する。ただし,記載可能であれば,「摘要」欄への記載でも差し支えない。	小腸内視鏡検査(カプセル型内視鏡)症状詳記;******
D313の2	大腸内視鏡検査 2 カプセル型内視鏡によるもの	当該患者の症状詳記を記載する。さらに,D313大腸内視鏡検査(保医発通知)の(2)のアからウまでに規定するもののうち,該当するものを選択して記載するとともに,アの場合は実施日を,イ又はウの場合は実施困難な理由を記載する。 症状詳記については,記載可能であれば,「摘要」欄への記載でも差し支えない。	ア 大腸ファイバースコピーでは回盲部まで到達できなかった患者 イ 器質的異常により大腸ファイバースコピーが困難と判断された患者 ウ 身体的負担により大腸ファイバースコピーが実施困難であると判断された患者 大腸内視鏡検査の実施年月日〔大腸内視鏡検査(カプセル型内視鏡)〕;(元号)yy"年"mm"月"dd"日" 大腸内視鏡検査が困難な理由〔大腸内視鏡検査(カプセル型内視鏡)〕;******
E	画像診断	撮影部位を記載する ※E001写真診断,E200コンピューター断層撮影,E202磁気共鳴コンピューター断層撮影は(編注:下記の該当項目で示すとおり)選択して記載する	撮影部位(写真診断,コンピューター断層撮影及び磁気共鳴コンピューター断層撮影以外):その他;******
E	時間外緊急院内画像診断加算	撮影開始日時を記載する	撮影開始日時(時間外緊急院内画像診断加算);dd"日"hh"時"mm"分"
E001	写真診断 1 単純撮影	撮影部位を選択して記載する 選択する撮影部位がない場合はその他を選択し,具体的部位を記載する なお,四肢については,左・右・両側の別を記載する	撮影部位(単純撮影):頭部(副鼻腔を除く) 撮影部位(単純撮影):頭部(副鼻腔に限る) 撮影部位(単純撮影):頸部(頸椎を除く) 撮影部位(単純撮影):胸部(肩を除く) 撮影部位(単純撮影):腹部 撮影部位(単純撮影):骨盤(仙骨部・股関節を除く) 撮影部位(単純撮影):頸椎 撮影部位(単純撮影):胸椎 撮影部位(単純撮影):腰椎

区分	診療行為名称等	記載事項	左記コードによるレセプト表示文言
			撮影部位（単純撮影）：仙骨部
			撮影部位（単純撮影）：肩__；******
			撮影部位（単純撮影）：上腕__；******
			撮影部位（単純撮影）：肘関節__；******
			撮影部位（単純撮影）：前腕__；******
			撮影部位（単純撮影）：手関節__；******
			撮影部位（単純撮影）：手__；******
			撮影部位（単純撮影）：股関節__；******
			撮影部位（単純撮影）：膝__；******
			撮影部位（単純撮影）：大腿__；******
			撮影部位（単純撮影）：下腿__；******
			撮影部位（単純撮影）：足関節__；******
			撮影部位（単純撮影）：足__；******
			撮影部位（単純撮影）：その他；******
E200	コンピューター断層撮影	（コンピューター断層撮影及び磁気共鳴コンピューター断層撮影を同一月に行った場合）それぞれ初回の算定日を記載する	（算定日情報）
		（別の保険医療機関と共同でCT又はMRIを利用している保険医療機関が，当該機器を利用してコンピューター断層撮影を算定した場合）画診共同と表示する	CT撮影（64列以上）共同利用施設（画診共同）
			CT撮影（64列以上）共同利用施設・頭部外傷（画診共同）
			CT撮影（64列以上）（その他）（画診共同）
			CT撮影（64列以上）（その他）頭部外傷（画診共同）
			CT撮影（16列以上64列未満）（画診共同）
			CT撮影（16列以上64列未満）頭部外傷（画診共同）
			CT撮影（４列以上16列未満）（画診共同）
			CT撮影（４列以上16列未満）頭部外傷（画診共同）
			CT撮影（イ，ロ又はハ以外）（画診共同）
			CT撮影（イ，ロ又はハ以外）頭部外傷（画診共同）
			脳槽CT撮影（造影含む）（画診共同）
			脳槽CT撮影（造影含む）頭部外傷（画診共同）
		撮影部位を選択して記載する 選択する撮影部位がない場合はその他を選択し，具体的部位を記載する	撮影部位（CT撮影）：頭部（副鼻腔を除く）
			撮影部位（CT撮影）：頭部（副鼻腔）
			撮影部位（CT撮影）：頚部
			撮影部位（CT撮影）：胸部・肩
			撮影部位（CT撮影）：腹部
			撮影部位（CT撮影）：骨盤・股関節
			撮影部位（CT撮影）：四肢
			撮影部位（CT撮影）：全身
			撮影部位（CT撮影）：心臓
			撮影部位（CT撮影）：脊椎
			撮影部位（CT撮影）（その他）；*******
E202	磁気共鳴コンピューター断層撮影	（コンピューター断層撮影及び磁気共鳴コンピューター断層撮影を同一月に行った場合）それぞれ初回の算定日を記載する	（算定日情報）
		（別の保険医療機関と共同でCT又はMRIを利用している保険医療機関が，当該機器を利用してコンピューター断層撮影を算定した場合）画診共同と表示する	MRI撮影（３テスラ以上）共同利用施設（画診共同）
			MRI撮影（３テスラ以上）（その他）（画診共同）
			MRI撮影（1.5テスラ以上３テスラ未満）（画診共同）
			MRI撮影（１又は２以外）（画診共同）
E202	磁気共鳴コンピューター断層撮影	撮影部位を選択して記載する 選択する撮影部位がない場合はその他を選択し，具体的部位を記載する	撮影部位（MRI撮影）：頭部（脳）
			撮影部位（MRI撮影）：頭部（副鼻腔）
			撮影部位（MRI撮影）：頭部（脳・副鼻腔を除く）
			撮影部位（MRI撮影）：頚部
			撮影部位（MRI撮影）：肩
			撮影部位（MRI撮影）：胸部（肩を除く）
			撮影部位（MRI撮影）：腹部

区分	診療行為名称等	記載事項	左記コードによるレセプト表示文言
			撮影部位（MRI撮影）：骨盤・股関節
			撮影部位（MRI撮影）：四肢（膝を除く）
			撮影部位（MRI撮影）：膝
			撮影部位（MRI撮影）：頚椎
			撮影部位（MRI撮影）：胸椎
			撮影部位（MRI撮影）：腰椎・仙骨部
			撮影部位（MRI撮影）（その他）；*******
E202 注10	肝エラストグラフィー加算	前回算定年月日（初回である場合は初回である旨）を記載する	前回実施年月日（肝エラストグラフィー加算）；（元号）yy"年"mm"月"dd"日"
			初回（肝エラストグラフィー加算）
F100 F400	処方料 処方箋料	〔F100処方料（**保医発通知**）の（3）のアの（イ）から（二）に定める内容に該当し，処方料又は処方箋料について「1」の点数を算定しない場合〕 その理由を記載する	1を算定しない理由（処方料）；*******
			1を算定しない理由（処方箋料）；*******
		（精神疾患を有する患者が，当該疾患の治療のため，当該保険医療機関を初めて受診した日において，他の保険医療機関で既に向精神薬多剤投与されている場合の連続した6か月間の場合） 当該保険医療機関の初診年月日を記載する	初診年月日（処方料）；（元号）yy"年"mm"月"dd"日"
			初診年月日（処方箋料）；（元号）yy"年"mm"月"dd"日"
		（向精神薬多剤投与に該当しない期間が1か月以上継続しており，向精神薬が投与されている患者について，当該患者の症状の改善が不十分又はみられず，薬剤の切り替えが必要であり，既に投与されている薬剤と新しく導入する薬剤を一時的に併用する場合の連続した3か月間の場合） 薬剤の切り替えの開始年月日，切り替え対象となる薬剤名及び新しく導入する薬剤名を記載する	薬剤切替開始年月日（処方料）；（元号）yy"年"mm"月"dd"日"
			薬剤切替開始年月日（処方箋料）；（元号）yy"年"mm"月"dd"日"
			切替対象薬剤名（処方料）；******
			切替対象薬剤名（処方箋料）；******
			新しく導入する薬剤名（処方料）；******
			新しく導入する薬剤名（処方箋料）；******
		（向精神薬多剤投与に関する臨時に投与した場合） 臨時の投与の開始年月日を記載する	臨時投与開始年月日（処方料）；（元号）yy"年"mm"月"dd"日"
			臨時投与開始年月日（処方箋料）；（元号）yy"年"mm"月"dd"日"
		（複数の診療科を標榜する保険医療機関において，2以上の診療科で，異なる医師が処方した場合） その旨を記載する	複数診療科で処方
F100 F400	処方料及び処方箋料の特定疾患処方管理加算	（隔日，漸増・減等で投与する場合） その旨を記載する	隔日投与
			漸増投与
			漸減投与
			週1回投与
F200	薬剤〈入院分〉	〔入院患者に対し退院時に投薬（内服薬）を行った場合〕「退院時　日分投薬」と記載する	退院時　　日分投薬
		〔入院患者に対し退院時に投薬（屯服薬）を行った場合〕「退院時　回分投薬」と記載する	退院時　　回分投薬（屯服薬）
		〔入院患者に対し退院時に投薬（外用薬）を行った場合〕「退院時投薬」と記載する	退院時投薬（外用薬）
		（入院時食事療養費に係る食事療養又は入院時生活療養費に係る生活療養の食事の提供たる療養を受けている入院患者に対してビタミン剤を投与した場合） 当該ビタミン剤の投与が必要かつ有効と判断した趣旨を記載する。ただし，病名によりビタミン剤の投与が必要かつ有効と判断できる場合はこの限りではない。	ビタミン剤の投与趣旨（薬剤）；******
		（ビタミン剤を投与した場合） 当該ビタミン剤の投与が必要かつ有効と判断した趣旨を記載する。ただし，病名によりビタミン剤の投与が必要かつ有効と判断できる場合はこの限りではない。	ビタミン剤の投与趣旨（薬剤料・処方箋料）；******

区分	診療行為名称等	記載事項	左記コードによるレセプト表示文言
F200 F400	薬剤等〈入院外分〉 処方箋料	（臨時薬を追加投与し，その結果投与する内服薬が７種類以上となる場合） 臨時薬の投与の必要性を記載する。ただし，病名によりその必要性が判断できる場合は，この限りでない。	臨時薬の投与の必要性（薬剤料・処方箋料）；******
		（鎮痛・消炎に係る効能・効果を有する貼付剤を投与した場合） 所定単位当たりの薬剤名，貼付剤の枚数としての投与量を記載した上で，貼付剤の枚数としての1日用量又は投与日数を記載する	鎮痛・消炎に係る効能・効果を有する貼付剤の１日用量又は投与日数（薬剤料）；******
		（1回の処方において，63枚を超えて鎮痛・消炎に係る効能･効果を有する貼付剤を投与した場合） 当該貼付剤の投与が必要であると判断した趣旨を記載する	63枚を超えて鎮痛・消炎に係る効能・効果を有する貼付剤を投与した理由；******
		（緊急やむを得ず，同一の患者に対して，同一診療日に一部の薬剤を院内において投薬し，他の薬剤を処方せんにより投薬した場合） その年月日及び理由を記載する	同日に院内処方及び処方箋による投薬を行った年月日；(元号）yy"年"mm"月"dd"日"
			同日に院内処方及び処方箋による投薬を行った理由（処方箋料）；******
		（長期の旅行等特殊の事情がある場合において，必要があると認め，必要最小限の範囲において，投薬量が１回14日分を限度とされる内服薬及び外用薬を14日を超えて投与した場合） 当該長期投与の理由を記載する	長期投与理由（薬剤料・処方箋料）；******
G004	点滴注射の血漿成分製剤加算	１回目の注射の実施年月日を記載する	血漿成分製剤加算（点滴注射）１回目注射年月日；(元号）yy"年"mm"月"dd"日"
G005	中心静脈注射の血漿成分製剤加算	１回目の注射の実施年月日を記載する	血漿成分製剤加算（中心静脈注射）１回目注射年月日；(元号）yy"年"mm"月"dd"日"
J000-2	下肢創傷処置	下肢創傷の部位及び潰瘍の深さを記載する	下肢創傷の部位及び潰瘍の深さ（下肢創傷処置）；******
J001	熱傷処置	初回の処置を行った年月日を記載する	初回年月日（熱傷処置）；(元号）yy"年"mm"月"dd"日"
J001-5	長期療養患者褥瘡等処置	（1年を超える入院の場合にあって創傷処置又は皮膚科軟膏処置の費用を算定する場合） 対象傷病名を記載する	対象傷病名（長期療養患者褥瘡等処置）；******
J026-4	ハイフローセラピー	動脈血酸素分圧又は経皮的酸素飽和度の測定結果を記載する	動脈血酸素分圧又は経皮的酸素飽和度測定結果（ハイフローセラピー）；******
J027	高気圧酸素治療	一連の治療における初回実施年月日及び初回からの通算実施回数(当該月に実施されたものを含む)を記載する	初回実施年月日（高気圧酸素治療）；(元号）yy"年"mm"月"dd"日"
			通算実施回数（高気圧酸素治療）；******
		（高気圧酸素治療の「1」を算定した場合） 減圧症又は空気塞栓が発症した年月日を記載する	減圧症又は空気塞栓発症年月日(高気圧酸素治療)；(元号）yy"年"mm"月"dd"日"
		（高気圧酸素治療の「1」について，長時間加算を算定した場合） 高気圧酸素治療の実施時間を記載する	高気圧酸素治療（減圧症又は空気塞栓）
J032 注	肛門拡張法の周術期乳幼児加算	初回の算定年月日（初回の場合は初回である旨）を記載する	初回の算定年月日〔周術期乳幼児加算（肛門拡張法)〕；(元号）yy"年"mm"月"dd"日"
			初回〔周術期乳幼児加算（肛門拡張法)〕
J038	人工腎臓	人工腎臓を算定した日を記載する	（算定日）
		（慢性維持透析以外の患者に対して「その他の場合」として算定した場合） その理由として**J038人工腎臓(保医発通知)**の（８）のアからエまで〔エについては（イ）から（ヌ）まで〕に規定するものの中から該当するものを選択して記載する	ア　急性腎不全の患者
			イ　透析導入期（1月に限る）の患者
			ウ　血液濾過又は血液透析濾過を実施
			エ　特別な管理が必要（イ　進行性眼底出血）
			エ　特別な管理が必要（ロ　重篤な急性出血性合併症）
			エ　特別な管理が必要(ハ　ヘパリン起因性血小板減少症)
			エ　特別な管理が必要（ニ　播種性血管内凝固症候群）
			エ　特別な管理が必要（ホ　敗血症）
			エ　特別な管理が必要（ヘ　急性膵炎）
			エ　特別な管理が必要（ト　重篤な急性肝不全）

区分	診療行為名称等	記載事項	左記コードによるレセプト表示文言
			エ　特別な管理が必要（チ　注射による化学療法中の悪性腫瘍）
			エ　特別な管理が必要（リ　自己免疫疾患の活動性が高い状態）
			エ　特別な管理が必要（ヌ　麻酔による手術を実施した状態）
		C102在宅自己腹膜灌流指導管理料を算定している保険医療機関名を記載する	在宅自己腹膜灌流指導管理料を算定している他の保険医療機関名（人工腎臓）；******
J038	人工腎臓の導入期加算	導入の年月日を記載する	導入年月日〔導入期加算（人工腎臓）〕；(元号) yy"年"mm"月"dd"日"
J038 注３ J038-2 注２	人工腎臓の障害者等加算 持続緩徐式血液濾過の障害者等加算	J038人工腎臓（保医発通知）の（18）のアからツまでに規定するものの中から該当するものを選択して記載する	ア　障害者基本法にいう障害者で留意事項通知に規定する者
			イ　精神保健福祉法の規定によって医療を受ける者
			ウ　指定難病等に罹患している者で留意事項通知に規定するもの
			エ　留意事項通知に規定する糖尿病の患者
			オ　運動麻痺を伴う脳血管疾患患者
			カ　認知症患者
			キ　常時低血圧症（収縮期血圧が90mmHg以下）の者
			ク　透析アミロイド症で手根管症候群や運動機能障害を呈する者
			ケ　出血性消化器病変を有する者
			コ　骨折を伴う二次性副甲状腺機能亢進症の患者
			サ　重症感染症に合併しているために入院中の患者
			シ　末期癌に合併しているために入院中の患者
			ス　入院中の患者であって腹水・胸水が貯留しているもの
			セ　妊婦（妊娠中期以降）
			ソ　うっ血性心不全（NYHA３度以上）
			タ　12歳未満の小児
			チ　人工呼吸を実施中の患者
			ツ　結核菌を排菌中の患者
K	手術	算定日を記載する なお，対称器官の両側に対し，手術（片側の点数が告示されているものに限る）を行った場合は，左右別にそれぞれ算定日を記載する	（算定日）
K 通則７	通則７ 1,500g未満の児加算，新生児加算	手術時体重を記載する	手術時体重〔極低出生体重児加算（手術）〕；******
			手術時体重〔新生児加算（手術）〕；******
K 通則12	通則12 時間外等加算１	手術を実施した診療科，初診又は再診の日時（入院中の患者以外の患者に手術を実施した場合に限る）及び手術を開始した日時を記載する	手術実施診療科〔休日加算１（手術）〕；******
			手術実施診療科〔時間外加算１（手術）〕；******
			手術実施診療科〔深夜加算１（手術）〕；******
			手術実施診療科〔時間外特例医療機関加算１（手術）〕；******
			休日加算１（手術）初診又は再診の日時；dd"日"hh"時"mm"分"
			時間外加算１（手術）初診又は再診の日時；dd"日"hh"時"mm"分"
			深夜加算１（手術）初診又は再診の日時；dd"日"hh"時"mm"分"
			時間外特例医療機関加算１（手術）初診又は再診の日時；dd"日"hh"時"mm"分"
			休日加算１（手術）手術開始日時；dd"日"hh"時"mm"分"
			時間外加算１（手術）手術開始日時；dd"日"hh"時"mm"分"
			深夜加算１（手術）手術開始日時；dd"日"hh"時"mm"分"
			時間外特例医療機関加算１（手術）手術開始日時；dd"日"hh"時"mm"分"

区分	診療行為名称等	記載事項	左記コードによるレセプト表示文言
K002	デブリードマン	（デブリードマンを繰り返し算定する場合） 植皮の範囲（全身に占める割合）を記載する	植皮の範囲（デブリードマン）；******
		（A群溶連菌感染症に伴う壊死性筋膜炎に対して行う場合） 病歴，細菌培養検査及び画像所見を記載する	病歴（デブリードマン）；******
			細菌培養検査結果（デブリードマン）；******
			画像所見（デブリードマン）；********
L	麻酔	算定日を記載する	（算定日）
L008	マスク又は気管内挿管による閉鎖循環式全身麻酔	各区分ごとの麻酔時間を記載する	閉鎖循環式全身麻酔１ 閉鎖循環式全身麻酔１（麻酔困難な患者）等
		（各区分のイの「別に厚生労働大臣が定める麻酔が困難な患者に行う場合」を算定する場合） L008マスク又は気管内挿管による閉鎖循環式全身麻酔（**保医発通知**）の（４）のアからハまでに規定するものの中から該当するものを選択して記載する	ア　心不全（NYHA３度以上のものに限る）の患者
			イ　狭心症（CCS分類３度以上のものに限る）の患者
			ウ　心筋梗塞（発症後３月以内のものに限る）の患者
			エ　大動脈閉鎖不全等（いずれも中等度以上のものに限る）の患者
			オ　留意事項通知に規定する大動脈弁狭窄又は僧帽弁狭窄の患者
			カ　植込型ペースメーカー又は植込型除細動器を使用している患者
			キ　留意事項通知に規定する先天性心疾患の患者
			ク　留意事項通知に規定する肺動脈性肺高血圧症の患者
			ケ　留意事項通知に規定する呼吸不全の患者
			コ　留意事項通知に規定する換気障害の患者
			サ　留意事項通知に規定する気管支喘息の患者
			シ　留意事項通知に規定する糖尿病の患者
			ス　留意事項通知に規定する腎不全の患者
			セ　肝不全（Child-Pugh分類B以上のものに限る）の患者
			ソ　貧血（Hb6.0g/dL未満のものに限る）の患者
			タ　血液凝固能低下（PT-INR2.0以上のものに限る）の患者
			チ　DICの患者
			ツ　血小板減少（血小板５万/uL未満のものに限る）の患者
			テ　敗血症（SIRSを伴うものに限る）の患者
			ト　留意事項通知に規定するショック状態の患者
			ナ　完全脊髄損傷（第５胸椎より高位のものに限る）の患者
			ニ　心肺補助を行っている患者
			ヌ　人工呼吸を行っている患者
			ネ　透析を行っている患者
			ノ　大動脈内バルーンパンピングを行っている患者
			ハ　BMI35以上の患者
N006	病理診断料の悪性腫瘍病理組織標本加算	検体を摘出した手術の名称を記載する	検体を摘出した手術名（悪性腫瘍病理組織標本加算）；******

■診療行為名称等の略号一覧（医科）（明細書記載要領「別表Ⅳ」より抜粋）

区分	診療行為名称等	略号
「初診」欄		
A000	時間外加算の特例	特
A000	小児科を標榜する保険医療機関における夜間加算の特例	小特夜
A000	小児科を標榜する保険医療機関における休日加算の特例	小特休
A000	小児科を標榜する保険医療機関における深夜加算の特例	小特深
A000	夜間・早朝等加算	夜早
A000	外来感染対策向上加算	初感
A000	連携強化加算	初連
A000	サーベイランス強化加算	初サ
「再診」欄		
A001	再診料の注3に規定する2つ目の診療科において再診	複再
A001	夜間・早朝等加算	夜早
A001	時間外対応加算1	時外1
A001	時間外対応加算2	時外2
A001	時間外対応加算3	時外3
A001	明細書発行体制等加算	明
A001	地域包括診療加算1	再包1
A001	地域包括診療加算2	再包2
A001	認知症地域包括診療加算1	再認包1
A001	認知症地域包括診療加算2	再認包2
A001	地域包括診療加算又は認知症地域包括診療加算の薬剤適正使用連携加算	薬適連
A001	外来感染対策向上加算	再感
A001	連携強化加算	再連
A001	サーベイランス強化加算	再サ
A001 A002	時間外加算の特例	特
A001 A002	小児科を標榜する保険医療機関における夜間加算の特例	小特夜
A001 A002	小児科を標榜する保険医療機関における休日加算の特例	小特休
A001 A002	小児科を標榜する保険医療機関における深夜加算の特例	小特深
「入院」欄		
A100	一般病棟入院基本料／急性期一般入院基本料の急性期一般入院料1	急一般1
A100	一般病棟入院基本料／急性期一般入院基本料の急性期一般入院料2	急一般2
A100	一般病棟入院基本料／急性期一般入院基本料の急性期一般入院料3	急一般3
A100	一般病棟入院基本料／急性期一般入院基本料の急性期一般入院料4	急一般4
A100	一般病棟入院基本料／急性期一般入院基本料の急性期一般入院料5	急一般5
A100	一般病棟入院基本料／急性期一般入院基本料の急性期一般入院料6	急一般6
A100	一般病棟入院基本料／地域一般入院基本料の地域一般入院料1	地一般1
A100	一般病棟入院基本料／地域一般入院基本料の地域一般入院料2	地一般2
A100	一般病棟入院基本料／地域一般入院基本料の地域一般入院料3	地一般3

区分	診療行為名称等	略号
「入院」欄　「入院基本料・加算」の項		
A100 A102 A103 A106	一般病棟入院基本料，結核病棟入院基本料，精神病棟入院基本料又は障害者施設等入院基本料について，月平均夜勤時間72時間の要件を満たさない	夜減
A100 A101 A106 A108 A109	一般病棟入院基本料，療養病棟入院基本料，障害者施設等入院基本料，有床診療所入院基本料又は有床診療所療養病床入院基本料を算定している患者について，重症児（者）受入連携加算	重受連
A100	一般病棟入院基本料の救急・在宅等支援病床初期加算	病初
A100 A104 A105	特定機能病院入院基本料の一般病棟又は専門病院入院基本料を算定している患者について，看護必要度加算3	看必3
A200	総合入院体制加算1	総入体1
A200	総合入院体制加算2	総入体2
A200	総合入院体制加算3	総入体3
A204	地域医療支援病院入院診療加算	地入診
A204-2	臨床研修病院入院診療加算	臨修
A204-3	紹介受診重点医療機関入院診療加算	紹入診
A205	救急医療管理加算1	救医1
A205	救急医療管理加算2	救医2
A205	救急医療管理加算の乳幼児加算	乳救医
A205	救急医療管理加算の小児加算	小救医
A205-2	超急性期脳卒中加算	超急
A205-3	妊産婦緊急搬送入院加算	妊搬
A206	在宅患者緊急入院診療加算	在緊
A207	診療録管理体制加算1	録管1
A207	診療録管理体制加算2	録管2
A207-2	医師事務作業補助体制加算1（15対1）	医1の15
A207-2	医師事務作業補助体制加算1（20対1）	医1の20
A207-2	医師事務作業補助体制加算1（25対1）	医1の25
A207-2	医師事務作業補助体制加算1（30対1）	医1の30
A207-2	医師事務作業補助体制加算1（40対1）	医1の40
A207-2	医師事務作業補助体制加算1（50対1）	医1の50
A207-2	医師事務作業補助体制加算1（75対1）	医1の75
A207-2	医師事務作業補助体制加算1（100対1）	医1の100
A207-2	医師事務作業補助体制加算2（15対1）	医2の15
A207-2	医師事務作業補助体制加算2（20対1）	医2の20
A207-2	医師事務作業補助体制加算2（25対1）	医2の25
A207-2	医師事務作業補助体制加算2（30対1）	医2の30
A207-2	医師事務作業補助体制加算2（40対1）	医2の40
A207-2	医師事務作業補助体制加算2（50対1）	医2の50
A207-2	医師事務作業補助体制加算2（75対1）	医2の75
A207-2	医師事務作業補助体制加算2（100対1）	医2の100

区分	診療行為名称等	略号
A207-3	25対１急性期看護補助体制加算（看護補助者５割以上）	急25上
A207-3	25対１急性期看護補助体制加算（看護補助者５割未満）	急25
A207-3	50対１急性期看護補助体制加算	急50
A207-3	75対１急性期看護補助体制加算	急75
A207-3	夜間30対１急性期看護補助体制加算	夜30
A207-3	夜間50対１急性期看護補助体制加算	夜50
A207-3	夜間100対１急性期看護補助体制加算	夜100
A207-3	急性期看護補助体制加算の夜間看護体制加算	急夜看
A207-4	看護職員夜間12対１配置加算１	看職12夜１
A207-4	看護職員夜間12対１配置加算２	看職12夜２
A207-4	看護職員夜間16対１配置加算１	看職16夜１
A207-4	看護職員夜間16対１配置加算２	看職16夜２
A208	乳幼児加算	乳
A208	幼児加算	幼
A210	難病患者等入院診療加算	難入
A210	二類感染症患者入院診療加算	二感入
A211	特殊疾患入院施設管理加算	特疾
A212	超重症児（者）入院診療加算	超重症
A212	準超重症児（者）入院診療加算	準超重症
A212	救急・在宅重症児（者）受入加算	救在重受
A213	看護配置加算	看配
A214	看護補助加算１	補１
A214	看護補助加算２	補２
A214	看護補助加算３	補３
A214	夜間75対１看護補助加算	夜75補
A214	看護補助加算の夜間看護体制加算	夜看補
A214	看護補助加算の看護補助体制充実加算１	補看充１
A214	看護補助加算の看護補助体制充実加算２	補看充２
A219	療養環境加算	環境
A220	HIV感染者療養環境特別加算	感染特
A220-2	特定感染症患者療養環境特別加算の「１」個室加算	個室
A220-2	特定感染症患者療養環境特別加算の「２」陰圧室加算	陰圧
A221	重症者等療養環境特別加算	重境
A221-2	小児療養環境特別加算	小環特
A224	無菌治療室管理加算１	無菌１
A224	無菌治療室管理加算２	無菌２
A225	放射線治療病室管理加算１	放室１
A225	放射線治療病室管理加算２	放室２
A226-2	緩和ケア診療加算	緩和
A226-2	緩和ケア診療加算の小児加算	小緩和
A226-2	緩和ケア診療加算の個別栄養食事管理加算	栄養緩和
A226-2	医療を提供しているが，医療資源の少ない地域であって，施設基準の要件が緩和された緩和ケア診療加算	緩和地域
A230-4	精神科リエゾンチーム加算	精リエ
A231-2	強度行動障害入院医療管理加算	強行
A231-3	依存症入院医療管理加算	依存
A231-4	摂食障害入院医療管理加算	摂障
A232の１	がん診療連携拠点病院加算	がん診
A232の２	小児がん拠点病院加算	小児がん
A233-2	栄養サポートチーム加算	栄サ

区分	診療行為名称等	略号
A233-2	医療を提供しているが，医療資源の少ない地域であって，施設基準の要件が緩和された栄養サポートチーム加算	栄サ地域
A233-2	歯科医師連携加算	歯連
A234	医療安全対策加算１	安全１
A234	医療安全対策加算２	安全２
A234	医療安全対策地域連携加算１	安全地連１
A234	医療安全対策地域連携加算２	安全地連２
A234-2	感染対策向上加算１	感向１
A234-2	感染対策向上加算２	感向２
A234-2	感染対策向上加算３	感向３
A234-2	指導強化加算	感指
A234-2	連携強化加算	感連
A234-2	サーベイランス強化加算	感サ
A234-3	患者サポート体制充実加算	患サポ
A234-4	重症患者初期支援充実加算	重支
A234-5	報告書管理体制加算	報管
A236	褥瘡ハイリスク患者ケア加算	褥ハイ
A236	医療を提供しているが，医療資源の少ない地域であって，施設基準の要件が緩和された褥瘡ハイリスク患者ケア加算	褥ハ地域
A236-2	ハイリスク妊娠管理加算	ハイ妊娠
A237	ハイリスク分娩管理加算	ハイ分娩
A237	地域連携分娩管理加算	地分娩
A242	呼吸ケアチーム加算	呼ケア
A242-2	術後疼痛管理チーム加算	術疼管
A243	後発医薬品使用体制加算１	後使１
A243	後発医薬品使用体制加算２	後使２
A243	後発医薬品使用体制加算３	後使３
A244	病棟薬剤業務実施加算１	病薬実１
A244	病棟薬剤業務実施加算２	病薬実２
A245	データ提出加算１	デ提１
A245	データ提出加算２	デ提２
A245	データ提出加算３	デ提３
A245	データ提出加算４	デ提４
A246	入退院支援加算１	入退支１
A246	入退院支援加算２	入退支２
A246	入退院支援加算３	入退支３
A246	地域連携診療計画加算	地連診計
A246	医療を提供しているが，医療資源の少ない地域であって，施設基準の要件が緩和された入退院支援加算２	入退支地域
A246	小児加算	入退支小
A246	入院時支援加算１	入退入１
A246	入院時支援加算２	入退入２
A247	認知症ケア加算１	認ケア１
A247	認知症ケア加算２	認ケア２
A247	認知症ケア加算３	認ケア３
A247	認知症ケア加算１，２の100分の60に相当する点数	認ケア１減 認ケア２減
A247-2	せん妄ハイリスク患者ケア加算	せハイ
A248	精神疾患診療体制加算１	精疾診１
A248	精神疾患診療体制加算２	精疾診２
A250	薬剤総合評価調整加算	薬総評加
A251	排尿自立支援加算	排自
A252	地域医療体制確保加算	地医体
「医学管理」欄		
B000	特定疾患療養管理料	特

区分	診療行為名称等	略号
B000	特定疾患療養管理料（情報通信機器を用いて行った場合）	情特
B001の1	ウイルス疾患指導料1	ウ1
B001の1	ウイルス疾患指導料2	ウ2
B001の1	ウイルス疾患指導料1（情報通信機器を用いて行った場合）	情ウ1
B001の1	ウイルス疾患指導料2（情報通信機器を用いて行った場合）	情ウ2
B001の2	特定薬剤治療管理料1	薬1
B001の2	特定薬剤治療管理料2	薬2
B001の3	悪性腫瘍特異物質治療管理料	悪
B001の4	小児特定疾患カウンセリング料	小児特定
B001の5	小児科療養指導料	小児療養
B001の5	小児科療養指導料の人工呼吸器導入時相談支援加算	人呼支援
B001の5	小児科療養指導料（情報通信機器を用いて行った場合）	情小児療
B001の6	てんかん指導料	てんかん
B001の6	てんかん指導料（情報通信機器を用いて行った場合）	情てんかん
B001の7	難病外来指導管理料	難病
B001の7	難病外来指導管理料の人工呼吸器導入時相談支援加算	人呼支援
B001の7	難病外来指導管理料（情報通信機器を用いて行った場合）	情難病
B001の8	皮膚科特定疾患指導管理料（Ⅰ）	皮膚（Ⅰ）
B001の8	皮膚科特定疾患指導管理料（Ⅱ）	皮膚（Ⅱ）
B001の8	皮膚科特定疾患指導管理料（Ⅰ）（情報通信機器を用いて行った場合）	情皮膚（Ⅰ）
B001の8	皮膚科特定疾患指導管理料（Ⅱ）（情報通信機器を用いて行った場合）	情皮膚（Ⅱ）
B001の9	外来栄養食事指導料1（初回の指導を対面で行った場合）	外栄初対1
B001の9	外来栄養食事指導料1（初回の指導を情報通信機器等を用いて行った場合）	外栄初情1
B001の9	外来栄養食事指導料1（2回目以降の指導を対面で行った場合）	外栄2対1
B001の9	外来栄養食事指導料1（2回目以降の指導を情報通信機器等を用いて行った場合）	外栄2情1
B001の9	外来栄養食事指導料2（初回の指導を対面で行った場合）	外栄初対2
B001の9	外来栄養食事指導料2（初回の指導を情報通信機器等を用いて行った場合）	外栄初情2
B001の9	外来栄養食事指導料2（2回目以降の指導を対面で行った場合）	外栄2対2
B001の9	外来栄養食事指導料2（2回目以降の指導を情報通信機器等を用いて行った場合）	外栄2情2
B001の9	外来栄養食事指導料（注3に規定する専門の管理栄養士が指導した場合）	外栄専
B001の10	入院栄養食事指導料1	入栄1
B001の10	入院栄養食事指導料2	入栄2
B001の11	集団栄養食事指導料	集栄
B001の12	心臓ペースメーカー指導管理料	ペ
B001の12	心臓ペースメーカー指導管理料の導入期加算	導入期
B001の13	在宅療養指導料	在宅指導
B001の14	高度難聴指導管理料	高難
B001の15	慢性維持透析患者外来医学管理料	慢透
B001の15	慢性維持透析患者外来医学管理料の腎代替療法実績加算	腎代替
B001の16	喘息治療管理料1	喘息1
B001の16	喘息治療管理料2	喘息2
B001の17	慢性疼痛疾患管理料	疼痛
B001の18	小児悪性腫瘍患者指導管理料	小児悪腫
B001の18	小児悪性腫瘍患者指導管理料（情報通信機器を用いて行った場合）	情小児悪腫
B001の20	糖尿病合併症管理料	糖
B001の21	耳鼻咽喉科特定疾患指導管理料	耳鼻
B001の22	がん性疼痛緩和指導管理料	がん
B001の22	がん性疼痛緩和指導管理料を算定している患者に対して小児加算	小児
B001の22	がん性疼痛緩和指導管理料（情報通信機器を用いて行った場合）	情がん
B001の23	がん患者指導管理料イ	が指イ
B001の23	がん患者指導管理料ロ	が指ロ
B001の23	がん患者指導管理料ハ	が指ハ
B001の23	がん患者指導管理料ニ	が指ニ
B001の23	がん患者指導管理料イ（情報通信機器を用いて行った場合）	情が指イ
B001の23	がん患者指導管理料ロ（情報通信機器を用いて行った場合）	情が指ロ
B001の23	がん患者指導管理料ハ（情報通信機器を用いて行った場合）	情が指ハ
B001の23	がん患者指導管理料ニ（情報通信機器を用いて行った場合）	情が指ニ
B001の24	外来緩和ケア管理料	外緩
B001の24	外来緩和ケア管理料を算定している患者に対して小児加算	小児
B001の24	外来緩和ケア管理料（情報通信機器を用いて行った場合）	情外緩
B001の24	医療を提供しているが，医療資源の少ない地域であって，施設基準の要件が緩和された外来緩和ケア管理料	緩ケ地域
B001の25	移植後患者指導管理料の臓器移植後の場合	臓移
B001の25	移植後患者指導管理料の造血幹細胞移植後の場合	造移
B001の25	移植後患者指導管理料の臓器移植後の場合（情報通信機器を用いて行った場合）	臓移
B001の25	移植後患者指導管理料の造血幹細胞移植後の場合（情報通信機器を用いて行った場合）	造移
B001の26	植込型輸液ポンプ持続注入療法指導管理料	植ポ
B001の26	植込型輸液ポンプ持続注入療法指導管理料の導入期加算	導入期
B001の27	糖尿病透析予防指導管理料	透予
B001の27	糖尿病透析予防指導管理料の高度腎機能障害患者指導加算	腎機能
B001の27	医療を提供しているが，医療資源の少ない地域であって，施設基準の要件が緩和された糖尿病透析予防指導管理料	透予地域
B001の27	糖尿病透析予防指導管理料（情報通信機器を用いて行った場合）	情透予

区分	診療行為名称等	略号
B001の27	医療を提供しているが，医療資源の少ない地域であって，施設基準の要件が緩和された糖尿病透析予防指導管理料（情報通信機器を用いて行った場合）	情透予地域
B001の28	小児運動器疾患指導管理料	小運動
B001の29	乳腺炎重症化予防ケア・指導料	乳腺ケア
B001の30	婦人科特定疾患治療管理料	婦特
B001の31	腎代替療法指導管理料	腎代指
B001の31	腎代替療法指導管理料（情報通信機器を用いて行った場合）	情腎代指
B001の32	一般不妊治療管理料	一妊
B001の33	生殖補助医療管理料	生補
B001の34	二次性骨折予防継続管理料	骨継
B001の35	アレルギー性鼻炎免疫療法治療管理料	アレ免
B001の36	下肢創傷処置管理料	下創
B001の37	慢性腎臓病透析予防指導管理料	慢腎透
B001の37	情報通信機器を用いて慢性腎臓病透析予防指導管理料を算定した場合	情慢腎透
B001-2	小児科外来診療料の「１」院外処方の「イ」初診	児外初
B001-2	小児科外来診療料の「１」院外処方の「ロ」再診	児外再
B001-2	小児科外来診療料の「２」院内処方の「イ」初診	児内初
B001-2	小児科外来診療料の「２」院内処方の「ロ」再診	児内再
B001-2	小児科外来診療料において初診料，再診料又は外来診療料の時間外加算	外
B001-2	小児科外来診療料において初診料，再診料又は外来診療料の休日加算	休
B001-2	小児科外来診療料において初診料，再診料又は外来診療料の深夜加算	深
B001-2	小児科外来診療料において初診料，再診料又は外来診療料の時間外加算の特例	特
B001-2	小児科外来診療料において初診料，再診料又は外来診療料の小児科を標榜する保険医療機関における夜間加算の特例	特夜
B001-2	小児科外来診療料において初診料，再診料又は外来診療料の小児科を標榜する保険医療機関における休日加算の特例	特休
B001-2	小児科外来診療料において初診料，再診料又は外来診療料の小児科を標榜する保険医療機関における深夜加算の特例	特深
B001-2	小児科外来診療料の小児抗菌薬適正使用支援加算	小抗菌
B001-2-2	地域連携小児夜間・休日診療料	地域小児
B001-2-3	乳幼児育児栄養指導料	乳栄
B001-2-3	乳幼児育児栄養指導料（情報通信機器を用いて行った場合）	情乳栄
B001-2-4	地域連携夜間・休日診療料	地域夜休
B001-2-5	院内トリアージ実施料	トリ
B001-2-6	夜間休日救急搬送医学管理料	救搬
B001-2-7	外来リハビリテーション診療料１	外リ１
B001-2-7	外来リハビリテーション診療料２	外リ２
B001-2-8	外来放射線照射診療料	外放

区分	診療行為名称等	略号
B001-2-8	外来放射線照射診療料の100分の50に相当する点数	外放減
B001-2-9	地域包括診療料１	地包１
B001-2-9	地域包括診療料２	地包２
B001-2-9	地域包括診療料の薬剤適正使用連携加算	薬適連
B001-2-10	認知症地域包括診療料１	認地包１
B001-2-10	認知症地域包括診療料２	認地包２
B001-2-10	認知症地域包括診療料の薬剤適正使用連携加算	薬適連
B001-2-12	外来腫瘍化学療法診療料１（抗悪性腫瘍剤を投与した場合）	外化投１
B001-2-12	外来腫瘍化学療法診療料１（抗悪性腫瘍剤の投与その他必要な治療管理を行った場合）	外化管１
B001-2-12	外来腫瘍化学療法診療料２（抗悪性腫瘍剤を投与した場合）	外化投２
B001-2-12	外来腫瘍化学療法診療料２（抗悪性腫瘍剤の投与その他必要な治療管理を行った場合）	外化管２
B001-2-12	外来腫瘍化学療法診療料３（抗悪性腫瘍剤を投与した場合）	外化投３
B001-2-12	外来腫瘍化学療法診療料３（抗悪性腫瘍剤の投与その他必要な治療管理を行った場合）	外化管３
B001-2-12	外来腫瘍化学療法診療料の連携充実加算	連充
B001-3	生活習慣病管理料（Ⅰ）の１	生１脂
B001-3	生活習慣病管理料（Ⅰ）の２	生１高
B001-3	生活習慣病管理料（Ⅰ）の３	生１糖
B001-3 B001-3-3	生活習慣病管理料の外来データ提出加算	外デ
B001-3-2	ニコチン依存症管理料１	ニコ１
B001-3-2	ニコチン依存症管理料２	ニコ２
B001-3-2	ニコチン依存症管理料の100分の70に相当する点数	ニコ減
B001-3-3	生活習慣病管理料（Ⅱ）	生２
B001-3-3	血糖自己測定指導加算	自指加
B001-3-3	情報通信機器を用いて生活習慣病管理料（Ⅱ）を算定した場合	情生２
B001-4	手術前医学管理料	手前
B001-5	手術後医学管理料	手後
B001-6	肺血栓塞栓症予防管理料	肺予
B001-7	リンパ浮腫指導管理料	リ
B001-8	臍ヘルニア圧迫指導管理料	臍へ
B001-9	療養・就労両立支援指導料	就労
B001-9	療養・就労両立支援指導料の相談支援加算	就労相談
B001-9	療養・就労両立支援指導料（情報通信機器を用いて行った場合）	情就労
B002	開放型病院共同指導料（Ⅰ）	開Ⅰ
B003	開放型病院共同指導料（Ⅱ）	開Ⅱ
B004	退院時共同指導料１	退共１
B004	退院時共同指導料１を算定している患者に対して特別管理指導加算	特管
B005	退院時共同指導料２	退共２
B005	退院時共同指導料２の退院後の在宅療養を担う保険医療機関の保険医と共同して指導	２者共
B005	退院時共同指導料２の多機関共同指導加算	多共

区分	診療行為名称等	略号
B005-11	遠隔連携診療料（診断を目的とする場合）	遠連診
B005-11	遠隔連携診療料（その他の場合）	遠連他
B005-12	こころの連携指導料（Ⅰ）	こ連Ⅰ
B005-13	こころの連携指導料（Ⅱ）	こ連Ⅱ
B006	救急救命管理料	救
B006-3	退院時リハビリテーション指導料	退リハ
B007	退院前訪問指導料	退前
B007-2	退院後訪問指導料	退後
B007-2	退院後訪問指導料の訪問看護同行加算	退訪同
B008	薬剤管理指導料の「１」	薬管１
B008	薬剤管理指導料の「２」	薬管２
B008	薬剤管理指導料の麻薬管理指導加算	麻加
B008-2	薬剤総合評価調整管理料	薬総評管
B008-2	薬剤総合評価調整管理料（情報通信機器を用いて行った場合）	情薬総評管
B009	診療情報提供料（Ⅰ）	情Ⅰ
B009	診療情報提供料（Ⅰ）の「注８」に規定する加算	情Ⅰ退
B009	診療情報提供料（Ⅰ）のハイリスク妊婦紹介加算	情Ⅰ妊
B009	診療情報提供料（Ⅰ）の認知症専門医療機関紹介加算	情Ⅰ認紹
B009	診療情報提供料（Ⅰ）の認知症専門医療機関連携加算	情Ⅰ認連
B009	診療情報提供料（Ⅰ）の精神科医連携加算	情Ⅰ精
B009	診療情報提供料（Ⅰ）の肝炎インターフェロン治療連携加算	情Ⅰ肝
B009	診療情報提供料（Ⅰ）の歯科医療機関連携加算１	情Ⅰ歯１
B009	診療情報提供料（Ⅰ）の歯科医療機関連携加算２	情Ⅰ歯２
B009	診療情報提供料（Ⅰ）の地域連携診療計画加算	情地連診
B009	診療情報提供料（Ⅰ）の療養情報提供加算	情療養
B009	診療情報提供料（Ⅰ）の検査・画像情報提供加算	情検画
B009-2	電子的診療情報評価料	電診情評
B010	診療情報提供料（Ⅱ）	情Ⅱ
B010-2	診療情報連携共有料	情共
B011-3	薬剤情報提供料	薬情
B011-3	薬剤情報提供料の手帳記載加算	手帳
B011-4	医療機器安全管理料	医機安
B011-5	がんゲノムプロファイリング評価提供料	がんゲ評
B012	傷病手当金意見書交付料	傷
B012	傷病手当金意見書交付料を遺族等に対して意見書を交付	相続
B013	療養費同意書交付料	療
B014	退院時薬剤情報管理指導料	退薬
B014	退院時薬剤情報管理指導料の退院時薬剤情報連携加算	退薬連
「検査・病理」欄　（検査）		
D005	特殊染色加算	特染
D009の８	前立腺癌の確定診断がつかず前立腺特異抗原（PSA）を２回以上算定	未確

区分	診療行為名称等	略号
D014の23	関節リウマチの確定診断がつかず抗シトルリン化ペプチド抗体定性又は定量を２回以上算定	未確
D018	嫌気性培養加算	嫌培
D025	基本的検体検査実施料	基検
D026	尿・糞便等検査判断料	判尿
D026	遺伝子関連・染色体検査判断料	判遺
D026	血液学的検査判断料	判血
D026	生化学的検査（Ⅰ）判断料	判生Ⅰ
D026	生化学的検査（Ⅱ）判断料	判生Ⅱ
D026	免疫学的検査判断料	判免
D026	微生物学的検査判断料	判微
D026	検体検査管理加算（Ⅰ）	検管Ⅰ
D026	検体検査管理加算（Ⅱ）	検管Ⅱ
D026	検体検査管理加算（Ⅲ）	検管Ⅲ
D026	検体検査管理加算（Ⅳ）	検管Ⅳ
D026	国際標準検査管理加算	国標
D026	遺伝カウンセリング加算	遺伝
D026	遺伝性腫瘍カウンセリング加算	遺伝腫
D026	骨髄像診断加算	骨診
D027	基本的検体検査判断料	判基
D205	呼吸機能検査等判断料	判呼
D206	血管内超音波検査加算	血超
D206	血管内光断層撮影加算	血光断
D206	冠動脈血流予備能測定検査加算	冠血予
D206	血管内視鏡検査加算	血内
D206	心腔内超音波検査加算	心超
D215-2	肝硬度測定を３月に２回以上	複肝
D215-3	超音波エラストグラフィーを３月に２回以上	複エ
D217	大腿骨同時撮影加算	腿撮
D238	脳波検査判断料１	判脳１
D238	脳波検査判断料２	判脳２
D241	神経・筋検査判断料	判神
D256	広角眼底撮影加算	広眼
D294	ラジオアイソトープ検査判断料	判ラ
D306 D308 D310 D312 D313	粘膜点墨法加算	墨
D306 D308 D313 D317 D317-2	狭帯域光強調加算	狭光
D415	経気管肺生検法のガイドシース加算	ガ
D415	経気管肺生検法のCT透視下気管支鏡検査加算	CT気
第１節 第１款 通則１	時間外緊急院内検査加算	緊検
第１節 第１款 通則３	外来迅速検体検査加算	外迅検
第３節内 視鏡検査 通則１	超音波内視鏡検査加算	超内

略号等

摘要欄
略号
検査等

区分	診療行為名称等	略号
	「画像診断」欄	
第４部	電子画像管理加算（エックス線診断料，核医学診断料又はコンピューター断層撮影診断料）	電画
第４部	別の保険医療機関と共同でCT又はMRIを利用している保険医療機関が，当該機器を利用してコンピューター断層撮影	画診共同
第４部 通則３	時間外緊急院内画像診断加算	緊画
第４部 通則４	写真診断について，画像診断管理加算１	写画１
第４部 通則４	基本的エックス線診断について，画像診断管理加算１	基画１
第４部 通則４	核医学診断について，画像診断管理加算１	核画１
第４部 通則４	コンピューター断層診断について，画像診断管理加算１	コ画１
第４部 通則５	核医学診断について，画像診断管理加算２	核画２
第４部 通則５	コンピューター断層診断について，画像診断管理加算２	コ画２
第４部 通則５	核医学診断について，画像診断管理加算３	核画３
第４部 通則５	コンピューター断層診断について，画像診断管理加算３	コ画３
E004	基本的エックス線診断料	基エ
	「投薬」欄	
F100	特定疾患処方管理加算	特処
F100	抗悪性腫瘍剤処方管理加算	抗悪
F100	外来後発医薬品使用体制加算１	外後使１
F100	外来後発医薬品使用体制加算２	外後使２
F100	外来後発医薬品使用体制加算３	外後使３
F100	向精神薬調整連携加算	向調連
F500	院内製剤加算	院
	「その他」欄（院外処方）	
F400	特定疾患処方管理加算	特処
F400	抗悪性腫瘍剤処方管理加算	抗悪
F400	一般名処方加算１	一般１
F400	一般名処方加算２	一般２
F400	向精神薬調整連携加算	向調連
	「注射」欄	
第６部 通則６	外来化学療法加算１	化１
第６部 通則６	外来化学療法加算２	化２
第６部 通則７	バイオ後続品導入初期加算	バイオ
G004 G005	点滴注射及び中心静脈注射に係る血漿成分製剤加算	血漿
G020	無菌製剤処理料の「１」	菌１
G020	無菌製剤処理料の「２」	菌２
G020	無菌製剤処理料の「１」を算定した場合であって，閉鎖式接続器具を使用した場合	菌１器具

区分	診療行為名称等	略号
	「処置」欄・「手術・麻酔」欄	
第９部 通則５ 第10部 通則12 第11部 通則３	処置，手術又は麻酔の時間外加算	外
	処置，手術又は麻酔の休日加算	休
	処置，手術又は麻酔の深夜加算	深
	処置，手術又は麻酔の時間外加算の特例	特外
第10部 通則14	「複数手術に係る費用の特例を定める件」（平成30年厚生労働省告示第72号）に規定する複数手術	（併施）
第10部 通則７	手術の1,500g未満の児加算	未満
第10部 通則８ 第11部 通則２	手術の幼児（３歳以上６歳未満）加算 麻酔の幼児（１歳以上３歳未満）加算	幼
第11部 通則２	麻酔の未熟児加算	未
第９部 第１節 第10部 通則７ 第11部 通則２	処置の新生児加算 手術の新生児（1,500g未満の児を除く）加算 麻酔の新生児加算	新
第９部 第１節 第10部 通則８	処置の乳幼児（６歳未満）加算 手術の乳幼児（３歳未満）加算	乳幼
J038	人工腎臓の透析液水質確保加算	水
J038 J038-2	人工腎臓又は持続緩徐式血液濾過の障害者等加算	障
K014	皮膚移植術（生体・培養）	膚
K514-6	生体部分肺移植術	肺
K697-5	生体部分肝移植	肝
K780-2	生体腎移植術	腎
K920-2	輸血管理料Ⅰ	輸管Ⅰ
K920-2	輸血管理料Ⅱ	輸管Ⅱ
K922	造血幹細胞移植のうち同種移植	造
第11部 通則２	麻酔の乳児加算	乳
L009	麻酔管理料（Ⅰ）	麻管Ⅰ
L010	麻酔管理料（Ⅱ）	麻管Ⅱ
	「検査・病理」欄（病理）	
N002	免疫染色（免疫抗体法）病理組織標本作製について，確定診断のために４種類以上の抗体を用いた免疫染色が必要な患者に対して，標本作製を実施	４免
N006	病理診断料の組織診断料	判組診
N006	病理診断料の細胞診断料	判細診
N006	病理診断管理加算１	病管１
N006	病理診断管理加算２	病管２
N007	病理判断料	判病判

※略号については，[複初]等と四角囲みをし記載することとするが，電子計算機の場合は，□に代えて（　）等を使用して記載することも差し支えない。

※複数の略号を組み合わせて所定点数を算出する場合は，それぞれの略号を連記する。

■検査の略称

略　称	正式名称
インピーダンス／コマク	鼓膜音響インピーダンス検査
エストロ半定量	エストロゲン半定量
エストロ定量	エストロゲン定量
眼底血圧	網膜中心血管圧測定
矯正	矯正視力検査
凝固	全血凝固時間
頸管スメア	子宮頸管粘液採取
抗CLβ_2GPI	抗カルジオリピンβ_2グリコプロテインI複合体抗体
語音	標準語音聴力検査
ゴナド	ゴナドトロピン
残気	機能的残気量測定
自記オージオ	自記オージオメーターによる聴力検査
出血	出血時間
純音	標準純音聴力検査
心カテ	心臓カテーテル法による諸検査
心外膜マッピング	心外膜興奮伝播図
スリットM（前眼部）	細隙燈顕微鏡検査（前眼部）
スリットM（前眼部及び後眼部）	細隙燈顕微鏡検査（前眼部及び後眼部）
PLA_2	ホスフォリパーゼA_2
精眼圧	精密眼圧測定
精眼底	精密眼底検査
精眼筋	眼筋機能精密検査および輻輳検査
精視野	精密視野検査
像(自動機械法)	末梢血液像（自動機械法）
像（鏡検法）	末梢血液像（鏡検法）
タン分画	蛋白分画
腟スメア	腟脂膏顕微鏡標本作製
ツ反	ツベルクリン反応
トレッドミル／フカ	トレッドミルによる負荷心機能検査
尿カテ	尿管カテーテル法（ファイバースコープによるもの）
肺気分画	肺気量分画測定
プレグナ	プレグナンジオール
ヘパトグラム	肝血流量
卵管通過	卵管通気・通水・通色素検査
両視機能	両眼視機能精密検査
涙液	涙液分泌機能検査
レチクロ	網赤血球数
1,5-AG	1,5-アンヒドロ-D-グルシトール
1,25(OH)$_2$D$_3$	1,25-ジヒドロキシビタミンD_3
5-HIAA	5-ハイドロキシインドール酢酸
11-OHCS	11-ハイドロキシコルチコステロイド
17-KGS	17-ケトジェニックステロイド
17-KGS分画	17-ケトジェニックステロイド分画
17-KS分画	17-ケトステロイド分画
17α-OHP	17α-ヒドロキシプロゲステロン
ABO	ABO血液型
ACE	アンギオテンシンI転換酵素
ACG	心尖（窩）拍動図
ACP	酸ホスファターゼ
ACTH	副腎皮質刺激ホルモン
ADA(AD)	アデノシンデアミナーゼ
ADNaseB	抗デオキシリボヌクレアーゼB
AFP	α-フェトプロテイン
Alb	アルブミン
Ald	アルドステロン

略　称	正式名称
ALP	アルカリホスファターゼ
ALP・アイソ	ALPアイソザイム
ALT	アラニンアミノトランスフェラーゼ
Amy	アミラーゼ
Amy・アイソ	アミラーゼ・アイソザイム
ANA(蛍光抗体法)	抗核抗体(蛍光抗体法)
ANP	心房性Na利尿ペプチド
APTT	活性化部分トロンボプラスチン時間
ASE	溶連菌エステラーゼ抗体
ASK（定性）	抗ストレプトキナーゼ（定性）
ASK（半定量）	抗ストレプトキナーゼ（半定量）
ASO（定性）	抗ストレプトリジンO定性
ASO（半定量）	抗ストレプトリジンO半定量
ASO（定量）	抗ストレプトリジンO定量
ASP	連鎖球菌多糖体抗体
AST	アスパラギン酸アミノトランスフェラーゼ
AST・アイソ	ASTアイソザイム
AT活性	アンチトロンビン活性
AT抗原	アンチトロンビン抗原
B-～	血液検査
B-A	動脈血採取
BAP	骨型アルカリホスファターゼ
B-C	血液採取（静脈血以外，耳朶・指尖等）
B-Echo	エステル型コレステロール
B-Pl	血小板数
B-Tcho	総コレステロール
B-TP	総蛋白
B-V	静脈血採取
B-像(自動機械法)	末梢血液像（自動機械法）
B-像（鏡検法）	末梢血液像（鏡検法）
B-タン分画	蛋白分画
BBT	基礎体温
BFP	塩基性フェトプロテイン
BiL／総	総ビリルビン
BiL／直	直接ビリルビン
BMG，β_2-m	β_2-マイクログロブリン
BMR	基礎代謝測定
BP	血圧
BS	血糖，グルコース
BS-～	血清検査
BSP	ブロムサルファレイン試験(肝機能テスト)
BT	出血時間
BT	血液型
BUN	尿素窒素
CA19-9	糖鎖抗原19-9
cAMP	サイクリックAMP
C-PTHrP	副甲状腺ホルモン関連蛋白
CAP	シスチンアミノペプチダーゼ
CAT	幼児児童用絵画統覚検査
CBC	全血球計算
Ccr	クレアチニンクリアランステスト
CEA	癌胎児性抗原
CH_{50}	血清補体価
ChE	コリンエステラーゼ
CIE	二次元交叉免疫電気泳動法
CIE,CIEP	免疫電気向流法
CK	クレアチンキナーゼ
CK-MB	クレアチンキナーゼMB型アイソザイム測定
CK・アイソ	CKアイソザイム
CPR	C-ペプチド

略　称	正式名称
CPT	寒冷昇圧試験
CRA	網膜中心動脈
CRE	クレアチニン
CRP	C反応性蛋白
CRP定性	C反応性蛋白定性
CVP	中心静脈圧測定
D-Bil	直接ビリルビン
DBT	深部体温計による深部体温測定
DNA	デオキシリボ核酸
DLco	肺拡散能力検査
E-～	内視鏡検査
E-関節	関節鏡検査
E-胸腔	胸腔鏡検査
E-クルド	クルドスコピー
E-コルポ	コルポスコピー
E-喉頭	喉頭鏡検査
E-喉頭直達	喉頭直達鏡検査
E-直腸	直腸鏡検査
E-腹	腹腔鏡検査
E-ヒステロ	ヒステロスコピー
E-鼻咽	鼻咽腔直達鏡検査
E，Z，Uro	蛋白，糖，ウロビリノゲン
ECG	心電図検査（英語の略語）
ECG携	ホルター型心電図検査
ECGフカ	負荷心電図検査
Echo(EC)	エステル型コレステロール
ECLIA	電気化学発光免疫測定法
EEG	脳波検査
EF-～	ファイバースコープ検査
EF-胃・十二指腸	胃・十二指腸ファイバースコピー
EF-嗅裂	嗅裂部ファイバースコピー
EF-喉頭	喉頭ファイバースコピー
EF-十二指腸	十二指腸ファイバースコピー
EF-小腸	小腸ファイバースコピー
EF-食道	食道ファイバースコピー
EF-胆道	胆道ファイバースコピー
EF-中耳	中耳ファイバースコピー
EF-直腸	直腸ファイバースコピー
EF-腹	腹腔ファイバースコピー
EF-鼻咽	鼻咽腔ファイバースコピー
EF-ブロンコ	気管支ファイバースコピー
EF-副鼻腔	副鼻腔入口部ファイバースコピー
EF-膀胱尿道	膀胱尿道ファイバースコピー
EIA	酵素免疫測定法
ELISA	固相酵素免疫測定法
EKG	心電図検査（ドイツ語の略語）
EMG	筋電図検査
ENG	電気眼振図(エレクトロレチノグラム)
EOG	眼球電位図
ERG	網膜電位図
ESR	赤血球沈降速度
EVC	呼気肺活量
E_2	エストラジオール
E_3	エストリオール
F-～	糞便検査
F-集卵	虫卵検出（集卵法）（糞便）
F-塗	糞便塗抹顕微鏡検査
FA	蛍光抗体法
FANA	蛍光抗体法による抗核抗体検査
FDP	フィブリン・フィブリノゲン分解産物
Fe	鉄

略　称	正式名称
FECG	胎児心電図
FIA	蛍光免疫測定法
FSH	卵胞刺激ホルモン
FTA-ABS試験	梅毒トレポネーマ抗体
FT_3	遊離トリヨードサイロニン
FT_4	遊離サイロキシン
F-U	便ウロビリノゲン
G-6-Pase	グルコース-6-ホスファターゼ
G-～	胃液検査
G-胃液	胃液一般検査
GFR	糸球体濾過値測定
GH	成長ホルモン
GITT	耐糖能精密検査
GL	グルコース（血糖）
GPB	グラム陽性桿菌
GTT	糖負荷試験
GU	グアナーゼ
HA	赤血球凝集反応
HBc，HBs	B型肝炎ウイルス（HBV）の抗体検査
HBD	オキシ酪酸脱水素酵素測定
HBE	ヒス束心電図
Hb	血色素測定
HbA1c	ヘモグロビンA1c
HbF	ヘモグロビンF
HBV	B型肝炎ウイルス
HCG-β	ヒト絨毛性ゴナドトロピン-βサブユニット
HCG定性	ヒト絨毛性ゴナドトロピン定性
HCG半定量	ヒト絨毛性ゴナドトロピン半定量
HCG定量	ヒト絨毛性ゴナドトロピン定量
低単位HCG	低単位ヒト絨毛性ゴナドトロピン
HCt	ヘマトクリット値
HCV	C型肝炎ウイルス，C型肝炎ウイルス（HCV）の抗体検査
HDL-Ch	HDL-コレステロール
HDV抗体価	デルタ肝炎ウイルス抗体
HGF	肝細胞増殖因子
HI	赤血球凝集抑制反応
HPL	ヒト胎盤性ラクトーゲン
HPT	ヘパプラスチンテスト
HPV	ヒト乳頭腫ウイルス
Ht	ヘマトクリット値
HVA	ホモバニリン酸・ホモバニール酸
IAHA	免疫粘着赤血球凝集反応
IAP	免疫抑制酸性蛋白測定
IEP	血漿蛋白免疫電気泳動法検査
IF	免疫蛍光法
Ig	免疫グロブリン
sIL-2R	可溶性インターロイキン-2レセプター
IRMA	免疫放射定量法
L-CAT	レシチン・コレステロール・アシルトランスフェラーゼ
LAP	ロイシンアミノペプチダーゼ
LAT (LA)	ラテックス凝集法
LD	乳酸デヒドロゲナーゼ
LD・アイソ	ＬＤ・アイソザイム
LH	黄体形成ホルモン
LPIA	ラテックス凝集法
MAO	モノアミンオキシダーゼ
Mb定性	ミオグロビン定性
Mb定量	ミオグロビン定量

略　称	正式名称
MED	最小紅斑量測定
MMF	最大中間呼気速度
MMPI	ミネソタ多相(多面的)人格(検査)表
MVV	最大換気量測定
NAG	N-アセチルグルコサミニダーゼ（尿）
NEFA	遊離脂肪酸
NH_3	アンモニア
NPN	残余窒素測定
OHCS	ハイドロキシコルチコステロイド
OGTT	経口ブドウ糖負荷試験
P	リン（無機リン，リン酸）
P-～	穿刺，穿刺液検査
P-関節	関節穿刺
P-上ガク洞	上顎洞穿刺
P-ダグラス	ダグラス窩穿刺
PAP	前立腺酸ホスファターゼ抗原
PBI	蛋白結合沃素測定
PBS	末梢血液像
PCテスト	ペニシリン皮内反応
PCG	心音図検査
PEF	肺機能検査
PF	P-Fスタディ
PF_3	血小板第３因子
PF_4	血小板第４因子
PgR	プロジェステロンレセプター
PH	プロリルヒドロキシラーゼ
PK	ピルビン酸キナーゼ
PL-～	脳脊髄液検査
PL-検	髄液一般検査
PL-トウ	髄液糖定量
Pl	血小板数
POA	膵癌胎児性抗原
PRA	レニン活性
PRL	プロラクチン
PSP	色素排泄試験
PSTI	膵分泌性トリプシンインヒビター
PT	プロトロンビン時間
PTH	副甲状腺ホルモン
PTHrP	副甲状腺ホルモン関連蛋白
R	赤血球数
RAテスト	ラテックス凝集反応リウマチ因子検出検査
RBC	赤血球数
RBP	レチノール結合蛋白
Ret	網赤血球数
RF	リウマトイド因子
RF半定量	リウマトイド因子半定量
RF定量	リウマトイド因子定量
RIA	ラジオイムノアッセイ，放射性免疫測定法
RLP-C	レムナント様リポ蛋白コレステロール
RSV抗原	RSウイルス抗原定性
S-～	細菌検査
S-M	排泄物，滲出物，分泌物の細菌顕微鏡検査（その他のもの）
S-暗視野	〃（暗視野顕微鏡）
S-位相差M	〃（位相差顕微鏡）
S-蛍光M	〃（蛍光顕微鏡）
S-同定	細菌培養同定検査
S-培	簡易培養
S-ディスク	細菌薬剤感受性検査
S-薬剤感受性	細菌薬剤感受性検査

略　称	正式名称
SA	赤血球膜シアル酸
SAA	血清アミロイドA蛋白
SCC	扁平上皮癌関連抗原
SLX	シアリルLe^x-i抗原
Sm-Ig	B細胞表面免疫グロブリン
SP-A	肺サーファクタント蛋白-A
T-Bil	総ビリルビン
T-～	病理組織検査
T-M	病理組織標本作製
T-M／OP	術中迅速病理組織標本作製
TAT	トロンビン・アンチトロンビン複合体
TBA	胆汁酸
TBC	サイロキシン結合能
TBG	サイロキシン結合グロブリン
Tcho (T-C)	総コレステロール
TDH	腸炎ビブリオ耐熱性溶血毒
TdT	ターミナルデオキシヌクレオチジルトランスフェラーゼ
TG	中性脂肪（トリグリセライド）
TIA	免疫比濁法
TIBC	総鉄結合能
TK活性	デオキシチミジンキナーゼ活性
TL	総脂質測定
TP	総蛋白
TPA	組織ポリペプタイド抗原
TR, TuR	ツベルクリン反応
TSH	甲状腺刺激ホルモン
TTD	一過性閾値上昇検査
T_3	トリヨードサイロニン
T_4	サイロキシン
U-～	尿検査
U-インジカン	インジカン（尿）
U-ウロ	ウロビリノゲン（尿）
U-検	尿中一般物質定性半定量検査
U-ジアゾ	ジアゾ反応
U-タン	尿蛋白
U-沈（鏡検法）	尿沈渣（鏡検法）
U-沈	尿沈渣（フローサイトメトリー法）
U-沈／染色	尿沈渣染色標本
U-デビス	デビス癌反応検査
U-トウ	尿グルコース
U-ミロン	Millon反応
UA	尿酸
UCG	心臓超音波検査（心エコー図）
UIBC	不飽和鉄結合能
UN（BUN）	尿素窒素
VCG	ベクトル心電図
VMA	バニールマンデル酸
W	白血球
WBC	白血球数
Z	糖
Zn	血清亜鉛測定
ZTT	硫酸亜鉛試験
α_1-AT	α_1-アンチトリプシン
α_2-MG	α_2-マクログロブリン
β-LP	β-リポ蛋白
β_2-m	β_2-マイクログロブリン
γ-GT	γ-グルタミルトランスペプチターゼ
γ-GT・アイソ	γ-GTアイソザイム

略号等

摘要欄
略号
検査等

■画像診断の略称

略　称	画像診断方法名
アンギオグラフィー(AG)	血管撮(造)影
エンツェファログラフィー	気脳法または脳写。脳脊髄腔の造影剤使用撮影
キモグラフ	動態撮影
スポット撮影(SP)	狙撃撮影
トモグラフィー(トモ)	断層撮影
バリウム透視	造影剤使用消化管透視診断
ピエログラフィー	造影剤使用の腎盂撮影
ポリゾ	重複撮影
ミエログラフィー(ミエロ)	脊髄造影撮影
リンフォグラフィー	造影剤使用リンパ管撮影
ACG	血管心臓造影法
AG	血管撮(造)影(アンギオグラフィー),動脈撮影
angio	血管造影
AOG	大動脈造影
BAG	上腕動脈造影
BE	注腸造影
CAG	脳血管撮影 冠動脈造影,冠状動脈血管造影 頸動脈撮影,頸動脈造影
CECT	造影CT
CG	膀胱造影
CT	コンピューター断層撮影
CUG	膀胱尿道造影
DCG	膀胱二重造影
DIC	点滴静注胆管・胆嚢造影
DIP(DIVP)	点滴静注腎盂造影
DSA	デジタルサブストラクション血管造影法
Disco	椎間板造影法
Enema	注腸造影
ERCG	内視鏡的逆行性膵胆管造影
ERCP	内視鏡的逆行性胆管膵管造影
ERP	内視鏡的逆行性膵管造影
HDG	低緊張性十二指腸造影
HSG	子宮卵管造影
Hystero	子宮卵管造影
IA-DSA	動脈内デジタルサブストラクション血管造影法
IC	経口胆嚢造影
IP(IVP)	経静脈性腎盂造影
IVC	経静脈性胆管（胆嚢）造影
IVCG	下大動脈造影,下大静脈造影

略　称	画像診断方法名
IV-DSA	経静脈性デジタルサブストラクション血管造影法
IVU	静脈性尿路造影法
KUB	腎臓,尿管,膀胱を含むエックス線撮影
Kymo	動態撮影
LW-X-P	腰椎撮影
MAMMO	乳房撮影
MCG	排尿時膀胱エックス線造影
MLG	脊髄腔造影
MRI	磁気共鳴画像診断法
Myelo	脊髄造影法
NG	腎造影
OCG	経口胆嚢造影撮影法
PAG	骨盤動脈造影・肺血管造影
PECT	ポジトロン放出断層撮影
PEG	脳室撮影・気脳造影法
PET	ポジトロン断層撮影
Pneumo	関節空気造影法
Polyso	重複撮影
PP	腹腔気体造影
PRP	後腹膜気体造影
PTC	経皮的胆嚢胆道造影
PTP	経皮経肝門脈造影法
PTU	単純尿路エックス線撮影
PVG	気脳室撮影法
RAG	腎動脈造影法
RCT	RIコンピューター断層撮影法
RP	逆行性腎盂造影(尿管カテーテル法)
RPP	逆行性気体性腎盂造影撮影法
RTV	エックス線テレビジョン
RVG	右室造影
SAB	選択的肺胞気管支造影
SCAG	選択的腹腔動脈造影
SIMA	選択的下腸間膜造影
SMAG	上腸間膜動脈造影
SP	スポット撮影
SPECT	単光子射出コンピューター断層撮影
SRA	選択的腎動脈造影
SSMA	選択的上腸間膜造影
STEREO	立体撮影(ステレオ撮影)
SVA	選択的臓器動脈造影撮影法
SVCG	上大動脈造影
Tomo	断層撮影,トモグラフ
UCG	経尿道的膀胱造影
UG（OG）	尿道造影撮影法
upper GI series	上部消化管造影
VAG	椎骨動脈造影法
VCG	排尿時膀胱造影
XCT	エックス線コンピューター断層撮影法
X-D(x-d)	エックス線透視診断
X-D(X-DL)	エックス線透視診断
X-P(x-p)	エックス線写真撮影
X-Ray	エックス線

■処方箋・カルテ等における略称

略　称	意味／正式名称
分3, 3×, 3×tgl, auf3, t.d.s.	いずれも1日3回に分けて服用の意
1W	1週間分
(1−1−2)	朝1錠(包), 昼1錠(包), 夜2錠(包)を服用
3×v.d.E.(3×v)	1日3回に分けて, 食前に
3×n.d.E.(3×n)	1日3回に分けて, 食後に
3×z.d.E.(3×z)	1日3回に分けて, 食間に
5st×4	5時間ごとに1日4回服用
6st×4×3TD	6時間ごとに1日4回3日分
×10	10倍散（レセプトには10%と記載）
×100	100倍散（レセプトには1%と記載）
A	管（アンプル）
Add	「加える」の意
b.i.d.	1日2回に分けて服用
b.i.n.	夜中2回
C(Cap)	カプセル
Q.O.D., dieb.alt.	隔日に服用
DIV	点滴静脈内注射（点滴注射）
do	「同上」の意
G(Granule)	顆粒
h.s., v.d.S	就眠時に服用
IVH	中心静脈栄養法
IM	筋肉内注射
Inj	注射
IP	腹腔内注射
IV	静脈内注射
n.d.E.(pc)	食後に
Oh	1時間ごとに
o.m.	毎朝
omn.bin	2時間ごとに
omn.hor	毎時(omn.2hrなら2時間ごとに)
P	何回分, 何包ということ
Pil	丸薬
prn	必要に応じて
Pulv	粉末
q.d.	1日1回
qid	1日4回
q.wk	1週1回
q.2h	2時間ごとに
Rp	処方の冒頭に書く「処方せよ」の意
S(Syr)	シロップ
SC	皮下注射
sofort v.d.E.	食直前に服用
sofort n.d.E.	食直後に服用
Sol	溶液
Suppo, Supp.	坐剤
T(Tab)	錠剤
TD,T	何日分(錠剤の「T」とは位置で見分ける)
tid	1日3回
TR	ツベルクリン反応
Ung	軟膏
V	瓶(バイアル)
v.d.E.(ac)	食前に
z.d.E.	食間に
【医薬品】	
アセコリ	塩化アセチルコリン
アトモヒ	モルヒネ・アトロピン
アンナカ	安息香酸ナトリウムカフェイン

略　称	意味／正式名称
エピレナ	エピネフリン
エフェド	塩酸エフェドリン
エルゴメ	マレイン酸エルゴメトリン
塩カル	塩化カルシウム
塩コカ	塩酸コカイン
塩ナト	塩化ナトリウム
塩プロ	塩酸プロカイン
塩モヒ	塩酸モルヒネ
塩リモ	塩酸リモナーデ
R	リンゲル液
EM	エリスロマイシン
SM	硫酸ストレプトマイシン
果	果糖
カナマイ	カナマイシン
カマ	酸化マグネシウム
強ミノC	強力ネオミノファーゲンC
KM	硫酸カナマイシン
サリソ	サリチル酸ナトリウム
ザルベ	軟膏
ジギ	ジギタリス
重ソ	炭酸水素ナトリウム
臭曹	臭化ナトリウム
ストマイ	ストレプトマイシン
生食	生理食塩水
単舎	単シロップ
タンナルビン	タンニン酸アルブミン
胎ホル(HCG)	胎盤性性腺刺激ホルモン
ツボクラ	塩化ツボクラリン
ニコアミ	ニコチン酸アミド
ネオM	ネオフィリンM注射液
ネオスチ	メチル硫酸ネオスチグミン
ハイポ	チオ硫酸ナトリウム
ピオクタニン	塩化メチルロザニリン
ビカ	炭酸水素ナトリウム
ヒコアト	オキシコドン・アトロピン
ビタカン	ビタカンファー
プロテスホル	プロピオン酸テストステロン
ボール水	ホウサン水
PC	ペニシリン
ミョウバン	硫酸アルミニウムカリウム
モヒ	塩酸モルヒネ
輸チト	輸血用クエン酸ナトリウム
硫アト	硫酸アトロピン
硫キ	硫酸キニーネ
硫ク	硫酸マグネシウム
流パラ	流動パラフィン
硫麻	硫酸マグネシウム
リンコデ	リン酸コデイン
Aq	注射用(蒸留)水
B_1	塩酸チアミン(ビタミンB_1剤)
B_2	リボフラビン(ビタミンB_2剤)
B_6	塩酸ピリドキシン(ビタミンB_6剤)
B_{12}	シアノコバラミン(ビタミンB_{12}剤)
C	アスコルビン酸（ビタミンC剤）
G	ブドウ糖注射液
IN(A)H	イソニコチン酸ヒドラジド
Ins	インスリン
PTU	プロピルチオウラシル
V.M	バイオマイシン

3. 医療保険制度等の概要

■医療保障の体系

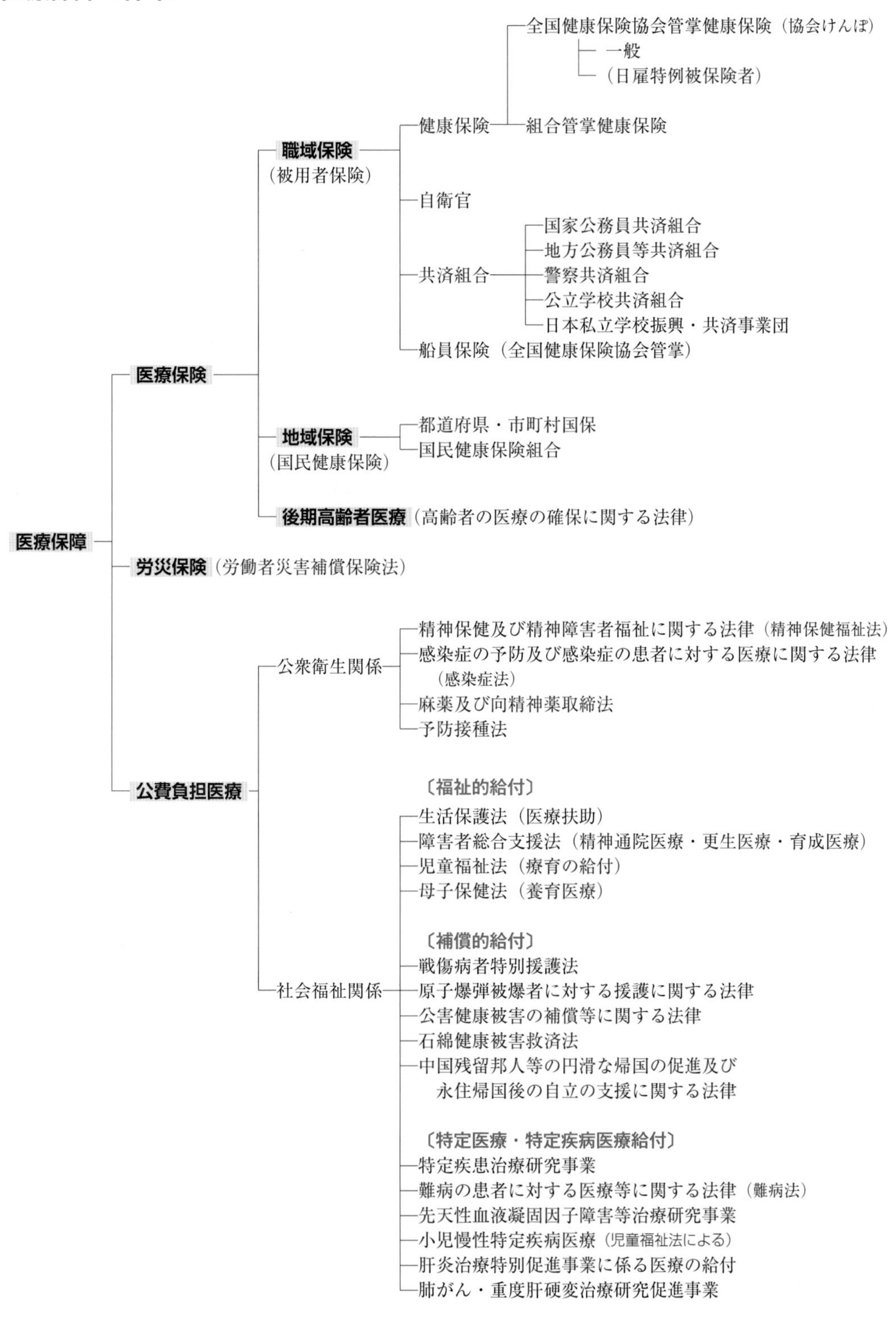

■医療保険制度一覧

		健康保険			船員保険
		全国健康保険協会管掌健康保険	組合管掌健康保険	日雇特例被保険者保険	船員保険
	保険者	全国健康保険協会 （協会けんぽ）	各種健康保険組合 （特定健康保険組合）	全国健康保険協会 （協会けんぽ）	全国健康保険協会 （協会けんぽ）
	対象	一般被用者 およびその家族	一般被用者 およびその家族 〔特例退職被保険者 およびその家族〕	日雇労働者 およびその家族	船員およびその家族
保険給付／医療給付	療養の給付 （義務教育就学時～69歳）	7割			
保険給付／医療給付	家族療養費 （義務教育就学時～69歳）	7割			
保険給付／医療給付	義務教育就学前まで	8割			
保険給付／医療給付	高齢者	●70歳～74歳：現役並み所得者以外：**8割** 現役並み所得者　：**7割**　（75歳以上は後期高齢者医療制度により給付）			
保険給付／医療給付	入院時食事療養費	「食事療養の額算定表」に定める額から標準負担額を控除した額を給付。標準負担額は1食**490円**			
保険給付／医療給付	入院時生活療養費	「生活療養の額算定表」に定める額から標準負担額を控除した額を給付。標準負担額は，一般			
保険給付／医療給付	高額療養費 （※p.62に掲載）	●70歳未満：自己負担額が以下を超える場合，その超える額を支給する。 **■年収約1160万円以上**　252,600円＋（医療費－842,000円）×1％ **■年収約770万～1160万円**　167,400円＋（医療費－558,000円）×1％ **■年収約370万～770万円**　80,100円＋（医療費－267,000円）×1％ **■年収約370万円以下**　57,600円 **■住民税非課税**　35,400円 ●70歳以上：自己負担額が以下を超える場合，その超える額を支給する。 **■年収約1160万円以上**　252,600円＋（医療費－842,000円）×1％ **■年収約770万～1160万円**　167,400円＋（医療費－558,000円）×1％ **■年収約370万～770万円**　80,100円＋（医療費－267,000円）×1％ **■一般所得者（年収約156万～370万円）** 世帯（入院・外来）57,600円，個人（外来のみ）18,000円年間上限14.4万円 **■低所得者Ⅱ**　世帯（入院・外来）24,600円，個人（外来のみ）　8,000円 **■低所得者Ⅰ**　世帯（入院・外来）15,000円，個人（外来のみ）　8,000円			
保険給付／医療給付	本人一部負担金 （自己負担額） （※p.61に掲載）	療養の給付をされない部分（例：健保本人なら**3割**） 食事療養・生活療養の標準負担額（上記「入院時食事療養費」「入院時生活療養費」欄参照）			
保険給付／医療給付	給付期間	治癒するまで		一般療養/給付を受け始めてから1年以内 （結核性疾病は5年以内） 特別療養費/最長3カ月	治癒するまで（2010年1月より，新規の職務上・通勤災害は労災へ移行した）
保険給付／医療給付	医療給付の内容	（※p.56に掲載）			
保険給付／現金給付	傷病手当金	1日につき 直近12カ月の平均標準報酬月額×1/30×2/3 1年6カ月分		1日につき 最大月間標準賃金日額総額×1/45，6カ月（特定1年6カ月）分	1日につき 標準報酬日額（賃金に賞与を反映した額）×2/3　3年
保険給付／現金給付	出産手当金	1日につき 直近12カ月の平均標準報酬月額×1/30×2/3 分娩日（分娩が分娩予定日後であるときは，分娩予定日）以前42日から分娩後56日まで		1日につき 最大月間標準賃金日額総額×1/45 同左	1日につき 標準報酬日額×2/3 妊娠判明の日から分娩後56日まで
保険給付／現金給付	休業手当金	――		――	――
保険給付／現金給付	出産育児一時金	額は政令で定める　**50万円**（産科医療補償制度に加入していない医療機関は**48万8000円**）			
保険給付／現金給付	家族出産育児一時金	出産育児一時金と同額			
保険給付／現金給付	移送費 （家族移送費）	最も経済的な通常の経路及び方法により移送された場合の費用により算定した額の範囲内で			
保険給付／現金給付	埋葬料	額は政令で定める　**5万円**〔船員保険（職務外）には付加給付があり，標準報酬月額の2カ月分			
保険給付／現金給付	家族埋葬料	埋葬料と同額　**5万円**〔船員保険（職務外）には付加給付があり，標準報酬月額の2カ月分			
	備考	健康保険組合および各種共済組合においては，保険給付について附加給付あり。			

医療保険制度等

2024年６月現在

共済組合			国民健康保険		後期高齢者医療制度
国家公務員共済組合	地方公務員等共済組合	日本私立学校振興・共済事業団	国民健康保険		
各省庁等の共済組合（特定共済組合）	各地方公務員共済組合（特定共済組合）	日本私立学校振興・共済事業団（私立学校教職員共済法）（特定共済組合）	都道府県・市区町村 各国民健康保険組合		広域連合（全市町村,特別区）
国家公務員およびその家族〔特例退職組合員およびその家族〕	地方公務員およびその家族〔特例退職組合員およびその家族〕	私立学校の教職員およびその家族〔特例退職組合員およびその家族〕	被用者保険に加入していない一般住民（農業者・自営業者等）	同業者による国保組合の組合員・従業員およびその家族	75歳以上（65歳以上75歳未満で一定の障害者も含む）
			7割	7割（保険者により7割を超える給付あり）	——
					——
					——
					9割（一定以上所得者8割）（現役並み所得者7割）
（低所得者Ⅱ：減額申請前12月以内の入院日数90日まで１食 **230円**，90日超１食 **180円**）（低所得者Ⅰ：１食 **110円**）					同左
（１日３食）〔入院時生活療養(Ⅰ)〕の場合，食費**1,470円**＋居住費**370円**など。					同左

①**世帯合算**〔同一月に同一世帯で複数の負担（70歳未満では各21,000円以上の負担に限る）が生じた場合は，これを合算して世帯単位で高額療養費を支給〕

②**多数回数該当世帯**の負担軽減（前12カ月間に高額療養費の支給が４回以上になった時には，４回目以降の自己負担額が別に定められている）

③**長期高額疾病患者**の負担軽減（血友病，血液凝固因子製剤に起因するHIV感染症，人工透析を行う慢性腎不全の患者については自己負担限度額は１万円。人工透析を要する上位所得者は２万円）等

④**「限度額適用認定証」等を提示した場合**，窓口での支払いは，高額療養費制度の自己負担限度額を上限とする（高額療養費の現物給付）。

⑤**高額医療・高額介護合算制度**：医療と介護の年間の自己負担限度額が設けられ，超過分について，医療保険制度からは高額介護合算費が，介護保険制度からは高額医療合算介護サービス費が払い戻される。

共済組合			国民健康保険		後期高齢者医療制度
（船員保険の下船後３月以内の職務外は不要，共済組合の船員下船後３月以内の職務外も不要）					1割（一定以上所得者2割）（現役並み所得者3割）
治癒するまで			治癒するまで		治癒するまで
同左			同左（ただし，職務上外・通勤災害の区別なし）		健康保険と同様
１日につき 直近12カ月の平均標準報酬月額×1/22×2/3 1年6カ月(結核性3年)分	同左	同左	任意給付（実施市町村なし）		任意給付
１日につき 直近12カ月の平均標準報酬月額×1/22×2/3 分娩日（分娩日が予定日後の場合は分娩予定日）以前42日から分娩後56日まで	同左	同左			——
１日につき 標準報酬日額×50/100	同左	同左	——		——
（医療機関等への直接支払い制度は2009年10月１日より実施）			条例・規約の定めるところによる（基準額 **50万円**）		——
			——		——
の実費（家族移送費も同様）					
（家族埋葬料は1.4カ月分）になる〕			条例・規約の定めるところによる（１～５万円程度が多い）		
（家族埋葬料は1.4カ月分）になる〕			——		——

医療保険制度等

医療給付の内容 （業務上・通勤災害以外の傷病に対して） （p.54の表中補足）

療養の給付

被保険者の疾病または傷病については，下に掲げる療養の給付〔被保険者の選定に係る特別の病室の提供その他厚生労働大臣の定める療養（以下「保険外併用療養」という）に係るものおよび食事の提供，入院時生活療養を除く〕を受けることができる。

①診察，②薬剤または治療材料の支給，③処置，手術その他の治療，④居宅における療養上の管理およびその療養に伴う世話その他の看護，⑤病院または診療所への入院およびその療養に伴う世話その他の看護。

入院時食事療養費と入院時生活療養費

入院時の食事については，厚生労働大臣の定める基準により算定した費用の額から，被保険者の定額の一部自己負担（標準負担額）を控除した額が，入院時食事療養費として現物支給される。被保険者証とともに標準負担額減額認定証を医療機関の窓口に提出した場合，標準負担額の減額を受けることができる。

一方，入院時生活療養費は，療養病床に入院する65歳以上の高齢者の食費・居住費について，厚生労働大臣が定めた基準により算定した費用の額から，被保険者の定額の一部自己負担（標準負担額）を控除した額が，入院時生活療養費として現物支給される。

なお，特別メニューを希望した場合は（標準負担額の他に）特別料金が自己負担となる。

訪問看護療養費・家族訪問看護療養費

医師の指示があり，訪問看護ステーション派遣の看護師等から，療養上の世話等を受けた場合に支給される。その費用から基本利用料（医療の一部負担額と同じ）を控除した部分が，現物給付される。

保険外併用療養費

被保険者が次に示す特別なサービス（選定療養）や保険導入前の医療（評価療養）を受けた場合，その特別なサービスや医療についての料金が患者の自己負担とされ，基礎的医療にかかる部分が保険外併用療養費として現物給付される。

◆評価療養

A　医療技術に係るもの

●先進医療

①必ずしも高度である必要はないが，既存の技術と異なった新しいものであり，既存の技術よりも優れた効果をもつ「先進技術」として承認されたものにつき，自費徴収と保険給付の併用が認められる。

②医療技術ごとに有効性・安全性が確認されたうえで，承認される。医療機関に求められる要件が設定され，医療機関の届出により実施可能となる。

③先進医療には第２項先進医療と第３項先進医療がある。第３項先進医療は，医薬品医療機器等法未承認の医薬品・医療機器・再生医療等製品の使用を伴うもので，実施できる施設は特定機能病院，個別に認められた施設に限られる。（点24p.1549）

B　医薬品・医療機器・再生医療等製品に係るもの

【治験に係るもの】

●医薬品の治験に係る診療

①医薬品医療機器等法第２条第17項に規定する治験（人体に直接使用される医薬品に係るものに限る）に係る診療を行ったとき，検査・画像診断・投薬・注射に係る診療の費用を治験依頼者から徴収できる。

②治験の内容を患者等に説明することが医療上好ましくないと認められる場合等は対象とならない。

③毎年の定例報告の際に，治験の実施状況を地方厚生（支）局長に報告しなければならない。

●医療機器の治験に係る診療

①医薬品医療機器等法と同施行規則の関係規定，医療機器の臨床試験の実施に関する基準による。

②患者への情報提供を前提とし，患者の自由な選択と同意によらなければならない。

③毎年の定例報告の際に，治験の実施状況を地方厚生（支）局長に報告しなければならない。

④手術・処置・歯冠修復および欠損補綴の前後１週間に行われた検査・画像診断，被験機器及び対象機器並

びに診療報酬に設定されていない手術・処置・歯冠修復および欠損補綴・当該治験に係る機械器具等の費用は治験依頼者の負担とする。

●再生医療等製品の治験に係る診療

①詳細は，医療機器の治験と同様。

【保険適用前の承認医薬品・医療機器等の使用】

●薬価基準収載前の承認医薬品の投与

①保険適用されていないが，医薬品医療機器等法で承認を受けた医薬品について，その投与に係る薬剤料および当該医療機器に係る費用等に相当する療養部分の費用を患者から徴収できる。

②特別の料金の徴収は，医薬品医療機器等法の承認を受けた日から起算して90日以内に行われた投薬にのみ認められる。ただし，服用時点が91日以後であっても，投薬時点が90日以内であれば徴収可能である。

③文書により当該医薬品に関する主な情報を患者に提供しなければならず，患者の自由な選択と同意がなされたと認められない場合は，特別の料金の徴収は認められない。

●保険適用前の承認医療機器・体外診断用医薬品の使用

①保険適用されていないが，医薬品医療機器等法で承認を受けた医療機器又は体外診断用医薬品について，その使用に係る薬剤料および当該医療機器に係る費用等に相当する療養部分の費用を患者から徴収できる。

②特別の料金の徴収は，医療機器又は体外診断用医薬品の保険適用希望書受理日から240日以内の使用についてのみ認められる。

③文書により当該医療機器又は体外診断用医薬品に関する主な情報を患者に提供しなければならず，患者の自由な選択と同意がなされたと認められない場合は，特別の料金の徴収は認められない。

●保険適用前の承認再生医療等製品の使用

①詳細は，承認医療機器の使用と同様。

【保険適用の医薬品・医療機器等の適応外使用】

●薬価基準に収載されている医薬品の適応外使用

①薬価基準に収載されている医薬品の医薬品医療機器等法上での用法・用量，効能・効果の一部変更承認の申請につき，事前評価を開始した医薬品の投与にあっては評価開始日から６月，一部変更承認の申請が受理された医薬品の投与にあっては申請受理日から２年の範囲内で，特別の料金を徴収することができる。

②特別の料金については，当該医薬品について薬価基準の別表に定める価格を基準とする。

③ただし，薬価基準既収載の医薬品の追加効能・用法に関し，公知申請，すなわち有効性や安全性が「公知」であるため臨床試験を省略して承認申請が可能であると厚労省の薬事・食品衛生審議会で事前評価が終了したものについては，評価が終了した時点から追加効能・用法を保険適用とする。

●保険適用されている医療機器の適応外使用

①保険適用されている医療機器の医薬品医療機器等法上での承認事項（使用方法など）の一部変更の承認申請につき，事前評価を開始した医療機器の使用にあっては評価開始から６月，一部変更承認の申請が受理された医療機器の使用にあっては申請受理日から２年の範囲内で，特別の料金を徴収することができる。

②特別の料金については，社会的にみて妥当適切な額とする。

●保険適用されている再生医療等製品の適応外使用

①詳細は，医療機器の適応外使用と同様。

◆患者申出療養

C　患者からの申請によるもの

未承認薬の使用など，患者からの申出に基づき，個別に認可される保険外療養。保険導入評価の対象となる。

◆選定療養

D　快適性・利便性に係るもの

●特別の療養環境の提供

【入院医療】

①患者がプライバシーの確保や特別の療養環境の提供を自ら希望して「特別療養環境室」に入院したとき，保険外の部分を「差額ベッド料」として徴収できる。

②全病床数に占める差額病床の割合は以下のとおりである。

＊一般保険医療機関：全病床数の５割以下　＊厚労大臣が承認する保険医療機関：５割超も可　＊特定

機能病院以外の地方公共団体が開設する保険医療機関：３割以下　＊特定機能病院以外の国が開設する保険医療機関：２割以下

③**要件**…病室の病床数は４床以下，病室面積は１人当たり6.4㎡以上，病床ごとのプライバシー確保のための設備，特別の療養環境として適切な設備――を備えていること。

【外来医療】

①一定の要件を満たす診察室等について，妥当な範囲の費用徴収を認める。

②**要件**：診察室の使用時間が概ね１時間を超える，完全な個室である，静穏な環境下である――等。

【入院・外来共通】

①**徴収できない場合⑴**…同意書による同意を行っていない場合(同意書の内容が不十分である場合を含む)

②**徴収できない場合⑵**…救急患者や術後患者等であって安静または常時監視を必要とする者，感染症に罹患するおそれのある患者，集中治療の実施や苦痛緩和を必要とする終末期の患者――など，療養上の必要により入室させる場合は適用されない。HIV感染者やクロイツフェルト・ヤコブ病の患者の個室入室もまた「治療上の必要」によるとされ，適用されない（患者が特に特別室を希望した場合は適用）。

③**徴収できない場合⑶**…MRSA等の感染患者について院内感染防止のため，実質的に患者の選択によらず入室させた場合など，病棟管理の必要性等による入室の場合は適用されない。

●予約診察

①診察が保険医療機関において対面で行われるものでなければ認められない。

②すべての病院・診療所で，患者の自主的な選択に基づく予約診察について，特別の料金を徴収できる。

③予約診察の時間は，延べ外来診療時間の８割程度までとする。

④予約患者は予約時間から30分以上待たせない，10分程度以上の診療時間を確保する，医師１人につき１日おおむね40人を限度とする。

●時間外診察

①すべての病院・診療所で，緊急性がないにもかかわらず，患者が自由な選択に基づき，患者の自己都合により診療時間外に受診した場合に，特別の料金を徴収できる。

②診察が保険医療機関において対面で行われるものでなければ認められない。

③徴収額は，診療報酬点数表の時間外加算の点数相当額を標準とする。

④徴収額と標榜診療時間帯を定めまたは変更する場合は地方厚生（支）局長に報告しなければならない。

⑤社会通念上時間外とされない時間帯であっても，当該医療機関の標榜時間帯以外であれば，診療報酬上の時間外加算とは異なり，費用の徴収は認められる。

E　医療機関の選択に係るもの

●200床以上病院の非紹介患者の初診

①他の保険医療機関等からの紹介ではなく200床以上の病院（病床数は一般病床の数）を受診した患者について，初診料とは別に，特別の料金を徴収できる。

②同時に２以上の傷病について初診を行った場合でも１回しか徴収できない。

③特別の料金を徴収した患者数としなかった患者数，その理由等を記録する。

④毎年の定例報告の際，特別の料金の実施状況を地方厚生（支）局長に報告する。

●特定機能病院および一般病床数200床以上の地域医療支援病院・紹介受診重点医療機関の初診

①他の保険医療機関等からの紹介なしに受診した患者については，7,000円（歯科医師による初診は5,000円）以上の支払を受ける（その場合，初診料から200点を控除する）。

②緊急やむを得ない場合や正当な理由がある場合は支払を求めなくてよい。

●200床以上病院の再診

①200床以上の病院（病床数は一般病床の数）で，患者に他院へ紹介する旨を申し出たにもかかわらず，引き続き当院での治療を希望する場合，外来診療料とは別に特別の料金を徴収できる。

②他院への紹介の申し出を行った当日は，特別の料金の徴収はできない。

●特定機能病院および一般病床数200床以上の地域医療支援病院・紹介受診重点医療機関の再診

①他の保険医療機関へ紹介を行う旨を申出を行ったにもかかわらず受診した患者については，3,000円（歯科医師による再診は1,900円）以上の支払を受ける（その場合，医科・再診料から50点を控除する）。

②緊急やむを得ない場合や正当な理由がある場合は支払を求めなくてよい。

F　医療行為等の選択に係るもの

●制限回数を超える医療行為

①診療報酬上で回数制限がある診療行為のうち以下の項目について，医療上の必要性がほとんどないことを前提に，患者の要望と自由な選択で，制限回数を超えて行う場合に自費徴収と保険給付の併用が認められる。

②**対象となる項目**：腫瘍マーカー（AFP，CEA，PSA，CA19-9），心大血管疾患・脳血管疾患等・廃用症候群・運動器・呼吸器リハビリテーション料，精神科ショート・ケア，精神科デイ・ケア，精神科ナイト・ケア，精神科デイ・ナイト・ケア

●180日超入院

①一般病棟入院基本料（特別入院基本料，月平均夜勤時間超過減算及び夜勤時間特別入院基本料含む），特定機能病院入院基本料（一般病棟の場合に限る），専門病院入院基本料を算定する保険医療機関への入院期間が180日を超える患者（悪性腫瘍・人工呼吸器使用患者等を除く）について，入院基本料の基本点数の15%が保険給付外となり，その相当額の差額徴収が認められる。

②保険医療機関を退院後，同一傷病により当該医療機関または他の保険医療機関に入院した場合（治癒または治癒に近い状態になったあとの入院を除く）は，入院期間を通算する。

③ただし，保険医療機関を退院した日から3カ月以上（悪性腫瘍等は1カ月以上）いずれの保険医療機関にも入院することなく，当該医療機関または他の保険医療機関に入院した場合は，新たな入院日を起算日として入院期間を計算する。

④また，同一の保険医療機関の介護療養病床等へ3カ月以上（悪性腫瘍等は1カ月以上）入院した後に転棟した場合もその転棟日を起算日として入院期間を計算する。

⑤急性増悪のため，通算対象入院料を算定する病棟または介護療養病棟等から一般病棟に転棟させた場合，転棟日後30日間は特別の料金を徴収できない。

●長期収載品（後発医薬品のある先発医薬品）の処方・調剤

患者の希望により処方する場合，価格の低い後発医薬品との差額の一部を選定療養として患者負担とする（2024年10月～）。

●主として患者が操作等を行うプログラム医療機器の保険適用期間終了後の使用

●間歇スキャン式持続血糖測定器の使用

●医療上必要があると認められない，患者の都合による精子の凍結又は融解

●前歯部の材料差額　●金属床総義歯　●小児う蝕治療後の継続管理　●白内障に対する多焦点眼内レンズ

療養費

やむを得ない事情で保険医療機関以外の医療機関等で診療を受けた場合や国外で医療を受けた場合などで，保険者が認めた場合は，療養の給付等にかえて，療養に要した費用を現金で支給する（償還払い・払戻し）。

注1　現物給付：被保険者等に医療行為などを現物で給付することをいう。つまり，保険医療機関が直接サービスを行うことであり，具体的には，診察，処置，看護や食事の提供を行うことをいう。この場合において，医療サービス提供に要する費用は給付として定められている限度において，保険者から保険医療機関に支払われる。

注2　現金給付：「現物給付」に対して，出産育児一時金，埋葬料，移送費，療養費，傷病手当金，出産手当金等のように現金で支給されるものを総称していう。ただし，家族療養費，保険外併用療養費，高額療養費，入院時食事療養費，入院時生活療養費については，実際の運用として現物給付の扱いができるよう規定されている。

医療保険制度等

高額療養費制度

自己負担額には上限（自己負担限度額）が設けられており，それを超える部分は「高額療養費制度」により保険給付される。さらに，医療と介護を合わせた年間の自己負担額にも上限が設けられており，これを「高額医療・高額介護合算制度」という。（p.62参照）

高額療養費の現物給付

患者の一部負担金は，患者が医療機関に「限度額適用認定証」（70歳以上は「高齢受給者証」，75歳以上は「後期高齢者医療被保険者証」）――を提示した場合またはマイナンバーカードで情報提供に

同意した場合には，高額療養費制度の自己負担限度額が上限となる（高額療養費の現物給付という）。

特に70歳未満の患者については，この高額療養費等の現物給付を受けようとする場合，あらかじめ保険者に申請し，「限度額適用認定証」等の交付を受けておく必要がある。そうでない場合は，いったん患者が（３割等の）自己負担分全額を支払い，後日保険者に申請して差額の給付を受けることになる（療養費払い）。なお，高額療養費等の給付相当額は，保険者から医療機関に支払われる。

■医療保険体系と患者負担率(%)一覧表

2024年６月現在

<table>
<tr><th rowspan="2" colspan="3">医療保険体系</th><th rowspan="2">法別番号〔※１〕</th><th colspan="2">患者負担率(%)〔※１〕</th><th rowspan="2">備考</th></tr>
<tr><th>本人（被保険者 組合員 世帯主）</th><th>家族（被扶養者）〔※２〕</th></tr>
<tr><td rowspan="11">被用者保険</td><td rowspan="5">全国健康保険協会管掌健康保険(協会けんぽ)</td><td>一般被保険者</td><td>01</td><td colspan="2" rowspan="2">30</td><td></td></tr>
<tr><td>日雇特例被保険者</td><td>03</td><td>同一傷病につき初診から１年（結核は５年）</td></tr>
<tr><td>日雇特例・特別療養費</td><td>04</td><td colspan="2">30</td><td>はじめて「日雇手帳」交付の人など。３月を限度とする。</td></tr>
<tr><td>船員・業務外</td><td rowspan="2">02</td><td colspan="2">30</td><td>2010年１月より、船員保険の運営主体が全国健康保険協会となり、職務上の傷病の新たな患者は労災保険に移行。</td></tr>
<tr><td>船員・下船後３月以内</td><td>0</td><td>－</td><td></td></tr>
<tr><td colspan="2">健康保険組合</td><td>06</td><td colspan="2" rowspan="2">30</td><td></td></tr>
<tr><td>共済組合</td><td>国家公務員･地方公務員･私学他</td><td>31～34</td><td>船員組合員の下船後３月以内は０％</td></tr>
<tr><td>自衛官</td><td></td><td>07</td><td>30</td><td>－</td><td></td></tr>
<tr><td>特定健康保険組合</td><td>特例退職被保険者</td><td>63</td><td colspan="2" rowspan="2">30</td><td rowspan="2"></td></tr>
<tr><td>特定共済組合</td><td>特例退職組合員</td><td>72～75</td></tr>
<tr><td rowspan="2">国保</td><td colspan="2">一般被保険者</td><td></td><td colspan="2">30
（保険者により0～20あり）</td><td>保険者番号は６桁
都道府県・市町村国保と国保組合がある〔※３〕</td></tr>
<tr><td colspan="2">「国保被保険者資格証明書」による療養</td><td></td><td colspan="2">100</td><td>保険料滞納者に対する措置（滞納分支払い後に特別療養費を支給）</td></tr>
<tr><td colspan="3">医療保険・高齢受給者（70歳～74歳）</td><td></td><td colspan="2">20 ／ 30</td><td>現役並み所得者は30%負担</td></tr>
<tr><td colspan="3">後期高齢者(75歳以上)（高齢者医療確保法により給付）</td><td>39</td><td colspan="2">10 ／ 20 ／ 30</td><td>一定以上所得者は20%〔※４〕
現役並み所得者は30%</td></tr>
</table>

一部負担金で10円未満の端数は，四捨五入し，10円単位で徴収する。

※１　公費負担医療制度の法別番号は，p.64，65に掲載。

※２　医療保険の種類や外来・入院の別なく，**義務教育就学前の者はすべて２割負担**である。

※３　市町村国保の財政運営主体は，2018年度より市町村から都道府県に移管した。

※４　**2022年10月１日**より，一定以上の所得がある後期高齢者の窓口負担が**２割**に引き上げられた。外来受診については，**施行後３年間**（2025年９月末まで），１割負担の場合と比べた**１月分の負担増を最大3000円**に抑える措置が講じられている。

医療保険制度等

■患者の負担と負担割合

医療保険では療養にかかった費用の全額が給付されるわけではなく，患者が負担しなくてはならない部分がある（主なものは以下）。

①**医療保険上の自己負担**（保険種別や年齢により給付割合が決まっており，給付されない部分が自己負担となる）

②**入院時食事療養費と入院時生活療養費の標準負担額** (p.68参照)

③**保険外併用療養費に係る特別の料金**

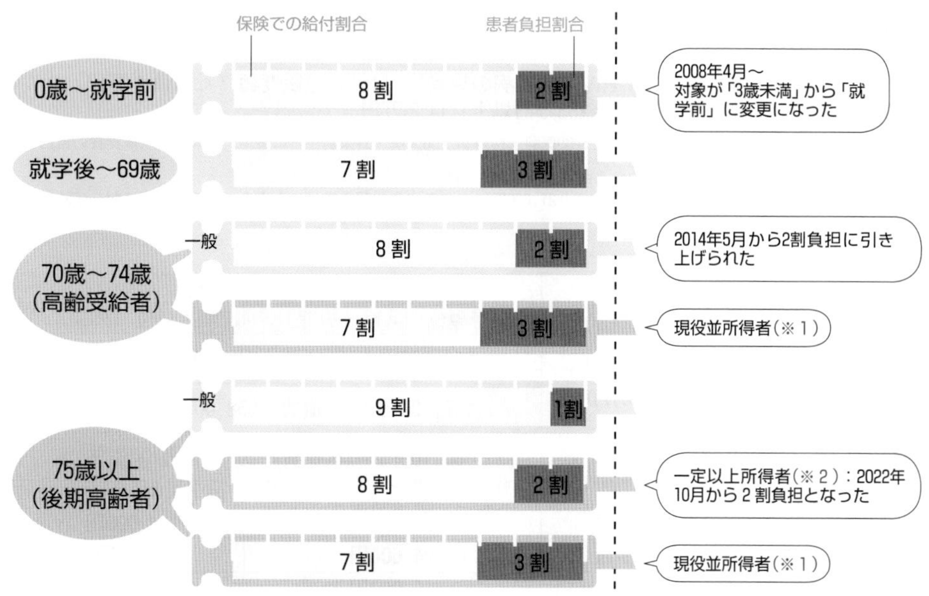

(1)　**高齢受給者**…健康保険により給付される。

(2)　**後期高齢者**…高齢者医療確保法による給付対象者。

※1　**現役並みの所得者**…①標準報酬月額28万円以上の者，②課税所得145万円以上の者等(例外規定あり)

※2　**一定以上所得者**…2022年10月1日より，後期高齢者で一定以上の所得がある者――①課税所得28万円以上で，かつ②「年金収入＋その他の合計所得金額」が単身世帯で200万円以上・複数世帯で320万円以上――の窓口負担が**2割**に引き上げられた。なお，外来受診については，**施行後3年間**（2025年9月末まで），1割負担の場合と比べた**1月分の負担増を最大3000円**に抑える措置が講じられている。

■患者の自己負担限度額

高額療養費制度（70歳未満）

2024年 6 月現在

対象者		自己負担限度額（月額）	多数回該当
【区分ア】（年収約1160万円以上）	健保：標準報酬月額83万円以上 国保：年間所得901万円超	252,600円＋(医療費－842,000円)×1％	140,100円
【区分イ】（年収約770万～1160万円）	健保：同53万～79万円 国保：同600万～901万円	167,400円＋(医療費－558,000円)×１％	93,000円
【区分ウ】（年収約370万～770万円）	健保：同28万～50万円 国保：同210万～600万円	80,100円＋(医療費－267,000円)×１％	44,400円
【区分エ】（年収約370万円以下）	健保：同26万円以下 国保：同210万円以下	57,600円	
【区分オ】（住民税非課税）		35,400円	24,600円

★高額長期疾病患者（慢性腎不全，HIV，血友病の患者）：自己負担限度額（月）は **1 万円**。ただし，人工透析を要する上位所得者（標準報酬月額53万円以上）は **2 万円**

(1) 70歳未満の自己負担限度額は，①医療機関ごと，②医科・歯科別，③入院・外来別――に適用。保険外併用療養費の自己負担分や入院時食事療養費・入院時生活療養費の自己負担分については対象外
(2) 多数回該当：直近 1 年間における 4 回目以降の自己負担限度額（月額）
(3) 世帯合算：同一月に同一世帯で 2 人以上がそれぞれ21,000円以上の自己負担額を支払った場合，その合算額に対して高額療養費が適用される

高額療養費制度（70歳以上）

対象者	自己負担限度額（月額）		多数回該当
	世帯単位（入院・外来）	個人単位（外来）	
【現役並所得Ⅲ】（年収約1160万円以上） 標準報酬月額83万円以上／課税所得690万円以上	252,600円＋(医療費－842,000円)×１％		140,100円
【現役並所得Ⅱ】（年収約770万～1160万円） 標準報酬月額53万～79万円／課税所得380万円以上	167,400円＋(医療費－558,000円)×１％		93,000円
【現役並所得Ⅰ】（年収約370万～770万円） 標準報酬月額28万～50万円／課税所得145万円以上	80,100円＋(医療費－267,000円)×１％		44,400円
【一般】（年収約156万～370万円） 標準報酬月額26万円以下／課税所得145万円未満	57,600円	18,000円／年間上限 144,000円	44,400円
【低所得者Ⅱ】（住民税非課税）	24,600円	8,000円	
【低所得者Ⅰ】（住民税非課税／所得が一定以下）	15,000円	8,000円	

★高額長期疾病患者（慢性腎不全，HIV，血友病の患者）：自己負担限度額（月）は **1 万円**。

(1) 「低所得者Ⅱ」は世帯員全員が①市町村民税非課税者，あるいは②受診月に生活保護法の要保護者であって，自己負担限度額・食事標準負担額の減額により保護が必要でなくなる者
(2) 「低所得者Ⅰ」は世帯員全員が「低所得者Ⅱ」に該当し，さらにその世帯所得が一定基準以下
(3) 70歳以上の自己負担限度額は，世帯単位（入院・外来含む）・個人単位（外来のみ）別――に適用。保険外併用療養費の自己負担分や入院時食事療養費・入院時生活療養費の自己負担分については対象外
(4) 多数回該当：直近 1 年間における 4 回目以降の自己負担限度額（月額）
(5) 世帯合算：同一月に同一世帯内でかかった自己負担額の合算額に対して高額療養費が適用される

高額医療・高額介護合算療養費制度〔医療保険と介護保険の自己負担を合算した額の限度額(年額／毎年 8 月から 1 年間)〕

《70歳未満がいる世帯》

被用者又は国保＋介護保険（70歳未満がいる世帯）	負担限度額（年額）
【区分ア】（年収約1160万円以上） 健保：標準報酬月額83万円以上 国保：年間所得901万円超	212万円
【区分イ】（年収約770万～1160万円） 健保：同53万～79万円 国保：同600万～901万円	141万円
【区分ウ】（年収約370万～770万円） 健保：同28万～50万円 国保：同210万～600万円	67万円
【区分エ】（年収約370万円以下） 健保：同26万円以下 国保：同210万円以下	60万円
【区分オ】〔低所得者（住民税非課税）〕	34万円

《70歳以上の世帯》

対象者	負担限度額（年額）
【現役並所得Ⅲ】（年収約1160万円以上） 標準報酬月額83万円以上／課税所得690万円以上	212万円
【現役並所得Ⅱ】（年収約770万円～1160万円） 標準報酬月額53万～79万円／課税所得380万円以上	141万円
【現役並所得Ⅰ】（年収約370万円～770万円） 標準報酬月額28万～50万円／課税所得145万円以上	67万円
【一般】（年収約156万～370万円） 標準報酬月額26万円以下／課税所得145万円未満	56万円
【低所得者Ⅱ】	31万円
【低所得者Ⅰ】	19万円

(1) 世帯内の同一の医療保険の加入者について，毎年 8 月から 1 年間にかかった医療保険の自己負担額と介護保険の自己負担額を合算した額について適用される〔高額療養費や高額介護（予防）サービス費の支給を受けた場合はその額を除く〕
(2) 医療保険の自己負担額は，70歳未満では医療機関別，医科・歯科別，入院・通院別に21,000円以上の場合に限り合算の対象となる。保険外併用療養費の自己負担分や入院時食事療養費・入院時生活療養費の自己負担分については対象外

■患者から実費徴収が認められるもの，認められないもの

患者から実費徴収できるもの
⇨患者が負担

❶ 日常生活上のサービスに係る費用

①おむつ代,尿とりパット代,腹帯代,T字帯代
②病衣貸与代（手術,検査等を行う場合の病衣貸与を除く）
③テレビ代
④理髪代
⑤クリーニング代
⑥ゲーム機,パソコン（インターネットの利用等）の貸出し
⑦MD,CD,DVD各プレーヤーの貸出しおよびそのソフトの貸出し
⑧患者図書館の利用料　等

❷ 公的保険給付とは関係のない文書の発行に係る費用

①証明書代（例）産業医が主治医に依頼する職場復帰等に関する意見書,生命保険等に必要な診断書等の作成代　等
②診療録の開示手数料（閲覧,写しの交付等に係る手数料）
③外国人患者が自国の保険請求等に必要な診断書等の翻訳料　等

❸ 診療報酬点数表上実費徴収が可能なものとして明記されている費用

①在宅医療に係る交通費
②薬剤の容器代　等

❹ 医療行為ではあるが治療中の傷病に対するものではないものに係る費用

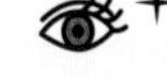

①インフルエンザ等の予防接種,感染症の予防に適応を持つ医薬品の投与
②美容形成（しみとり等）
③禁煙補助剤の処方（ニコチン依存症以外の疾病について治療中の患者に対するスクリーニングテストでニコチン依存症と診断されなかった場合の処方に限る）　等
④治療中の疾病又は負傷に対する医療行為とは別に実施する検診（治療の実施上必要と判断し検査等を行う場合を除く）等

❺ その他

①保険薬局における患家等への薬剤の持参料及び郵送代
②保険医療機関における患家等への処方箋及び薬剤の郵送代
③日本語を理解できない患者に対する通訳料
④他院より借りたフィルムの返却時の郵送代
⑤院内併設プールで行うマタニティスイミングに係る費用
⑥患者都合による検査のキャンセルに伴い使用することのできなくなった当該検査に使用する薬剤等の費用（現に生じた物品等に係る損害の範囲内に限る。なお,検査の予約等に当たり,患者都合によるキャンセルの場合には費用徴収がある旨を事前に説明し,同意を得ること）
⑦院内託児所・託児サービス等の利用料
⑧手術後のがん患者等に対する美容・整容の実施・講習等
⑨有床義歯等の名入れ（刻印・プレートの挿入等）
⑩画像・動画情報の提供に係る費用〔B010診療情報提供料(II)を算定すべき場合を除く〕
⑪公的な手続き等の代行に係る費用　等

患者から実費徴収できないもの
⇨医療機関が負担

❶ 手技料等に包括されている材料やサービスに係る費用

ア　入院環境等に係るもの
（例）①シーツ代,②冷暖房代,③電気代（ウォークマン等を使用した際の充電に係るもの等）,④清拭用タオル代,⑤おむつの処理費用,⑥電気アンカ・電気毛布の使用料,⑦在宅療養者の電話診療,⑧医療相談,⑨血液検査など検査結果の印刷費用代　等
イ　材料に係るもの
（例）①衛生材料代（ガーゼ代,絆創膏代等）,②おむつ交換や吸引などの処置時に使用する手袋代,③手術に通常使用する材料代（縫合糸代等）　等
ウ　サービスに係るもの
（例）①手術前の剃毛代,②医療法等で設置が義務付けられている相談窓口での相談,③車椅子用座布団等の消毒洗浄費用,④インターネット等より取得した診療情報の提供,⑤食事時のとろみ剤やフレーバーの費用　等

❷ 診療報酬の算定上,回数制限のある検査等を規定回数以上に行った場合の費用

（費用を徴収できるものとして，厚生労働大臣の定めるものを除く）

❸ 新薬,新医療機器,先進医療等に係る費用

①医薬品医療機器等法上の承認前の医薬品,医療機器（治験に係るものを除く）
②適応外使用の医薬品（評価療養を除く）
③不妊治療等の保険適用となっていない治療方法（先進医療を除く）

■文書の種類と文書料の扱い

区分	内容	
①無償で交付 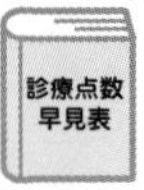	**→患者が公的保険の給付を受けるために必要な書類は，原則ここに分類される** ・退院証明書 ・療養費支給申請のための領収証明細書 ・柔道整復の施術に係る保険医の施術同意書 ・生活保護につき発行した証明書・意見書 ・日本スポーツ振興センターへ提出する「医療等の状況」 ・自立支援医療受給者証（育成医療・更生医療）交付申請のための意見書等	 ・公害健康被害補償制度の認定更新診断書 ・主治医診断報告書 ・医学的検査結果報告書 ・公害保健福祉事業および環境保健事業参加に係る医師の意見書 ・保険診療に係る明細書（レセプト電子請求の保険医療機関）
②診療報酬点数で設定されているもの	・紹介状（他施設へ紹介する時，セカンドオピニオンを受ける時）（診療情報提供料） ・はり・きゅう・マッサージの施術に係る同意書または診断書（療養費同意書交付料） ・傷病手当金意見書（傷病手当金意見書交付料）	・感染症法（結核）の公費負担申請のための診断書（診断書のみ発行の場合） ・感染症法（結核）の公費負担申請のための診断書（申請代行した場合）および協力料 ※紛失などにより再交付された場合は，保険診療の対象とはならず，全額自己負担となります。
③有償で交付してよい	**→公的保険の給付を受けるために必要な書類のうち，例外的に有償で交付できるもの** ・出産育児一時金，家族出産育児一時金証明書 ・出産手当金証明書 ・介護施設系サービス利用前の健康診断書 ・身体障害者手帳交付申請のための診断書 ・自立支援医療（精神通院）の公費負担申請手続きのための診断書 ・原爆被爆者対策による健康管理手当申請のための診断書 ・難病等医療費助成制度，小児慢性特定疾病医療	 の公費負担申請の臨床調査個人票・意見書・診断書 ・先天性血液凝固因子障害等治療研究事業の公費負担申請のための診断書 ・予防接種健康被害救済制度の申請のための診断書等 ・医薬品副作用被害救済制度の救済給付の請求のための診断書 ・保険診療に係る明細書（レセプト電子請求を行っていない医療機関。実費相当）
※金額は，医療機関がそれぞれ設定する	**→公的保険の給付と関係ないため，有償で交付できるもの** ・民間保険の給付を受けるための証明書代	 ・カルテ開示代

医療保険制度等

■公費負担医療制度一覧

制　度	目　的	主　体	申請手続
公害健康被害の補償等に関する法律	大気汚染・水質汚濁による健康被害の補償を通じて被害者の迅速・公正な保護	都道府県・政令市	（被認定者が対象）
戦傷病者特別援護法	軍人軍属であった者に公務上の傷病に対する補償	国	本人→福祉事務所
原子爆弾被爆者に対する援護に関する法律	原爆被爆者に対する保健・医療・福祉にわたる総合的援護	国	本人→都道府県（保健所）
感染症予防及び感染症の患者に対する医療に関する法律（感染症法）	結核以外の感染症の発生の予防及び蔓延の防止を図り，もって公衆衛生の向上及び増進を図る	国・都道府県	保健所
	結核の予防と結核患者に対する適正な医療により福祉を増進する	国・都道府県	本人→保健所（37条，37条の２）
心神喪失者の医療・観察法	重大な犯罪行為を行ったが心神喪失などが理由で不起訴・無罪となった精神障害者に対し，指導を行うことで，社会復帰を促進する	国・都道府県	裁判官と精神科医の合議で決定
精神保健及び精神障害者福祉に関する法律（精神保健福祉法）	精神障害者等の医療・保護を行い，社会復帰促進・自立を援助し，その福祉増進および国民の精神保健の向上を図る	国・都道府県	本人→市町村長（32条）
障害者総合支援法	障害者及び障害児の日常生活・社会生活を総合的に支援する	市町村	本人又は保護者→市町村
麻薬及び向精神薬取締法	麻薬・向精神薬の濫用による保健衛生上の危害を防止し，公共の福祉の増進を図る	国・都道府県	（医師の届出など）
児童福祉法	18歳未満の児童の福祉を保障する（一部20歳まで）	国・都道府県	保護者→保健所（20条）（21条の５）
母子保健法	母性および乳幼児の健康の保持増進を図り，国民保健の向上に寄与する	国・都道府県	保護者→市町村（20条）
難病の患者に対する医療等に関する法律（難病医療費助成制度）	患者数が少なく原因不明，治療方法未確立の難病に対し研究事業を行い，医療費の負担軽減を図る	都道府県	本人→保健所，市町村
肝炎治療特別促進事業	ウイルス性慢性（B型、C型）肝炎のインターフェロン治療を公費負担することにより早期治療を促進する	国・都道府県	本人→都道府県(保健所)
石綿による健康被害の救済に関する法律	中皮腫，気管支または肺の悪性腫瘍，その他石綿の吸収で発生した疾病患者の救済	国・都道府県	地方環境事務所 保健所
特定B型肝炎ウイルス感染者給付金等の支給に関する特別措置法	病態別に定められた給付金が支払われる。また，無症候性キャリアを対象に定期検査費および母子感染防止医療費を支給する	国	（和解成立者が対象）
中国残留邦人等の円滑な帰国の促進及び永住帰国後の自立の支援に関する法律	永住帰国した中国･樺太の残留邦人（60歳以上の者）に対して医療等の支援給付を行う	国	本人→福祉事務所
生活保護法	生活困窮者に対し保護を行い，最低限の生活を保障することにより自立を助長する	国・都道府県	本人→福祉事務所

※１　公費負担医療の併用明細書では，本表における掲載順位に従い，掲載上位を第１公費，下位を第２公費とする。
※２　ただし，原爆の「19」（一般疾病）は，児童福祉法の「79」の次になる。
※３　感染症法の「10」（適正医療）と「11」（結核入院）は，心神喪失者の医療・観察法「30」の次になる。また，「28」（１類感染症等）は，麻薬及び向精神薬取締法「22」の次になる。

2024年6月現在

給 付 内 容	医療保険との関係	法別番号〔※1〕	請 求
療養の給付，障害補償費，遺族補償費，遺族補償一時金，児童補償手当，療養手当，葬祭料	認定疾病は全額公費負担	－	公害医療手帳の確認 市区町村へ請求
健康保険とほぼ同じ。療養の給付（10条），更生医療（20条）。他に，療養手当・補装具の支給，国立保養所への収容など	公務上と認定された傷病については全額公費，それ以外は医療保険適用	13(療養の給付) 14（更生医療）	療養券で医療給付 基金・連合会へ診療報酬請求書提出
健康保険と同じ。認定疾病医療(10条)，一般疾病医療（18条）。他に，健康診断の実施，各種手当の支給など	認定疾病は全額公費，一般疾病は医療保険の自己負担分に公費適用	18（認定疾病） 19（一般疾病）〔※2〕	手帳・認定書確認 基金・連合会へ診療報酬請求書提出
新感染症，1・2類感染症，新型インフルエンザ等感染症に対する入院医療（指定医療機関）(37条)	新感染症は全額公費負担が原則 1・2類，新型インフルエンザ等感染症は保険給付優先 3・4・5類感染症は医療保険のみ適用	28（1類感染症，2類感染症等。結核を除く）〔※3〕 29（新感染症）	基金・連合会に診療報酬請求書提出
結核患者の（通院）適正医療（37条の2） 結核患者の入院（37条）	適正医療：公費負担100分の95，保険給付優先，残りを公費。結核患者の入院：全額公費，保険給付優先，所得に応じ費用徴収	10（適正医療） 11（命令入所）	患者票確認 基金・適合会に診療報酬請求書提出
「医療観察診療報酬点数表」により算定。そこに定めのないものは，健康保険と同じ。		30	基金へ診療報酬請求書提出
健康保険と同じ。措置入院(29条)，緊急措置入院(29条の2)(医療保護入院,応急入院,任意入院等は公費外)	措置入院：全額公費，保険給付優先，所得に応じ費用徴収	20（精29）	患者票・収容依頼書確認。基金・連合会へ診療報酬請求書提出
政令第1条に定める自立支援医療 育成医療・更生医療・精神通院医療（5条）療養介護医療（70条） 基準該当療養介護医療（71条）	保険優先，原則1割の自己負担，別に負担上限月額の設定あり 給付差について公費負担	21（精神通院） 15（更生医療） 16（育成医療） 24（介護医療）	基金・連合会に診療報酬請求書提出
健康保険と同じ。入院措置（58条の8）	全額公費，保険給付優先，所得に応じ費用徴収	22	基金へ診療報酬請求書提出
健康保険と同じ。療育の給付（20条），肢体不自由児通所医療(21条の5の28)・障害児入所医療(24条の20)，小児慢性特定疾病医療費助成(21条の5)，措置等に係る医療の給付	保険優先，自己負担分に公費適用，保護者の所得に応じた負担あり	17(療育の給付) 79（施設医療） 52（小児慢性） 53（措置）〔※4〕	療育券・受給者証確認。基金・連合会に診療報酬請求書提出
健康指導（10条），健康診査（12条），養育医療（未熟児）(20条）に公費適用 他に母子健康手帳など	保険優先(12条，20条)，自己負担分を都道府県または市町村が負担	23（養育医療）	養育医療券の確認。基金・連合会に診療報酬請求書提出
健康保険と同じ。1年ごとに更新，その他必要に応じ更新	保険優先，自己負担分に公費適用，限度額内における自己負担あり	54(特定医療) 51(特定疾患)	基金・連合会に診療報酬請求書提出
対象患者のインターフェロン治療のための初・再診料，検査料，薬剤料，入院料等。有効期間は原則1年	保険優先，市町村民税額に応じた自己負担あり	38	基金・連合会に診療報酬請求書提出
健康保険と同じ。健康被害に係る医療費の給付（4条）	保険優先，自己負担分に公費適用	66	独立行政法人環境再生保全機構
定期検査，母子・世帯内家族の感染防止のためのワクチン接種など	保険優先，一部負担金相当等を支給	62	受給者証確認。基金・連合会に診療報酬請求書提出
医療費の全額を給付	国保，後期高齢者医療は適用せず，医療費全額を給付（被用者保険は併用可）	25	基金に診療報酬請求書提出
健康保険と同じ。医療扶助（15条） 他に，生活扶助，教育扶助，住宅扶助など	医療保険，公費適用の残りを生保で。ただし，生保受給と同時に国保の資格を失う	12（生保）	医療券確認。基金に診療報酬請求書提出

※4 小児慢性特定疾病医療の「52」は，難病医療の「54」(一部，特定疾患治療研究事業の「51」）の前に，措置等に係る医療の給付の「53」は，肝炎治療特別促進事業「38」の次になる。
注）基金＝社会保険診療報酬支払基金，連合会＝国民健康保険連合会

■診断群分類(DPC)点数の概要

1．はじめに

急性期の入院医療に係る「診断群分類」(DPC：Diagnosis Procedure Combination）点数表は，出来高払いによる点数表に代わって包括払いを導入・普及する目的でつくられた。特定機能病院等から収集した症例のデータをもとに日本独自の疾病分類を作成し，それに基づいて2477の診断群分類ごとに（手術等一部の点数を除き）1日当たりの定額点数が決められている。

DPC対象病院では，対象となる患者についてはこの点数を算定したうえで，包括の範囲外とされる部分の出来高点数を加算して請求する。請求は患者ごとに主傷病名を決定し月単位で行い，レセプト様式は独自に定められたものを用いることとなる。

2．制度の概要

対象病院

2003年４月のスタート時点では，計82の特定機能病院の一般病棟が対象とされた。

2003年からデータ収集のための調査に協力していた92医療機関のなかから2004年４月，実施可能なところとして51病院が官報告示。４月から７月の間に準備の整ったところから順次スタートし，2006年３月までの２年間，試行というかたちで民間を含めた医療機関が参加することになった。

さらに，2006年４月改定では，特定機能病院等82に試行的適用病院62のすべてと，調査協力病院228のなかで条件を満たすところを**「DPC対象病院」**と位置づけ，調査協力病院を**「DPC準備病院」**とした。

2024年６月現在，対象病院は1764施設にまで増加している。

対象患者

対象病院の**一般病棟に入院している患者**で，包括点数の設定された診断群分類に該当するものが算定対象となる。

ただし，以下の患者については**包括算定の対象外**とされ，従来どおり出来高での算定となる。

1．入院後24時間以内に死亡した患者又は生後１週間以内に死亡した新生児
2．評価療養，患者申出療養を受ける患者
3．臓器移植を受ける患者
4．急性期以外の特定入院料等算定患者（下記）
　A106 障害者施設等入院基本料
　A304 地域包括医療病棟入院料
　A306 特殊疾患入院医療管理料
　A308 回復期リハビリテーション病棟入院料
　A308-3 地地包括ケア病棟入院料
　　(1)地域包括ケア病棟入院料１～４
　　(2)地域包括ケア入院医療管理料１～４（一部除外あり）
　A309 特殊疾患療養病棟入院料
　A310 緩和ケア病棟入院料
　A319 特定機能病院リハビリテーション病棟入院料
　A400 短期滞在手術基本料１
5．その他厚生労働大臣が別に定める者（新規保険収載技術が実施された患者等）

診断群分類（DPC）

ICD-10に基づく18の主要診断群（MDC：Major Diagnostic Category，例えば神経系疾患，眼科系疾患等）に大別される506の基礎疾患を，入院理由，重症度，年齢，手術・処置の有無，定義副傷病名などで分け，**2477の診断群分類**（DPC＝Diagnosis Procedure Combination）について包括点数を定めている。

包括の範囲

診断群分類に該当し包括算定となる場合でも，すべての点数が包括されているわけではない。対象患者については，包括点数と出来高点数の両者を合算した額での月単位の請求となる。

【包括点数に含まれるもの】

・入院基本料（一部の加算を除く）
・入院基本料等加算の一部（A200，204，204-3，207，207-2，207-3，207-4，214，218，218-2，234，234-2，243，244（１に限る），245，252⇒これらは医療機関の機能に係るものとして別に係数を設定）
・医学管理等(B001-4手術前医学管理料，B001-5手術後医学管理料に限る)
・検査（カテーテル法による諸検査，内視鏡検査，血液採取以外の診断穿刺・検体採取料を除く。D026「注４」検体検査管理加算，「注５」国際標準検査管理加算は別に係数を設定)
・画像診断（画像診断管理加算１～４，選択的動脈造影カテーテル手技とその「注１」「注２」加算を除く）
・投薬，注射（G020無菌製剤処理料を除く）
・リハビリテーション，精神科専門療法の薬剤料
・処置(基本点数1000点未満のもの)(一部例外あり)
・病理診断(N003を除いた第１節の病理標本作製料のみ。第２節を除く)

【出来高で算定するもの】

・上記以外については，一般の診療報酬点数に基づいて出来高点数を積算して算定する。

医療保険制度等

3．算定方法

包括対象患者１人ごとに，診断群分類点数表に定められた分類区分に応じて入院期間別点数（１日当たりの点数）に医療機関別係数を掛けて算出する。

入院期間別点数

在院日数に応じて①**入院期間Ⅰ**（平均在院日数の25%タイル値までの期間で，平均点数に17%加算・加算された部分をＡとする），②**入院期間Ⅱ**（25%タイル値から平均在院日数までの期間で，①②の合計が平均点数と等しくなるような点数・平均点数からＡ相当部分を控除する），③**入院期間Ⅲ**（平均在院日数を超えた日以降の期間で，②の85%で算定）となっている。ただし，平均在院日数の標準偏差の２倍を超える日以降はすべて出来高での算定となる。

医療機関別係数

DPC/PDPSでは，診断群分類ごとの１日当たり点数に以下の医療機関別係数を掛けることで最終的な請求点数が決定する。

基礎係数：直近の医療機関群別包括範囲出来高点数（改定前の点数表及び退院患者調査に基づき実績値）の平均値に改定率を乗じた報酬に相当する係数。**機能評価係数Ⅰ**：医療機関の人員配置や医療機関全体として有する機能など，医療機関単位での構造的因子（structure）を評価する係数。**機能評価係数Ⅱ**：診療実績や医療の質向上への貢献などに基づき，医療機関が担うべき役割や機能を評価する係数。**救急補正係数**：救急医療入院における入院初期の医療資源投入の乖離を補正するための係数。**激変緩和係数**：診療報酬改定に伴う激変を緩和するための係数。

その他

特定入院料の一部で患者ごとに要件を満たした場合に算定する点数（救命救急入院料，特定集中治療室管理料など）の加算が規定されている。

前記分類区分ごとの入院期間別点数にそれぞれ該当する調整係数および日数を乗じることにより患者ごとの包括点数部分が算出される。

4．請求方法

現行のレセプトと同様に**月単位での請求**となる。明細書の様式は，独自のものが定められている。様式は診断群分類決定の参考となる患者基礎情報欄を設け，また包括評価部分と出来高部分をそれぞれ分けて記載するようになっている。

どの診断群分類で請求するかは，１入院中に**最も多くの医療資源を投入**した（費用のいちばんかかった）傷病名とされ，主治医が決定する。

請求に伴う留意事項

1．請求時点で病名が確定していない場合：**入院の契機となった傷病名**
2．月をまたいだ入院の途中で傷病名の変更があった場合：**退院時に差額を調整**
3．診療報酬の請求方法は，**患者の退院時に決定された請求方法をもって一の入院期間において統一**する。一入院期間において診療報酬の請求方法が複数存在する場合は，退院（DPC算定対象となる病棟等以外の病棟へ転棟する場合を含む）時に決定された請求方法により必要な請求を行う。

図１　診断群分類樹形図と点数（例）

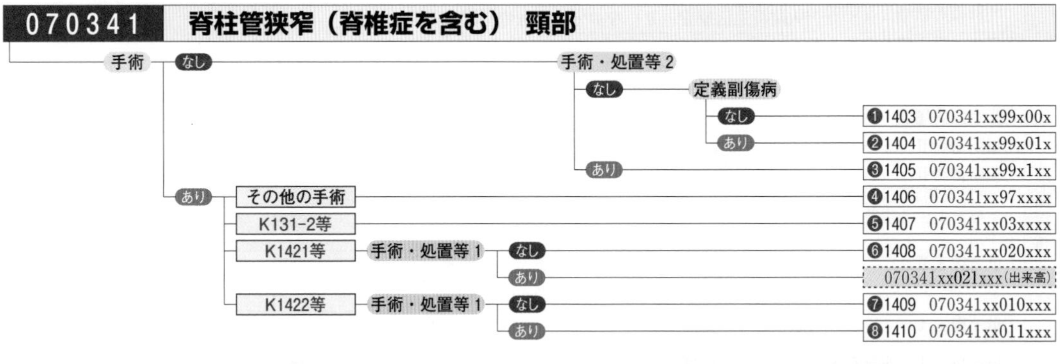

070341　脊柱管狭窄（脊椎症を含む）　頸部

- 手術 なし → 手術・処置等２
  - なし → 定義副傷病
    - なし → ❶1403　070341xx99x00x
    - あり → ❷1404　070341xx99x01x
  - あり → ❸1405　070341xx99x1xx
- 手術 あり
  - その他の手術 → ❹1406　070341xx97xxxx
  - K131-2等 → ❺1407　070341xx03xxxx
  - K1421等 → 手術・処置等１
    - なし → ❻1408　070341xx020xxx
    - あり → 070341xx021xxx（出来高）
  - K1422等 → 手術・処置等１
    - なし → ❼1409　070341xx010xxx
    - あり → ❽1410　070341xx011xxx

樹形図番号	入院期間			Ａ日以下		Ａ日超Ｂ日以下		Ｂ日超Ｃ日以下	
	A	B	C	入院期間①	点数／日	入院期間②	点数／日	入院期間③	点数／日
❶1403	3	10	30	１～３日	3,337	４～10日	2,013	11～30日	1,711
❷1404	9	19	60	１～９日	2,777	10～19日	1,856	20～60日	1,578
❸1405	1	2	30	１日	5,306	２日	1,854	３～30日	1,983
❹1406	7	15	60	１～７日	2,726	８～15日	1,934	16～60日	1,644
❺1407	4	8	30	１～４日	2,860	５～８日	2,029	９～30日	1,725
❻1408	9	18	60	１～９日	2,650	10～18日	1,780	19～60日	1,563
❼1409	12	23	60	１～12日	2,590	13～23日	1,837	24～60日	1,562
❽1410	16	32	90	１～16日	2,545	17～32日	1,806	33～90日	1,535

■入院時食事療養費と入院時生活療養費

(1)食事療養・生活療養の費用と算定基準

2024年６月現在

区分・費用	加　　算	算定基準
入院時食事療養(Ⅰ)(届) (1)通常食（１食につき）　670円 (2)流動食のみ（１食につき）　605円	●特別食加算 （１食につき）76円	◆医師の食事箋に基づく特別食（腎臓食，糖尿病食等）の提供
	●食堂加算 （１日につき）50円	◆１床当たり0.5m²以上の食堂をもつ医療機関で，病棟・診療所単位で算定 ◆療養病棟に入院する患者は算定不可
入院時食事療養(Ⅱ)　(1)通常食（１食につき）　536円 (2)流動食のみ（１食につき）　490円		入院時食事療養費（Ⅰ）を算定する医療機関以外で算定
入院時生活療養(Ⅰ)(届) (1)食費（１食につき） イ 通常食　584円 ロ 流動食のみ　530円 (2)居住費（１日につき）　398円	●特別食加算 （１食につき）76円	◆医師の食事せんに基づく特別食（腎臓食，糖尿病食等）の提供
	●食堂加算 （１日につき）50円	◆１床当たり0.5m²以上の食堂をもつ医療機関で，病棟・診療所単位で算定 ◆療養病棟に入院する患者は算定不可
入院時生活療養(Ⅱ)　(1)食費（１食につき）　450円 (2)居住費（１日につき）　398円		入院時生活療養費（Ⅰ）を算定する医療機関以外で算定

※　特別メニュー（基本メニューと特別メニュー）を提示し，患者が特別メニューを選択した場合，追加的な費用として，１食あたり17円を標準とした額を，１日３回まで徴収できる。

(2)患者の食事療養にかかる標準負担額

一般（70歳未満）	70歳以上の高齢者	標準負担額（1食当たり）	
●一般（下記以外）	●一般（下記以外）	490円 ●（例外１）指定難病患者・小児慢性特定疾病児童等：280円 ●（例外２）精神病床入院患者（※１）：260円	
●低所得者（住民税非課税）	●低所得者Ⅱ（※２）	●過去１年間の入院期間が90日以内	230円
		●過去１年間の入院期間が90日超	180円
該当なし	●低所得者Ⅰ（※３）	110円	

※１　2015年４月１日以前から継続して精神病床に入院している患者
※２　低所得者Ⅱ：①世帯全員が住民税非課税であって，「低所得者Ⅰ」以外の者
※３　低所得者Ⅰ：①世帯全員が住民税非課税で，世帯の各所得が必要経費・控除を差し引いたときに０円となる者，あるいは②老齢福祉年金受給権者

(3)患者の生活療養費と生活療養にかかる標準負担額

※　入院時生活療養費制度は，療養病床に入院する65歳以上の者を対象とする。食費・光熱水費について，下記の標準負担額（１食当たりの食費＋１日当たりの居住費）が患者負担となり，残りの額が入院時生活療養費として保険給付される

療養病床に入院する65歳以上の患者			標準負担額	
			食費（１食）	居住費（１日）
一般	①一般の患者（下記のいずれにも該当しない者）	入院時生活療養（Ⅰ）を算定する医療機関に入院	490円	370円
		入院時生活療養（Ⅱ）を算定する医療機関に入院	450円	
	②厚生労働大臣が定める者〔＝重篤な病状又は集中的治療を要する者等（※１）〕（低所得者Ⅰ・Ⅱを除く）		生活療養(Ⅰ)490円 生活療養(Ⅱ)450円	370円
	③指定難病患者（低所得者Ⅰ・Ⅱを除く）		280円	0円
低所得者Ⅱ	④低所得者Ⅱ（※２）（⑤⑥に該当しない者）		230円	370円
	⑤低所得者Ⅱ〔重篤な病状又は集中的治療を要する者等（※１）〕	申請月以前の12月以内の入院日数が90日以下	230円	370円
		申請月以前の12月以内の入院日数が90日超	180円	
	⑥低所得者Ⅱ（指定難病患者）	申請月以前の12月以内の入院日数が90日以下	230円	0円
		申請月以前の12月以内の入院日数が90日超	180円	
低所得者Ⅰ	⑦低所得者Ⅰ（⑧⑨⑩⑪に該当しない者）		140円	370円
	⑧低所得者Ⅰ〔重篤な病状又は集中的治療を要する者等（※１）〕		110円	370円
	⑨低所得者Ⅰ（指定難病患者） ⑩低所得者Ⅰ／老齢福祉年金受給者 ⑪境界層該当者（※３）		110円	0円

※１　**「重篤な病状又は集中的治療を要する者等」**〔「厚生労働大臣が定める者」（平18.9.8告示488）〕とは，①**A101**療養病棟入院基本料の算定患者であって「基本診療料の施設基準等」の別表第５の２又は別表第５の３に該当する者，②**A109**有床診療所療養病床入院基本料の算定患者であって「基本診療料の施設基準等」の別表第５の２又は別表第５の３に該当する者，③**A308**回復期リハビリテーション病棟入院料を算定する患者。
※２　70歳未満の低所得者（住民税非課税／限度額適用区分「オ」）は，70歳以上の「低所得者Ⅱ」に相当。「低所得者Ⅰ」は70歳以上のみに適用される。
※３　負担の低い基準を適用すれば生活保護を必要としない状態になる者。

オリジナル

学科問題

解答解説はp.85～

問１　次の文章のうち正しいものはどれですか。　医療保険制度等

□(1)　後期高齢者医療制度の一部負担金は病院，診療所ともに定率１割負担（現役並み所得者３割）であり，慢性腎不全などの高額長期疾病患者の上限額は月１万円である。

□(2)　国保被保険者資格証明書による療養については，医療機関での患者負担金は医療費の全額となる。

□(3)　後期高齢者医療制度における高額療養費制度においては，現役並み所得者や低所得者については自己負担限度額が一般と別に定められている。

□(4)　船員保険の本人が，下船後３カ月以内に業務外の傷病で治療を受けた。このときの給付率は７割である。

a　(1)，(2)　　b　(2)，(3)　　c　(1)，(3)，(4)　　d　(1)～(4)のすべて　　e　(4)のみ

問２　次の文章のうち正しいものはどれですか。　医療保険制度等

□(1)　特別の療養環境の提供などの選定療養を受けた場合，選定療養に係る自己負担分（室料差額など）については高額療養費の対象とならない。

□(2)　民法第166条では，診療報酬請求権等の消滅時効を３年と規定している。

□(3)　保険診療を担当するには，保険医療機関として厚生労働大臣の指定を受けなければならないが，その指定の効力は６年である。

□(4)　厚生労働大臣が定める「療養を受ける者の選定に係る療養」（選定療養）については，『追加的なサービスに係る部分』は患者実費負担を求めることができ，『療養に要した費用』は保険外併用療養費として保険給付する。

a　(1)，(2)　　b　(2)，(3)　　c　(1)，(3)，(4)　　d　(1)～(4)のすべて　　e　(4)のみ

問３　次の文章のうち正しいものはどれですか。　公費負担医療制度

□(1)　精神科病院において，医療および保護の依頼があった者が精神保健福祉法に定める要件に該当する場合には，本人の同意がなくても72時間に限って入院させることができる「応急入院」という制度があるが，この医療費は公費負担の対象である。

□(2)　児童福祉法による小児慢性特定疾病医療費助成制度の医療給付には自己負担がない。

□(3)　国民健康保険の被保険者が生活保護の適用を受けた場合，国保と公費の併用としての扱いとなり，患者負担に相当する額が公費の適用となる。

□(4)　１類感染症の患者について入院勧告をしたが応じない場合，「入院措置」として都道府県知事の命令により入院させることができる。

a　(1)，(2)　　b　(2)，(3)　　c　(1)，(3)，(4)　　d　(1)～(4)のすべて　　e　(4)のみ

問４　次の文章のうち正しいものはどれですか。　公費負担医療制度

□(1)　感染症法第37条の２（結核患者の医療）の適用を受けた患者は，公費負担対象医療費の５％と公費負担対象外医療費の自己負担分が患者負担となる。

□(2)　生活保護法が適用される場合は，後期高齢者医療制度の対象にはならない。

□(3) 療養病棟入院基本料における「医療区分２」の対象疾患には，筋ジストロフィー症，筋委縮性側索硬化症，パーキンソン病関連疾患，スモン等，難病法における指定難病等の患者が含まれる。

□(4) 都道府県知事が指定した難病医療における「指定医療機関」の医師であれば，「協力難病指定医」は新規の臨床個人調査票を作成することができる。

a (1), (2)　b (2), (3)　c (1), (3), (4)　d (1)～(4)のすべて　e (4)のみ

問５ 次の文章のうち正しいものはどれですか。　保険医療機関等

□(1) 医療法に定める一般病床の人員基準は入院患者４人に対し，看護職員１人である。

□(2) レセプト電子請求が義務付けられている保険医療機関及び保険薬局においては，個別の診療報酬の算定項目がわかる明細書は生活保護（医療扶助）の患者で自己負担のない場合についても，無償発行しなければならない。

□(3) 安全管理の責任者等で構成される会議等について，安全管理の責任者が必ずしも対面でなくてよいと判断したため，ICTを活用しテレビ会議による委員会を開催した。

□(4) 救急病院とは，厚生労働大臣から指定を受けた病院である。

a (1), (2)　b (2), (3)　c (1), (3), (4)　d (1)～(4)のすべて　e (4)のみ

問６ 次の文章のうち正しいものはどれですか。　保険医療機関等

□(1) 院外処方箋を受けて，保険診療による調剤を行う薬局は，厚生労働大臣の指定が必要である。

□(2) 診療科名の標榜は，それぞれの医療機関で自由に決められる。

□(3) 保険診療を受けた際の一部負担金は，医療機関の判断で自由に減免してはならない。

□(4) 診療報酬の患者一部負担金の支払いをうける際に，一部負担金の額に10円未満の端数がある場合は，その端数を四捨五入して得た金額で請求する。

a (1), (2)　b (2), (3)　c (1), (3), (4)　d (1)～(4)のすべて　e (4)のみ

問７ 次の文章のうち正しいものはどれですか。　療養担当規則等

□(1) 先進医療を行い，評価療養にかかる患者自己負担額の支払を受けようとする場合は，あらかじめ患者に対し，内容及び費用に関する説明を行い，同意を得なければならない。

□(2) 患者が緊急の受診の必要性はないのに時間外診察を希望した場合は，平日の午後４時であっても，その保険医療機関の標榜時間外であれば，選定療養として，時間外診察に係る特別の料金の徴収は認められる。

□(3) 症状が安定している患者に対して，１回の投薬・投与量が30日分を限度として規定されている医薬品を，リフィル処方箋（反復利用できる処方箋）により３回可能として処方した。

□(4) 他に空床がなく治療上急を要するので，患者の意思を確認せずに個室に入院させた。この場合は，特別の療養環境の提供に係る特別の料金（室料差額）の支払いを求めることができる。

a (1), (2)　b (2), (3)　c (1), (3), (4)　d (1)～(4)のすべて　e (4)のみ

問8 次の文章のうち正しいものはどれですか。 療養担当規則等

□(1) 院外処方箋を交付する際に，病院が指定する特定の保険薬局で調剤を受けるよう指示することはいかなる場合においても行ってはならない。

□(2) 糖尿病の患者に対し，療養上必要な事項について適切な注意及び指導を行ってインスリン製剤の注射薬を投与する場合は，症状の経過に応じて，１回60日分を限度として投与できる。

□(3) 投薬量の１回に投与できる限度は，特別な事情がある場合と厚生労働大臣が定める薬剤と疾患の場合を除き，内服薬，外用薬ともに１回14日分である。

□(4) 特別の療養環境に係る１病室の病床数は，４床以下でなければならない。

a (1)，(2)　b (2)，(3)　c (1)，(3)，(4)　d (1)〜(4)のすべて　e (4)のみ

問9 次の文章のうち正しいものはどれですか。 初診料／再診料

□(1) 情報通信機器を用いた診療は，医療機関に所属する医師が医療機関内で実施することが原則だが，医療機関外で情報通信機器を用いた診療を実施する場合であっても，オンライン指針に沿った適切な診療であり，その場所が事後的に確認可能であれば算定可能である。

□(2) 小児科を標榜する診療所において，診療表示時間外（日曜日の午後11時）に来院した４歳の幼児に対し初診を行った。初診料291点と乳幼児深夜加算695点を算定した。

□(3) 初診を自費で受けた患者が２回目の通院のときに被保険者証を提出したので，保険による初診の扱いとして初診料を算定した。

□(4) 外来診療料には膀胱洗浄の費用が包括されており，膀胱洗浄に用いた生理食塩液の費用も算定できない。

a (1)，(2)　b (2)，(3)　c (1)，(3)，(4)　d (1)〜(4)のすべて　e (4)のみ

問10 次の文章のうち正しいものはどれですか。 初診料／再診料

□(1) 労災保険で治療中の患者が，他病で保険診療を受けた際には新たに初診料は算定できない。

□(2) 一般病床数が200床以上の病院で，熱傷の再診患者に熱傷処置を行ったので，外来診療料と併せて熱傷処置料を算定した。

□(3) 再診料の地域包括診療加算は脂質異常症，高血圧症，糖尿病，慢性心不全，慢性腎臓病（慢性維持透析を行っていないものに限る），認知症のうちいずれか１つでも疾患を有していれば算定できる。

□(4) 施設基準の届出医療機関において情報通信機器を用いた初診を行った場合，別に点数が規定された初診料が算定できるが，その場合，乳幼児加算や時間外・休日・深夜加算など初診料の「注」に規定する加算は算定できない。

a (1)，(2)　b (2)，(3)　c (1)，(3)，(4)　d (1)〜(4)のすべて　e (4)のみ

問11 次の文章のうち正しいものはどれですか。 初診料／再診料

□(1) 内科と整形外科を標榜している診療所において，午前中に内科で感冒について初診料を算定した60歳の患者が，いったん帰宅した後に，同日午後外傷で整形外科の初診を受けた場合には，午後の診療については初診料として146点を算定できる。

□(2) 紹介状がない初診について定額負担徴収の対象となる病院では，2022年10月からの定額負担額変更に伴い，定額負担を求める患者の初診料から200点を控除した点数を保険請求する。

□(3) 同一日に，1つ目の診療科で初診料と併せて機能強化加算を算定し，その後に2つ目の診療科で同一日複数科初診料と機能強化加算を算定した。

□(4) 週休2日制を採用している医療機関で，日曜でも祝日でもない日を休診日とすることがある。その休診日の午後5時に来院した急患を診療したので，初診料に休日加算をした。

a (1)，(2)　b (2)，(3)　c (1)，(3)，(4)　d (1)〜(4)のすべて　e (4)のみ

問12 次の文章のうち正しいものはどれですか。 入院料

□(1) 一般病棟に180日を超えて入院している患者の入院料は，厚生労働大臣が定める状態にある者を除き，入院料の基本点数の15%を控除して給付される。

□(2) 療養病棟入院基本料の算定項目を決める「医療区分」について，広汎性腹膜炎と腸閉塞の患者に対して「中心静脈栄養」を行った場合は，「医療区分3」に該当するが，それ以外の患者に対して行った場合は，「医療区分2」となる。

□(3) 小児入院医療管理料は，小児科を標榜する保険医療機関（療養病床を除く）に入院する15歳未満の小児であれば，小児科以外の診療科であっても算定できる。

□(4) 入院基本料等加算の総合入院体制加算2は，全身麻酔による手術件数が年1,200件以上であることが必要である。

a (1)，(2)　b (2)，(3)　c (1)，(3)，(4)　d (1)〜(4)のすべて　e (4)のみ

問13 次の文章のうち正しいものはどれですか。 入院料

□(1) 特殊疾患病棟入院料と超重症児（者）入院診療加算は併せて算定できない。

□(2) 肝臓癌で入退院を繰り返している患者が，6月10日退院後8月10日再入院となった。退院後，いずれの医療機関等にも入院・入所していない。入院基本料の起算日は8月10日である。

□(3) 診療録管理体制加算3は，診療記録の全てが保管及び管理されていること，厚生労働省「医療情報システムの安全管理に関するガイドライン」に準拠した体制であること等が要件となっている。

□(4) 午後10時に緊急入院した患者が翌日午前11時に退院した。この場合，入院料は（1泊のため）1日分を算定する。

a (1)，(2)　b (2)，(3)　c (1)，(3)，(4)　d (1)〜(4)のすべて　e (4)のみ

問14 次の文章のうち正しいものはどれですか。 入院料

□(1) 療養病棟において，中心静脈注射用カテーテルに係る院内感染対策のための指針を策定している場合，当該病棟に入院している個々の患者について，感染症の発生状況を継続的に把握する必要はない。

□(2) 医療法に定める医師の人員標準の50%以下である場合は，（離島等所在保険医療機関以外の医療機関の場合）入院基本料の所定点数から，その100分の15を減じた額とする。

□(3) 精神及び行動の障害の患者に対して，社会復帰訓練のため７月１日午後から７月３日午前まで外泊させた場合，７月２日の入院基本料の基本点数又は特定入院料の30％を算定する。

□(4) DPC対象病院において，K721内視鏡的大腸ポリープ・粘膜切除術を行ったため，DPCではなく，短期滞在手術等入院基本料３を算定した。

a (1), (2)　b (2), (3)　c (1), (3), (4)　d (1)～(4)のすべて　e (4)のみ

問15 次の文章のうち正しいものはどれですか。　**入院時食事療養費・生活療養費**

□(1) 食堂加算は，精神療養病棟入院料を算定している場合は，算定できない。

□(2) 特別食加算に係る脂質異常症食の対象患者は，空腹時定常状態のLDL-コレステロール値が140mg/dL以上またはHDL-コレステロール値が40mg/dL未満である者で，かつ中性脂肪値が150mg/dL以上の者である。

□(3) 特別メニューの食事の提供を行った場合は，標準負担額に加えて，特別の料金の支払を受けることができる。

□(4) 特別食加算は，疾病治療の直接手段としての治療食等を対象とするものであり，単なる離乳食や幼児食を提供した場合は算定できない。

a (1), (2)　b (2), (3)　c (1), (3), (4)　d (1)～(4)のすべて　e (4)のみ

問16 次の文章のうち正しいものはどれですか。　**入院時食事療養費・生活療養費**

□(1) 入院患者が手術のため，手術当日の朝食から翌日の昼食まで欠食した場合は，手術当日は標準負担額の支払いを要せず，手術の翌日は標準負担額を１食分支払う。

□(2) 労災保険で入院した患者でも，食事の費用は患者負担の建前から，入院時食事療養に係る標準負担額を患者は支払わなければならない。

□(3) 入院時食事療養における食堂加算は，入院時食事療養（Ⅰ）の届出を行っていて，食堂加算の要件を満たす食堂を備えている病棟の入院患者について，１日につき算定できる。

□(4) 入院時生活療養費制度とは，療養病床に入院する65歳以上の患者だけを対象とするもので，患者の所得と症状に応じて，食費と居住費の「標準負担額」を患者の自己負担とするものである。

a (1), (2)　b (2), (3)　c (1), (3), (4)　d (1)～(4)のすべて　e (4)のみ

問17 次の文章のうち正しいものはどれですか。　**医学管理等**

□(1) 小児抗菌薬適正使用支援加算の施設基準を満たす医療機関において，急性気道感染症により受診し，小児科外来診療料（初診時）を算定する患者に対し，診察の結果，抗菌薬の投与は必要ないと判断し，解熱鎮痛消炎剤等のみの処方を行ったため，小児抗菌薬適正使用支援加算を算定した。

□(2) 病院から同時にA診療所とB診療所に紹介した場合は，診療情報提供料（Ⅰ）を紹介先保険医療機関ごとに月１回に限り算定できる。

□(3) 届出医療機関において，入院中の患者以外の不妊症の患者であって，一般不妊治療を実施しているものに対して，当該患者の同意を得て計画的な医学管理を行った場合，一般不妊治療管理料

を月１回算定することができる。

□(4)　生活習慣病管理料（Ⅱ）は，施設基準を満たす保険医療機関において，脂質異常症，高血圧症又は糖尿病を主病とする患者に対して，生活習慣に関する総合的な治療管理を行った場合に，初月においては月２回，算定できる。

a　(1)，(2)　　b　(2)，(3)　　c　(1)，(3)，(4)　　d　(1)〜(4)のすべて　　e　(4)のみ

問18　次の文章のうち正しいものはどれですか。　医学管理等

□(1)　患者が治療用装具の療養費支給を受けるために，医師が書いた診断書を交付したので，療養費同意書交付料を算定した。

□(2)　入院していた医療機関が当該医療機関か他院にかかわらず，退院日より１カ月以内は，当該医療機関でも特定疾患療養管理料を算定できない。

□(3)　肺血栓塞栓症予防管理のために使用した弾性ストッキングの費用は，肺血栓塞栓症予防管理料の所定点数と別に特定保険医療材料料として算定できる。

□(4)　同一月に同一患者に対し，てんかんに対する抗てんかん剤と気管支喘息に対するテオフィリン製剤のそれぞれの血中濃度を測定し，精密管理を行った場合は，特定薬剤治療管理料１の所定点数をそれぞれ算定できる。

a　(1)，(2)　　b　(2)，(3)　　c　(1)，(3)，(4)　　d　(1)〜(4)のすべて　　e　(4)のみ

問19　次の文章のうち正しいものはどれですか。　医学管理等

□(1)　慢性疼痛疾患管理料を算定した月は，在宅自己注射指導管理料を併せて算定できない。

□(2)　連携強化診療情報提供料の要件を満たす医療機関から紹介された患者について，その医療機関の求めがあったため，患者の同意を得て，診療状況を示す文書を提供した。この場合，連携強化診療情報提供料を算定できる。

□(3)　入院中の患者以外のアレルギー性鼻炎と診断された患者に対して，アレルゲン免疫療法による計画的な治療管理を行ったため，月１回目において280点を算定し，同月２回目において25点を算定した。

□(4)　てんかんの患者に対して抗てんかん剤を投与している場合の特定薬剤治療管理料１は，４月目以降は所定点数の100分の50に相当する点数により算定する。

a　(1)，(2)　　b　(2)，(3)　　c　(1)，(3)，(4)　　d　(1)〜(4)のすべて　　e　(4)のみ

問20　次の文章のうち正しいものはどれですか。　在宅医療

□(1)　在宅持続陽圧呼吸療法指導管理に使用した在宅持続陽圧呼吸療法治療器の費用は，特定保険医療材料料として別に算定する。

□(2)　在宅療養支援診療所において，小児慢性特定疾病医療支援の対象である18歳の患者について急性呼吸不全等が予想されたために緊急往診を行い，緊急往診加算を算定した。

□(3)　在宅患者訪問点滴注射管理指導に当たり，看護師等に注射薬を供与した場合は，薬剤料のみを明細書の「注射」の欄に記載して保険請求を行う。

□(4) 2以上の保険医療機関において，同一患者の異なる疾患に対する在宅自己注射管理を行っている場合は，主たる医療機関で当該指導管理料を算定する。

a (1)，(2)　b (2)，(3)　c (1)，(3)，(4)　d (1)～(4)のすべて　e (4)のみ

問21 次の文章のうち正しいものはどれですか。 在宅医療

□(1) 患家を医師と看護師が同一日に訪問し，医師が診療を行い，看護師が看護及び療養上の指導を行った。この場合は，在宅患者訪問診療料及び在宅患者訪問看護・指導料を算定できる。

□(2) 在宅データ提出加算の施設基準の一つに，「診療記録（過去5年間の診療録及び過去3年間の手術記録，看護記録等）の全てが保管・管理されていること」とあるが，診療記録の保管・管理のための規定を明文化することまでは定められていない。

□(3) 外来患者に対し，在宅人工呼吸指導管理及び在宅酸素療法指導管理（その他の場合）を行い，気管切開口を介した陽圧式人工呼吸器，酸素濃縮装置を貸与し使用させた。在宅療養指導管理料の算定点数の合計は16,680点である。

□(4) 訪問看護指示料の特別訪問看護指示加算は，患者の急性増悪等により一時的に頻回の指定訪問看護の必要を認め，特別訪問看護指示書を交付した場合に算定する。

a (1)，(2)　b (2)，(3)　c (1)，(3)，(4)　d (1)～(4)のすべて　e (4)のみ

問22 次の文章のうち正しいものはどれですか。 投薬

□(1) 調剤技術基本料の14点を外来で算定したのちに入院し，同一月に薬剤管理指導料を算定した場合，外来での調剤技術基本料は算定できなくなる。

□(2) 入院患者に対し，月末に投与した薬剤を翌月に服用させた場合は，薬剤料は投薬の日の属する月の明細書で算定する。

□(3) 薬価基準収載の臨床試用医薬品を使用した場合，薬剤料の算定はできないが，調剤料，処方料等の技術料は算定できる。

□(4) 投薬を行うに当たっては，後発医薬品の使用を考慮するよう努めなければならない。

a (1)，(2)　b (2)，(3)　c (1)，(3)，(4)　d (1)～(4)のすべて　e (4)のみ

問23 次の文章のうち正しいものはどれですか。 投薬

□(1) 患者が，重湯等の流動食及び軟食のうち，一分がゆ，三分がゆ又は五分がゆを食している場合，その患者に投与したビタミン剤の薬剤料は算定できる。

□(2) 30日を超える長期の投薬を行う場合は，患者の病状が安定しており，医師が服薬管理が可能であることを確認する必要がある。

□(3) ワンアルファ錠0.5μg2T　分2
ヨウレチン錠　100μg 6T
ガスコンドロップ内用液　12mL　）分3　各7日分
上記の処方の薬剤料は，内服薬2剤として算定する。

□(4) 外来患者（A001「注12」地域包括診療加算，B001－2－9地域包括診療料は算定していない）に対し，1処

方で７種類以上（３種類以上の抗不安薬，睡眠薬，抗うつ薬，向精神病薬又は抗不安薬と睡眠薬を合わせて４種類以上は含まない）の内服薬の投与を行った場合の薬剤料の算定は，内服薬のうち７種類以上の部分についてのみ，100分の90に相当する点数で算定する。

a　(1)，(2)　b　(2)，(3)　c　(1)，(3)，(4)　d　(1)〜(4)のすべて　e　(4)のみ

問24　次の文章のうち正しいものはどれですか。　注射

□(1)　入院患者に組換え沈降Ｂ型肝炎ワクチン（酵母由来）を皮下注射した場合は，薬剤料と生物学的製剤注射加算のみを算定する。

□(2)　５歳の外来患者に100mLの点滴注射を行ったので点滴注射料「３」として53点を算定した。

□(3)　中心静脈注射（中心静脈栄養法）は，経口摂取が十分でない患者に，中心静脈を通して栄養補給する方法である。したがって，入院時食事療養費を算定している日には中心静脈注射は算定できない。

□(4)　外来化学療法加算は，専用のベッドを有する治療室を保有していることが要件となっている。

a　(1)，(2)　b　(2)，(3)　c　(1)，(3)，(4)　d　(1)〜(4)のすべて　e　(4)のみ

問25　次の文章のうち正しいものはどれですか。　注射

□(1)　同一日に点滴注射と中心静脈注射を併せて行った場合，別々の注入ルートであれば各々の所定点数を算定できる。

□(2)　45歳の入院患者に対して点滴注射300mLに，朝夕各100mLを側管注した。この場合に点滴注射の手技料として102点を算定した。

□(3)　フォルテオ皮下注キット600μgは28日用の製剤として薬価収載されているため，１キットを28で除したものを１回分として算定する。

□(4)　血漿分画製剤であるアルブミンを中心静脈注射するにあたり，患者に対して注射の必要性・危険性等を文書により説明したので，中心静脈注射料に50点を加算した。

a　(1)，(2)　b　(2)，(3)　c　(1)，(3)，(4)　d　(1)〜(4)のすべて　e　(4)のみ

問26　次の文章のうち正しいものはどれですか。　検査・病理診断

□(1)　内分泌負荷試験には，負荷試験に伴って行った採血料・注射（手技）料・負荷試験に施用した注射薬の費用が含まれており，別途算定できない。

□(2)　外来患者に対し気管支ファイバースコピーを内科で施行し，その後，手術のため外科に入院して（同一月に）再び同一検査を行った。この場合は，2,500点×２で算定する。

□(3)　大腸内視鏡検査で上行結腸と下行結腸より検体を採取して病理組織標本作製を行った場合，検体採取料として，上行結腸と下行結腸の内視鏡下生検法の費用をそれぞれ算定できる。

□(4)　検体検査管理加算（Ｉ）は，施設基準届出の保険医療機関において，加算の条件を満たせば，入院患者または外来患者に対して（患者１人につき月１回に限り）加算できる。

a　(1)，(2)　b　(2)，(3)　c　(1)，(3)，(4)　d　(1)〜(4)のすべて　e　(4)のみ

問27 次の文章のうち正しいものはどれですか。 検査・病理診断

□(1) 3時間を超える呼吸心拍監視を5日間連続で実施。中止して10日後に再装着した場合，再装着の日を新たに起算日とする。

□(2) 胃内視鏡検査時にインジゴカルミンを使用して色素内視鏡法を行った場合は，粘膜点墨法として所定点数に60点を加算し，使用した薬剤の費用は別途算定しない。

□(3) 心電図検査（12誘導）実施後，同一日にトレッドミルによる負荷心肺機能検査を実施した。これは一連として実施されるものなので，トレッドミルによる負荷心肺機能検査の所定点数のみを算定した。

□(4) 精密眼圧測定を両眼行った場合は，所定点数の2倍の点数を算定する。

a (1), (2)　b (2), (3)　c (1), (3), (4)　d (1)～(4)のすべて　e (4)のみ

問28 次の文章のうち正しいものはどれですか。 検査・病理診断

□(1) 同一の患者に対して休日の昼間と同じ日の深夜に2回の診察を行い，それぞれ検体検査を行った場合は，それぞれ時間外緊急院内検査加算を算定する。

□(2) 2歳の子どもに心臓超音波検査（経胸壁心エコー法）を行った場合，1,496点で算定する。

□(3) 200床未満の病院で再診時にダーモスコピーを実施した場合，外来管理加算が算定できる。

□(4) 長谷川式知能評価スケールにて認知機能を検査した場合には，認知機能検査その他の心理検査の「1　操作が容易なもの」の「ロ　その他のもの」を算定する。

a (1), (2)　b (2), (3)　c (1), (3), (4)　d (1)～(4)のすべて　e (4)のみ

問29 次の文章のうち正しいものはどれですか。 画像診断

□(1) 画像診断管理加算2は，画像診断を専ら担当する常勤の医師が画像診断を行い，その結果を文書により報告した場合に算定できるが，画像診断管理加算1は常勤の医師である必要はない。

□(2) 左膝関節炎の患者に対し，両膝のエックス線撮影を行った。この場合に，左右を別部位として撮影料，診断料を算定した。

□(3) 時間外に来院した患者が他院で撮影した画像を持参していたため，その診断を行い，時間外緊急院内画像診断加算を算定した。

□(4) 同一月にCT及びMRIを施行した場合（造影剤使用なし）2回目以降の算定は，CT，MRIにかかわらず，所定点数の100分の80（一連につき）に相当する点数を算定する。

a (1), (2)　b (2), (3)　c (1), (3), (4)　d (1)～(4)のすべて　e (4)のみ

問30 次の文章のうち正しいものはどれですか。 画像診断

□(1) 検査施設提供の契約を結んだ複数の保険医療機関において，同一の患者に，コンピューター断層撮影及び磁気共鳴コンピューター断層撮影を同一月に2回以上行った場合は，2回目以降の断層撮影の費用については所定点数の100分の80相当の点数で算定する。

□(2) かかりつけの診療科を受診（再診）したあと，同一日に2つ目の診療科を紹介初診として受診した患者に関し，2つ目の診療科において，他医にて撮影したＣＴ画像の診断を行った場合は，

コンピューター断層診断を算定できる。

☐(3) 6歳未満の乳幼児に対して単純撮影を行った場合，フィルム代を1.1倍で算定できるのは胸部のみである。

☐(4) 脊椎麻酔下にて造影CT検査を行った場合，脊椎麻酔の手技料も併せて算定することができる。

a (1), (2)　b (2), (3)　c (1), (3), (4)　d (1)～(4)のすべて　e (4)のみ

問31 次の文章のうち正しいものはどれですか。 **処置**

☐(1) 簡単なものの処置の費用は，基本診療料に含まれるとされているので，それに使用した薬剤料も算定できない。

☐(2) ドレーン抜去後に抜去部位の処置を行った場合は，処置料を算定できない。

☐(3) 他の医療機関で在宅自己腹膜灌流指導管理料を算定している患者に対して人工腎臓を行った場合，人工腎臓は算定できない。

☐(4) 手術後以外の創傷処置を1日に2回行った場合は，所定点数を2回算定できる。

a (1), (2)　b (2), (3)　c (1), (3), (4)　d (1)～(4)のすべて　e (4)のみ

問32 次の文章のうち正しいものはどれですか。 **処置**

☐(1) 関節穿刺を両膝に同時に行った場合は，それぞれ所定点数を算定する。

☐(2) 胃瘻カテーテルの交換にあたり交換後の確認を画像診断で行った場合，その画像診断の費用は，J043-4経管栄養・薬剤投与用カテーテル交換法の所定点数に含まれ，別に算定できない。

☐(3) 血球成分除去療法を実施した場合は，診療報酬明細書の摘要欄に一連の当該療法の初回実施日および通算実施回数（当該月の実施分を含む）を記載する。

☐(4) 人工腎臓の時間外・休日加算380点は，12月29日から1月3日以外の日曜日は算定の対象とならない。

a (1), (2)　b (2), (3)　c (1), (3), (4)　d (1)～(4)のすべて　e (4)のみ

問33 次の文章のうち正しいものはどれですか。 **手術・麻酔**

☐(1) 胃切除術と直腸切除・切断術を同一手術野で同時に行った場合，主たる手術の所定点数のみ算定する。

☐(2) 診療表示時間外の午後8時に虫垂炎で来院。手術室入室後，午後9時50分に手術が始められ，午後10時10分に執刀した。この場合の手術料は時間外加算を算定する。

☐(3) 下肢静脈瘤硬化療法を2週間で3回施行した場合は，1,720点×3で算定する。

☐(4) 生後8カ月の外来患者に対し，初診に引き続き，診療表示時間外である深夜（深夜加算1は届け出していない）に，手の指の関節脱臼に対して関節脱臼非観血的整復術を行った。この場合の手術料は2,688点である。

a (1), (2)　b (2), (3)　c (1), (3), (4)　d (1)～(4)のすべて　e (4)のみ

問34 次の文章のうち正しいものはどれですか。 手術・麻酔

□(1) 保険医療機関の標榜時間内に来院した患者に，ひょう疽手術（軟部組織のもの）を第２指と第３指に行った。同一手術野としてK090「１」1,190点×１で算定した。

□(2) 70歳の大腿骨近位部骨折患者に対し，骨折後48時間以内に人工骨頭挿入術を行い，人工骨頭挿入術の所定点数と緊急挿入加算4000点を算定した。

□(3) 血小板濃厚液の注入は「保存血液輸血」により算定する。血漿成分製剤（新鮮液状血漿，新鮮凍結血漿等）も保存血液輸血において取り扱われる。

□(4) 右手第１指に神経縫合術と骨折観血的手術を同時に行った場合は，20,845点を算定する。

a (1), (2)　b (2), (3)　c (1), (3), (4)　d (1)～(4)のすべて　e (4)のみ

問35 次の文章のうち正しいものはどれですか。 手術・麻酔

□(1) 左上腕骨骨折で，診療表示時間外の午後11時（深夜加算１は届け出ていない）に骨折非観血的整復術を行い，左上腕～前腕にギプス包帯（プラスチックギプス）を装着した。この場合の手術料は3,312点，ギプス料は1,200点である。

□(2) 緊急手術に対する麻酔の時間外，休日，深夜加算は，外来患者または入院直後に実施した場合のみでなく，入院中の患者に実施した場合も算定できる。

□(3) 閉鎖循環式全身麻酔は実施時間により点数が異なるが，この実施時間は麻酔ガスを患者に吸入させた時点から吸入を終了した時点の時間である。

□(4) 内視鏡を用いた手術を行う場合，同時に行う内視鏡検査料は手術料とは別に算定できない。

a (1), (2)　b (2), (3)　c (1), (3), (4)　d (1)～(4)のすべて　e (4)のみ

問36 次の文章のうち正しいものはどれですか。 手術・麻酔

□(1) 坐位における脳脊髄手術を閉鎖循環式全身麻酔〔麻酔が困難な患者以外（実施時間３時間10分）〕にて，静脈麻酔を併施して行った。この場合の麻酔料は15,790点である（その他の加算は省略した）。

□(2) 常勤の麻酔科標榜医が算定の対象となる麻酔手技を行えば，麻酔前後の診察が非常勤の医師であっても，麻酔管理料（Ⅰ）は算定できる。

□(3) 50%のエチルアルコールを使用した場合の神経ブロックは，L101神経ブロック（神経破壊剤使用）で算定する。この場合，同一神経ブロックでは，がん性疼痛の場合を除き，月１回の算定が限度である。

□(4) 麻酔管理料（Ⅱ）が算定できる麻酔は，硬膜外麻酔，脊椎麻酔，マスク又は気管内挿管による閉鎖循環式全身麻酔のみである。

a (1), (2)　b (2), (3)　c (1), (3), (4)　d (1)～(4)のすべて　e (4)のみ

問37 次の文章のうち正しいものはどれですか。 特定保険医療材料

□(1) 特定保険医療材料以外の保険医療材料については，患者の同意を得れば，患者実費負担とすることは認められる。

□(2) 処置に際して酸素や腰部，胸部又は頸部固定帯を使用した場合，特定保険医療材料料として，

処置料とは別に算定できる。

□(3)　人工腎臓用ダイアライザーのIa型1,440円を，消費税を加算して1,584円で算定した。

□(4)　処置に伴って使用した包帯，衛生材料の費用は処置料に含まれ，別に算定できない。また，患者に持参させるか，処方箋によって投与することも認められない。

a　(1)，(2)　　b　(2)，(3)　　c　(1)，(3)，(4)　　d　(1)〜(4)のすべて　　e　(4)のみ

問38　次の文章のうち正しいものはどれですか。　リハビリテーション

□(1)　医師の指示の下に，看護師が行った嚥下訓練は，摂食機能療法として算定できる。

□(2)　運動器リハビリテーション料は発症，手術若しくは急性増悪又は最初に診断された日から150日を限度として所定点数を算定するが，治療を継続することにより状態の改善が期待できる等の算定要件を満たせば150日を超えて算定できる。

□(3)　疾患別リハビリテーション料を算定すべきリハビリテーションを実施している要介護被保険者の患者に対し，必要な指導等を行ったため，目標設定等支援・管理料とリハビリテーション総合計画評価料を同一月に算定した。

□(4)　集団コミュニケーション療法の実施単位数は，言語聴覚士１人あたり１日のべ54単位を限度とする。

a　(1)，(2)　　b　(2)，(3)　　c　(1)，(3)，(4)　　d　(1)〜(4)のすべて　　e　(4)のみ

問39　次の文章のうち正しいものはどれですか。　リハビリテーション

□(1)　脳血管等リハビリテーション料（Ⅰ）の届出施設である保険医療機関内において，入院中の患者が，治療又は訓練の専門施設外で訓練を実施した場合においても，疾患別リハビリテーションとみなすことができる。

□(2)　脳性麻痺は障害児（者）リハビリテーション料の対象患者である。

□(3)　脳血管疾患等リハビリテーション料（Ⅰ）を算定するには，必ず専任の常勤医師が２名以上勤務しており，そのうちの１名は３年以上の脳血管疾患等リハビリテーションの臨床経験を有する者または当該リハビリテーションに関する研修会等の受講歴・講師歴がある者でなければならない。

□(4)　視能訓練は１日につきの算定であるが，斜視視能訓練と弱視視能訓練を同時に施行した場合はそれぞれ算定できる。

a　(1)，(2)　　b　(2)，(3)　　c　(1)，(3)，(4)　　d　(1)〜(4)のすべて　　e　(4)のみ

問40　次の文章のうち正しいものはどれですか。　精神科専門療法

□(1)　心身医学療法は，小児特定疾患カウンセリング料を算定した同一月でも算定できる。

□(2)　入院精神療法（Ⅰ）と入院精神療法（Ⅱ）を同一週に行った場合，合算回数が週の上限回数を超えなければ，どちらも算定可能である。

□(3)　同一の患者に対して同一日に精神科デイ・ケアと精神科ナイト・ケアをあわせて実施した場合は，各々の所定点数を算定することができる。

□(4) 精神科ショート・ケアの実施時間は患者1人当たり1日につき3時間を標準とする。

a (1), (2)　b (2), (3)　c (1), (3), (4)　d (1)~(4)のすべて　e (4)のみ

問41 次の文章のうち正しいものはどれですか。　放射線治療

□(1) ガンマナイフによる定位放射線治療を12歳の小児に対して行う場合は，60,000点で算定する。

□(2) 密封小線源治療に高線量率イリジウムを使用した場合は，所定点数に，購入価格を50円で除して得た点数を加算する。

□(3) 放射線治療管理料は，患者1人につき1回に限り算定する。したがって，体外照射や密封小線源治療の外部照射，腔内照射等の照射方法を併せて行った場合であっても，1回のみの算定である。

□(4) 午前11時に1回目の体外照射（エックス線表在治療）が終わった後，同一日の午後2時に同一の部位につき2回目の体外照射（同）を行った。この場合，1回目を110点，2回目を33点で算定する。

a (1), (2)　b (2), (3)　c (1), (3), (4)　d (1)~(4)のすべて　e (4)のみ

問42 次の文章のうち正しいものはどれですか。　明細書の記載要領

□(1) 12歳未満の患者に対して術中術後自己血回収術（自己血回収器具によるもの）を行った場合は，患者の体重及び出血量を診療報酬明細書の「摘要」欄に記載する。

□(2) 医保と公費の併用の場合は，診療報酬明細書の「保険種別1」欄の〔1　社・国，2　公費，3　後期，4　退職〕の記載については，「1」と「2」の番号を○で囲む。

□(3) 骨塩定量検査は，骨粗鬆症の診断，その経過観察の際のみ算定でき，4月に1回が限度とされることから，前回の検査の実施日（初回の場合は初回である旨）を明細書に記載しなければならない。

□(4) 外来栄養食事指導料を算定した同一日に医師の診療が行われない場合は，再診料を算定しない。また，明細書の実日数として数えない。

a (1), (2)　b (2), (3)　c (1), (3), (4)　d (1)~(4)のすべて　e (4)のみ

問43 次の文章のうち正しいものはどれですか。　明細書の記載要領

□(1) 届出保険医療機関でない限り，注射の使用薬剤の薬名・使用量については，その価格にかかわらず，明細書の摘要欄に記載する。

□(2) A診療所で胆のう結石症で診療中の患者が，手術のため紹介によりB病院に転医した。B病院の明細書の診療開始日は，A診療所における胆のう結石症の診療開始日を記載する。

□(3) 特定薬剤治療管理料1を算定した場合は，何に対して投与薬剤の血中濃度を測定しているのか，規定するもののなかから選択し，「摘要」欄に記載する。

□(4) CTとMRIを同一月に行った場合は，それぞれ初回の算定日を摘要欄に記載する。

a (1), (2)　b (2), (3)　c (1), (3), (4)　d (1)~(4)のすべて　e (4)のみ

問44 次のうち正しい組合わせはどれですか。 医療用語

- (1) TSH —— 甲状腺刺激ホルモン
- (2) FSH —— 副腎皮質刺激ホルモン
- (3) LH —— 黄体形成ホルモン
- (4) GH —— 成長ホルモン

a (1), (2)　b (2), (3)　c (1), (3), (4)　d (1)〜(4)のすべて　e (4)のみ

問45 次の文章のうち正しいものはどれですか。 薬学の基礎知識

- (1) 麻薬を記載した処方せんを疾病の治療目的で交付することができる麻薬施用者は，厚生労働大臣の免許が必要である。
- (2) 患者に処方せんを交付する場合，原則として使用期間は，交付の日を含めて7日以内とする。
- (3) 処方せんに書かれた薬剤数量に誤りが見られたので，薬剤師がその場で適正数量に訂正，調剤の上患者に投与した。
- (4) 内服錠とチュアブル錠は，服用時点が同一の場合であっても2剤として扱ってよい。

a (1), (2)　b (2), (3)　c (1), (3), (4)　d (1)〜(4)のすべて　e (4)のみ

問46 次の文章のうち正しいものはどれですか。 医学の基礎知識

- (1) 心療内科とは，心理・社会的要因に基づく身体的疾患を，患者に対しての心理的影響により改善を図る診療を行う診療科である。
- (2) 「抗体」とは病原となりうるもので，抗体を体内にもつと発病の可能性がある。
- (3) 治験とは，医薬品等の製造の承認の申請に当たって，医薬品医療機器等法（「医薬品，医療機器等の品質，有効性及び安全性の確保等に関する法律」）の規定により提出すべき臨床試験の試験成績に関する資料の収集を目的とする試験の実施をいう。
- (4) ラジオアイソトープはRIと略され，シンチグラム等の核医学診断に放射性医薬品として使用される。

a (1), (2)　b (2), (3)　c (1), (3), (4)　d (1)〜(4)のすべて　e (4)のみ

問47 次の文章のうち正しいものはどれですか。 医療関係法規

- (1) 医療法に定める標榜診療科目のなかにアレルギー科やアトピー科はない。
- (2) 診療録等の電子媒体による保存（電子カルテ等）は，①真正性，②見読性，③保存性の3つの要件がすべて確保される場合に限り認められる。
- (3) 地域医療支援病院になるには，救急医療を提供する能力を有する必要がある。
- (4) 後発医薬品とは，臨床試験等により有効性や安全性が確認され承認された医薬品(先発医薬品)が薬価基準に収載されてから5年を経過した後に，同一規格成分で製造承認された医薬品をいう。

a (1), (2)　b (2), (3)　c (1), (3), (4)　d (1)〜(4)のすべて　e (4)のみ

問48 次の文章のうち正しいものはどれですか。 医療関係法規

☐(1) 特定機能病院と称することができるのは，医療法に定める要件に該当し，都道府県知事の承認を得た場合である。

☐(2) 5類感染症のうち後天性免疫不全症候群の患者を診断したときは，7日以内に都道府県知事に届け出なければならない。

☐(3) 救急救命士が医師の具体的指示に基づいて心肺停止患者を蘇生させるために用いることができる薬剤に，「エピネフリン」がある。

☐(4) 社会保険診療報酬支払基金の特別審査会の審査対象となる高額レセプトは，1件10万点以上である。

a (1), (2)　b (2), (3)　c (1), (3), (4)　d (1)〜(4)のすべて　e (4)のみ

問49 次の文章のうち正しいものはどれですか。 介護保険制度

☐(1) 介護保険の施設サービスには要介護度に応じた5段階の支給限度額が設定されている。

☐(2) 介護保険法第1号被保険者が要介護認定を受ける場合，その原因が特定疾病によって生じたものでなければならない。

☐(3) 介護予防サービスは要介護1と要介護2の認定者が対象となる。

☐(4) 訪問看護ステーションから介護保険による訪問看護を受けている患者が，急性増悪等により特別指示書による訪問看護を受けることになった場合，医療保険の給付を受けることになる。

a (1), (2)　b (2), (3)　c (1), (3), (4)　d (1)〜(4)のすべて　e (4)のみ

問50 次の文章のうち正しいものはどれですか。 介護保険制度

☐(1) 介護保険法の「施設サービス」とは，介護福祉施設サービス，介護保健施設サービスおよび介護医療院サービスをいう。

☐(2) 介護給付費明細書の提出先は国民健康保険団体連合会である。

☐(3) 介護保険施設の入所者が外泊した場合，外泊初日の施設サービス費は算定できない。

☐(4) 介護保険における1単位の単価は全国共通である。

a (1), (2)　b (2), (3)　c (1), (3), (4)　d (1)〜(4)のすべて　e (4)のみ

解説

問1　(1)　一定以上所得者については，2022年10月より2割負担となった。(→高齢者の医療の確保に関する法律第67条，同施行令第14条第4項，同施行令第14条第6項の規定に基づき厚生労働大臣が定める治療及び疾病）［×］

(2)　正しい。特別の事情がなく保険料を滞納している場合に国保被保険者資格証明書の交付の対象となり，医療機関では医療費全額を支払う。(→国民健康保険法第9条)［○］

(3)　正しい。(→高齢者の医療の確保に関する法律施行令第15条）［○］

(4)　船員保険法により，下船3カ月以内の職務外の疾病については10割給付である。(→船員法第89条第2項）［×］

問2　(1)　正しい。選定療養や評価療養を受けた場合の，当該選定療養や評価療養に係る自己負担分(室料差額など）については高額療養費の対象とならない。(→健康保険法第115条）［○］

(2)　民法第166条では，債権等の消滅時効（診療報酬請求権の時効）を5年と規定している。〔→改正民法(令和2年4月1日施行)〕［×］

(3)　正しい。(→健康保険法第65条，第68条）［○］

(4)　正しい。なお，「評価療養」についても同様である。(→健康保険法第86条）［○］

問3　(1)　精神保健福祉法による応急入院に係る医療費については，公費負担の対象とはならない。(→精神保健及び精神障害者福祉に関する法律第30条，33条の7）［×］

(2)　児童福祉法に定める小児慢性特定疾病医療費助成制度では，厚生労働大臣が定める慢性疾患等の医療を原則現物給付としているが，その一部負担として，所得に応じた限度額の範囲内での自己負担が定められている。(→児童福祉法第19条の2）［×］

(3)　国民健康保険（国保）の被保険者が生活保護（生保）の適用を受けた場合，国保の資格は失われるので，国保と公費の併用はない。したがって，この場合，医療費の全額が公費の適用となる。ただし，患者の負担能力により，医療費の一部が徴収される。なお，健康保険と生保の併用はある。(→国民健康保険法第6条）［×］

(4)　正しい。都道府県知事には，1類感染症のまん延を防止するため，入院を勧告する権限があるが，この勧告に従わないときは「入院措置」を命ずることができる。ただし，この措置による入院の期間は72時間以内である。(→感染症法第19条）［○］

問4　(1)　正しい。感染症法37条の2（結核適正医療）の適用を受けた場合は，総医療費のうち，公費負担対象医療費の5％と公費負担対象外医療費の医療保険自己負担分を合計したものが患者負担となる。総医療費の5％ではない。［○］

(2)　正しい。生活保護法の医療扶助が適用される場合，後期高齢者医療制度の受給対象とはならない。(→高齢者の医療の確保に関する法律第51条）［○］

(3)　スモンは特定疾患治療研究事業（法別番号51）の対象であり，療養病棟入院基本料における「医療区分3」の対象疾患である（「医療区分2」の対象ではない)。(告示「基本診療料の施設基準等」の「別表第5の2」，「別表第5の3」)（点24 p.1283）［×］

(4)　都道府県知事の定める医師(難病指定医)でなければ，新規の臨床個人調査票（診断書）を作成することはできない。協力難病指定医が行えるのは，更新認定のみとなる。(→「難病の患者に対する医療等に関する法律」第6条および難病の患者に対する医療等に関する法律施行規則第15条）［×］

問5　(1)　入院患者3人に対して看護職員1人と定められている。(→医療法施行規則第19条）［×］

(2)　正しい。全額公費負担で自己負担のない患者については，原則，無料発行の対象から除外されている（公費負担給付患者で一部負担金のある患者は，無償発行が義務）が，生活保護（医療扶助）の患者は，一部負担金のない場合であっても明細書を無償で交付することが義務づけられている。(→通知「医療費の内容が分かる領収証及び個別の診療報酬の算定項目が分かる明細書の交付について」の「5」)（点24 p.26）［○］

【正解】　問1［b］，問2［c］，問3［e］，問4［a］

(3) 正しい。医療機関における業務の効率化・合理化を促進する観点から，対面によらない方法で開催しても差し支えないとしている。具体的には，書面による会議や，あらかじめ議事事項を配付してメール等で採決をとる方法，電子掲示板を利用する方法が可能である。(→告示「基本診療料の施設基準等」第4「6」に係る通知)（点24 p.1062）[○]

(4) 救急病院とは，救急患者の受入れを行う旨，開設者から都道府県知事に申し出のあった施設のうち，必要と認定され，期限を告示した病院をいう（→救急病院等を定める省令)。[×]

問6 (1) 正しい。保険医の処方箋によって調剤を行うことができる薬局を保険薬局といい，厚生労働大臣の指定を受けたところに限られている。(→健康保険法第63条第3項) [○]

(2) 広告できる診療科名は医療法施行令によって明示されている。自由に表示することはできない。(→医療法施行令第3条の2）[×]

(3) 正しい。保険医療機関は，患者から所定の一部負担金（健康保険法の規定による）の支払いを受けることとされている。(→健康保険法第74条，療養担当規則第5条）自由に減免等はできない。なお，保険者は災害等の事情がある被保険者について，一部負担金の減額・免除を行うことができる。（→健康保険法第75条の2）[○]

(4) 正しい。(→健康保険法第75条，国民健康保険法第42条の2，高齢者医療確保法第68条）[○]

問7 (1) 正しい。設問のとおり。(→療養担当規則第5条の4）[○]

(2) 正しい。病状からの緊急性がなく，単に患者の希望による時間外診療についての特別の料金の徴収は，通常は時間内とされる時間帯であっても，この場合は時間外加算と異なり，認められる。(→保医発通知「『療担規則及び薬担規則並びに療担基準に基づき厚生労働大臣が定める掲示事項等』)（点24 p.1564) [○]

(3) 療養担当規則において投薬量に限度が定められている医薬品及び貼布剤については，リフィル処方箋による投薬を行うことはできない。(→療養担当規則第20条「3」の「ロ」，告示「療養担当規則及び薬担規則並びに療担基準に基づき厚生労働大臣が定める掲示事項等」第10の2）（点24 p.1577）[×]

(4) 特別の療養環境の提供に係る基準により，治療上の必要から入院させたような場合には，患者の負担を求めることはできない。また，患者の同意もない場合は特別の料金（室料差額）の支払いは求められない。(→告示「療担規則及び薬担規則並びに療担基準に基づき厚生労働大臣が定める掲示事項等」)（点24 p.1559）[×]

問8 (1) 療養担当規則第2条の5，第19条の3で，保険医および保険医療機関は処方箋の交付に関し，特定の保険薬局を利用する指示等を行ってはならないと定めている。ただし，①（認知症）地域包括診療加算に係る院外処方，②（認知症）地域包括診療料に係る院外処方――等を行う場合は，一部認められる。[×]

(2) インスリン製剤は保険医が投与できる注射薬であり，療養上必要な事項について適切な注意及び指導を行ったうえ，症状の経過に応じたものであれば，投与日数の限度はない。(→療養担当規則第20条「2」のト）[×]

(3) 厚生労働大臣の定める麻薬，向精神薬または，薬価基準収載後1年未満の新薬については，14日，30日又は90日の期間の限度があるが，その他は予見することができる必要期間に従ったものであれば投与期間の限度はない。(→療養担当規則第20条「2」へ）[×]

(4) 正しい。(→告示『療担規則及び薬担規則並びに療担基準に基づき厚生労働大臣が定める掲示事項等』)（点24 p.1558）[○]

問9 (1) 正しい。情報通信機器を用いた初診・再診・外来診療料は，施設基準の届出医療機関において，「オンライン診療の適切な実施に関する指針」に沿って適切な診療を行った場合に算定できる。医療機関に所属する医師が医療機関内で実施することが原則だが，医療機関外で実施する場合であっても，オンライン指針に沿った適切な診療であり，その場所が事後的に確認可能であれば算定

【正解】 問5［b］，問6［c］，問7［a］，問8［e］

可能である。(→A000に関する保医発通知)(点24 p.35)[○]

(2) 正しい。初診料291点，乳幼児深夜加算695点を算定する。休日の深夜は，深夜加算を算定する。また，A000「注6」の乳幼児加算（75点）は併算定できない。(→A000)[○]

(3) 自費診療から保険診療に切り換えられても，同一の疾病または負傷に関するものであるかぎり，初診料の算定はできない。(→A000に関する保医発通知)(点24 p.45)[×]

(4) 外来診療料には膀胱洗浄などの簡単な処置の費用は含まれているが，含まれるのは手技料のみであって，薬剤料や特定保険医療材料料は別に算定できる。(→A002に関する保医発通知)[×]

問10 (1) 正しい。労災保険により保険給付の対象外の傷病の治療を受けている期間中に，当該保険医療機関において，保険給付の対象となる診療を受けても，初診料は算定できない。(→A000に関する保医発通知)(点24 p.35)[○]

(2) 正しい。外来診療料には熱傷処置料は包括されない。(→A002「注6」，A002に関する保医発通知)[○]

(3) 地域包括診療加算は，脂質異常症，高血圧症，糖尿病，慢性心不全，慢性腎臓病（慢性維持透析を行っていないものに限る），認知症のうち2以上の疾患を有していなければ算定できない。(→A001「注12」，保医発通知)[×]

(4) 施設基準の届出医療機関において情報通信機器を用いた初診を行った場合，別に点数が規定された初診料が算定できる。その場合において，乳幼児加算や時間外・休日・深夜加算などの初診料の注加算が算定できないとする規定は特にない。要件を満たせば，注加算も算定できる（→A000)。[×]

問11 (1) 正しい。同一日において2以上の初診があった場合は，2つ目の診療料については，A000「注5」により初診料146点（情報通信機器を用いた初診の場合は127点）を算定できる。[○]

(2) 正しい。紹介状がない受診等の定額負担額が2022年10月から変更されたことに伴い，定額負担を求める患者の初診料から200点を控除した点数を保険請求する。(→保医発通知「療養担当規則等の実施上の留意事項」の「18」)(点24 p.1563)[○]

(3) A000「注5」同一日複数科初診料の算定時にA000初診料「注10」機能強化加算は算定できない。(→A000「注5」)[×]

(4) 日曜日や祝日，12/29〜12/31，1/2，1/3以外の日を休診日とした場合は，深夜時間帯を除き時間外加算の扱いをする。(→A000，A001に関する保医発通知)(点24 p.39)[×]

問12 (1) 正しい。(→①告示「保険外併用療養費に係る療養についての費用の額の算定方法」別表第2，②保医発通知「『療担規則及び薬担規則並びに療担基準に基づき厚生労働大臣が定める掲示事項等』及び『保険外併用療養費に係る療養についての費用の額の算定方法』別表第2の留意事項について」のⅡ)(点24 p.1567,1588)[○]

(2) 正しい。広汎性腹膜炎，腸閉塞のほか，難治性嘔吐，難治性下痢，活動性の消化管出血，炎症性腸疾患，短腸症候群，消化管瘻，急性膵炎の患者が，「中心静脈栄養」を実施した際，「医療区分3」に該当する。(→基本診療料の施設基準「別表第5の2」)(点24 p.85)[○]

(3) 正しい。小児科を標榜していれば，小児科患者に限らず15歳未満の患者すべてが対象となる（ただし，療養病棟の入院患者を除く）。(→A307「注1」，保医発通知)[○]

(4) 正しい。総合入院体制加算は，全身麻酔の手術件数が，「1」は2,000件以上，「2」は1,200件以上、「3」は800件以上であることが要件である。(→告示「基本診療料の施設基準等」の第8「1」)[○]

問13 (1) A309特殊疾患病棟入院料とA212超重症児（者）入院診療加算は，A309「注5」により併せて算定できる。[×]

(2) 正しい。悪性腫瘍患者の再入院の起算日は，前回の退院日から起算して，1月以上の期間同一傷病についていずれの医療機関に入院または介護老人保健施設に入所することなく経過した後に再入院した場合は，再入院の日を起算日とする。(→入院料等に関する保医発通知「入院期間の計算」(点24 p.71))

【正解】 問9［a］，問10［a］，問11［a］，問12［d］

[○]

(3) 正しい。(→告示「基本診療料の施設基準等」の第8「7」)[○]

(4) 点数表において「1日につき」と記されているものは,「暦の1日」(午前0時を境とする)をいう。したがって,設問の場合は,入院料を2日分算定する。[×]

問14 (1) 療養病棟入院基本料については,中心静脈カテーテルに係る院内感染対策の指針を作成するだけでなく,中心静脈カテーテルに係る感染症の発生状況の把握も要件となっている。(→告示「基本診療料の施設基準」第5「3」(1)⑥)(点24 p.1088)[×]

(2) 正しい。なお,離島等所在保険医療機関については,入院基本料の所定点数から100分の3を減じた額とする。(→第2部入院料等「通則6」,告示「厚生労働大臣の定める入院患者数の基準及び医師等の員数の基準並びに入院基本料の算定方法」)(点24 p.1490)[○]

(3) 正しい。外泊期間中の入院料については,通常,入院基本料の基本点数または特定入院料の15%を算定するが,精神及び行動の障害の患者について治療のために外泊を行わせた場合は,さらに15%(合計30%)を算定できる。ただし,それは,連続して3日以内で,かつ同一暦月6日以内である。(→入院料等に関する保医発通知)(点24 p.71)[○]

(4) DPC対象病院においては短期滞在手術等基本料3を算定できない。(→A400に関する保医発通知)(点24 p.236)[×]

問15 (1) 正しい。食堂加算は,食堂の設置が要件の一つとなっている点数を算定している場合は,併せて算定できない。(→保医発通知「入院時食事療養に係る食事療養及び入院時生活療養に係る生活療養の実施上の留意事項について」「4」食堂加算)(点24 p.1040)[○]

(2) 特別食加算に係る脂質異常症食の対象患者は,空腹時定常状態のLDL-コレステロール値が140mg/dL以上の者またはHDL-コレステロール値が40mg/dL未満である者もしくは中性脂肪値が150mg/dL以上の者のうちいずれかである。〔→保医発通知「入院時食事療養に係る食事療養及び入院時生活療養に係る生活療養の実施上の留意事項について」「3」特別食加算⑿〕(点24 p.1040)[×]

(3) 正しい。特別メニューの食事は,通常の入院時食事療養の費用ではまかなえない高価な材料を使用したり,特別な調理の食事を提供する場合等を指す。標準負担額に加えて,標準食に係る費用を超えた額を患者から支払を受けることができる。(→療養担当規則第5条第2項)[○]

(4) 正しい。離乳食や幼児食,市販の経管栄養法用流動食は「疾病治療の直接手段としての治療食」には該当しないため,特別食加算は算定できない。〔→通知「入院時食事療養に係る食事療養等の実施上の留意事項について」「3」特別食加算⑵〕(点24 p.1039)[○]

問16 (1) 正しい。標準負担額は1食につき支払う。(点24 p.1043)[○]

(2) 標準負担額の支払いは,医療保険(健康保険,国民健康保険等),後期高齢者医療制度において定めているものであり,労災保険,公費負担医療(感染症法第37条の2などを除く),公害医療等が適用される場合は,標準負担額の支払いを要しない。[×]

(3) 正しい。食堂加算は,要件を備えている病棟・診療所に入院している患者に食事の提供が行われた時,1日につき病棟・診療所単位で算定する。(通知「入院時食事療養費に係る食事療養等の実施上の留意事項について」「4」食堂加算)(点24 p.1040)[○]

(4) 正しい。標準負担額は,①食費(食材料費・調理コスト相当)と②居住費(光熱水費相当)に分け,所得と病状(重篤であるか否か)に応じて決められる。(点24 p.1044)[○]

問17 (1) 正しい。抗菌薬の投与の必要性が認められないため抗菌薬を使用しない患者に対して,療養上必要な指導及び検査結果の説明を行い,文書により説明内容を提供した場合に,初診時に限り月1回に限り,算定できる。なお,インフルエンザウイルス感染症の患者(疑われる患者を含む)および新型コロナウイルス感染症の患者(疑われる患者を含む)については,算定できない。(→B001-2「注4」)[○]

(2) 正しい。診療情報提供料(Ⅰ)は,紹介先保険医療機関ごとに患者1人につき月1

【正解】 問13[b],問14[b],問15[c],問16[c]

回に限り算定できる。(→B009「注1」)［○］

(3) 届出医療機関で，一般不妊治療を実施している入院外の不妊症の患者を対象に，医学管理と療養指導を行った場合，3月に1回に限り算定できる。ただし，B001「33」生殖補助医療管理料との併算定不可。また，初診料を算定する初診日の指導又は当該初診日の同月内に行った指導の費用は初診料に含まれる。(→B001「32」)（点24 p.273）［×］

(4) 2024年診療報酬改定において，B000特定疾患療養管理料の対象疾患から脂質異常症，高血圧症，糖尿病が除外され，この3疾患に対する従前の評価に代替するものとして，B001-3-3生活習慣病管理料（Ⅱ）が新設された。本項目は，入院外の患者を対象に月1回算定する。(→B001-3-3「注1」)［×］

問18 (1) 療養費同意書交付料は，あん摩・マッサージ・指圧，はり，きゅうの施術に係る療養費の支給を受けるために，医師が同意書または診断書を交付した場合にのみ算定できるものであり，治療用装具の療養費の支給を受けるための交付料ではない。(→B013に関する保医発通知)［×］

(2) 退院日から1カ月経過以降でなければ算定できない取扱いは，「当該医療機関からの退院」に限られる。つまり，他院からの退院であれば，退院後1月以内でも算定可能。なお，B001「1」特定疾患療養管理料のほか，「5」小児科療養指導料，「6」てんかん指導料，「7」難病外来指導管理料，「8」皮膚科特定疾患指導管理料，「18」小児悪性腫瘍患者指導管理料，「21」耳鼻咽喉科特定疾患指導管理料についても同様の扱いである。(→B000に関する保医発通知)［×］

(3) 肺血栓塞栓症の予防を目的として使用される弾性ストッキング及び間歇的空気圧迫装置の費用は所定点数に含まれ，別に算定できない。(→B001-6「注2」，B001-6に関する保医発通知)［×］

(4) 正しい。別の疾患に対して別の薬剤の血中濃度を測定した場合は（所定点数を）それぞれ算定できる。(→B001「2」イに関する保医発通知カ)［○］

問19 (1) 正しい。第2章特掲診療料に関する通則により慢性疼痛疾患管理料と在宅療養指導管理料は同一月に（併せて）算定できない。（点24 p.240）［○］

(2) 正しい。提供する医療機関ごとに患者1人につき3月に1回もしくは月1回に限り算定することができる。なお，単に受診した旨のみを記載した文書では算定できない。（また，紹介先が「紹介受診重点医療機関」である場合は，紹介元医療機関が「連携強化診療情報提供料」の要件を満たす必要はない。）(→B011「注1」)［○］

(3) 施設基準を満たす医療機関において，入院中の患者以外のアレルギー性鼻炎の患者に対して，アレルゲン免疫療法による計画的な治療管理を行った場合に，月1回に限り算定可。1月目は280点，2月目以降は25点を算定する。(→B001「35」)（点24 p.278）［×］

(4) 所定点数の100分の50に相当する点数により算定するのは，抗てんかん剤または免疫抑制剤を投与している患者以外の患者に対して行った4月目以降の薬物血中濃度の測定および計画的な治療管理である。(→B001「2」注4)［×］

問20 (1) 特定保険医療材料料ではなく，C165在宅持続陽圧呼吸療法用治療器加算「1」または「2」を算定する。(→C165に関する保医発通知)［×］

(2) 正しい。緊急に行う往診とは，患者又は現にその看護に当たっている者からの訴えにより，速やかに往診しなければならないと判断した場合をいい，具体的には往診の結果，急性心筋梗塞，脳血管障害，急性腹症等が予想される場合（15歳未満の小児，小児慢性特定疾病医療支援の対象である20歳未満の者については，これに加えて，低体温，けいれん，意識障害，急性呼吸不全等が予想される場合）をいう。(→C000「注1」に関する保医発通知)（点24 p.355）［○］

(3) 正しい。〔→C005-2に関する平16.7.7事務連絡，保医発通知「診療報酬請求書等の記載要領等について」別表Ⅰ「摘要」欄への記載事項一覧〕［○］

(4) 異なる疾患の在宅自己注射指導管理であれば，それぞれ算定できる。(→C101に関

【正解】 問17［a］，問18［e］，問19［a］，問20［b］

する保医発通知）［×］

問21 ⑴　同一の患者について，C001在宅患者訪問診療料（Ⅰ）とC005在宅患者訪問看護・指導料等のうち，いずれか１つを算定した日においては，他のものを算定できない。（→在宅医療「第１節在宅患者診療・指導料」に関する保医発通知）［×］

⑵　診療記録の保管・管理のための規定は明文化されていなければならない〔→C002「注13」，C002-2「注７」在宅データ提出加算に関する施設基準（３）（５）〕（点24 p.1344）［×］

⑶　在宅療養指導管理を２つ以上行った場合には，主たる点数のみ算定する。しかし，在宅療養指導管理材料加算は第２款「通則１」に関する保医発通知により，それぞれ算定できる。C107の所定点数（2,800点）にC164「１」気管切開口を介した陽圧式人工呼吸器使用加算（7,480点），C158酸素濃縮装置加算（4,000点）を行い，合計は14,280点となる。［×］

⑷　正しい。訪問看護指示料の特別訪問看護指示加算は，当該患者の急性増悪，終末期等により一時的に週４回以上の頻回の指定訪問看護の必要があって，特別訪問看護指示書を交付した場合に，１月に１回（別に厚生労働大臣が定める者については２回）を限度として算定する。（→C007「注２」に関する保医発通知）［○］

問22 ⑴　正しい。入院における調剤技術基本料も，B008薬剤管理指導料を算定した場合には算定できない。（→F500「注４」および保医発通知）［○］

⑵　正しい。入院中の患者に対し，月をまたがって投与した薬剤は，投薬した日の属する月により区分する。（→投薬の部「通則」に関する保医発通知）［○］

⑶　正しい。薬価基準収載の臨床試用医薬品を使用した場合，調剤料，処方料，特定保険医療材料料，調剤技術基本料は算定できるが，薬剤料の算定はできない。（→投薬の部「通則」に関する保医発通知）［○］

⑷　正しい。なお，医薬品を開発したメーカーの医薬品を「先発医薬品」，特許が切れた後に，先発医薬品と成分や規格等が同一であるとして，臨床試験などを省略して承諾される医薬品を「後発医薬品」という。（→療養担当規則第20条「２」ニ）［○］

問23 ⑴　正しい。設問のとおり。ビタミン剤に係る薬剤料が算定できるのは，医師が当該ビタミン剤の投与が有効であると判断し，適正に投与された場合に限られる。（→F200「注５」に関する保医発通知）（点24 p.583）［○］

⑵　正しい。（→F400に関する保医発通知）［○］

⑶　薬剤料の所定単位は，１回の処方において２種以上の内服薬を調剤する場合には，服用時点が同時でかつ服用回数が同じであるものは１剤とする。ただし固型剤と内服液剤の場合には別々にするので，この場合は３剤となる。（→F200に関する保医発通知）［×］

⑷　１処方につき，常態として投与する内服薬が７種類以上の場合，臨時投与の薬剤も含めたすべての内服薬の薬剤料を100分の90に相当する点数により算定する。（→F200「注３」に関する保医発通知）［×］

問24 ⑴　入院患者には皮下注射の手技料は算定できない。また，組換え沈降Ｂ型肝炎ワクチン（酵母由来）は生物学的製剤加算の対象だが，注射の部の「通則」に関する保医発通知に「注射の手技料を包括する点数を算定した場合，通則３，４及び５の加算は算定できない。」とあるため，薬剤料のみの算定となる。［×］

⑵　G004「１」により，「６歳未満の乳幼児に対し１日分の注射量が100mL以上の場合」は105点を算定し，さらに「注２」により，乳幼児加算48点を加算する。G004「３」は「１」「２」以外の外来の場合に対象となる。［×］

⑶　中心静脈注射は必ずしも経口摂取に代わるものでないので，診療上の必要があって食事を提供した場合は，入院時食事療養費も併せて算定できる。（→G005に関する保医発通知）［×］

⑷　正しい。（→告示「特掲診療料の施設基準等」の第８「１」に関する保医発通知）（点24 p.1373）［○］

【正解】 問21［ｅ］，問22［ｄ］，問23［ａ］，問24［ｅ］

問25 (1) 同一日に点滴注射と中心静脈注射を併せて行った場合は，ルートに関係なく主たるものの所定点数を算定する。（→G004に関する保医発通知）［×］

(2) 正しい。点滴回路を利用して注射薬剤を追加投与する管注は，点滴の総量に含まれる。設問の場合，点滴注射量は500mLとなる。（→G004に関する保医発通知）［○］

(3) 正しい。（→注射の部の第２節薬剤料に関する平23.4.1事務連絡）（点24 p.608）［○］

(4) 血漿成分製剤を点滴注射または中心静脈注射するにあたり，患者に注射の必要性，危険性等を文書による説明を行った場合は，一連の注射につき（１回），血漿成分製剤加算50点を加算するが，この場合の血漿成分製剤とは，新鮮液状血漿，新鮮凍結人血漿等を含み，血漿分画製剤（アルブミン製剤，グロブリン製剤等）を含まない。（→G004「注」に関する保医発通知）［×］

問26 (1) 採血料・注射（手技）料は所定点数に含まれるが，注射薬の薬剤費については，別途算定可能である。（→D287「注２」および保医発通知）［×］

(2) 内視鏡検査のD295～D323及びD325の検査は，同一の患者に同一月において同一検査を２回以上実施した場合には，２回目以降は，外来および入院にまたがって行われた場合でも通算して100分の90で算定する。したがって，2,500点（D302）＋2,500点×90/100＝4,750点が正しい（→第３節生体検査料「内視鏡検査」の「通則２」「注２」）。［×］

(3) D414内視鏡下生検法は１臓器ごとの算定で，１臓器の取り扱いはN000病理組織標本作製に準ずることになっており，そこでは「上行結腸，横行結腸，下行結腸」は「１臓器」として算定することが規定されている。（→D414，N000に関する保医発通知）［×］

(4) 正しい。検体検査を実施し，検体検査判断料のいずれかを算定した場合に，患者１人につき月１回算定できる。（→D026「注４」に関する保医発通知）［○］

問27 (1) 呼吸心拍監視装置の装着を中止した後30日以内に再装置が必要となった場合の日数の起算日は，最初に呼吸心拍監視を算定した日とする。なお，当該検査を中止している期間についても実施日数の計算に含める。（→D220に関する保医発通知）［×］

(2) 正しい。（→内視鏡検査に関する保医発通知「内視鏡検査に係る共通事項」）［○］

(3) 正しい。D211の「注２」にも示されているが，トレッドミルによる負荷心肺機能検査は，この検査を行うために一連として実施された心電図検査を含むものであり，負荷の種類および回数にかかわらず，1,600点により算定する。［○］

(4) 対称器官に係る検査の各区分の所定点数は，特に規定する場合を除き，両側の器官の検査料であり，「特に規定する場合」とは，検査料の末尾に「片側」と記してあるものである。したがって，精密眼圧測定（D264）は両眼でも所定点数のみである。（→検査の部の「通則５」）［×］

問28 (1) 同一患者に対して同一日に２回以上，時間外等の診療を行い，その都度，検体検査を行った場合でも，時間外緊急院内検査加算は１日につき１回のみ算定する。（→検体検査実施料「通則１」に関する保医発通知）（点24 p.454）［×］

(2) 正しい。生体検査の一部には乳幼児加算があり，所定点数の100分の70が加算できる。（→生体検査料の「通則１」）［○］

(3) 正しい。ダーモスコピー（D282-4）は皮膚科学的検査である。皮膚科学的検査は，外来管理加算を算定できない検査として厚生労働大臣が別に定める生体検査には含まれていない。（→A001「注８」および保医発通知）（点24 p.49）［○］

(4) 長谷川式知能評価スケールは，D285認知機能検査その他の心理検査の「１　操作が容易なもの」の「イ　簡易なもの」で算定する。この「イ　簡易なもの」は原則として３月に１回に限り算定する（医学的必要から３月に２回以上算定する場合はレセプト摘要欄に理由と医学的根拠を詳細に記載する）。（→D285に関する保医発通知）（点24 p.539）［×］

問29 (1) 常勤の医師のみ算定可能である。（→画像診断の部の「通則４」）［×］

【正解】 問25［ｂ］，問26［ｅ］，問27［ｂ］，問28［ｂ］

(2) 耳・肘・膝等の対称器官または対称部位の健側を対照として撮影する場合は，撮影料，診断料とも，患側と同一部位の同時撮影を行ったのと同じ取扱いになるため，別々には算定できない。(→エックス線診断料に関する保医発通知) [×]

(3) 他院で撮影されたフィルムを診断した場合は算定できない。(→画像診断の「通則3」および時間外緊急院内画像診断加算に関する保医発通知) [×]

(4) 正しい。同一の部位にCTとMRIを同一月に行った場合は，2回目以降の算定はCT，MRIにかかわらず，所定点数の100分の80（一連につき）に相当するを算定する。(→コンピューター断層撮影診断料「通則2」に関する保医発通知) [○]

問30 (1) 正しい。(→「コンピューター断層撮影診断料」に関する「通則2」および保医発通知)（点24 p.566）[○]

(2) 正しい。A000初診料「注5」のただし書に規定する2つ目の診療科での初診料算定時においても，算定可能である。(→E203コンピューター断層診断に関する保医発通知) [○]

(3) 6歳未満の乳幼児に対して胸部単純撮影<u>または腹部単純撮影</u>を行った場合は，フィルム代を1.1倍で算定できる。(→E400「注1」および保医発通知) [×]

(4) CT撮影で造影剤を使用した場合は，E200「注3」の造影剤使用加算（500点）を算定し，この場合において，造影剤注入手技料および麻酔料（L008マスク又は気管内挿管による閉鎖循環式全身麻酔を除く）は加算点数に含まれるものとする。よって，L004脊椎麻酔は別に算定できない。(→E200「注3」)（点24 p.566）[×]

問31 (1) 処置の「通則3」に，「第1節に掲げられていない処置であって簡単なものの処置の費用は，薬剤又は特定保険医療材料を使用したときに限り，第3節（薬剤料）又は第4節（特定保険医療材料料）の所定点数のみにより算定する。」と明示されている。[×]

(2) ドレーン抜去後に抜去部位の処置が必要な場合は，J000創傷処置の「1」として算定できる。(→J002に関する保医発通知) [×]

(3) 他の医療機関でC102在宅自己腹膜灌流指導管理料を算定している患者に対して人工腎臓を行った場合，診療報酬明細書の摘要欄に当該管理料を算定している医療機関名を記載した場合に限り，週1回を限度に算定できる。(→J038に関する保医発通知)（点24 p.704）[×]

(4) 正しい。J000創傷処置には「1日につき」とは明示されていないため，治療上の必要からたとえば1日に2回行われた場合は2回算定できる（手術後の患者を除く）。[○]

問32 (1) 正しい。対称器官に係る処置の点数は特に規定する場合を除き両側の器官の点数とする，と規定されている。J116関節穿刺（片側）は「特に規定する場合」に該当する。(→処置の部「通則6」) [○]

(2) 当該点数の算定日に限り，1回に限り算定できる。(→J043-4に関する保医発通知) [×]

(3) 正しい。(→J041-2に関する保医発通知) [○]

(4) 正しい。人工腎臓の休日加算の条件は「初診料」と同じであるが，日曜日である休日は対象としない。ただし，12月29日から1月3日の間の日曜日は対象となる。(→J038「注1」に関する保医発通知) [○]

問33 (1) 同じ消化器系の手術であっても，遠隔部位の2手術を行う場合はそれぞれ所定点数を算定する。〔→手術の「通則14」に対する保医発通知(2)「イ」〕（点24 p.737）[×]

(2) 手術の開始時間とは，執刀した時間をいう。執刀した時間は午後10時10分であり，深夜加算の対象である（→手術の部「通則12」に関する保医発通知）。[×]

(3) K617「2」下肢静脈瘤硬化療法の所定点数は「一連として」と規定されている。この場合の「一連」とは，治療の対象となる疾患に対して所期の目的を達するまでに行う一連の治療過程をいい，おおむね2週間にわたり行われるものをいう。設問については，所定点数を1回のみ算定する。(→K617に関する保医発通知) [×]

(4) 正しい。手術の「通則8」と「通則12」による加算が複合した場合の算定である。それぞれの加算される点数を個別に計算し，

【正解】 問29[e]，問30[a]，問31[e]問32[c]

所定点数に合算する。960点（K061「3」）＋960点×1（3歳未満の乳幼児加算）＋960点×0.8（深夜加算）＝2,688点となる。［○］

問34 (1) 同一手術野の規定は，1指から5指まで全体を「同一手術野」とするものと，「それぞれを同一手術野」（別の手術野）とする手術とに分かれている。K090ひょう疽手術については，第1指から第5指までのそれぞれを同一手術野として扱うものと規定されている。すなわち，指1本ごとに所定点数を算定できる。（→手術の部「通則14」に関する保医発通知）（点24 p.737）［×］

(2) 人工骨頭挿入術の緊急挿入加算は，75歳以上の大腿骨近位部骨折患者に対して48時間以内に人工骨頭の挿入を行った場合（B001「34」二次性骨折予防継続管理料1を算定する場合に限る）に，1回に限り算定できる。（→K081に関する保医発通知）（点24 p.758）［×］

(3) 血漿成分製剤（新鮮液状血漿，新鮮凍結血漿等）は注射の部において算定する。（→K920に関する保医発通知）［×］

(4) 正しい。K182神経縫合術とK046骨折観血的手術を同時に行った場合は，厚生労働大臣が定める（告示）「複数手術に係る費用の特例」により主たる手術の所定点数に，従たる手術の所定点数の100分の50に相当する点数を加算して算定する。したがって，設問の場合には，15,160点＋11,370点×50／100＝20,845点となる。（→手術の「通則14」に関する保医発通知）［○］

問35 (1) 午後11時（深夜）に行われた手術や150点以上の処置については，所定点数の80/100に相当する点数を加算して算定する（手術の「通則12」及び処置の「通則5」）。なお，手術当日の手術に関連する処置の費用は算定できないが，ギプスは除く（→手術の「通則1」に関する保医発通知）。従って，設問の場合には，手術料K044　1,840点＋1,840点×80/100＝3,312点，ギプス：J122　1,200点＋1,200点×80/100＝2,160点となる。［×］

(2) 「入院中の患者に対し，休日または深夜に，これらの加算が算定できる緊急手術を行った場合は，麻酔料も当該加算ができる」旨規定されているが，時間外加算は対象とはなっていない。（→麻酔の「通則3」）［×］

(3) L008マスクまたは気管内挿管による閉鎖循環式全身麻酔の実施時間とは，当該麻酔を行うための閉鎖循環式全身麻酔器を患者に接続した時点を開始とし，患者が当該麻酔器から離脱した時点を終了とする。（→L008に関する保医発通知）［×］

(4) 正しい。なお，手術当日の注射の手技料及び手術に関連して行う処置（ギプスを除く）の費用も算定できない。（→手術の「通則1」に関する保医発通知）（点24 p.732）［○］

問36 (1) 正しい。L008「2」麻酔が困難な患者以外の患者12,190点（2時間まで）＋「注2」「ロ」1,200点×3（時間加算）＝15,790点となる。閉鎖循環式全身麻酔と静脈麻酔を併施したが，「通則4」により主たる麻酔（閉鎖循環式全身麻酔）の所定点数のみを算定する。［○］

(2) 常勤の麻酔科標榜医が麻酔前後の診療を行う必要がある。（→L009麻酔管理料（Ⅰ）に関する保医発通知）［×］

(3) 正しい。神経破壊剤とは，エチルアルコール（50%以上）およびフェノール（2%以上）等を指し，がん性疼痛の場合を除き，同一神経ブロックでの算定は月1回を限度とする。（→L101に関する保医発通知）［○］

(4) 正しい。麻酔管理料（Ⅱ）は，麻酔科を標榜する保険医療機関において，当該保険医療機関の常勤の麻酔科標榜医の指導下に，麻酔を担当する医師が麻酔前後の診察（常勤の麻酔科標榜医による診察でも可）および硬膜外麻酔，脊椎麻酔またはマスク又は気管内挿管による閉鎖循環式全身麻酔を行った場合に算定する。（→L010に関する保医発通知）［○］

問37 (1) 特定保険医療材料以外の保険医療材料については，当該材料を使用する手技料の所定点数に含まれるので，別に算定できない。（→保医発通知「特定保険医療材料の材料価格算定に関する留意事項について」）（点24 p.968）［×］

(2) 酸素や腰部，胸部又は頸部固定帯は特定保険医療材料ではなく，処置医療機器等加

【正解】 問33［e］，問34［e］，問35［e］，問36［c］

算として別に算定する。(→処置の部　第2節，第4節)。[×]

(3) 人工腎臓用ダイアライザーは種類により材料価格が定められているが，この「材料価格」に消費税は含まれる。(→告示「特定保険医療材料及びその材料価格」)(点24 p.968) [×]

(4) 正しい。(→処置の部「通則1」に関する保医発通知)[○]

問38 (1) 正しい。医師または歯科医師の指示の下に言語聴覚士又は看護師等が行う嚥下訓練（1回につき30分以上）は，摂食機能療法として算定できる。(→H004に関する保医発通知)[○]

(2) 正しい。算定日数上限の除外対象患者は，「改善が期待できると医学的に判断される場合」と「治療上有効であると医学的に判断される場合」に分けて定められている。(→H002「注1」)[○]

(3) 正しい。要件を満たしていれば各々算定可能。(→H003-4に関する平28.3.31事務連絡)[○]

(4) 正しい。(→H008に関する保医発通知) [○]

問39 (1) 正しい。H001脳血管疾患等リハビリテーション料（Ⅰ）のほかに，H000心大血管疾患リハビリテーション料（Ⅰ），H001-2廃用症候群リハビリテーション料（Ⅰ），H002運動器リハビリテーション料（Ⅰ），H003呼吸器リハビリテーション料（Ⅰ）が該当する。(→リハビリテーションの一般事項に関する保医発通知「6」)(点24 p.615)[○]

(2) 正しい。(→H007に関する保医発通知，特掲診療料の施設基準等　別表第10の2)(点24 p.645)[○]

(3) 「常勤医2名以上・そのうち1名は3年以上の経験または受講歴」のほかに，「週3日以上常態として22時間以上勤務している専任の非常勤医師2名以上」の組合せでも認められる。なお，この場合も研修要件は満たす必要がある。(→特掲診療料の施設基準等第9「1」に関する保医発通知)(点24 p.1377) [×]

(4) 斜視視能訓練と弱視視能訓練を同時に施行した場合は，主たるもののみで算定する。(→H005に関する保医発通知)[×]

問40 (1) 心身医学療法は，小児特定疾患カウンセリング料を算定した同一月には算定できない。なお，特定疾患療養管理料，ウイルス疾患指導料，小児特定疾患カウンセリング料，小児科療養指導料，てんかん指導料，難病外来指導管理料，皮膚科特定疾患指導管理料，慢性疼痛疾患管理料，小児悪性腫瘍患者指導管理料，耳鼻咽喉科特定疾患指導管理料，在宅療養指導管理料，心身医学療法は特に規定する場合を除き，同一月に併算定できない。(→第2章特掲診療料に関する「通則」に係る保医発通知およびB001「4」「注1」)[×]

(2) I001「1」入院精神療法（Ⅰ）とI001「2」入院精神療法（Ⅱ）が同一週に行われた場合，入院精神療法（Ⅱ）は算定できない。(→I001に関する医保発通知)[×]

(3) 同一の患者に対して同一日に精神科デイ・ケアと精神科ナイト・ケアを併せて実施した場合は，精神科デイ・ナイト・ケアとして算定する。(→I 009に関する保医発通知)[×]

(4) 正しい。(→I008-2に関する保医発通知) [○]

問41 (1) 正しい。6歳以上15歳未満に対して放射線治療を行う場合は所定点数に100分の20に相当する点数を加算する。M001-2ガンマナイフによる定位放射線治療50,000点＋(50,000×0.2)＝60,000点。(→放射線治療の部「通則3」)[○]

(2) 正しい。(→M004の「注2」)[○]

(3) 放射線治療管理料は，照射計画により放射線照射を行う場合に，所期の目的を達するまでに行う一連の治療過程において，2回に限り算定する。ただし，子宮頸癌に対して行う場合は一連の治療過程において4回まで算定できる。(→M000に関する保医発通知)[×]

(4) 1日に同一部位に対し複数回の照射を行う場合においては，1回目と2回目の照射の間隔が2時間を超える場合に限り，「イ」の所定点数を2回分算定する。したがって，設問の場合は，1回目，2回目ともに110

【正解】 問37［e］，問38［d］，問39［a］，問40［e］，問41［a］

点を算定する。(→M001に関する保医発通知)［×］

問42 (1) 正しい。(→保険発通知「診療報酬請求書等の記載要領等について」別表Ⅰ)(点24 p.1694)［○］

(2) 医保と公費の併用の場合は，「保険種別1」欄については「1」のみを○で囲み，同時に「保険種別2」欄の「2」(2併)の番号を○で囲む。〔→保医発通知「診療報酬請求書・明細書の記載要領」別紙1のⅡの第3「2」(4)〕(点24 p.1613)［×］

(3) 正しい。(→保険発通知「診療報酬請求書・明細書の記載要領」別表Ⅰ「摘要」欄への記載事項等一覧)(点24 p.1674)［○］

(4) 正しい。医師の診療が行われない場合は，実日数として数えない。〔→保険発通知「診療報酬請求書・明細書の記載要領」別紙1のⅡの第3「2」(18) ク〕(点24 p.1620)［○］

問43 (1) 正しい。届出保険医療機関の場合は，注射の各手技料の算定単位当たりの薬価が175円以下の場合は，使用薬剤の薬名，使用量等を記載する必要がない。〔→保険発通知「診療報酬請求書・明細書の記載要領」別紙1のⅡの第3 (20) キ (エ)〕(点24 p.1624)［○］

(2) 診療開始日は，当該保険医療機関において保険診療を開始した年月日を和暦にて記載する。〔→保険発通知「診療報酬請求書・明細書の記載要領」別紙1のⅡの第3 (16) ア〕(点24 p.1619)［×］

(3) 正しい。〔→保険発通知「診療報酬請求書・明細書の記載要領」別表Ⅰ「摘要」欄への記載事項一覧〕(本書p.35, 点24 p.1650)［○］

(4) 正しい。〔→保険発通知「診療報酬請求書・明細書の記載要領」別表Ⅰ「摘要」欄への記載事項一覧〕(本書p.56, 点24 p.1676)［○］

問44 (1) 正しい。［○］

(2) FSHは卵胞刺激ホルモン。副腎皮質刺激ホルモンはACTHである。［×］

(3) 正しい。［○］

(4) 正しい。［○］

問45 (1) 麻薬施用者は医師または歯科医師であって，<u>都道府県知事</u>の免許を受けた者である。(→麻薬及び向精神薬取締法第2条，第3条)［×］

(2) 患者に交付する処方せんの使用期間は，原則として交付の日を含めて<u>4日以内</u>である。(→保険医療機関及び保険医療養担当規則第20条「3」イ)(点24 p.1540)［×］

(3) 薬剤師法第23条第2項に，「薬剤師は，処方せんに記載された医薬品について，(中略) これを変更して調剤してはならない」とあるので誤り。［×］

(4) 正しい。内服薬の服用時点が同時で，かつ，服用回数が同じであるものは1剤とすることになっているが，内服錠とチュアブル錠（かみ砕いて飲む錠剤）は服用方法が異なるので，2剤としてよい。(→F200に関する保医発通知)(点24 p.582)［○］

問46 (1) 正しい。［○］

(2) 病原となりうるものは<u>「抗原」</u>である。「抗体」は抗原に対する体の防御力(免疫)である。
［×］

(3) 正しい。(→医薬品医療機器等法第2条第17項および第14条第3項)［○］

(4) 正しい(ラジオアイソトープは放射性同位元素の英語名称)。なお，ラジオアイソトープをシンチグラム等に当たって用いた場合は，画像診断の部（または検査の部）の薬剤料として算定する。(→核医学診断料の「通則」に関する保医発通知)［○］

問47 (1) 医療法施行令第3条の2に定める広告をすることができる診療科名にアトピー科はないが，アレルギー科は含まれている。［×］

(2) 正しい。〔→健政発通知「診療録等の電子媒体による保存について」(平11.4.22)〕［○］

(3) 正しい。(→医療法第4条第1項第2号)［○］

(4) 後発医薬品は，先発医薬品の特許権が切れた後に，先発医薬品と成分や規格等が同一であるとして，臨床試験などを省略して承認されるもの。開発費等を要しないため，その多くは低薬価である。薬価基準収載後の期間とは関係がない。［×］

問48 (1) 医療法第4条の2の定めるところによる必要な要件を満たしたうえで，<u>厚生労働大</u>

【正解】 問42［c］，問43［c］，問44［c］，問45［e］，問46［c］，問47［b］

臣の承認を得て，特定機能病院と称することができる。なお，特定機能病院とは，高度の医療の提供，高度の医療技術の開発および評価，高度の医療に関する研修を実施する能力を備え，それにふさわしい人員配置，構造設備等を有する病院である。具体的には病床数400床以上の大学病院の本院等が承認の対象となっている。（本書p.15，(点24)p.10）［×］

(2) 正しい。（→感染症の予防及び感染症の患者に対する医療に関する法律第12条）［○］

(3) 正しい。救急救命士が医師の指示に基づいて投与できる薬剤にエピネフリンがある。（救急救命士法施行規則第21条。医政発通知）［○］

(4) 支払基金の特別審査の対象となる高額レセプトは，38万点（特定機能病院・臨床研究中核病院にあっては35万点）（心・脈管に係る手術を含む診療に係るものについては，特定保険医療材料の点数を除く）以上の入院レセプトである。国保連合会も同様の規定である。（→告示307，令４．９．30）（(点24)p.1606）［×］

問49 (1) 施設サービスには支給限度額が設定されていない。（→介護保険法）［×］

(2) 第２号被保険者の場合は，設問のような条件があるが，第１号被保険者は要介護状態の原因は問わない。なお，第１号被保険者とは満65歳以上の者，第２号被保険者は満40～64歳である。（→介護保険法第27条第４項）［×］

(3) 介護予防サービスの対象者は要支援１と要支援２の認定者である。（→介護保険法第53条）［×］

(4) 正しい。（→医療保険と介護保険の給付調整に関する保医発通知）（(点24)p.1511）［○］

問50 (1) 正しい。〔→介護保険法第８条第26項，指定施設サービス等に要する費用の額の算定に関する基準（平12厚労省告示第21号）〕［○］

(2) 正しい。（→介護保険法第176条）［○］

(3) 外泊期間に初日と最終日は含まないので，施設サービス費を算定できる。（→通知「指定施設サービス等に要する費用の額の算定に関する基準の制定に伴う実施上の留意事項」）［×］

(4) １単位の単価は介護サービスの種別と事業所所在地域により異なる。（→告示93「厚生労働大臣が定める１単位の単価」）［×］

【正解】 問48［ｂ］，問49［ｅ］，問50［ａ］

オリジナル

実技問題

問1 次の診療録（令和６年10月）から診療報酬明細書を作成せよ。（令和６年６月現在に準じて作成）

○**施設の概要等**：一般病院（内科，外科，小児科，産婦人科，整形外科，放射線科），一般病棟(123床)のみ

○**職員の状況**：薬剤師（常勤），管理栄養士(常勤)，画像診断管理加算１

○**診療時間**：月曜～金曜　９時～17時
土曜　９時～12時
日曜・祝日は休診

診療録

保険者番号	0 6 1 3 1 4 7 8	受診者 氏名	吉田ゆうこ	公費負担者番号	
被保険者手帳 記号・番号	2008・0604	生年月日	明・大・㊗昭・平・令 36 年 9 月 3 日生	男・㊛	公費負担医療の受給者番号	
被保険者証 有効期限	令和　年　月　日			公費負担者番号	
資格取得	平成・令和　年　月　日	住所		公費負担医療の受給者番号	
被保険者氏名	吉田　ゆうこ			保険者 所在地	電話　局　番
事業所（船舶所有者） 所在地	電話　局　番		電話　局　番	保険者 名称	
事業所（船舶所有者） 名称		職業		被保険者との続柄	本人

傷病名	職務	開始	終了	転帰	期間満了予定日
十二指腸潰瘍(主病)，びらん性胃炎	上・外	令和６年10月10日	年 月 日	治ゆ・死亡・中止	年 月 日
糖尿病の疑い	上・外	令和６年10月10日	年 月 日	治ゆ・死亡・中止	年 月 日

既往症・原因・主要症状・経過等	処方・手術・処置等
6/10/10（木） 既往歴；特になし 酒；ビール１本/day，タバコ；10本/day 家庭的にDM（糖尿病）の素因あるとのこと 現病歴 ８月29日より黒色硬便が出る。 胃のむかつき，身体のだるさ（＋） その後　１日１回　黒色便 BP：140/80，PR：92/分　(規則的) 眼球結膜；(貧血はない) 腹部;圧痛（－)，腫瘤（－)，肝臓は触れない。 すべての検査結果について説明のうえ，文書により情報提供	**6/10/10（木）** ・血算;W，R，Hb，Ht，血小板，血液像（自動機械法） ・生化学；TP，アルブミン，AST，ALT，LD，ALP，γ-GT，ChE，BIL/総，Tcho，中性脂肪，BUN，尿酸，クレアチニン，ナトリウム・クロール，カリウム，カルシウム，P，グルコース，鉄 ・血清；トランスフェリン（Tf) ・Rp）①タケプロンOD錠30mg　1T　就寝前×７日分 ②ソファルコン　100mgカプセル　6C アルサルミン細粒90%　３ｇ　分３×７日分 ・薬剤情報提供（文書）
6/10/11（金） 胃・十二指腸透視 圧迫ではniche（欠損）にも見える ＊放射線医の胃十二指腸・胃スポットの読影文書（内容省略）　(放射線医　降旗)	**6/10/11（金）** ・検便；糞便中ヘモグロビン定性 ・胃十二指腸造影及び透視　四ツ切７枚（アナログ撮影） 胃スポット　四ツ切２枚（４分画）(アナログ撮影) ブスコパン注20mg１A(im) バリトゲン－デラックス　400ｇ バロス発泡顆粒　５ｇ ガスコンドロップ内用液２％　３mL ・終了後，Rp）④センノシド錠12mg　2T　１回分
6/10/16（水） 黒色便はとれた むかつきは消失 尿酸　9.9mg/dL すべての検査結果について説明のうえ，文書により情報提供	**6/10/16（水）** ・食前血糖，BUN，尿酸，クレアチニン，アルブミン ・血清；$HbA1_c$（ヘモグロビン$A1_c$） ・Rp）①タケプロンOD錠30mg　1T　就寝前×28日分 ⑤ソファルコン　100mgカプセル　6C アルサルミン細粒90%　３ｇ 乾燥水酸化アルミニウムゲル細粒３ｇ 分３×28日分 ・薬剤情報提供（文書）
6/10/23（水） 胃・十二指腸ファイバースコピー施行 胃ファイバー診断；ビラン性の十二指腸潰瘍 前壁に潰瘍（＋） 胃；散在するビラン 他，粗大病変なし，食道は正常だった 療養管理指導；疾病について療養上の指導を行う	**6/10/23（水）** ・胃・十二指腸ファイバースコピー（粘膜点墨法） キシロカインゼリー２％　5mL キシロカインポンプスプレー８％　３ｇ キシロカインビスカス２％　5mL グルカゴンＧノボ注射用　1mg　１瓶 アタラックス-P注射液　2.5%１mL　１A ・内視鏡下生検法（胃および十二指腸） ・病理組織標本作製（組織切片）　(以下省略)

薬価基準等

品名	規格・単位	薬価(円)	品名	規格・単位	薬価(円)
【内服薬】			バロス発泡顆粒	1g	14.70
アルサルミン細粒90%	90%1g	6.50	【外用薬】		
ガスコンドロップ内用液2%	2%1mL	3.40	キシロカインゼリー2%	2%1mL	6.30
乾燥水酸化アルミニウムゲル細粒	1g	7.00	キシロカインポンプスプレー8%	1g	27.70
キシロカインビスカス2%	2%1mL	5.30	【注射薬】		
センノシド錠12mg	12mg1錠	5.10	アタラックス-P注射液(25mg/mL)	2.5%1mL1管	57.00
ソファルコン100mgカプセル	100mg1カプセル	7.90	グルカゴンGノボ注射用1mg	1mg1瓶	2,427.00
タケプロンOD錠30	30mg1錠	39.70	ブスコパン注20mg	2%1mL1管	59.00
バリトゲン-デラックス	97.98%10g	13.50			

《解説》

【算定のポイント】胃造影の算定，内視鏡の算定。特定疾患療養管理料の算定要件。

初　診　**[10日]**

●時間内初診。A000初診料**291点**。

再　診　**[11日，16日，23日]**

●いずれも時間内再診。123床の病院なので，A001再診料で算定。75点×3＝**225点**。

●**外来管理加算**⇨23日は内視鏡を行っているので外来管理加算は算定できない。11日，16日の2回分を算定。52点×2＝**104点**。

医学管理等　**[10日，16日]**

●薬剤情報提供が文書で行われているので，B011-3薬剤情報提供料を算定。4点×2＝**8点**。

※薬剤情報提供料は月1回が原則であるが，10日と16日では処方内容が異なるので，「注1」により，いずれの日も4点を算定可能。

●経過欄に「療養管理指導，疾病について療養上の指導を行う」とある。主病の「十二指腸潰瘍」は「告示4　特掲診療料の施設基準」の別表第1「特定疾患療養管理料並びに処方料及び処方箋料に規定する疾患」に該当する。しかし，十二指腸潰瘍等の診療開始日が6月10日（初診料算定日），療養管理指導を行ったのが6月23日で，B000特定疾患療養管理料「注2」の「当該初診の日から1月以内に行った管理の費用は初診料に含まれるものとする」に該当するので算定できない。

投　薬　**[10日，16日]**

●**内服薬（その1）**⇨タケプロンOD錠30mg 1T（39円70），1剤1日分4点。10日に7日分，16日に28日分投与されているので，薬剤料は4点×35＝**140点**。

●**内服薬（その2）**⇨ソファルコン100mgカプセル6C（7円90×6）＋アルサルミン細粒90％3g（6円50×3）＝66円90。1剤1日分7点。10日に7日分。薬剤料7点×7＝**49点**。

●**内服薬（その4）**⇨ソファルコン100mgカプセル6C（7円90×6）＋アルサルミン細粒90％3g（6円50×3）＋乾燥水酸化アルミニウムゲル細粒3g（7円00×3）＝87円90。1日分9点。16日に28日分。薬剤料9点×28＝**252点**。

●**F000調剤料**⇨10日，16日に内服薬が投与されているので，F000調剤料「1」「イ」11点を2回算定。11点×2＝**22点**。

●**F100処方料**⇨10日，16日に内服薬が処方されているので，F100処方料「3」42点を2回算定。42点×2＝84点。なお，123床の病院の症例であり，「厚生労働大臣が定める疾患」である「十二指腸潰瘍」に対して16日に28日分の長期投薬の処方が行われているので，「注5」により特定疾患処方管理加算2として56点を加算する。したがって，処方料の合計は，（42点×2＝84点）＋56点＝**140点**。

●**F500調剤技術基本料**⇨薬剤師常勤の条件が満たされているので，F500調剤技術基本料を算定。外来であるから，F500調剤技術基本料「2」**14点**を算定する。

検　査　**[10日，16日，23日]**

●**血算；W，R，Hb，Ht，血小板**⇨D005血液形態・機能検査「5」末梢血液一般検査**21点**。**血液像（自動機械法）**⇨D005「3」末梢血液像（自動機械法）**15点**。10日に施行。**検査判断料**⇨D026「3」血液学的検査判断料**125点**。

●**生化学；(TP～鉄)**⇨いずれもD007血液化学検査の「注」に該当する。10項目以上であるから,「注」「ハ」により**103点**を算定。10日に施行。**検査判断料**⇨D026「4」生化学的検査（I）判断料**144点**。

●**血清；トランスフェリン**⇨D015血漿蛋白免疫学的検査「7」トランスフェリン(Tf)**60点**。10日に施行。**検査判断料**⇨D026「6」免疫学的検査判断料**144点**。

●**検便；糞便中ヘモグロビン定性**⇨D003糞便検査「5」糞便中ヘモグロビン定性**37点**。11日に施行。**検査判断料**⇨D026「1」尿・糞便等検査判断料**34点**。

●**食前血糖，BUN，尿酸，クレアチニン，アルブミン**⇨いずれもD007血液化学検査の「注」に該当する。5項目であるから,「注」「イ」により**93点**を算定。16日に施行。生化学的検査（I）に該当。

●**血清；HbA1c（ヘモグロビンA1c）**⇨D005血液形態・機能検査「9」**49点**。16日に施行。血液学的検査。

●**胃・十二指腸ファイバースコピー（粘膜点墨法）**⇨D308胃・十二指腸ファイバースコピー1,140点。粘膜点墨法を行っているので,「注2」により60点を加算する。したがって,1,140点＋60点＝**1,200点**。**内視鏡時使用薬剤**⇨キシロカインゼリー2％5mL（6円30×5）＋キシロカインポンプスプレー8％3g（27円70×3）＋キシロカインビスカス2％5mL（5円30×5）＋グルカゴンGノボ注射用1mg1瓶(2,427円)＋アタラックス-P注射液2.5％1mL1A(57円)＝2625円10。薬剤料**263点**。23日に施行。

●**内視鏡下生検法（胃および十二指腸）**⇨D414内視鏡下生検法（1臓器につき）**310点**により算定。

※胃および十二指腸について内視鏡下生検法を行っているが，N000病理組織標本作製の「保医発通知」に「胃及び十二指腸」は「1臓器として算定する」旨の解釈が示されているので,310点のみの算定となる。

●**病理組織標本作製**⇨N000病理組織標本作製「1」組織切片によるもの（1臓器につき）**860点**。**検査判断料**⇨N007病理判断料**130点**。

●**外来迅速検体検査加算**⇨10日および16日の経過欄に「すべての検査結果について説明のうえ，文書により情報提供」とあるので検体検査実施料「通則3」により外来迅速検体検査加算を算定する。5項目を限度として算定。10日と16日に5項目以上施行しているので，それぞれ算定限度の5項目を算定。(10点×5＝50点）×2＝**100点**。

●**採血料**⇨10日および16日に検体採取として静脈採血を行っているのでD400血液採取「1」40点を算定。40点×2＝**80点**。

画像診断　**[11日]**

●**胃十二指腸造影及び透視四ツ切7枚（アナログ撮影），胃スポット四ツ切2枚(4分画)(アナログ撮影)**⇨胃十二指腸造影〔E001写真診断「3」(72点＋72点×0.5×4＝216点）＋E002撮影「3」「イ」(144点＋144点×0.5×4＝432点）＋フィルム代（62円×7＝434円→43点)〕＋透視〔E000透視診断（110点)〕＋胃スポット〔E001写真診断「2」(96点×0.5＝48点)（※エックス線診断「通則2」）＋E002撮影「2」「イ」(260点）＋フィルム代(62円×2＝124円⇨12点)〕＝**1,121点**。

●**胃造影時の薬剤**⇨ブスコパン注20mg1A（59円)＋バリトゲン-デラックス400g(13円50×40)＋バロス発泡顆粒5g（14円70×5)＋ガスコンドロップ内用液2％3mL(3円40×3)＋センノシド錠12mg2T(5円10×2)＝692円90。薬剤料**69点**。

※センノシドは，胃造影後の緩下剤である。処方として渡した場合であっても画像診断の薬剤として算定し，処方料等は算定できない。

●11日の経過欄に「放射線医の胃十二指腸・胃スポットの読影文書」とあることから画像診断管理加算を算定する。届出等から画像診断管理加算1の**70点**を算定する。

問1 【解答】

○ 診療報酬明細書 (医科入院外) 令和 6 年 10 月分

都道府県番号　医療機関コード

1 医科	① 社・国	3 後期	① 単独	② 本外	8 高外一
	2 公費		2 2併	4 六外	
			3 3併	6 家外	0 高外7

市町村番号		老人受給者番号	
公費負担者番号①		公費負担医療の受給者番号①	
公費負担者番号②		公費負担医療の受給者番号②	

保険者番号	0 6 1 3 1 4 7 8	給付割合	10 9 8 7 ( )
被保険者証・被保険者手帳等の記号・番号	2008・0604(枝番)		

氏名	吉田ゆうこ
	1男 ②女 1明 2大 ③昭 4平 5令 36・9・3 生
職務上の事由	1 職務上　2 下船後3月以内　3 通勤災害

特記事項

保険医療機関の所在地及び名称　(123 床)

傷病名	診療開始日	転帰	診療実日数
(1) 十二指腸潰瘍(主病), びらん性胃炎	(1)令和 6 年 10 月 10 日	治ゆ　死亡　中止	保険 4 日
(2) 糖尿病の疑い	(2)令和 6 年 10 月 10 日		公費① 日
(3)	(3) 年 月 日		公費② 日

区分	項目		回数	点数
⑪ 初診	時間外・休日・深夜		1 回	291 点
⑫ 再診	再診	75 × 3	回	225
	外来管理加算	52 × 2	回	104
	時間外	×	回	
	休日	×	回	
	深夜	×	回	
⑬ 医学管理			回	8
⑭ 在宅	往診		回	
	夜間		回	
	深夜・緊急		回	
	在宅患者訪問診療		回	
	その他			
	薬剤			
⑳ 投薬	㉑ 内服 薬剤	×	70 単位	441
	㉑ 内服 調剤	11 ×	2 回	22
	㉒ 屯服 薬剤		単位	
	㉓ 外用 薬剤		単位	
	㉓ 外用 調剤	×	回	
	㉕ 処方	×	2 回	140
	㉖ 麻毒	×	回	
	㉗ 調基			14
㉚ 注射	㉛ 皮下筋肉内		回	
	㉜ 静脈内		回	
	㉝ その他		回	
㊵ 処置			回	
	薬剤			
㊿ 手術麻酔			回	
	薬剤			
60 検査病理			14 回	3,505
	薬剤			263
70 画像診断			2 回	1,191
	薬剤			69
80 その他	処方せん		回	
	薬剤			

公費分点数

⑬ *薬情　4 × 2

㉑ *タケプロンOD錠30 30mg 1T　4 × 35
*ソファルコン100mgカプセル6C,
アルサルミン細粒90% 3g　7 × 7
*ソファルコン100mgカプセル6C,
アルサルミン細粒90% 3g,
乾燥水酸化アルミニウムゲル細粒3g　9 × 28

㉕ *特処　56 × 1

60 *外迅検(5項目)　50 × 2
*B-末梢血液一般, 像(自動機械法)　36 × 1
*B-TP, アルブミン(BCP改良法, BCG法), AST,
ALT, LD, ALP, γ-GT, ChE, BIL/総, Tcho, TG,
BUN, 尿酸, クレアチニン, ナトリウム・クロール,
カリウム, カルシウム, P, グルコース, Fe　103 × 1
*B-トランスフェリン(Tf)　60 × 1
*F-ヘモグロビン定性　37 × 1
*B-グルコース, BUN, 尿酸, クレアチニン, アルブミン
(BCP改良法, BCG法)　93 × 1
*B-HbA1c　49 × 1
*EF-胃・十二指腸(粘膜点墨法)　1,200 × 1
*キシロカインゼリー2% 5mL,
キシロカインポンプスプレー8% 3g,
キシロカインビスカス2% 5mL,
グルカゴンGノボ注射用 1瓶,
アタラックス-P注射液2.5% 1mL 1A　263 × 1
*内視鏡下生検法(1臓器につき)　310 × 1
*T-M(組織切片)/1臓器　860 × 1
「ウ」胃および十二指腸
*B-V　40 × 2
*判尿, 判血, 判生Ⅰ, 判免, 判病判　577 × 1

70 *胃・十二指腸造影, 透視 四ツ切7枚,
胃スポット四ツ切2枚(4分画)
(アナログ撮影)　1,121 × 1
*ブスコパン注20mg 2% 1mL 1A, バリトゲン400g,
バロス発泡顆粒 5g,
ガスコンドロップ内用液2% 3mL,
センノシド錠 12mg 2T　69 × 1
*写画1　70 × 1

療養の給付	請求 点	※決定 点	一部負担金額 円
保険	6,273		減額 割(円)免除・支払猶予
公費①	点	※ 点	円
公費②	点	※ 点	円

※高額療養費 円　※公費負担点数 点　※公費負担点数 点

問2 次の診療録（令和6年7月）から診療報酬明細書を作成せよ。（令和6年6月現在に準じて作成）

○**施設の概要等**：一般病院（内，外，小，産，整形，放），一般病棟（123床）
【**外来関係届出等の状況**】画像診断管理加算1
○医師数は医療法標準を満たしているが，標準を超えてはいない。薬剤師数，看護職員（看護師，准看護師）数は，医療法標準を満たしている。

○**診療時間**：月曜～金曜　9時～17時
土曜　9時～12時
日曜・祝日は休診。
○**所在地**：東京都中央区

診療録

保険者番号	0 6 1 3 2 5 0 0	受診者 氏名	長尾美子	公費負担者番号	
被保険者証・被保険者手帳 記号・番号	2009・0520	生年月日	明大昭㊦令 1年 3月 10日生 男・㊛	公費負担医療の受給者番号	
有効期限	令和　年　月　日			公費負担者番号	
資格取得	令和　年　月　日	住所		公費負担医療の受給者番号	
被保険者氏名	長尾美子		電話　局　番	保険者 所在地	電話　局　番
事業所（船舶所有者） 所在地	電話　局　番	職業	被保険者との続柄：本人	保険者 名称	
事業所（船舶所有者） 名称					

傷病名	職務	開始	終了	転帰	期間満了予定日
気管支喘息（主病）	上・外	平成30年5月28日	年　月　日	治ゆ・死亡・中止	年　月　日
不眠症	上・外	平成30年9月3日	年　月　日	治ゆ・死亡・中止	年　月　日
右大腿部挫創	上・外	令和6年7月29日	年　月　日	治ゆ・死亡・中止	年　月　日

既往症・原因・主要症状・経過等	処方・手術・処置等
6/7/8（月） 午後1時30分受診。 昨夜から喘鳴が続いている。 BT　36.7℃，チアノーゼ（＋） P　100／min→規則正しい 安静時呼吸音→肺の全体的な喘鳴（＋） ラ音（＋），呼気→粗く，crackles（バリバリいう音） X-P所見（放射線科医レポート）右肺野に陰影あり 喘息について療養上必要な管理を行う。（内容省略）	**6/7/8（月）** ・点滴；ソリタ-T3号輸液500mL 1袋， ネオフィリン注PL250mg 1A ソル・コーテフ静注用250mg 1瓶， ビソルボン注4mg 1A ・ネブライザ ビソルボン吸入液0.2%2mL，アスプール液（0.5%）2mL， ・皮下注；アドレナリン注射液0.1%　0.3mL（残量破棄） ・胸部単純X-P画像記録用大角1枚，（デジタル撮影）
6/7/11（木） 午前9時10分受診 ボスミン皮下注射後しばらく調子が良かった。 本日，朝より　喘息発作が続いている。 痰→切れが悪い，また，黄ばんだ痰が多い。 食欲不振（＋） 諸検査施行 すべての検査結果について説明のうえ，文書により情報提供 喘息について療養上必要な管理を行う。（内容省略）	**6/7/11（木）** ・点滴；ソリタ-T3号輸液200mL 1袋， ネオフィリン注PL250mg 1A ソル・コーテフ静注用250mg 1瓶， ・Rp）①メプチン錠50μg　2T テオロング錠200mg　2T　分2×28日分 ②サイレース錠2mg　1T（就寝前）×28日分 ・薬剤情報提供（文書） ・ネブライザ（8日と同じ内容） ・蛋白定性，グルコース，ウロビリノゲン，沈渣（フローサイトメトリー法） ・血液；W，R，Ht，Hb，血小板 ・血清；CRP ・生化学；TP，AST，ALT，ALP，BIL/総，ナトリウム・クロール，カリウム
6/7/29（月） 午後10時10分受診 帰宅途中，前方から来た自転車を避けようとして転倒。右大腿部に車輪がからみ挫傷，他は特に受傷なし。 挫傷（長径5cm×深度0.5cm），傷は筋肉に達していない皮下出血斑（＋） 傷跡をできるだけ残さないようにしてほしいとの訴えあり→特例ではあるが，本人希望にて真皮縫合とす。	**6/7/29（月）** ・縫合（左大腿部）（5cm×0.5cm） プロカイン塩酸塩1％5mL　1A 術創部洗浄；イソジン液10% 100mL（外皮用殺菌剤） ・沈降破傷風トキソイド0.5mL　1瓶 ・Rp）③サワシリンカプセル250mg　6C 分3×5日分
6/7/30（火） 創⇒出血なし，経過順調 喘息はいまのところ軽い発作のみ，不眠はやや軽減。 喘息について療養上必要な管理を行う。（内容省略）	**6/7/30（火）** ・創傷処置（100cm²未満の範囲） ガーゼ3枚（10円/枚），ゲンタシン軟膏0.1% 3g

薬価基準等

品名	規格・単位	薬価(円)	品名	規格・単位	薬価(円)
【内服薬】			【注射薬】		
サイレース錠2mg	2mg1錠	向　9.60	アドレナリン注射液	0.1%1mL1管	94.00
サワシリンカプセル250	250mg1カプセル	15.30	ソリタ-T3号輸液	200mL1袋	173.00
テオロング錠200mg	200mg1錠	12.00	ソリタ-T3号輸液	500mL1袋	176.00
メプチン錠50μg	0.05mg1錠	10.00	ソル・コーテフ静注用250mg	250mg1瓶	833.00
【外用薬】			沈降破傷風トキソイド	0.5mL1瓶	1063.00
アスプール液（0.5%）	0.5%1mL	17.40	ネオフィリン注PL250mg	2.5%10mL1管	92.00
イソジン液10%	10%10mL	24.20	ビソルボン注4mg	0.2%2mL1管	58.00
ゲンタシン軟膏0.1%	1mg1g	11.00	プロカイン塩酸塩注射液	1%5mL1管	94.00
ビソルボン吸入液0.2%	0.2%1mL	11.10			

《解説》

【算定のポイント】生物学的製剤注射，麻薬加算，深夜手術の算定。

初　診　●平成30年5月28日に算定済み。

再　診　**［8日，11日，29日，30日］**

●気管支喘息の治療が継続中なので，いずれも再診料を算定。123床の病院であるから，A001により算定。75点×4＝**300点**。29日は午後10時10分の受診なので，A001「注5」により深夜加算**420点**を加算する。

●**外来管理加算**⇨8日，11日はネブライザ，29日は縫合手術，30日は創傷処置を行っており，いずれも外来管理加算は算定できない。

医学管理等　**［8日，11日，30日］**

●**喘息について療養上必要な管理を行う**⇨主病の「気管支喘息」は特定疾患療養管理料の対象疾患。123床の病院なので，B000特定疾患療養管理料「3」で算定。87点×2＝**174点**。

※8日，11日，30日の3回行われているが，月に2回が算定限度である。

●**薬剤情報提供（文書）**⇨B011-3薬剤情報提供料として**4点**を算定。

投　薬　**［11日，29日］**

●**内服薬（その1）**⇨メプチン錠50μg2T（10円×2）＋テオロング錠200mg2T（12円×2）＝44円。1剤1日分4点。11日に28日分投与されているので，薬剤料は4点×28＝**112点**。

●**内服薬（その2）**⇨サイレース錠2mg1T（9円60）。1剤1日分1点。11日に28日分投与されているので，薬剤料は1点×28＝**28点**。

●**内服薬（その3）**⇨サワシリンカプセル250mg6C（15円30×6）＝91円80。1剤1日分9点。29日に5日分投与。薬剤料は9点×5＝**45点**。

●**調剤料**⇨11日，29日の処方ともに内服薬であるため，F000調剤料「1」「イ」11点を算定。11点×2＝**22点**。

●**処方料**⇨11日，29日の処方料としてF100処方料「3」を算定。42点×2＝84点。11日に「別に厚生労働大臣が定める疾患」の患者に対して28日分の長期処方が行われているので，「注5」特定疾患処方管理加算を加算する。したがって，処方料の合計は，（42点×2）＋56点＝**140点**。

●サイレース錠は向精神薬なので，調剤料と処方料に麻薬等加算を算定する。1点＋1点＝**2点**。

●**F500調剤技術基本料**⇨薬剤師常勤の条件が満たされているので，F500調剤技術基本料を算定。外来なので，F500「2」**14点**を算定。

注　射

［8日，11日］

●**点滴（その1）**⇨ソリタ-T3号輸液500mL1袋（176円）＋ネオフィリン注PL250mg1A（92円）＋ソル・コーテフ静注用250mg1瓶（833円）＋ビソルボン注4mg1A（58円）＝1,159円。薬剤料**116点**。8日に施行。

●**点滴（その2）**⇨ソリタ-T3号輸液200mL1袋（173円）＋ネオフィリンPL注250mg1A（92円）＋ソル・コーテフ静注用250mg1瓶（833円）＝1,098円。薬剤料**110点**。11日に施行。

［8日，29日］

●**皮下，筋注（その1）**⇨G000皮内，皮下及び筋肉内注射25点を算定。アドレナリン注射液0.1%0.3mL（残量破棄）→アドレナリン注射液0.1%1mL1A（94円）。薬剤料9点。したがって，25点＋9点＝**34点**。8日に施行。

※アンプル瓶の場合は，破棄した分も含め，1アンプルの価格を算定する。

●**皮下，筋注（その2）**⇨G000皮内，皮下及び筋肉内注射25点を算定。また，この薬剤は生物学的製剤注射であるから，注射の「通則3」により生物学的製剤注射加算15点を加算する。沈降破傷風トキソイド0.5mL 1瓶（1,063円）→薬剤料106点。したがって25点＋106点＋15点＝**146点**。29日に施行。

※29日には手術が行われているが，挫傷等に対する沈降破傷風トキソイドの注射は，手術の有無にかかわらず施行されることが予測できるので，手術の項の「通則1」にかかわらず，皮下・筋注手技料，生物学的製剤注射加算を算定する。

●**点滴注射手技（8日）**⇨500mL以上の注射量なので，G004点滴注射「2」**102点**を算定。

●**点滴注射手技（11日）**⇨500mL未満の注射量なので，G004点滴注射「3」**53点**を算定。

処　置　［8日，11日，30日］

●**ネブライザ**⇨J114ネブライザにより算定。12点。8日および11日の2回施行。12点×2＝**24点**。**薬剤料**⇨ビソルボン吸入液0.2% 2mL（11円10×2）＋アスプール液(0.5%) 2mL（17円40×2）＝57円。8日および11日の2回施行。薬剤料6点×2＝**12点**。

●**創傷処置（100cm²未満の範囲）**⇨J000創傷処置の「1」の**52点**を算定。薬剤料⇨ゲンタシン軟膏0.1% 3g（11円×3）＝33円。薬剤料**3点**。30日に施行。

※処置に使用したガーゼは，処置の「通則1」により創傷処置の所定点数に含まれ算定不可。

手　術　［29日］

●**縫合（右大腿部）（5cm×0.5cm），筋肉・臓器に達しないもの，真皮縫合**⇨K000創傷処理「5」950点により算定。なお，「真皮縫合」の記載があるが，大腿部はK000「注2」にいう「露出部」には該当しないので，真皮縫合加算は算定できない。29日の午後10時10分に受診しているので，手術の「通則12」により深夜加算を加算する。届出等に特に記載はないので，深夜加算2により算定する。したがって，手術料(950点)＋深夜加算2（950点×0.8＝760点）＝**1,710点**。なお，術創部洗浄にイソジン液10%100mLを使用しているが，イソジン液は外皮用殺菌剤に該当するので，手術の「通則2」の「保医発通知」により算定できない。

麻　酔　［29日］

●プロカイン塩酸塩1% 5mL 1A（94円），薬剤料**9点**。塩酸プロカインによる麻酔は，麻酔の「通則6」の浸潤麻酔に該当するので，手技料は発生しない。

検　査　［11日］

●**検尿；蛋白定性，グルコース，ウロビリノゲン**⇨D000尿中一般物質定性半定量検査**26点**。**沈渣（フローサイトメトリー法）**⇨D002-2尿沈渣（フローサイトメトリー法）**24点**。**検査判断料**⇨D026「1」尿・糞便等検査判断料**34点**。

●**血液；W，R，Ht，Hb，血小板**⇨D005血液形態・機能検査「5」末梢血液一般検査**21点**。**検査判断料**⇨D026「3」血液学的検査判断料**125点**。

●**血清；CRP**⇨D015血漿蛋白免疫学的検査「1」C反応性蛋白（CRP）**16点**。**検査判断料**⇨D026「6」免疫学的検査判断料**144点**。

●**生化学；(TP～カリウム)**⇨いずれもD007血液化学検査の「注」に該当。ナトリウムとクロールは併せて1項目と数える。7項目なので，「注」「イ」**93点**を算定。**検査判断料**⇨D026「4」生化学的検査（Ⅰ）判断料**144点**。

●**すべての検査結果について説明のうえ，文書により情報提供（11日）**⇨検体検査実施料「通則3」の外来迅速検体検査加算を算定。5項目以上施行しているが，算定限度の5項目について算定。10点×5＝**50点**。

●**採血料**⇨11日に検体採取として静脈採血を行っているので，D400血液採取「1」静脈**40点**を算定する。

画像診断　［8日］

●**胸部単純X-P画像記録用大角1枚（デジタル撮影）**⇨E001写真診断「1」単純撮影「イ」（85点）＋E002撮影「1」単純撮影「ロ」デジタル撮影（68点）＋フィルム代（188円⇨19点）＝**172点**。

●**X-P所見（放射線医レポート）（8日）**⇨画像診断の「通則4」により画像診断管理加算1として**70点**を算定する。

問2 【解答】

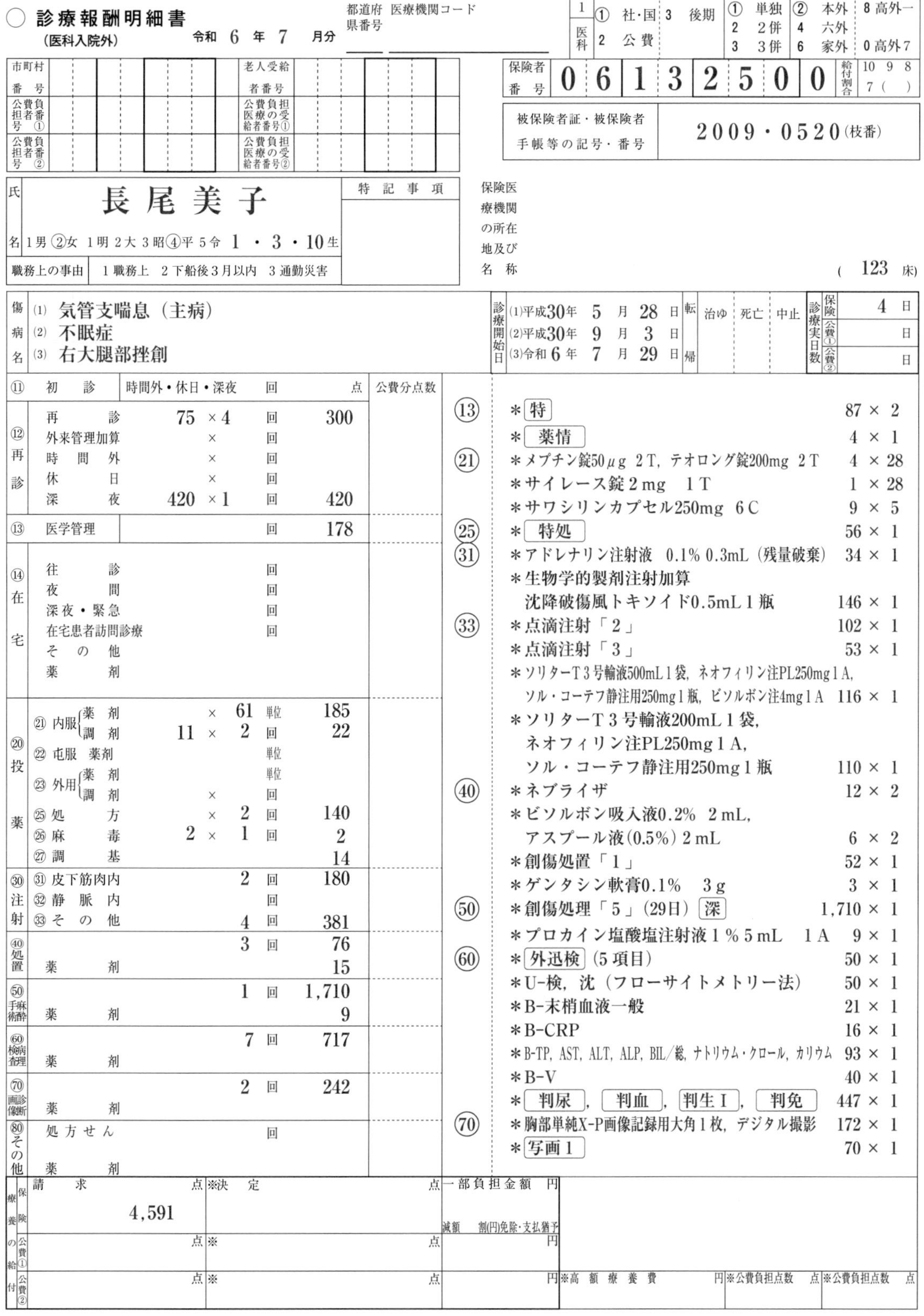

○ **診療報酬明細書**（医科入院外） 令和 6 年 7 月分

都道府県番号 医療機関コード

1 医科	① 社・国 3 後期	① 単独	② 本外	8 高外一
	2 公費	2 2併	4 六外	
		3 3併	6 家外	0 高外7

市町村番号	
老人受給者番号	
公費負担者番号①	
公費負担医療の受給者番号①	
公費負担者番号②	
公費負担医療の受給者番号②	
保険者番号	0 6 1 3 2 5 0 0
給付割合	10 9 8 7 ( )
被保険者証・被保険者手帳等の記号・番号	2009・0520（枝番）

氏名	長尾美子
	1男 ②女 1明 2大 3昭 ④平 5令 1・3・10生
職務上の事由	1 職務上 2 下船後3月以内 3 通勤災害
特記事項	
保険医療機関の所在地及び名称	（ 123 床）

傷病名	診療開始日	転帰
(1) 気管支喘息（主病）	(1)平成30年 5 月 28 日	治ゆ 死亡 中止
(2) 不眠症	(2)平成30年 9 月 3 日	
(3) 右大腿部挫創	(3)令和 6 年 7 月 29 日	

診療実日数	
保険	4 日
公費①	日
公費②	日

区分	項目		回数	点数
⑪ 初診	時間外・休日・深夜		回	点
⑫ 再診	再診	75 ×4	回	300
	外来管理加算	×	回	
	時間外	×	回	
	休日	×	回	
	深夜	420 ×1	回	420
⑬ 医学管理			回	178
⑭ 在宅	往診		回	
	夜間		回	
	深夜・緊急		回	
	在宅患者訪問診療		回	
	その他			
	薬剤			
⑳ 投薬	㉑ 内服 薬剤	×	61 単位	185
	㉑ 内服 調剤	11 ×	2 回	22
	㉒ 屯服 薬剤		単位	
	㉓ 外用 薬剤		単位	
	㉓ 外用 調剤	×	回	
	㉕ 処方	×	2 回	140
	㉖ 麻毒	2 ×	1 回	2
	㉗ 調基			14
㉚ 注射	㉛ 皮下筋肉内		2 回	180
	㉜ 静脈内		回	
	㉝ その他		4 回	381
㊵ 処置			3 回	76
	薬剤			15
(50) 手術麻酔			1 回	1,710
	薬剤			9
(60) 検査病理			7 回	717
	薬剤			
(70) 画像診断			2 回	242
	薬剤			
(80) その他	処方せん		回	
	薬剤			

公費分点数

区分	摘要	点数×回数
⑬	＊特	87 × 2
	＊薬情	4 × 1
㉑	＊メプチン錠50μg 2T，テオロング錠200mg 2T	4 × 28
	＊サイレース錠2mg 1T	1 × 28
	＊サワシリンカプセル250mg 6C	9 × 5
㉕	＊特処	56 × 1
㉛	＊アドレナリン注射液 0.1% 0.3mL（残量破棄）	34 × 1
	＊生物学的製剤注射加算 沈降破傷風トキソイド0.5mL1瓶	146 × 1
㉝	＊点滴注射「2」	102 × 1
	＊点滴注射「3」	53 × 1
	＊ソリターT3号輸液500mL1袋，ネオフィリン注PL250mg1A，ソル・コーテフ静注用250mg1瓶，ビソルボン注4mg1A	116 × 1
	＊ソリターT3号輸液200mL1袋，ネオフィリン注PL250mg1A，ソル・コーテフ静注用250mg1瓶	110 × 1
㊵	＊ネブライザ	12 × 2
	＊ビソルボン吸入液0.2% 2mL，アスプール液(0.5%) 2mL	6 × 2
	＊創傷処置「1」	52 × 1
	＊ゲンタシン軟膏0.1% 3g	3 × 1
(50)	＊創傷処理「5」(29日) 深	1,710 × 1
	＊プロカイン塩酸塩注射液1%5mL 1A	9 × 1
(60)	＊外迅検（5項目）	50 × 1
	＊U-検，沈（フローサイトメトリー法）	50 × 1
	＊B-末梢血液一般	21 × 1
	＊B-CRP	16 × 1
	＊B-TP，AST，ALT，ALP，BIL/総，ナトリウム・クロール，カリウム	93 × 1
	＊B-V	40 × 1
	＊判尿，判血，判生Ⅰ，判免	447 × 1
(70)	＊胸部単純X-P画像記録用大角1枚，デジタル撮影	172 × 1
	＊写画1	70 × 1

療養の給付	請求 点	※決定 点	一部負担金額 円
保険	4,591		減額 割(円)免除・支払猶予
公費①	点	※ 点	円
公費②	点	※ 点	円

※高額療養費 円 ※公費負担点数 点 ※公費負担点数 点

問3 次の診療録（令和6年7月）から診療報酬明細書を作成せよ。（令和6年6月現在に準じて作成）

○**施設の概要等**：一般病院・救急病院（一般病床400床），標榜診療科（内，外，整形，小，放，麻）
〔届出等の状況〕（施設基準を届出ている状況）
急性期一般入院料5，救急医療管理加算，診療録管理体制加算2，療養環境加算，医療安全対策加算1，地域加算（1級地：所在地；千代田区），データ提出加算2，薬剤管理指導料，画像診断管理加算2，麻酔管理料（Ⅰ），CT機器（4列以上16列未満のマルチスライス型），MRI機器（1.5テスラ未満），入院食事療養（Ⅰ），食堂加算
※手術後医学管理料を算定している。
○**職員の状況**：医師の数は医療法基準を満たしているが標準を超えてはいない。薬剤師および看護職員（看護師および准看護師）数は医療法を満たしている。看護師比率70％以上。画像診断医（常勤），麻酔科医（常勤）
○**診療時間**：月曜～金曜　8時30分～17時
土曜　8時30分～13時
日・祝祭日は休診。

診療録

保険者番号	06134563	氏名	山田友香	公費負担者番号	
被保険者証・被保険者手帳 記号・番号	2008・1022	生年月日	明・大・昭・(平)・令 3年10月17日生	男・(女)	公費負担医療の受給者番号
有効期限	令和　年　月　日				公費負担者番号
資格取得	平成・令和　年　月　日	住所	（省略）		公費負担医療の受給者番号
被保険者氏名	山田友香				
事業所（船舶所有者） 所在地	電話　局　番	所	電話　局　番	保険者 所在地	電話　局　番
名称	（省略）	職業		被保険者との続柄 本人	名称 いろは自動車㈱

傷病名	職務	開始	終了	転帰	期間満了予定日
虫垂穿孔性急性腹膜炎（主）	上・外	令和6年7月29日	年　月　日	治ゆ・死亡・中止	年　月　日
B型肝炎の疑い	上・外	令和6年7月29日	令和4年8月29日	治ゆ・死亡・(中止)	年　月　日

既往症・原因・主要症状・経過等	処方・手術・処置等
6/7/29（月） 18時10分来院。 2日前（27日）より発熱，右下腹部痛あり。 嘔吐（＋），腹部膨満（＋），腸雑音（－）， T＝38.2℃，P＝98回/分，BP＝132/78mmHg 緊急画像診断18時20分 緊急検査18時40分 超音波検査にて虫垂の腫大を認める。 腹膜炎の疑いあり，腹部MRI依頼⇒急性腹膜炎と診断。 諸検査より⇒入院，手術とする。 指示あるまで禁食。 入院診療計画につき本人に文書で説明。 手術同意書に本人署名。 麻酔を行うに際し，身体上，検査上の問題なし。 （麻酔科　小泉浩二） 腹部単純X-P，腹部MRI撮影の放射線科医の読影文書別添（内容省略）　（放射線科医　山本太朗） 急性汎発性腹膜炎手術施行 （手術時間：19時20分～21時20分） 脊椎麻酔施行　（麻酔科　小泉浩二） （麻酔時間：19時10分～21時20分） 疼痛あり。	6/7/29（月） ・腹部単純X-P半切2枚，アナログ撮影 ・超音波検査（断層撮影法）（胸腹部） ・MRI撮影（腹部）画像記録用半切2枚 ・心電図12誘導 ・末梢血液一般，血液像（自動機械法） ・検尿〔蛋白定性，グルコース，ウロビリノゲン，沈渣（フローサイトメトリー法）〕 ・ABO血液型，Rh（D）血液型 ・PT，フィブリノゲン（半定量），APTT ・AST,ALT，γ-GT，BIL／総，ALP，LD，Tcho，ナトリウム・クロール，カリウム，BUN，グルコース，TP ・CRP ・HBs抗原定性・半定量，HCV抗体定性・定量 ・梅毒血清反応（STS）定性，梅毒トレポネーマ抗体定性 ・術創部：イソジンスクラブ液7.5%　100mL ・手術：急性汎発性腹膜炎手術 （19時20分～21時20分） ・麻酔：脊椎麻酔（19時10分～21時20分） ・麻酔薬剤：アトロピン硫酸塩注射液1A， マーカイン注脊麻用0.5%高比重0.5% 4mL 1A， エフェドリン塩酸塩注1A ・吸引留置カテ・フィルム・チューブⅡ　2本 ・点滴：ソリタ-T3号輸液　500mL　2袋 セファメジンα点滴用キット1g　2キット ・病理組織標本作製（虫垂）（組織切片） ・筋注　ソセゴン注射液30mg　1A

オリジナル実技（入院）

既往症・原因・主要症状・経過等	処方・手術・処置等
6/7/30（火） 手術後の麻酔合併症なし。　（麻酔科　小泉浩二） 術創部包交，本日も禁食。 栄養管理計画策定。　（管理栄養士　鯉川麻由美） 創部より少量の滲出液あり。	6/7/30（火） ・術後創傷処置（220cm^2），イソジン液10% 30mL ・ドレーン法（その他のもの） ・点滴：ソリタ-T３号輸液　500mL　２袋 セファメジンα点滴用キット１ｇ　２キット ・末梢血液一般，血液像（自動機械法）
6/7/31（水） 経過順調，創部痛（＋） 本日，夕より常食（７分粥）開始。 投薬・注射について薬剤師から薬剤管理指導。 創部の滲出液→細菌培養同定検査→異常なし	6/7/31（水） ・術後創傷処置（220cm^2）；イソジン液10% 30mL ・ドレーン法（その他のもの） ・Rp)ケフラールカプセル250mg　３C　分３×３日分 ・細菌培養同定検査（滲出液・その他の検体）

オリジナル実技(入院)

薬価基準等

品名	規格・単位	薬価(円)	品名	規格・単位	薬価(円)
【内服薬】			セファメジンα点滴用キット１g	１g１キット（生理食塩液100mL付）	772.00
ケフラールカプセル250mg	250mg１カプセル	54.70			
【外用薬】			ソセゴン注射液30mg	30mg１管	171.00
イソジンスクラブ液7.5%	7.5%10mL	36.60	ソリタ-T３号輸液	500mL１袋	176.00
イソジン液10%	10%10mL	24.20	マーカイン注脊麻用0.5%高比重	0.5%４mL１管	330.00
【注射薬】			**【その他】**		
アトロピン硫酸塩注射液	0.05%１mL１管	95.00	吸引留置カテ・フィルム・チューブⅡ	１本	897.00
エフェドリン塩酸塩注射液	４%１mL１管	94.00			

初　診　**[29日]**

●時間外初診。救急病院なので，A000初診料の「注７」の時間外加算の特例に該当する。したがって，A000初診料（291点）＋「注７」時間外特例（230点）＝**521点**。

医学管理等　**[31日]**

●**投薬・注射について薬剤師から薬剤管理指導**⇨B008薬剤管理指導料「２」**325点**。

※手術は脊椎麻酔により行われているので，手術後医学管理料は算定できない。

投　薬　**[31日]**

●**内服薬**⇨ケフラールカプセル250mg３C（54円70×３)164円10。１剤１日分16点。３日分の投与なので，薬剤料は16点×３＝**48点**。

●**調剤料**⇨入院であるからF000調剤料「２」により１日につき７点。31日のみであるから７点×１＝**７点**。

●**調剤技術基本料**⇨31日に薬剤管理指導料を算定しているので，算定できない。

注　射　**[29日，30日]**

●**点滴**⇨ソリタ-T３号輸液500mL２袋（176円×２)＋セファメジンα点滴用キット１g２キット(772円×２)＝1,896円。29日，30日の２回施行。薬剤料190点×２＝**380点**。

●**点滴手技料**⇨29日は手術を行っており，手術の「通則１」により点滴手技料は算定不可。30日のみ算定。G004点滴注射「２」**102点**。

●**筋注**⇨ソセゴン注射液30mg１A（171円)。薬剤料**17点**。入院中であるから筋注の手技料は算定できない。

処　置　**[30日，31日]**

●**術後創傷処置(220cm^2)**⇨J000創傷処置「２」60点。30日，31日の２回。60点×２＝**120点**。
薬剤⇨イソジン液10%30mL（24円20×３)72円60。薬剤料７点×２＝**14点**。

●**ドレーン法（その他のもの)**⇨J002ドレーン法「２」25点。30日，31日の２回。25点×２＝**50点**。

手　術　**[29日]**

●**急性汎発性腹膜炎手術(19時20分～21時20分)**⇨K639急性汎発性腹膜炎手術14,400点。時間外初診に引き続き，19時から施行された緊急手術なので，手術「通則12」により，時間外加算の特例を算定する。届出等に特に記載はないので，「通則12」「ロ」（４）により算定する。したがって，14,400点＋時間外特例加算（14,400点×0.4＝5,760点）＝**20,160点**。

●**特定保険医療材料**⇨吸引留置カテ・フィルム・チューブⅡ2本（897円×2＝1,794円）。**179点**。

> ※**術創部；イソジンスクラブ液7.5%100mL**⇨イソジンスクラブ液は外皮用殺菌剤。手術の「通則2」により，外皮用殺菌剤は手術の所定点数に含まれるため，算定できない。

麻　酔　[29日]

●**脊椎麻酔（19時10分～21時20分）**⇨L004脊椎麻酔850点。実施時間が2時間を超えているので，L004「注」により128点を加算する。さらに，時間外に行われた緊急手術に伴う麻酔なので，麻酔の「通則3」により時間外特例加算を加える。したがって，L004（850点）＋「注」加算（128点）＋時間外特例加算（978点×0.4＝391.2点→391点）＝**1,369点**。

●**麻酔薬剤**⇨アトロピン硫酸塩注射液1A（95円）＋マーカイン注脊麻用0.5%高比重0.5% 4mL1A（330円）＋エフェドリン塩酸塩注射液1A（94円）＝519円。薬剤料**52点**。

●**麻酔管理料**⇨29日および30日の麻酔科標榜医の麻酔前後の診察の記載からL009麻酔管理料（Ⅰ）を算定する。脊椎麻酔だから，L009「1」**250点**を算定。

> ※麻酔前の診察が麻酔当日に行われているが，本例は「緊急の場合」に該当するので，算定要件は満たされている。

検査・病理　[29日，30日，31日]

●**超音波検査（断層撮影法）（胸腹部）**⇨D215超音波検査「2」断層撮影法「ロ」（1）胸腹部**530点**。

> ※摘要欄に領域を記載する

●**心電図12誘導**⇨D208心電図検査「1」**130点**。

●**末梢血液一般**⇨D005「5」末梢血液一般検査**21点**。**血液像**⇨D005「3」末梢血液像（自動機械法）**15点**。いずれも29日と30日の2回施行。**検査判断料**⇨D026「3」血液学的検査判断料**125点**。

●**検尿（蛋白定性，グルコース，ウロビリノゲン）**⇨D000尿中一般物質定性半定量検査**26点**。**沈渣（フローサイトメトリー法）**⇨D002-2尿沈渣（フローサイトメトリー法）**24点**。**検査判断料**⇨D026「1」尿・糞便等検査判断料**34点**。

●**ABO血液型**⇨D011「1」ABO血液型**24点**。**Rh（D）血液型**⇨D011「1」Rh(D)血液型**24点**。**検査判断料**⇨D026「6」免疫学的検査判断料**144点**。

●**PT**⇨D006出血・凝固検査「2」プロトロンビン時間（PT）**18点**。**フィブリノゲン半定量**⇨D006「4」フィブリノゲン半定量**23点**。**APTT**⇨D006「7」活性化部分トロンボプラスチン時間（APTT）**29点**。血液学的検査。

●**AST～TP**⇨いずれもD007血液化学検査の「注」に該当する。10項目以上であるから,「注」「ハ」により103点を算定。入院初回加算として20点を加算する。103点＋20点＝**123点**。**検査判断料**⇨D026「4」生化学的検査（Ⅰ）判断料**144点**。

●**CRP**⇨D015血漿蛋白免疫学的検査「1」C反応性蛋白（CRP）**16点**。免疫学的検査。

●**HBs抗原定性・半定量**⇨D013肝炎ウイルス関連検査「1」HBs抗原定性・半定量**29点**。**HCV抗体定性・定量**⇨D013「5」HCV抗体定性・定量**102点**。免疫学的検査。

●**梅毒血清反応（STS）定性**⇨D012感染症免疫学的検査「1」梅毒血清反応（STS）定性**15点**。**梅毒トレポネーマ抗体定性**⇨D012「4」梅毒トレポネーマ抗体定性**32点**。免疫学的検査。

●**病理組織標本作製（虫垂）**⇨N000病理組織標本作製「1」組織切片によるもの**860点**。**検査判断料**⇨N007病理判断料**130点**。

●**細菌培養同定検査（滲出液・その他の検体）**⇨D018細菌培養同定検査「5」その他の部位からの検体**180点**。31日に施行。**検査判断料**⇨D026「7」微生物学的検査判断料**150点**。

●**採血料**⇨入院中は算定できない。

●時間外等に外来を受診し，検体検査の結果，入院の必要性を認め，入院となった場合，時間外緊急院内検査加算**200点**を算定する。

問3 【解答】

○ 診療報酬明細書（医科入院） 令和 6 年 7 月分

都道府県番号 医療機関コード

1 医科	① 社・国 2 公費	3 後期	① 単独 2 2併 3 3併	① 本入 3 六入 5 家入	7 高入一 9 高入7

保険者番号 0 6 1 3 4 5 6 3　給付割合 10 9 8 7（ ）

被保険者証・被保険者手帳等の記号・番号 2008・1022（枝番）

市町村番号／老人受給者番号／公費負担者番号①／公費負担医療の受給者番号①／公費負担者番号②／公費負担医療の受給者番号②

区分 精神 結核 療養　特記事項

氏名 山田友香　1男 ②女 1明 2大 3昭 ④平 5令 3. 10. 17 生

職務上の事由 1 職務上 2 下船後3月以内 3 通勤災害

保険医療機関の所在地及び名称

傷病名	診療開始日	転帰	診療実日数
(1) 虫垂穿孔性急性腹膜炎（主）	(1)令和 6 年 7 月 29 日	治ゆ 死亡 (中止)(2)	保険 3 日
(2) B型肝炎の疑い	(2)令和 6 年 7 月 29 日		公費① 日 / 公費② 日

区分		回数等		点数	公費分点数
⑪ 初診	(時間外)・休日・深夜	1	回	521 点	
⑬ 医学管理				325	
⑭ 在宅					
⑳ 投薬	㉑ 内服	3	単位	48	
	㉒ 屯服		単位		
	㉓ 外用		単位		
	㉔ 調剤	1	日	7	
	㉖ 麻毒		日		
	㉗ 調基				
㉚ 注射	㉛ 皮下筋肉内	1	回	17	
	㉜ 静脈内		回		
	㉝ その他	3	回	482	
㊵ 処置		4	回	170	
	薬剤			14	
㊿ 手術麻酔		3	回	21,779	
	薬剤			231	
60 検査病理		15	回	3,184	
	薬剤				
70 画像診断		6	回	1,997	
	薬剤				
80 その他	薬剤				

90 入院　入院年月日 令和6年 7月 29日

(病) 診	90 入院基本料・加算				点
急一般5	3,334	× 1	日間	3,334	
救医1	2,994	× 2	日間	5,988	
録管2		×	日間		
環境		×	日間		
安全1		×	日間		
デ提2	92 特定入院料・その他				

区分	摘要	点数×回数
⑪	＊特	230 × 1
⑬	＊薬管2（31日）	325 × 1
㉑	＊ケフラールカプセル250mg　3C	16 × 3
㉛	＊ソセゴン注射液30mg　1A	17 × 1
㉝	＊点滴注射「2」	102 × 1
	＊ソリタ－T3号輸液　500mL　2袋，セファメジンα点滴用キット1g　2キット	190 × 2
㊵	＊創傷処置「2」（100cm²以上500cm²未満）	60 × 2
	＊イソジン液10%　30mL	7 × 2
	＊ドレーン法（その他のもの）	25 × 2
㊿	＊急性汎発性腹膜炎手術 特外（29日）	20,160 × 1
	＊脊椎麻酔（2時間10分）特外（29日）	1,369 × 1
	＊アトロピン硫酸塩注射液0.05%1mL 1A，マーカイン注脊麻用0.5%高比重0.5%　4mL 1A，エフェドリン塩酸塩注射液4%1mL 1A	52 × 1
	＊麻管Ⅰ	250 × 1
	＊吸引留置カテ・フィルム・チューブⅡ（¥897/本）2本	179 × 1
60	＊緊検（29日18時40分，引き続き入院）	200 × 1
	＊超音波検査（断層撮影法）（胸腹部）「ア」消化器領域	530 × 1
	＊ECG12	130 × 1

※高額療養費 円　※公費負担点数 点　※公費負担点数 点

97 食事・生活			
基準Ⅰ	670 円×	1	回
特別	円×		回
食堂	50 円×	1	日
環境	円×		日

基準（生） 円× 回　特別（生） 円× 回　減・免・猶・Ⅰ・Ⅱ・3月超

療養の給付	請求 点	※決定 点	負担金額 円
保険	38,097		減額 割（円）免除・支払猶予
公費①	点	※ 点	円
公費②	点	※ 点	円

食事・生活療養	回	請求 円	※決定 円	（標準負担額） 円
保険	1	720		490
公費①	回	円	※ 円	円
公費②	回	円	※ 円	円

〔問３解答レセプトの摘要欄の続き〕

	＊B-末梢血液一般，像（自動機械法）　36 × 2
	＊U-検，沈（フローサイトメトリー法）　50 × 1
	＊B-ABO，Rh（D）　48 × 1
	＊B-PT，フィブリノゲン半定量，APTT　70 × 1
	＊B-AST，ALT，γ-GT，BIL/総，ALP，LD，Tcho，ナトリウム・クロール，カリウム，BUN，グルコース，TP（入院初回）　123 × 1
	＊B-CRP　16 × 1
	＊B-HBs抗原定性・半定量，HCV抗体定性・定量　131 × 1
	＊B-梅毒血清反応（STS）定性，梅毒トレポネーマ抗体定性　47 × 1
	＊T-M（組織切片）／１臓器（虫垂）　860 × 1
	＊S-培養同定（滲出液・その他）　180 × 1
	＊［判尿］，［判血］，［判生Ⅰ］，［判免］，［判微］，［判病判］　727 × 1
⑦⓪	＊［緊画］（29日18時20分，引き続き入院）　110 × 1
	＊腹部単純X-P　半切２枚（アナログ撮影）　242 × 1
	＊［写画１］　70 × 1
	＊MRI撮影「３」１又は２以外の場合（腹部）画像記録用フィルム　半切２枚　945 × 1
	＊コンピューター断層診断　450 × 1
	＊［コ画２］　175 × 1
⑨⓪	＊急一般５（14日以内），録管２，環境，安全１，救医１「ケ」（急性汎発性腹膜炎手術），デ提２，１級地　3,334 × 1
	＊急一般５（14日以内），環境，救医１「ケ」，１級地　2,994 × 2

画像診断　［29日］

●**腹部単純X-P半切２枚，アナログ撮影**⇨E001写真診断「１」単純撮影「イ」（85点＋85点 ×0.5＝127.5点 →128点）＋E002撮影「１」単純撮影「イ」アナログ撮影（60点＋60点×0.5＝90点）＋フィルム料（120円×２＝240円→24点）＝**242点**。

●**腹部単純X-Pの放射線科医の読影文書（29日左欄）**⇨画像診断管理加算１として**70点**を算定。略語は［写画１］。

●**MRI撮影（腹部）画像記録用半切２枚**⇨MRI機器は1.5テスラ未満だから，E202MRI撮影「３」（900点）＋フィルム料（226円×２＝452円⇨45点）＝**945点**。

●E203コンピューター断層診断**450点**。

●**腹部MRI撮影の放射線科医の読影文書（29日左欄）**⇨画像診断管理加算２として**175点**を算定。略語は［コ画２］。

●時間外等に外来を受診し，画像診断の結果，入院の必要性を認め，入院となった場合，時間外緊急院内画像診断加算**110点**を算定する。

入　院　［29日〜31日］

●届出の状況から該当する点数を算定する。

●**入院基本料（１日分）**⇨A100一般病棟入院基本料「１」「ホ」急性期一般入院料５（1,451点）＋「注３」「イ」入院初期加算（14日以内）（450点）＝1,901点。

●**入院基本料加算**⇨A205救急医療管理加算１（1,050点），A219療養環境加算（25点），A218地域加算「１」１級地（18点）。入院初日の29日には，上記にA207「３」診療録管理体制加算３（入院初日）(30点)，A234「１」医療安全対策加算１（85点），A245データ提出加算２「イ」(155点)を算定する。

※入院した日に手術を行っており，「緊急手術を必要とする状態」であることがわかるので，A205救急医療管理加算が算定できる。摘要欄に該当する条件を記載する。本例は「ケ」に該当。入室後３日以内に実施した検査等の摘要欄の記載については省略した。

したがって，

●**29日の入院料**⇨入院基本料（1,901点）＋入院基本料加算１〔救医１「ケ」(1,050点)＋環境(25点)＋地域１級地(18点)＋録管２（100点）＋安全１（85点）＋デ提２(155点)〕＝**3,264点**。

●**30日，31日の入院料**⇨入院基本料（1,901点）＋入院基本料加算〔救医１「ケ」(1,050点)＋環境(25点)＋地域１級地(18点)〕＝2,994点。2,994点×２＝**5,988点**。

入院時食事療養費

●入院時食事療養（Ⅰ）により算定。１食につき670円。また，食堂加算として１日につき50円を算定。食数は31日夕食の１食のみ。食堂加算も31日のみ。

●したがって，基準(670円×１（食）＝670円)＋食堂加算（50円×１（日間）＝50円）＝**720円**。標準負担額は１食につき490円。１食だから**490円**のみ。

問４　次の診療録（令和６年10月）から診療報酬明細書を作成せよ。（令和６年６月現在に準じて作成）

○**施設の概要等**：一般病院・救急病院，一般病床400床，標榜診療科（内，小，外，整，脳外，産，眼，耳，皮，泌，麻，放）

〔届出等の状況〕（施設基準を届出ている状況）
急性期一般入院料４，診療録管理体制加算１，医師事務作業補助体制加算２（50対１），50対１急性期看護補助体制加算，療養環境加算，重症者等療養環境特別加算（個室），医療安全対策加算1,地域加算（３級地），データ提出加算２，薬剤管理指導料，画像診断管理加算２，麻酔管理料（Ⅰ），検体検査管理加算（Ⅲ），CT機器（16列以上64列未満のマルチスライス型），入院時食事療養（Ⅰ），食堂加算

（届出は要さないが施設基準を満たしている状況） 臨床研修病院入院診療加算（協力型），がん拠点病院１・イ（がん診療連携拠点病院），肝切除術

○**職員の状況**：医師の数は医療法基準を満たしているが標準を超えてはいない。薬剤師および看護職員数は医療法を満たしている。放射線科・麻酔科専門医常勤，病理診断医師常勤

○**診療時間**：月曜日～土曜日　9時～17時
日曜・祝日は休診

○**所在地**：神奈川県鎌倉市（３級地）

※手術後医学管理料を算定する（手術前医学管理料は算定しないものとする）。

診療録

項目	内容
保険者番号	0 6 1 4 1 2 3 8
被保険者手帳 記号・番号	2010・0305
有効期限	令和　年　月　日
資格取得	平成・令和　年　月　日
被保険者氏名	松本　翔
事業所（船舶所有者） 所在地	電話　局　番
事業所 名称	（省略）
受診者 氏名	松本　翔
生年月日	明・大・㊇昭・平・令 29年 3月 20日生　㊚男・女
住所	（省略）　電話　局　番
職業	
被保険者との続柄	本人
公費負担者番号	
公費負担医療の受給者番号	
保険者 所在地	電話　局　番
保険者 名称	（省略）

傷病名	職務	開始	終了	転帰	期間満了予定日
肝細胞癌（主病），C型慢性肝炎	上・外	令和6年10月23日	年　月　日	治ゆ・死亡・中止	年　月　日

既往症・原因・主要症状・経過等	処方・手術・処置等
6/10/28（月） 本月20日，右上腹部痛自覚し，翌22日近医受診。腹部超音波にて，肝の腫瘤を指摘され，23日当科外来受診（診察のみ），本日精査加療目的のため入院。 入院時現症；体温36.7℃，血圧130/80mmHg，脈拍78/分，貧血（－），右季肋部痛（＋） 研修医に指導を行う（詳細省略） 胸部単純X-P所見⇒異常なし （放射線科医の読影文書　田中） 栄養管理計画策定。（管理栄養士　北城） 本日，処方薬について薬剤師から薬剤管理指導。 また，入院中の食事は肝臓食（特別食）を指示した。昼より食事開始。肝臓食（特別食） **6/10/29（火）** 腹部超音波所見⇒肝臓（S4）に腫瘤病変を認める CT撮影所見⇒S4に径1cm弱の腫瘍病変を認める。転移所見なし。（放射線科医の読影文書　田中） 腹部超音波，CTの所見より，肝臓の悪性腫瘍が強く疑われた。カンファレンスの結果，外科的切除施行と決定。 担当看護師と共同で入院診療計画書を作成し，本人と家族に説明し渡した。併せて手術・輸血同意書を貰う（外科　丸木） 身体所見・検査所見ともに麻酔を行うにあたっての問題は認められない。（麻酔科　中田） 肺血栓塞栓症予防のため，弾性ストッキングを用いて管理。	**6/10/28（月）** ・胸部単純X-P画像記録用大角２枚，デジタル撮影 ・尿一般（蛋白定性,グルコース,潜血反応),沈渣（フローサイトメトリー法） ・ECG（12誘導） ・末梢血液一般，末梢血液像（自動機械法） ・生化学（TP，Alb，AST，ALT，γ-GT，ChE，LD，ALP，Amy，BUN，Crea，ナトリウム・クロール，カリウム） ・CRP ・ABO血液型，Rh（D）血液型 ・PT，APTT，フィブリノゲン半定量，FDP定性 ・梅毒トレポネーマ抗体定性 ・HBs抗原，HCV抗体定性・定量 ・Rp）ウルソ錠100mg 6T 　リバオール錠20mg 3T　分3×7日分 **6/10/29（火）** ・超音波検査（断層撮影法）（腹部） ・CT撮影（16列以上64列未満のマルチスライス型）（腹部） 　電子画像管理 ・肺気量分画，フロボリュームカーブ ・浣腸（グリセリン浣腸液50％「ムネ」50％ 120mL 1個） **6/10/30（水）** ・前投薬：アトロピン硫酸塩注射液1A 　ソセゴン注射液15mg 1A ・術創部：ハイポエタノール液2％「ケンエー」100mL ・肝切除術（部分切除）単回の切除によるもの ・閉麻「5」「ロ」，硬膜外麻酔（腰部）併用（8：30～12：55） ・麻酔薬剤；液化酸素（CE）2,000L， 小池笑気1,650g，セボフレン吸入麻酔液30mL，注射用チアミラールナトリウム1V，スキサメトニウム塩化物注射液　2A，アトロピン硫酸塩注射

既往症・原因・主要症状・経過等	処方・手術・処置等
6/10/30（水） 手術のため朝より禁食。 本日，肝臓の部分切除術施行 手術時間（9:00 ～ 12:35）　　（外科　丸木） 閉麻＋硬膜外麻酔，施行 麻酔時間（8:30 ～ 12:55）　　（麻酔科　中田） 手術後は，重症者等療養環境特別加算室（個室）。 経過順調に推移。 術中迅速病理組織標本作製⇨病理医診断 転移⇒肝臓リンパ節（1個）。播種なし。 術中出血　200mL	液3A，ネオスチグミンメチル硫酸塩注射液　3A，フェンタニル注射液0.1mg「第一三共」2A，1%ディプリバン注500mg50mL　1V，マーカイン注0.125%10mL（硬膜外へ精密持続注入） ・輸血（赤血球液-LR「日赤」血液200mL由来1袋 血液交叉試験1回，間接クームス検査1回 ・術中迅速病理組織標本作製 ・吸引留置カテ・フィルム・チューブⅡ（¥897）2本，膀胱留置カテ　2管一般（Ⅱ)-2（¥862）1本 ・点滴；ソルデム3A輸液　500mL　2袋， フルマリン静注用1g　2V，注射用水20mL ・病理組織標本作製組織切片（2臓器）（肝臓，リンパ節） ・筋注；ソセゴン注射液15mg　1A ・RP）ボルタレンサポ50mg　1個
6/10/31（木） 経過良好　fever（発熱）（－） ドレーン続行。 手術後の麻酔合併症なし。　　（麻酔科　中田） 硬膜外マーカイン精密持続注入 午後8時で終了，抜去。 夕より食事再開，肝臓食（特別食）	**6/10/31（木）** ・点滴；ソルデム3A輸液　500mL　2袋 フルマリン静注用1g　2V，注射用水20mL ・創傷処置（320cm^{2}の範囲）イソジン液10% 20mL ・ドレーン法「2」その他 ・マーカイン注0.125% 10mL（硬膜外へ精密持続注入） ・尿一般（蛋白，グルコース，潜血反応） ・生化学（TP，Alb，AST，ALT，γ-GT，ChE，LD，ALP，Amy，BUN，Crea，ナトリウム・クロール，カリウム） ・CRP ・超音波検査（断層撮影法）（腹部）

薬価基準等

品名	規格・単位	薬価(円)	品名	規格・単位	薬価(円)
【内服薬】			赤血球液-LR「日赤」	血液200mLに由来する赤血球1袋	8,597.00
ウルソ錠100mg	100mg1錠	10.10	ソセゴン注射液15mg	15mg1管	89.00
リバオール錠20mg	20mg1錠	5.90	ソルデム3A輸液	500mL1袋	176.00
【外用薬】			注射用水	20mL1管	62.00
イソジン液10%	10%10mL	24.20	注射用チアミラールナトリウム	500mg1瓶(溶解液付)	449.00
グリセリン浣腸液50%「ムネ」120mL	50%120mL1個	151.30	ネオスチグミンメチル硫酸塩注射液	0.05%1mL1管	96.00
小池笑気	1g	3.20	フェンタニル注射液0.1mg「第一三共」	0.005%2mL1管	253.00
セボフレン吸入麻酔液	1mL	27.20	フルマリン静注用1g	1g1瓶	1,286.00
ハイポエタノール液2%「ケンエー」	10mL	6.60	マーカイン注0.125%	0.125%10mLバイアル	125.00
ボルタレンサポ50mg	50mg1個	29.00	**【その他】**		
【注射薬】			吸引留置カテ・フィルム・チューブⅡ	1本	897.00
アトロピン硫酸塩注射液	0.05%1mL1管	95.00	膀胱留置カテ2管一般(Ⅱ)－2	1本	862.00
1%ディプリバン注	500mg50mL1瓶	1,021.00	定置式液化酸素貯槽〔CE〕	1L	0.19
スキサメトニウム塩化物注射液	2%5mL1管	240.00			

初　診

●23日に算定済み。

医学管理等　［28日，29日，31日］

●**処方薬について薬剤師から薬剤管理指導（27日左欄）**⇨B008薬剤管理指導料「2」**325点**。

●**肺血栓塞栓症予防のため，弾性ストッキングを用いて管理（29日左欄）**⇨B001-6肺血栓塞栓症予防管理料**305点**。

●**手術後医学管理料**⇨手術は閉麻により行われているので，B001-5手術後医学管理料を手術日の翌日から起算して3日に限り算定する。当月は31日の1日間のみ算定。**1,188点**。

投　薬　［28日，30日］

●**内服薬（28日）**⇨ウルソ錠100mg 6T（10円10×6）＋リバオール錠20mg 3T（5円90×3）＝78円30。1剤1日分8点。7日分だから，8点×7＝**56点**。

●**外用薬（30日）**⇨ボルタレンサポ50mg 1個（29円00）。薬剤料**3点**。

●**調剤料**⇨入院中はF000調剤料「2」により

１日につき７点。当月は，28日～31日の４日間。７点×４＝**28点**。

●**調剤技術基本料**⇨28日に薬剤管理指導料を算定しており，調剤技術基本料は算定できない。

注　射　**[30日，31日]**

●**点滴**⇨ソルデム３A輸液500mL２袋（176円×２）＋フルマリン静注用１g２V（1,286円×２）＋注射用水20mL１A（62円）＝2,986円。30日，31日の２回施行。薬剤料299点×２＝**598点**。

●**点滴手技料**⇨29日は手術を行っているので，手術の「通則１」により算定できない。31日のみ算定。G004点滴注射「２」**102点**。

●**筋注**⇨ソセゴン注射液15mg １A（89円）。薬剤料**９点**。入院中につき手技料は算定不可。

処　置　**[29日，31日]**

●**浣腸（グリセリン浣腸液50％「ムネ」50％120mL１個）**⇨薬剤のみ算定。グリセリン浣腸液50％「ムネ」50％120mL１個（151円30）。薬剤料**15点**。29日のみ算定。

※浣腸は処置の「通則３」の簡単な処置に該当するので手技料は算定できない。

●**創傷処置（320cm²）**⇨J000創傷処置「２」60点。31日のみ算定。**60点**。**薬剤**⇨イソジン液10％20mL（24円20×２）＝48円40。31日のみ算定。薬剤料**５点**。

●**ドレーン法「２」（その他）**⇨J002ドレーン法「２」25点。31日のみ算定。**25点**。

手　術　**[30日]**

●**肝切除術（部分切除）単回の切除によるもの**⇨K695肝切除術「１」部分切除「イ」単回の切除によるもの38,040点。C型慢性肝炎の患者なので，手術の「通則11」により，1,000点を加算する。38,040点＋1,000点＝**39,040点**。

●**特定保険医療材料**⇨吸引留置カテ・フィルム・チューブⅡ２本（897円×２＝1,794円）＋膀胱留置カテ２管一般（Ⅱ）－２　１本（862円）＝2,656円。**266点**。

●**術創部；ハイポエタノール液２％「ケンエー」100mL**⇨ハイポエタノール液は外皮用殺菌剤。手術の「通則２」により，外皮用殺菌剤は手術の所定点数に含まれ，算定できない。

麻　酔　**[30日，31日]**

●**閉麻「５」「ロ」，硬膜外麻酔（腰部）併用（８:30～12:55）**⇨L008マスク又は気管内挿管による閉鎖循環式全身麻酔「５」「ロ」6,000点。実施時間が２時間を超えているので，「注２」「ホ」により加算（２時間25分の超過なので，600点×５＝3,000点）。硬膜外麻酔併施加算として，「注４」の「ロ」腰部400点を加算。硬膜外麻酔も実施時間が２時間25分の超過なので，200点×５＝1,000点を加算。したがって，L008「５」「ロ」（6,000点）＋「注２」「ホ」２時間25分（3,000点）＋L008「注４」「ロ」腰部（400点）＋「注５」２時間25分（1,000点）＝**10,400点**。

※時間加算は２時間を１分でも超えたら加算可。
２時間１～30分　＋各加算点数×１
２時間31分～３時間　＋各加算点数×２
３時間１～30分　＋各加算点数×３

●**液化酸素（CE）2,000L**⇨0.19円×2,000（L）×1.3（補正率）＝494円→**49点**。

●**麻酔薬剤**⇨アトロピン硫酸塩注射液４A（95円×４）＋ソセゴン注射液15mg１A（89円）＋小池笑気1,650g（３円20×1,650）＋セボフレン吸入麻酔液30mL（27円20×30）＋注射用チアミラールナトリウム１A(449円)＋スキサメトニウム塩化物注射液２A(240円×２)＋ネオスチグミンメチル硫酸塩注射液３A（96円×３）＋フェンタニル注射液0.1mg「第一三共」２A（253円×２）＋１％ディプリバン注500mg50mL１V（1,021円）＋マーカイン注0.125％10mL（125円）＝9,434円。薬剤料**943点**。

●**輸血**⇨K920輸血「２」保存血液輸血「イ」１回目（450点）＋「注８」血液交叉試験（30点）＋「注８」間接クームス検査（47点）＝**527点**。**薬剤**⇨赤血球液‐LR「日赤」血液200mL由来１袋（8,597円），薬剤料**860点**。

※赤血球液200mL由来の最終容量は約140mL。

●**硬膜外へ精密持続注入（31日）**⇨L003硬膜外麻酔後における局所麻酔剤の持続的注入（80点）＋「注」精密持続注入加算（80点）＝**160点**。**薬剤**⇨マーカイン0.125％10mLバイアル（125円），薬剤料**12点**。

●**麻酔管理料**⇨29日，31日の麻酔科標榜医の麻酔前後の診察の記載から，L009麻酔管理料

（Ⅰ）を算定する。閉麻はL009「2」**1,050点**。

検査・病理　[28日，29日，30日，31日]

●**尿一般（蛋白定性，グルコース，潜血反応）**⇨D000尿中一般物質定性半定量検査**26点**。28日と31日に施行。31日の検査は手術後医学管理料に含まれ算定できない。**沈渣（フローサイトメトリー法）**⇨D002-2尿沈渣（フローサイトメトリー法）**24点**。尿・糞便等検査。

●**ECG（12誘導）**⇨D208「1」**130点**。

●**末梢血液一般**⇨D005「5」末梢血液一般検査**21点**。**末梢血液像（自動機械法）**⇨D005「3」末梢血液像（自動機械法）**15点**。血液学的検査。28日に施行。

●**生化学（TP～カリウム）**⇨いずれもD007血液化学検査の「注」に該当する。10項目以上なので「注」「ハ」の103点を算定。入院中の初回加算として20点を加算する。103点＋20点＝**123点**。生化学的検査（Ⅰ）。28日と31日の2回施行。ただし，31日の検査は手術後医学管理料に含まれ算定できない。

●**CRP**⇨D015血漿蛋白免疫学的検査「1」C反応性蛋白（CRP）16点。28日と31日の2回施行。16点×2＝**32点**。**検査判断料**⇨D026「6」免疫学的検査判断料**144点**。

●**ABO血液型**⇨D011免疫血液学的検査「1」ABO血液型**24点**。**Rh(D)血液型**⇨D011「1」Rh(D)血液型**24点**。免疫学的検査。

●**PT**⇨D006出血・凝固検査「2」プロトロンビン時間（PT）**18点**。**APTT**⇨D006「7」活性化部分トロンボプラスチン時間(APTT)**29点**。**フィブリノゲン半定量**⇨D006「4」フィブリノゲン半定量**23点**。**FDP定性**⇨D006「10」フィブリン・フィブリノゲン分解産物(FDP)定性**80点**。血液学的検査。

●**梅毒トレポネーマ抗体定性**⇨D012「4」梅毒トレポネーマ抗体定性**32点**。免疫学的検査。

●**HBs 抗 原**⇨D013「3」HBs 抗 原**88点**。**HCV抗体定性・定量**⇨D013「5」HCV抗体定性・定量**102点**。免疫学的検査。

●**超音波検査（断層撮影法）（腹部）**⇨D215超音波検査「2」断層撮影法「ロ」(1)胸腹部**530点**。29日と31日の2回施行。31日は同月2回目となるので，超音波検査等の「通則」により所定点数の100分の90に相当する点数により算定する。530点×0.9＝**477点**。

※摘要欄に領域を記載する。
※超音波検査等は，同一月に2回以上実施した場合，2回目以降が100分の90でしか算定できないので注意する。

●**肺気量分画**⇨D200スパイログラフィー等検査「1」肺気量分画測定**90点**。**フローボリュームカーブ**⇨D200「2」フローボリュームカーブ**100点**。**検査判断料**⇨D205呼吸機能検査等判断料**140点**。

●**術中迅速病理組織標本作製**⇨N003術中迅速病理組織標本作製（1手術につき）**1,990点**。**検査判断料**⇨職員の状況の「病理診断医師常勤」の記載からN006病理診断料「1」組織診断料**520点**を算定する。

●**病理組織標本作製（2臓器）（肝臓，リンパ節）**⇨N000病理組織標本作製「1」組織切片によるもの（1臓器につき）860点。2臓器だから，860点×2＝**1,720点**。

●届出の状況に検体検査管理加算（Ⅲ）の施設基準が示されているので，D026検体検査判断料の「注4」「ハ」検体検査管理加算（Ⅲ）**300点**を検査判断料に加算する。

●**採血料**⇨入院中は算定できない。

※尿，血，生Ⅰの検査判断料は手術後医学管理料に含まれ算定できない。なお，手術前に実施した検査に対するものも含まれる。

画像診断　[28日，29日]

●**胸部単純X-P画像記録用大角2枚，デジタル撮影**⇨E001写真診断「1」単純撮影「イ」（85点＋85点×0.5＝127.5点⇨128点）＋E002撮影「1」単純撮影「ロ」デジタル撮影（68点＋68点×0.5＝102点）＋フィルム料（188円×2＝376円⇨38点）＝**268点**。

●**胸部単純X-P所見（放射線科医の読影文書）（28日左欄）**⇨画像診断管理加算1として70点を算定。略語は（写画1）。

●**CT撮影（16列以上64列未満のマルチスライス型）（腹部）電子画像管理**⇨E200「1」CT撮影「ロ」16列以上64列未満のマルチスライス型の機器（900点）＋電子画像管理加算（120点）＝**1,020点**。

●E203コンピューター断層診断**450点**。

●**CT撮影所見（放射線科医の読影文書）（29**

問4　【解答】

○　**診療報酬明細書**（医科入院）　令和 6 年 10 月分

都道府県番号　医療機関コード

1 医科	①社・国　2 公費	3 後期	①単独　2 2併　3 3併	①本入　3 六入　5 家入	7 高入一　9 高入7

市町村番号		老人受給者番号	
公費負担者番号①		公費負担医療の受給者番号①	
公費負担者番号②		公費負担医療の受給者番号②	

保険者番号	0	6	1	4	1	2	3	8	給付割合 10 9 8 7( )

被保険者証・被保険者手帳等の記号・番号　2010・0305（枝番）

区分　精神　結核　療養　　特記事項

氏名　松本　翔
①男 2女 1明 2大 ③昭 4平 5令 29． 3． 20 生

職務上の事由　1 職務上　2 下船後3月以内　3 通勤災害

保険医療機関の所在地及び名称

傷病名	診療開始日
(1) 肝細胞癌（主）	(1)令和 6 年 10 月 23 日
(2) C型慢性肝炎	(2)令和 6 年 10 月 23 日
(3)	(3) 年 月 日

転帰　治ゆ　死亡　中止

診療実日数　保険 4 日　公費① 日　公費② 日

区分		回数等		点数
⑪ 初診	時間外・休日・深夜		回	点
⑬ 医学管理				1,818
⑭ 在宅				
⑳投薬	㉑ 内服	7	単位	56
	㉒ 屯服		単位	
	㉓ 外用	1	単位	3
	㉔ 調剤	4	日	28
	㉖ 麻毒		日	
	㉗ 調基			
㉚注射	㉛ 皮下筋肉内	1	回	9
	㉜ 静脈内		回	
	㉝ その他	3	回	700
㊵処置		2	回	85
	薬剤			20
㊿手術麻酔		6	回	51,226
	薬剤			2,081
60検査病理		16	回	6,802
	薬剤			
70画像診断		5	回	1,988
	薬剤			
80その他				
	薬剤			

公費分点数

⑬
*［薬管2］(28日)　325 × 1
*［肺予］　305 × 1
*［手後］　1,188 × 1

㉑
*ウルソ錠100mg 6 T，リバオール錠20mg 3 T　8 × 7

㉓
*ボルタレンサポ50mg 1 個　3 × 1

㉛
*ソセゴン注射液15mg 1 A　9 × 1

㉝
*点滴注射「2」　102 × 1
*ソルデム3A輸液 500mL 2 袋，フルマリン静注用1g 2 V，
注射用水20mL 1 A　299 × 2

㊵
*グリセリン浣腸液50%「ムネ」120　50%120mL 1 個　15 × 1
*創傷処置「2」　60 × 1
*イソジン液10%20mL　5 × 1
*ドレーン法「2」　25 × 1

㊿
*肝切除術「1」部分切除「イ」(30日)
C型肝炎感染症患者加算　39,040 × 1
*閉鎖循環式全身麻酔「5」「ロ」(4時間25分)
硬膜外麻酔併施加算（腰部）
(4時間25分)（30日）　10,400 × 1
*酸素加算（液化酸素CE）　2,000L
(0.19円×2,000L×1.3)÷10　49 × 1
*アトロピン硫酸塩注射液0.05% 1 mL 4A，
ソセゴン注射液15mg 1 A，
小池笑気1,650g，セボフレン吸入麻酔液30mL，
注射用チアミラールナトリウム500mg 1 V，
スキサメトニウム塩化物注射液 2 %5mL 2 A，
ネオスチグミンメチル硫酸塩注射液0.05% 1 mL 3 A，
フェンタニル注射液0.1mg「第一三共」0.005% 2 mL 2 A，

⑨⓪入院

入院年月日　令和6 年 10 月 28 日

病　診　⑨⓪ 入院基本料・加算　点

3,466	×	1	日間	3,466
2,151	×	1	日間	2,151
2,451	×	2	日間	4,902
	×		日間	
	×		日間	

［急一般4］［臨修］［録管1］［医2050］［急50］［環境］［重境］［がん診］［安全1］［デ提2］

⑨② 特定入院料・その他

※高額療養費　円　※公費負担点数　点　※公費負担点数　点

⑨⑦ 食事・生活				
基準 Ⅰ	670	円×	6	回
特別	76	円×	6	回
食堂	50	円×	3	日
環境		円×		日

基準(生)　円×　回
特別(生)　円×　回
減・免・猶・Ⅰ・Ⅱ・3月超

療養の給付	請求 点	※決定 点	負担金額 円
保険	75,335		減額 割(円)免除・支払猶予
公費①	点	※ 点	円
公費②	点	※ 点	円

食事・生活療養	回	請求 円	※決定 円	(標準負担額) 円
保険	6	4,626		2,940
公費①	回	円	※ 円	円
公費②	回	円	※ 円	円

〔問４解答レセプトの摘要欄の続き〕

1％ディプリバン注500mg50mL１V，
マーカイン注0.125％10mLバイアル
943× 1
＊保存血液輸血（140mL）
血液交叉試験加算１回，
間接クームス検査加算１回　527 × 1
＊赤血球液-LR「日赤」血液200mL由来１袋
860 × 1
＊硬膜外麻酔後における局所麻酔剤の
持続的注入（精密持続注入）（31日）　160 × 1
＊マーカイン0.125％10mLバイアル　12 × 1
＊麻管Ⅰ　1,050 × 1
＊吸引留置カテ・フィルム・チューブⅡ（¥897）２本，
膀胱留置カテ２管一般（Ⅱ）－2（¥862）１本　266 × 1
⑥⓪ ＊U-検，沈（フローサイトメトリー法）　50 × 1
＊ECG 12　130 × 1
＊B-末梢血液一般，像（自動機械法）　36 × 1
＊B-TP，Alb（BCP改良法・BCG法），AST，ALT，
γ-GT，
ChE，LD，ALP，Amy，BUN，
Crea，ナトリウム・クロール，
カリウム（入院初回）　123 × 1
＊B-CRP　16 × 2
＊B-ABO，Rh(D)　48 × 1
＊B-PT，APTT，フィブリノゲン半定量，FDP定性　150 × 1
＊B-梅毒トレポネーマ抗体定性　32 × 1
＊B-HBs抗原，HCV抗体定性・定量　190 × 1
＊超音波検査（断層撮影法）（腹部）　530 × 1
「ア」消化器領域
＊肺気量分画，フローボリュームカーブ　190 × 1
＊術中迅速病理組織標本作製　1,990 × 1
＊病理組織標本作製（組織切片）（２臓器）
「コ」その他：肝臓，リンパ節　1,720 × 1
＊超音波検査（断層撮影法）「ロ」⑴胸腹部
（ア：消化器領域），減　477 × 1
＊判免，判組診，判呼，検管Ⅲ　1,104 × 1
⑦⓪ ＊胸部単純X-P画像記録用大角２枚
（デジタル撮影）　268 × 1
＊写画１　70 × 1
＊CT撮影（腹部）「１」「ロ」16列以上64列未満の
マルチスライス型，電画　1,020 × 1
＊コンピューター断層診断　450 × 1
＊コ画２　180 × 1
⑨⓪ ＊急一般4（14日以内），臨修，録管１，
医２の50，急50，がん診，環境，
安全１，デ提２，３級地　3,466 × 1
＊急一般4（14日以内），急50，環境，
３級地　2,151 × 1
＊急一般4（14日以内），急50，環境，
重境(個室)，３級地　2,451 × 2

日左欄）⇨画像診断管理加算２として**175点**を算定。略語は コ画.2 。

入　院　**［28日～31日］**

●**入院基本料（１日分）**⇨A100一般病棟入院基本料「１」「ニ」急性期一般入院料４（1,462点）＋「注３」「イ」入院初期加算（14日以内）（450点）＝1,912点。

●**入院基本料加算**⇨A207-３「３」50対１急性期看護補助体制加算（200点），A219療養環境加算（25点），A218地域加算「３」３級地（14点）。入院初日に，A204-２臨床研修病院入院診療加算「２」協力型（20点），A207診療録管理体制加算１（140点），A207-２医師事務作業補助体制加算２「へ」50対１補助体制加算（415点），A232「１」がん診療連携拠点病院加算「イ」(500点)，A234医療安全対策加算１（85点），A245データ提出加算２（155点）も算定。また，30日，31日には重症者等療養環境特別加算室（個室）に入っているので，A221重症者等療養環境特別加算「１」個室の場合300点を加算する。

●**28日の入院料**⇨入院基本料（1,912点）＋入院基本料加算〔急50(200点)＋環境(25点)＋地域３級地(14点)＋臨修(20点)＋録管１(140点）＋医２の50（415点)＋がん診(500点）＋安全１(85点）＋デ提２(155点)〕＝**3,466点**。

●**29日の入院料**⇨入院基本料(1,912点）＋入院基本料加算〔急50(200点)＋環境(25点)＋地域３級地（14点)〕＝**2,151点**。

●**30日～31日の入院料**⇨入院基本料(1,912点）＋入院基本料加算〔急50（200点）＋環境（25点）＋重境･個室（300点）＋地域３級地（14点)〕＝2,451点。2,451点×２＝**4,902点**。

入院時食事療養費

●入院時食事療養（Ⅰ）により算定。１食につき670円。特別食として肝臓食が併せて出されている。特別食は１食につき76円。さらに，食堂加算として１日につき50円を算定。

●したがって，基準Ⅰ〔670円×６（食）＝4,020円〕＋特別食加算〔76円×６（食）＝456円〕＋（食堂加算〔50円×３（日間）＝150円〕＝**4,626円**。標準負担額は１食につき490円。６食だから490円×６＝**2,940円**。

第55回～第59回認定試験／医科

問題と解説

2024年 6 月現在の法律・点数・
薬価に沿い改訂してあります。
内容が大きく変わった問題につ
いては(※)印を付記しました。

第55回 診療報酬請求事務能力認定試験

2024年６月現在の法律・点数・薬価に準拠する。

〔2021年12月12日実施／医科合格率39.4%〕

医科／問題と解説

解説と解答はp.131以降にあります。

問１　次の文章のうち正しいものはどれですか。

□(1)　健康保険組合は，健康保険法で定められた保険給付に併せて，規約で定めるところにより，保険給付としてその他の給付を行うことができる。

□(2)　被保険者が出産したときは，出産の日（出産の日が出産の予定日後であるときは，出産の予定日）以前42日（多胎妊娠の場合においては，98日）から出産の日後56日までの間において労務に服さなかった期間，出産手当金が支給される。

□(3)　保険医療機関の指定は，都道府県知事が行う。

□(4)　国民健康保険の保険者は，市町村（特別区を含む）及び国民健康保険組合である。

a　(1), (2)　　b　(2), (3)　　c　(1), (3), (4)　　d　(1)～(4)のすべて　　e　(4)のみ

問２　次の文章のうち正しいものはどれですか。

□(1)　臨床研修等修了医師が診療所を開設したときは，開設後10日以内に診療所の所在地の都道府県知事に届け出なければならない。

□(2)　手術後に使用する腹帯の費用は，「療養の給付と直接関係ないサービス等」とはいえないので，患者から当該費用を徴収することはできない。

□(3)　保険医療機関の指定は，指定の日から起算して６年を経過したときは，その効力を失う。

□(4)　自立支援医療費の支給を受けようとする障害者又は障害児の保護者は，市町村等の自立支援医療費を支給する旨の認定を受けなければならない。

a　(1), (2)　　b　(2), (3)　　c　(1), (3), (4)　　d　(1)～(4)のすべて　　e　(4)のみ

問３　次の文章のうち正しいものはどれですか。

□(1)　保険医療機関は，１月以上の予告期間を設けて，その指定を辞退することができる。

□(2)　健康保険における家族療養費の給付割合は，被扶養者が６歳に達する日以後の最初の３月31日の翌日以後であって70歳に達する日の属する月以前である場合にあっては100分の70である。

□(3)　保険医療機関である病院は，災害その他のやむを得ない事情がある場合を除き，医療法の規定

に基づき許可を受け，若しくは届け出をし，又は承認を受けた病床の数の範囲内で，患者を入院させなければならない。

□(4) 保険外併用療養費における予約診察に係る特別の料金は，予約時間から一定時間（30分程度）以上患者を待たせた場合，徴収することができない。

a (1), (2)　b (2), (3)　c (1), (3), (4)　d (1)〜(4)のすべて　e (4)のみ

問4 次の文章のうち正しいものはどれですか。

□(1) 注射は，著しく治療の効果を挙げることが明らかな場合又は内服薬の投与だけでは治療の効果を期待することが困難である場合に限って内服薬と併用できる。

□(2) 医師である保険医は，患者から訪問看護指示書の交付を求められ，その必要があると認めた場合には，速やかに訪問看護ステーションを選定し，当該指示書を交付しなければならない。

□(3) 生活保護法による保護を受けている世帯（その保護を停止されている世帯を除く）に属する者は，75歳以上になっても後期高齢者医療の被保険者とならない。

□(4) 療養病床を有する病院には，機能訓練室を設置し，かつ，記録を備えて置かなければならない。

a (1), (2)　b (2), (3)　c (1), (3), (4)　d (1)〜(4)のすべて　e (4)のみ

問5 次の文章のうち正しいものはどれですか。

□(1) 初診又は再診の際，検査，画像診断，手術等の必要を認めたが，一旦帰宅し，後刻又は後日検査，画像診断，手術等を受けに来た場合は，別に再診料又は外来診療料が算定できる。

□(2) 初診の患者に占める他の病院又は診療所等からの文書による紹介があるものの割合である紹介割合（%）の計算式は，「紹介割合（%）＝（紹介患者数＋救急患者数）÷初診の患者数×100」のとおりである。

□(3) 労災保険，健康診断，自費等（医療保険給付対象外）により傷病の治療を入院外で受けている期間中又は医療法に規定する病床に入院している期間中にあっては，当該保険医療機関において医療保険給付対象となる診療を受けた場合においても，初診料は算定できない。

□(4) 外来診療料について，一般病床数が200床以上の病院において，再診の際に熱傷処置を行った場合は，当該処置料は算定できないが，使用した薬剤の薬剤料は算定できる。

a (1), (2)　b (2), (3)　c (1), (3), (4)　d (1)〜(4)のすべて　e (4)のみ

問6 次の文章のうち正しいものはどれですか。

□(1) 外来管理加算は，厚生労働大臣が別に定める検査を行わないことが算定要件のひとつとなっており，当該検査には神経・筋検査が含まれる。

□(2) 地域包括診療加算を算定する患者については，原則として院内処方を行うこととしているが，調剤について24時間対応できる体制を整えている薬局と連携している場合は，院外処方を行うことも可能である。

□(3) 急性期一般入院基本料の施設基準の要件のひとつは，当該病棟において，看護職員の最小必要数の６割以上が看護師であることである。

□(4) 臨床研修病院入院診療加算の「１　基幹型」の施設基準の要件のひとつは，研修医５人につき，指導医１人以上であることである。

a　(1)，(2)　　b　(2)，(3)　　c　(1)，(3)，(4)　　d　(1)〜(4)のすべて　　e　(4)のみ

問7　次の文章のうち正しいものはどれですか。

□(1)　精神病棟入院基本料を算定する病棟に入院する患者が，入院に当たって精神科救急搬送患者地域連携受入加算を算定したものである場合には，入院した日から起算して7日を限度として，救急支援精神病棟初期加算を算定できる。

□(2)　特定機能病院入院基本料について，特定機能病院の精神病棟において算定要件を満たす場合に算定できる入院基本料等加算には，認知症ケア加算が含まれる。

□(3)　ハイリスク妊娠管理加算の算定対象となる患者には，当該妊娠中に帝王切開術以外の開腹手術（腹腔鏡による手術を含む）を行った患者は含まれるが，行う予定のある患者は含まれない。

□(4)　有床診療所入院基本料の看取り加算は，夜間に1名以上の看護職員が配置されている有床診療所において，入院の日（入院期間が通算される再入院の場合は，初回入院日）から30日以内に看取った場合に算定できる。

a　(1)，(2)　　b　(2)，(3)　　c　(1)，(3)，(4)　　d　(1)〜(4)のすべて　　e　(4)のみ

問8　次の文章のうち正しいものはどれですか。

□(1)　医療安全対策加算1の施設基準の要件のひとつは，医療安全対策加算に係る研修を受けた専任の薬剤師，看護師等が医療安全管理者として配置されていることである。

□(2)　入退院支援加算は，死亡による退院については算定できない。

□(3)　緩和ケア病棟入院料について，悪性腫瘍の患者及び後天性免疫不全症候群の患者以外の患者が，当該病棟に入院した場合には，一般病棟入院基本料の特別入院基本料を算定する。

□(4)　短期滞在手術等基本料1は，DPC対象病院においては算定できない。

a　(1)，(2)　　b　(2)，(3)　　c　(1)，(3)，(4)　　d　(1)〜(4)のすべて　　e　(4)のみ

問9　次の文章のうち正しいものはどれですか。

□(1)　心療内科を標榜する保険医療機関において，心療内科の専任の医師が，てんかん（外傷性を含む）の患者であって入院中以外のもの又はその家族に対し，治療計画に基づき療養上必要な指導を行った場合は，月1回に限りてんかん指導料を算定できる。

□(2)　悪性腫瘍の患者であってメトトレキサートを投与しているものについて，投与薬剤の血中濃度を測定し，その結果に基づき当該薬剤の投与量を精密に管理した場合は，月1回に限り特定薬剤治療管理料1を算定できる。

□(3)　高度難聴指導管理料は，人工内耳植込術を行った患者については，1か月に1回を限度として，その他の患者については年1回に限って算定できる。(※)

□(4)　慢性疼痛疾患管理料は，変形性膝関節症，筋筋膜性腰痛症等の疼痛を主病とし，疼痛による運動制限を改善する等の目的でマッサージ又は器具等による療法を行った場合に，月1回に限り算定できる。

a　(1)，(2)　　b　(2)，(3)　　c　(1)，(3)，(4)　　d　(1)〜(4)のすべて　　e　(4)のみ

問10 次の文章のうち正しいものはどれですか。

□(1) 「糖尿病」を主病とする患者に対して，治療計画に基づき療養上必要な管理を行った場合は，特定疾患療養管理料を算定できる。(※)

□(2) 入院栄養食事指導料2については，診療所において，入院中の患者であって，別に厚生労働大臣が定めるものに対して，保険医療機関の医師の指示に基づき当該保険医療機関以外の管理栄養士が具体的な献立等によって指導を行った場合に，入院中1回に限り算定できる。

□(3) ニコチン依存症管理料は，初回算定日より起算して2年を超えた日からでなければ再度算定することはできない。

□(4) 地域連携小児夜間・休日診療料は，夜間，休日又は深夜に急性に発症し，又は増悪した6歳未満の患者であって，やむを得ず当該時間帯に保険医療機関を受診するものを対象としたものであり，慢性疾患の継続的な治療等のための受診については算定できない。

a (1), (2)　b (2), (3)　c (1), (3), (4)　d (1)～(4)のすべて　e (4)のみ

問11 次の文章のうち正しいものはどれですか。

□(1) 在宅患者訪問点滴注射管理指導料には，必要な回路等の費用は含まれず，別に算定できる。

□(2) 在宅患者訪問薬剤管理指導料について，当該指導に要した交通費は，患家の負担となる。

□(3) 在宅療養支援病院の施設基準の要件のひとつは，当該病院において，緊急時に在宅での療養を行っている患者が入院できる病床を常に確保していることである。

□(4) 退院前在宅療養指導管理料は，入院中の患者が在宅医療に備えて一時的に外泊するに当たり，当該在宅医療に関する指導管理を行った場合に算定できるが，病状の悪化等により退院できなかった場合であっても算定できる。

a (1), (2)　b (2), (3)　c (1), (3), (4)　d (1)～(4)のすべて　e (4)のみ

問12 次の文章のうち正しいものはどれですか。

□(1) 血液比重測定は，基本診療料に含まれる検査であり，別に算定することはできない。

□(2) アデノウイルス抗原定性（糞便）とロタウイルス抗原定性（糞便）又はロタウイルス抗原定量（糞便）を同時に行った場合は，主たる検査のみ算定できる。

□(3) 尿路系疾患が強く疑われる患者について，診療所が尿沈渣（鏡検法）を衛生検査所等に委託する場合であって，当該衛生検査所等が採尿後4時間以内に検査を行い，検査結果が速やかに当該診療所に報告された場合は，当該検査の所定点数を算定できる。

□(4) 長期継続頭蓋内脳波検査は，難治性てんかんの患者に対し，硬膜下電極若しくは深部電極を用いて脳波測定を行った場合，患者1人につき14日間を限度として算定できる。

a (1), (2)　b (2), (3)　c (1), (3), (4)　d (1)～(4)のすべて　e (4)のみ

問13 次の文章のうち正しいものはどれですか。

□(1) 血液化学検査のカルシウム及びイオン化カルシウムを同時に測定した場合には，いずれか一方についてのみ所定点数を算定する。

□(2) ポジトロン断層撮影を実施した同一月内に悪性腫瘍の診断の目的でシンチグラム（画像を伴うもの）（ガリウムにより標識された放射性医薬品を用いるものに限る）を実施した場合には，主

たるもののみ所定点数を算定する。

□(3) 外来迅速検体検査加算について，院内処理する検査と外注検査が混在する場合，院内処理する検査のみ算定要件を満たせば，当該加算の所定点数を算定できる。

□(4) 神経学的検査について，意識障害のため検査不能な項目があった場合，理由の如何を問わず，当該検査の所定点数は算定できない。

a (1), (2)　b (2), (3)　c (1), (3), (4)　d (1)〜(4)のすべて　e (4)のみ

問14 次の文章のうち正しいものはどれですか。

□(1) 処方料の外来後発医薬品使用体制加算は，後発医薬品の品質，安全性，安定供給体制等の情報を収集・評価し，その結果を踏まえ後発医薬品の採用を決定する体制が整備されている保険医療機関を評価したものであり，診療所においてのみ算定できる。

□(2) 中心静脈注射又は植込型カテーテルによる中心静脈注射の回路より精密持続点滴注射を行った場合には，精密持続点滴注射加算は算定できない。

□(3) 臨床試用医薬品が使用薬剤の薬価（薬価基準）に収載されている医薬品である限り，当該臨床試用医薬品に係る注射料等の技術料については，保険請求が認められる。

□(4) 沈降破傷風トキソイドを注射した場合は，注射の方法にかかわらず，生物学的製剤注射加算を算定できる。

a (1), (2)　b (2), (3)　c (1), (3), (4)　d (1)〜(4)のすべて　e (4)のみ

問15 次の文章のうち正しいものはどれですか。

□(1) 健康保険法における療養の給付と労災保険法による療養補償給付を同時に受けている場合には，再診料（外来診療料を含む）及び処方料は，健康保険の療養の給付を優先させて，健康保険の再診料等として算定する。

□(2) 廃用症候群リハビリテーションの実施単位数は，従事者１人につき１日18単位を標準とし，週108単位までとしており，１日24単位が上限である。

□(3) リハビリテーション総合計画評価料の入院時訪問指導加算は，入院前に訪問した場合は入院した日の属する月に算定し，入院後に訪問した場合は訪問日の属する月に算定する。

□(4) 調剤技術基本料について，同一月に薬剤管理指導料を算定している患者は算定できないが，在宅患者訪問薬剤管理指導料を算定している患者であれば算定できる。

a (1), (2)　b (2), (3)　c (1), (3), (4)　d (1)〜(4)のすべて　e (4)のみ

問16 次の文章のうち正しいものはどれですか。

□(1) 脳血管疾患等リハビリテーション料の対象となる患者には，失語症，失認及び失行症の患者が含まれるが，高次脳機能障害の患者は含まれない。

□(2) 廃用症候群リハビリテーション料の所定点数には，徒手筋力検査及びその他のリハビリテーションに付随する諸検査は含まれず，当該リハビリテーション料とは別に算定できる。

□(3) 摂食機能療法の対象となる摂食機能障害者には，顎切除及び舌切除の手術又は脳卒中等による後遺症により摂食機能に障害があるものは含まれるが，発達遅滞により摂食機能に障害があるものは含まれない。

□(4) がん患者リハビリテーション料の対象となる患者には，在宅において緩和ケア主体で治療を行っている進行がん又は末期がんの患者であって，症状増悪のため一時的に入院加療を行っており，在宅復帰を目的としたリハビリテーションが必要な患者が含まれる。

a (1),(2)　b (2),(3)　c (1),(3),(4)　d (1)～(4)のすべて　e (4)のみ

問17 次の文章のうち正しいものはどれですか。

□(1) 月の途中で転院した患者に係るリハビリテーション総合計画評価料は，当該点数の算定要件を満たすものであれば，転院前及び転院先の保険医療機関において，それぞれ算定できる。

□(2) 重度褥瘡処置は，重度の褥瘡処置を必要とする患者に対して，初回の処置を行った日から起算して２月を経過するまでに行われた場合に限り算定し，それ以降に行う当該処置については，創傷処置の例により算定する。

□(3) 集団コミュニケーション療法の実施単位数は，言語聴覚士１人当たり１日のべ45単位が限度である。

□(4) 先天性巨大結腸症手術を手術時体重が2,000g未満の児に実施した場合は，当該手術の所定点数に所定点数の100分の400に相当する点数を加算できる。

a (1),(2)　b (2),(3)　c (1),(3),(4)　d (1)～(4)のすべて　e (4)のみ

問18 次の文章のうち正しいものはどれですか。

□(1) 熱傷処置を算定する場合は，創傷処置，爪甲除去（麻酔を要しないもの）及び穿刺排膿後薬液注入は併せて算定できない。

□(2) エタノールの局所注入に伴って実施される超音波検査，画像診断の費用は，当該局所注入の所定点数に含まれ別に算定できない。

□(3) 高位浣腸，高圧浣腸，洗腸，摘便，腰椎麻酔下直腸内異物除去又は腸内ガス排気処置（開腹手術後）を同一日に行った場合は，主たるものの所定点数により算定する。

□(4) 間歇的陽圧吸入法と同時に行う喀痰吸引，酸素吸入又は酸素テントは，間歇的陽圧吸入法の所定点数に含まれ，別に算定できない。

a (1),(2)　b (2),(3)　c (1),(3),(4)　d (1)～(4)のすべて　e (4)のみ

問19 次の文章のうち正しいものはどれですか。

□(1) ガス麻酔器を使用する10分以上20分未満の麻酔は，開放点滴式全身麻酔により算定する。

□(2) 鼓膜形成手術に伴う鼓膜又は皮膚の移植については，当該手術の所定点数に含まれず別に算定できる。

□(3) 人工呼吸と同一日に行った突発性難聴に対する酸素療法の費用は，人工呼吸の所定点数に含まれ別に算定できない。

□(4) 経皮的冠動脈形成術に関する施設基準は，当該手術について，前年（１月から12月まで）の急性心筋梗塞に対するもの，不安定狭心症に対するもの及びその他のものの手術件数を院内掲示することである。

a (1),(2)　b (2),(3)　c (1),(3),(4)　d (1)～(4)のすべて　e (4)のみ

問20　次の文章のうち正しいものはどれですか。

□(1) 麻酔管理料（Ⅰ）について，麻酔科標榜医が，麻酔科標榜医以外の医師と共同して麻酔を実施する場合においては，麻酔科標榜医が，当該麻酔を通じ，麻酔中の患者と同室内で麻酔管理に当たり，主要な麻酔手技を自ら実施した場合に当該管理料を算定できる。

□(2) 放射性同位元素内用療法管理料の「3 固形癌骨転移による疼痛に対するもの」は，固形癌骨転移による疼痛を有する患者に対して，放射性同位元素内用療法を行い，かつ，計画的な治療管理を行った場合に，月１回に限り算定できる。

□(3) 病理組織標本作製の「1 組織切片によるもの」について，上行結腸，横行結腸及び下行結腸の病理組織標本を作製した場合は，１臓器として所定点数を算定する。

□(4) 免疫染色（免疫抗体法）病理組織標本作製は，病理組織標本を作製するにあたり，免疫染色を行った場合に，方法（蛍光抗体法又は酵素抗体法）又は試薬の種類にかかわらず，１臓器につき１回のみ算定できる。

a (1),(2)　b (2),(3)　c (1),(3),(4)　d (1)〜(4)のすべて　e (4)のみ

第55回試験／薬価基準等

●薬価基準

	品名	規格・単位	薬価（円）
内用薬	アルボ錠200mg	200mg 1錠	20.80
	ウラリット配合錠	1錠	7.00
	ファモチジン錠10mg	10mg 1錠	10.10
	フェブリク錠10mg	10mg 1錠	15.50
	局 ロキソニン錠60mg	60mg 1錠	10.10
注射薬	アルチバ静注用 2mg	2mg 1瓶	1,759
	ヴィーンF輸液	500mL 1袋	191
	局 大塚生食注	20mL 1管	62
	セファメジンα点滴用キット 1g	1g 1キット（生理食塩液100mL付）	772
	フェンタニルクエン酸塩0.005% 2mL注射液	0.005% 2mL 1管	242
	プロポフォール静注 1% 20mL「マルイシ」	200mg 20mL 1管	752
	リンデロン注 2mg（0.4%）	2mg 1管	169
	ロピオン静注50mg	50mg 5mL 1管	278
外用薬	キシロカインゼリー 2%	2% 1mL	6.30
	般(局)セボフルラン吸入液	1mL	27.20

●材料価格基準

液化酸素CE	1L	0.19

注　品名欄の般の薬剤は一般名処方医薬品である。

問1 次の診療録（令和３年10月）から診療報酬明細書を作成せよ。（令和６年６月現在に準じて作成）

1 施設の概要等：
医科の無床診療所，標榜診療科：内科，外科，整形外科，皮膚科，泌尿器科
〔届出等の状況〕：（届出ている施設基準等） ニコチン依存症管理料，検体検査管理加算（Ⅰ）
（届出は要さないが施設基準等を満たしている状況） 夜間・早朝等加算，明細書発行体制等加算，外来栄養食事指導料

2 診療時間：
月曜日～金曜日　10時00分～ 19時00分
土曜日　10時00分～ 13時00分
日曜日，祝日　休診

3 その他：
管理栄養士は，非常勤の者を配置している。
（薬価基準はp.126）

診療録

保険者番号	0 1 1 3 0 0 1 2	受診者 氏名	小川　太郎	公費負担者番号	
被保険者証・被保険者手帳 記号・番号	5411381・663（枝番）	生年月日	明・大・㊐昭・平・令 51年 7月 13日生	男・女（㊚）	公費負担医療の受給者番号
有効期限	令和　年　月　日			公費負担者番号	
資格取得	昭和・㊦平成・令和 10年 4月 1日	住所	（省略）電話××××局××××番	公費負担医療の受給者番号	
被保険者氏名	小川　太郎			保険者 所在地	（省略）電話××××局××××番
事業所（船舶所有者） 所在地	（省略）電話××××局　××××　番				
名称	（省略）	職業	会社員	被保険者との続柄	本人
				保険者 名称	全国健康保険協会 東京支部

傷病名	職務	開始	終了	転帰	期間満了予定日
痛風（主）	上・外	令和3年10月12日	月　日　年	治ゆ・死亡・中止	月　日　年
糖尿病	上・外	令和3年10月12日	月　日　年	治ゆ・死亡・中止	月　日　年
左第１趾基関節滑液包炎（主）	上・外	令和3年10月13日	月　日　年	治ゆ・死亡・中止	月　日　年

既往症・原因・主要症状・経過等	処方・手術・処置等
10/12（火） ・今朝，起床時より左足が疼き，痛みが治まらないため来院（PM４：30）。 ・既往歴：糖尿病により他医で内服治療中。 ・BP125/78mmHg，P70/分 ・左第１趾基関節は発赤・腫脹，触診で激痛を訴える。 ・左足X-Pの結果，異常なし。 ・尿pH5.0と酸性尿のため，痛風発作と診断し，内服処方。 ・痛みが治まるまで自宅安静を指示し，次回は10/19（火）来院予定。　（整形外科　田辺）	（診療内容を一部省略している） 10/12 ・足部単純X-P２方向（デジタル，電子画像管理） ・尿中一般物質定性半定量検査 ・B-V ・末梢血液一般検査，末梢血液像（自動機械法） ・CRP ・生化学：Na，Cl，K，AST，ALT，ALP，LD，LDL-cho，T-cho，T-Bil，TP，Alb（BCP改良法），BUN，クレアチニン，UA，Glu ・Rp）院外 アルボ錠200mg ２T （分２朝夕食後）×７日分 ウラリット配合錠６T （分３毎食後）×７日分
10/13（水）（PM７：30） ・左足の痛みが改善せず，夜眠れないとして，時間外受診。 ・関節の滑液包炎と診断し，左第１趾基関節にステロイドを注射。　（整形外科　田辺）	10/13 ・滑液嚢穿刺後の注入 リンデロン注２mg（0.4%）１A

既往症・原因・主要症状・経過等	処方・手術・処置等
10/19（火） ・左足の痛みは改善。 ・検査結果：尿酸9.5mg/dL，LDL-cho 160mg/dL と高値。 ・本日朝食をとっておらず，HbA1c，Glu（自動分析法）検査を実施。 ・検査結果：HbA1c（NGSP値）7.3%と高値であり，糖尿病について精査が必要。 ・本人に検査結果を説明し，文書を交付。 （整形外科　田辺）	10/19 ・B-V ・HbA1c，Glu（自動分析法） ・Rp）院外 フェブリク錠10mg 1T （分1朝食後）×7日分 ウラリット配合錠6T （分3毎食後）×7日分
10/26（火） ・左足の痛風発作は治まっている。 ・10/29にかかりつけ医で糖尿病の受診を予定しており，痛風も尿酸値が安定したら当該医での治療を希望しているため，今後の注意事項等の診療に関する情報を提供（患者同意）。 ・次回は，11/9（火）来院予定。 （整形外科　田辺）	10/26 ・Rp）院外 フェブリク錠10mg 1T （分1朝食後）×14日分 ウラリット配合錠6T （分3毎食後）×14日分 ・診療情報提供料（Ⅰ）

問2　次の診療録（令和３年10月）から診療報酬明細書を作成せよ。（令和６年６月現在に準じて作成）

1 施設の概要等：
DPC対象外の一般病院・救急指定病院，一般病床のみ320床，標榜診療科：内科，小児科，外科，整形外科，産婦人科，眼科，耳鼻咽喉科，皮膚科，泌尿器科，脳神経外科，心臓血管外科，麻酔科，放射線科，病理診断科

〔届出等の状況〕：
（届出ている施設基準等）
急性期一般入院料１，診療録管理体制加算１，医師事務作業補助体制加算１（25対１），急性期看護補助体制加算（25対１）（看護補助者５割以上），療養環境加算，医療安全対策加算２，感染対策向上加算２，患者サポート体制充実加算，入院時食事療養（Ⅰ），食堂加算，薬剤管理指導料，検体検査管理加算（Ⅱ），画像診断管理加算２，CT撮影（16列以上64列未満のマルチスライス型の機器，その他の場合），MRI撮影（３テスラ以上の機器，その他の場合），輸血管理料Ⅱ，麻酔管理料（Ⅰ）
（※データ提出加算については省略とする）
（届出は要さないが施設基準等を満たしている状況）
臨床研修病院入院診療加算（協力型）
所在地：東京都新宿区（１級地）

2 診療時間：
月曜日～金曜日　　9時00分～17時00分
土曜日　　9時00分～12時00分
日曜日，祝日　　休診

3 その他：
医師，薬剤師等職員の状況
医師数，薬剤師数及び看護職員（看護師及び准看護師）数は，医療法標準を満たしており，常勤の薬剤師，管理栄養士及び理学療法士も配置している。
（薬価基準はp.126）

診療録

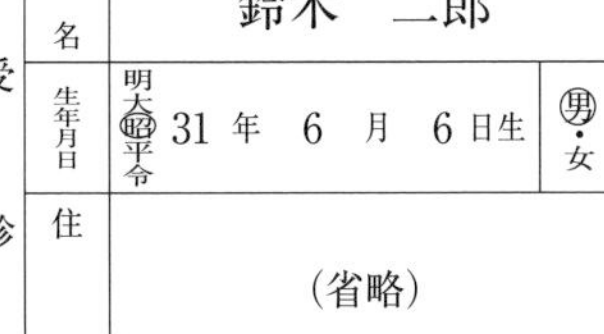

保険者番号	0 6 1 3 9 8 9 3
被保険者証・被保険者手帳　記号・番号	545・3776（枝番）
有効期限	令和　5 年　3 月　31 日
資格取得	昭和・平成・令和　61 年　4 月　1 日（昭和に○）
被保険者氏名	鈴木　二郎
事業所（船舶所有者）所在地	（省略）電話××××局　××××　番
事業所（船舶所有者）名称	（省略）

受診者	
氏名	鈴木　二郎
生年月日	明・大・昭・平・令　31 年　6 月　6 日生（昭に○）
性別	男・女（男に○）
住所	（省略）電話××××局　××××　番
職業	会社員
被保険者との続柄	本人

公費負担者番号	
公費負担医療の受給者番号	
公費負担者番号	
公費負担医療の受給者番号	
保険者　所在地	（省略）電話××××局××××　番
保険者　名称	○○健康保険組合

傷病名	職務	開始	終了	転帰	期間満了予定日
右鼻副鼻腔腫瘍（主）	上・外	令和　3 年 10月　15 日	年　月　日	治ゆ・死亡・中止	年　月　日

既往症・原因・主要症状・経過等

〔本年４月頃より右鼻奥に違和感がありBクリニックで外来投薬治療中。今月に入ってから強度の鼻閉を訴え，10月15日に当科外来を受診。副鼻腔ファイバースコピー及び頭部MRI検査の結果，右鼻副鼻腔（上顎洞）に３cm大の腫瘤を認め，右鼻副鼻腔腫瘍と診断し，一部組織採取。同月22日に当科外来受診し，組織診断の結果，良性と判断。入院・手術の実施を前提に，血液学的検査，生化学的検査，感染症免疫学的検査，肝炎ウイルス関連検査等を施行。また，同日自己血貯血200mLも施行〕

10/27（水）
・本日，右鼻副鼻腔腫瘍摘出術目的で入院。
・バイタルサイン：BP130/70mmHg，P68/分，空腹時血糖110mg/dL，HbA1c（NGSP値）5.8%
・入院診療計画書等を本人に説明し文書を交付の上，手術同意書を受領。
・本日から手術前医学管理実施。
・薬剤師から薬学的管理指導を行う。
・研修医に指導を行う（内容等は記載省略）。
・昼食から普通食。
（耳鼻咽喉科　田中／薬剤師　大下）
・麻酔科術前回診：特に問題なし。（麻酔科　山上）

処方・手術・処置等

（診療内容を一部省略している）
10/27
・末梢血液一般検査（２回目）
・生化学（２回目）：Na，Cl，K，AST，ALT，LD，T-cho，LDL-cho，T-Bil，TP，Alb（BCP改良法），BUN，クレアチニン，Glu，Amy
・頭部単純X-P（１回目）２方向（デジタル，電子画像管理）
＊外来で画像診断（MRI）施行のため，コンピューター断層診断及び画像診断管理加算を算定済み。

<table>
<tr><th>既往症・原因・主要症状・経過等</th><th>処方・手術・処置等</th></tr>
<tr><td>10/28（木）
・朝食から禁食。
・手術室へ入室（AM 9：40）。
・麻酔科標榜医による麻酔管理のもと，手術を予定どおり問題なく終了。
・術後，頭部CTで腫瘍全摘出を確認（主治医が診断）。
・一般病棟へ帰室（PM 1：30）。
・帰室時，意識清明，バイタルサイン安定。術後異常なし。
・手術が無事に終了した旨を家族に説明。
（耳鼻咽喉科　田中）</td><td>10/28
・術前処置
ヴィーンF輸液500mL 1袋
セファメジンα点滴用キット1g 1キット
・鼻副鼻腔腫瘍摘出術
ナビゲーションによる画像等手術支援実施
・閉鎖循環式全身麻酔（仰臥位）
AM10：00～PM 1：00
・間歇的空気圧迫装置使用
・呼吸心拍監視
・経皮的動脈血酸素飽和度測定
・液化酸素CE 530L
・ヴィーンF輸液500mL 2袋
セファメジンα点滴用キット1g 1キット
セボフルラン吸入液240mL
プロポフォール静注1％ 20mL「マルイシ」1A
キシロカインゼリー 2％ 10mL
フェンタニルクエン酸塩0.005％ 2mL注射液2A
アルチバ静注用2mg 2V
大塚生食注20mL 2A
・自己血輸血（液状保存）200mL 1袋
輸血管理料（Ⅱ）
・頭部CT（16列以上64列未満のマルチスライス型，電子画像管理）
〔帰室後〕
・呼吸心拍監視（10.5h）
・経皮的動脈血酸素飽和度測定（10.5h）
・持続点滴
ヴィーンF輸液500mL 2袋
セファメジンα点滴用キット1g 2キット
ロピオン静注50mg 1A</td></tr>
<tr><td>10/29（金）　術後1日目
・麻酔後回診：意識清明，バイタルサイン安定。不整脈等，麻酔合併症特になし。（麻酔科　山上）
・術後の経過良好。
・朝から飲水可。
・内服投与開始
・夕食から普通食。
・本日から手術後医学管理実施。
（耳鼻咽喉科　田中）</td><td>10/29
・末梢血液一般検査
・生化学：Na，Cl，K，AST，ALT，LD，T-cho，LDL-cho，T-Bil，TP，Alb（BCP改良法），BUN，クレアチニン，Glu，Amy
・呼吸心拍監視（24h）
・経皮的動脈血酸素飽和度測定（24h）
・持続点滴
ヴィーンF輸液500mL 2袋
セファメジンα点滴用キット1g 2キット
・Rp）
ロキソニン錠60mg 2T
ファモチジン錠10mg 2T
（分2朝・夕食後）×3日分</td></tr>
<tr><td>10/30（土）　術後2日目
・バイタルサイン安定
・術後の経過良好。　（耳鼻咽喉科　田中）</td><td>10/30
・末梢血液一般検査
・生化学（10/29に同じ）
・持続点滴（10/29に同じ）</td></tr>
<tr><td>10/31（日）　術後3日目
・バイタルサイン安定
・術後の経過良好。　（耳鼻咽喉科　田中）</td><td>10/31
・末梢血液一般検査
・生化学（10/29に同じ）
・点滴注射
セファメジンα点滴用キット1g 2キット</td></tr>
</table>

第55回試験・学科問題／解説と解答

問1

(1)　正しい。(→健康保険法第53条)［○］

(2)　正しい。なお，傷病手当金については「労務に服することができないとき」に対象となるが，出産手当金は「労務に服さなかった期間」が対象となる。(→健康保険法第102条第１項)［○］

(3)　保険医療機関の指定は厚生労働大臣が行う。(→健康保険法第63条第３項第１号)［×］

(4)　国民健康保険組合のほか，都道府県も当該都道府県内の市町村（特別区を含む）とともに保険者となる。(→国民健康保険法第３条)［×］

【正解】a

問2

(1)　正しい。(→医療法第８条)［○］

(2)　手術後に使用する腹帯の費用は，（手術料に含まれる）「手術に当たって通常使用される衣類」に該当せず,「日常生活上のサービスに係る費用」として実費徴収が認められる。〔→保医発通知「療養の給付と直接関係ないサービス等の取扱い」２(1)ア〕(㊤24p.1583)［×］

(3)　正しい。(→健康保険法第68条第１項)［○］

(4)　正しい。(→障害者総合支援法第52条)［○］

【正解】c

問3

(1)　正しい。(→健康保険法第79条第１項)［○］

(2)　正しい。(→健康保険法第110条第２項第１号「イ」)［○］

(3)　正しい。(→省令「保険医療機関及び保険医療養担当規則」第11条第２項)［○］

(4)　正しい。〔→告示「療担規則等に基づき厚生労働大臣が定める掲示事項等」第３「３」に関する保医発通知(2)〕(㊤24p.1564)［○］

【正解】d

問4

(1)　正しい。(→省令「保険医療機関及び保険医療養担当規則」第20条「４」ハ)［○］

(2)　医師である保険医は，患者から訪問看護指示書の交付を求められ，その必要があると認めた場合には，速やかに，当該患者の選定する訪問看護ステーションに交付しなければならない。すなわち，訪問看護ステーションは保険医が選定するものではなく，患者が選定する。(→省令「保険医療機関及び保険医療養担当規則」第19条の４第１項)［×］

(3)　正しい。(→高齢者医療確保法第51条第１項第１号)［○］

(4)　正しい。(→医療法第21条第１項第11号)［○］

【正解】c

問5

(1)　初診または再診の際検査，画像診断，手術等の必要性を認めたが，一旦帰宅し，後刻または後日検査，画像診断，手術等を受けに来た場合は，当該初診または再診に付随する一連の行為と見なし，別に再診料または外来診療料は算定できない。〔→保医発通知「初・再診料に関する通則」(2)〕(㊤24p.32)［×］

(2)　正しい。〔→A000「注２」「注３」に関する保医発通知「初診料算定の原則」(7)〕(㊤24p.36)［○］

(3)　正しい。〔→A000に関する保医発通知「初診料算定の原則」(6)〕(㊤24p.35)［○］

(4)　外来診療料に含まれる処置にJ001熱傷処置は掲げられていないため，熱傷処置料，薬剤料ともに算定できる。〔→A002「注６」，保医発通知(11)〕［×］

【正解】b

問6

(1)　正しい。(→A001「注８」に関する保医発通知「キ」)［○］

(2)　正しい。〔→A001「注12」に関する保医発通知「オ」(ニ)〕(㊤24p.52)［○］

(3)　当該病棟においては，看護職員の最小必要数の７割以上が看護師であることが要件とされる。〔→A100「１」に関する告示「基本診療料の施設基準等」第５「２」(1)イ①「２」〕(㊤24p.1067)［×］

(4)　臨床研修病院入院診療加算の「１基幹型」の施設基準の要件として，研修医2.5人につき指導医１人以上であることが掲げられている。〔→A204-2に関する告示「基本診療料の施設基準等」第８「６」に係る保医発通知(1)イ〕(㊤24p.1131)［×］

【正解】a

問7

(1)　A103精神病棟入院基本料の「注５」救急支援精神病棟初期加算は，A238-7精神科救急搬送患者地域連携受入加算を算定したものである場合には，入院した日から起算して14日を限度として加算する。〔→A103「注５」および保医発通知(5)〕［×］

(2)　特定機能病院入院基本料の精神病棟においては，A247認知症ケア加算は算定できない。認知症ケア加算は一般病棟，結核病棟に限られる。(→A104「注８」イト)［×］

(3)　A236-2ハイリスク妊娠管理加算は，当該妊娠中に帝王切開術以外の開腹手術（腹腔鏡による手術を含む）を行う予定のある患者についても認められる。〔→A236-2に関する保医発通知(1)ツ〕［×］
(4) 正しい。〔→A108「注７」に関する保医発通知(8)〕（点24 p.103）［○］　**【正解】e**

問８

(1) A234「１」医療安全対策加算１の施設基準において，医療安全対策に係る研修を受けた専従の薬剤師，看護師等が医療安全管理者として配置されていることが要件とされている。〔→告示「基本診療料の施設基準等」第８「29」(1)イ〕（点24 p.1162）［×］
(2) 正しい。〔→A246に関する保医発通知(13)〕［○］
(3) 正しい。（→A310「注１」）［○］
(4) 短期滞在手術等基本料１は，DPC対象病院においても算定できる。なお，短期滞在手術等基本料３についてはDPC対象病院においては算定できない。〔→A400に関する保医発通知(5)〕［×］
【正解】b

問９

(1) 正しい。〔→B001「６」に関する保医発通知(1)〕［○］
(2) 正しい。〔→B001「２」に関する保医発通知(1)ア（ヲ）〕［○］
(3) 正しい。〔→B001「14」「注２」および保医発通知(2)〕［○］
(4) 正しい。なお，慢性疼痛疾患管理料は，診療所における外来患者に限り算定できる。〔→B001「17」「注１」および保医発通知(1)〕［○］
【正解】d

問10

(1) 糖尿病を主病とする患者については，特定疾患療養管理料は算定できない。2024年診療報酬改定により，特定疾患療養管理料の対象疾患から，脂質異常症と高血圧症，糖尿病が削除され，これらの生活習慣病に対する医学管理料が生活習慣病管理料（Ⅰ）（Ⅱ）に一本化された。（→B000およびB001-3，B001-3-3）［×］
(2) 入院中２回に限り算定できる。（→B001「10」「注２」）［×］
(3) ニコチン依存症管理料は，初回算定日より起算して１年を超えた日からでなければ，再度算定することはできない。〔→B001-3-2に関する保医発通知(3)〕［×］
(4) 正しい。〔→B001-２-２に関する保医発通知(3)〕［○］　**【正解】e**

問11

(1) 在宅患者訪問点滴注射管理指導料には，必要な回路等の費用が含まれており，別に算定できない。〔→C005-2に関する保医発通知(5)〕［×］
(2) 正しい。（→C008「注３」）［○］
(3) 正しい。〔→告示「特掲診療料の施設基準等」第４「１」(1)ト〕（点24 p.1335）［○］
(4) 退院前在宅療養指導管理料を算定できるのは，あくまでも退院した場合であり，病状の悪化等により退院できなかった場合には算定できない。また，外泊後，帰院することなく転院した場合には算定できない。〔→C100に関する保医発通知(4)〕［×］
【正解】b

問12

(1) 正しい。〔→基本診療料に含まれる検査に関する保医発通知(35)〕［○］（点24 p.447）
(2) 正しい。（→D012「７」および「８」に関する保医発通知）［○］
(3) 正しい。〔→D002尿沈渣（鏡検法）に関する保医発通知(4)〕［○］
(4) 正しい。（→D235-２に関する保医発通知）［○］
【正解】d

問13

(1) 正しい。（→D007「１」のカルシウムおよび「７」のイオン化カルシウムを同時に測定した場合に関する保医発通知）［○］
(2) 正しい。〔→E101-2に関する保医発通知(3)ウ〕［○］
(3) 当日，当該医療機関で実施を指示した厚生労働大臣が定める検体検査について，要件を満たすことが必要。ただし，要件を満たせば外注検査に対しても加算できる。（→検査の部第１節第１款「通則３」外来迅速検体検査加算に関する平18.3.31事務連絡）［×］
(4) 算定できる。例えば，意識障害のため検査不能な項目があった場合，検査が出来なかった理由（「意識障害のため測定不能」など）を記載すればよいとされている。（→D239-3に関する平20.3.28事務連絡）［×］　**【正解】a**

問14

(1) 正しい。〔→F100「注８」に関する保医発通知(12)および告示「特掲診療料の施設基準等」第７「４」に係る保医発通知(1)〕（点24 p.579，1372）［○］
(2) G005中心静脈注射またはG006植込型カテーテルによる中心静脈注射の回路より精密持続点滴注射を行った場合は，「精密持続点滴注射加算」を算定できる。〔→第６部注射「通則４」に関する保医発通知「３」(4)〕［×］
(3) 正しい。〔→医薬品サンプルに関する保医発通知〕（点24 p.602）［○］
(4) 正しい。〔→第６部注射「通則３」に関する保

医発通知「２」(1)〕［○］　【正解】c

問15

(1)　健康保険法における療養の給付または高齢者の医療の確保に関する法律における療養の給付と労働者災害補償保険法における療養補償給付を同時に受けている場合の再診料（外来診療料を含む）は，主たる疾病の再診料（外来診療料を含む）として算定する。処方料についても同様。なお，入院料および往診料は，当該入院あるいは往診を必要とした疾病に係るものとして算定する。（→A001に関する保医発通知「労働者災害補償保険法の療養補償給付を同時に受けている場合」）（点24 p.52）［×］

(2)　正しい。〔→H001-2に関する保医発通知(5)〕［○］

(3)　正しい。〔→H003-2「注３」に関する保医発通知(6)〕［○］

(4)　B008に掲げる薬剤管理指導料またはC008に掲げる在宅患者訪問薬剤管理指導料を算定している患者については，算定しない。〔→F500「注４」および保医発通知(3)〕［×］　【正解】b

問16

(1)　高次脳機能障害の患者も含まれる。〔→H001に関する保医発通知(2)オおよび告示「特掲診療料の施設基準等」別表第９の５〕（点24 p.1472）［×］

(2)　廃用症候群リハビリテーション料の所定点数には，徒手筋力検査およびその他のリハビリテーションに付随する諸検査が含まれる。〔→H001-2に関する保医発通知(3)〕［×］

(3)　発達遅滞の患者も含まれる。〔→H004に関する保医発通知(1)ア〕［×］

(4)　正しい。〔→H007-2に関する保医発通知(3)イ〕［○］　【正解】e

問17

(1)　正しい。（→H003-2に関する平20.3.28事務連絡）［○］

(2)　正しい。（→J001-4「注１」）［○］

(3)　集団コミュニケーション療法の実施単位数は言語聴覚士１人当たり１日のべ54単位を限度とする。〔→H008に関する保医発通知(3)〕［×］

(4)　手術時体重が2,000 gの児にK735先天性巨大結腸症手術を実施した場合については，「通則７」は該当しないため，「通則８」により当該手術の所定点数の100分の100に相当する点数を加算する。（→第10部手術「通則７」「通則８」）［×］

【正解】a

問18

(1)　正しい。〔→J001に関する保医発通知(1)〕［○］

(2)　正しい。〔→J017に関する保医発通知(2)〕［○］

(3)　正しい。（→J022に関する保医発通知）［○］

(4)　正しい。（→J026「注１」）［○］　【正解】d

問19

(1)　正しい。（→L007に関する保医発通知）［○］

(2)　鼓膜形成手術に伴う鼓膜または皮膚の移植については，別に算定できない。〔→K318に関する保医発通知(1)〕［×］

(3)　正しい。（→J024-2，J045に関する保医発通知）［○］

(4)　正しい。（→第10部手術「通則４」に関する告示「特掲診療料の施設基準等」第12に係る保医発通知「（K546）経皮的冠動脈形成術に関する施設基準」）（点24 p.1416）［○］　【正解】c

問20

(1)　正しい。〔→L009に関する保医発通知(3)〕［○］

(2)　正しい。（→M000-2「注２」）［○］

(3)　正しい。〔→N000に関する保医発通知(1)カ〕［○］

(4)　正しい。〔→N002に関する保医発通知(1)〕［○］

【正解】d

第55回試験・実技問題／解説と解答

問 1

《算定のポイント》滑液嚢穿刺後の注入の算定。

初 診 ［12日］

●時間内初診。A000初診料**291点**。

再 診 ［13日，19日，26日］

●届出等の状況から，A001再診料（75点）＋「注11」明細書発行体制等加算（１点）＝76点を算定。76点×３＝**228点**。

●13日は時間外（PM７：30）の受診なので，A001「注５」により時間外加算**65点**を算定する。

●13日，19日および26日のいずれもA001「注８」外来管理加算52点の条件を満たしている。52点×３＝**156点**。

医学管理等 ［26日］

●**診療情報提供料（Ⅰ）**⇨B009診療情報提供料（Ⅰ）**250点**。レセプトに算定日を記載する。

注 射 ［13日］

●**滑液嚢穿刺後の注入**⇨G010-2滑液嚢穿刺後の注入の**100点**を算定。**薬剤**⇨リンデロン注２mg（0.4％）１A（169円），薬剤料**17点**。

検 査 ［12日，19日］

●**尿中一般物質定性半定量検査**⇨D000尿中一般物質定性半定量検査**26点**。

●**B-V**⇨D400血液採取「１」静脈40点。12日，19日の２回。40点×２＝**80点**。

●**末梢血液一般**⇨D005血液形態・機能検査「５」末梢血液一般検査。21点。**末梢血液像（自動機械法）**⇨D005「３」末梢血液像（自動機械法）15点。21点＋15点＝**36点**。**検査判断料**⇨D026「３」血液学的検査判断料**125点**。

●**CRP**⇨D015血漿蛋白免疫学的検査「１」C反応性蛋白（CRP）**16点**。**検査判断料**⇨D026「６」免疫学的検査判断料**144点**。

●**生化学；Na～Glu**⇨D007血液化学検査の「注」に該当する検査。NaとClを併せて測定した場合は１項目と数える。10項目以上だから，D007「注」の「ハ」**103点**。**検査判断料**⇨D026「３」生化学的検査（Ⅰ）判断料**144点**。

●届出の状況に検体検査管理加算（Ⅰ）とあるので，D026検体検査判断料「注４」の「イ」により**40点**を上記の検査判断料に加算する。

> ※検査判断料は，血液学的検査判断料（125点）＋生化学的検査（Ⅰ）判断料（144点）＋免疫学的検査判断料（144点）＋検体検査管理加算（Ⅰ）（40点）＝453点。

［19日］

●**HbA1c**⇨D005血液形態・機能検査「９」ヘモグロビンA1c（HbA1c）**49点**。血液学的検査。

●**Glu（自動分析法）**⇨D007血液化学的検査「１」グルコース**11点**。

●19日の経過欄から，本人に検査結果を説明し，文書を交付しているので，検体検査実施料の「通則３」により外来迅速検体検査加算として５項目を限度として１項目につき10点を加算する。HbA1cとGluの２項目なので，10点×２＝20点を算定する。

画 像 ［12日］

●**足部単純X-P2方向（デジタル，電子画像管理）**⇨E001写真診断「１」単純撮影「ロ」（43点＋43点×０.５＝64.5点→65点）＋E002撮影「１」単純撮影「ロ」デジタル撮影（68点＋68点×０.５＝102点）＋エックス線診断料「通則４」電子画像管理加算「イ」単純撮影の場合（57点）＝**224点**。

その他 ［12日，19日，26日］

●12日，19日，26日に院外処方箋が交付されているのでF400処方箋料「３」60点を算定。60点×３＝**180点**。傷病名に糖尿病の記載があるが，特定疾患処方管理加算の対象疾患ではないのでF400「注４」は算定しない。

問1 【解答】

○ 診療報酬明細書（医科入院外） 令和 3 年 10 月分

都道府県番号　医療機関コード

1 医科　①社・国　3 後期　2 公費　①単独　2 2併　3 3併　②本外　4 六外　6 家外　8 高外一　0 高外7

保険者番号 0 1 1 3 0 0 1 2　給付割合 10 9 8 7（ ）

被保険者証・被保険者手帳等の記号・番号　5411381・663（枝番）

公費負担者番号①　公費負担医療の受給者番号①
公費負担者番号②　公費負担医療の受給者番号②

区分 精神 結核 特例 老人 重点 療養 複合 複療　特記事項

氏名 小川　太郎
①男 2女 1明 2大 ③昭 4平 5令 51．7．13 生

職務上の事由 1 職務上 2 下船後3月以内 3 通勤災害

保険医療機関の所在地及び名称　東京都千代田区××××
□□診療所
（　床）

傷病名	診療開始日
(1) 痛風（主）	(1) 令和3年10月12日
(2) 糖尿病	(2) 令和3年10月12日
(3) 左第1趾基関節滑液包炎（主）	(3) 令和3年10月13日

転帰 治ゆ 死亡 中止　診療実日数 保険 4日　公費① 日　公費② 日

区分	項目	点数	回数	合計
⑪ 初診	時間外・休日・深夜		1 回	291 点
⑫ 再診	再診	76 ×	3 回	228
	外来管理加算	52 ×	3 回	156
	時間外	65 ×	1 回	65
	休日	×	回	
	深夜	×	回	
⑬ 医学管理				250
⑭ 在宅	往診		回	
	夜間		回	
	深夜・緊急		回	
	在宅患者訪問診療		回	
	その他			
	薬剤			
⑳ 投薬	㉑ 内服 薬剤		単位	
	㉑ 内服 調剤	×	回	
	㉒ 屯服 薬剤		単位	
	㉓ 外用 薬剤		単位	
	㉓ 外用 調剤	×	回	
	㉕ 処方	×	回	
	㉖ 麻毒	×	回	
	㉗ 調基			
㉚ 注射	㉛ 皮下筋肉内		回	
	㉜ 静脈内		回	
	㉝ その他		2 回	117
㊵ 処置			回	
	薬剤			
㊿ 手術麻酔			回	
	薬剤			
⑥⓪ 検査病理			10 回	794
	薬剤			
⑦⓪ 画像診断			1 回	224
	薬剤			
⑧⓪ その他	処方箋		3 回	180
	薬剤			

公費分点数

⑫ ＊再診，明	76×3
＊時間外加算	65×1
⑬ ＊情Ⅰ（26日）	250×1
㉝ ＊滑液囊穿刺後の注入	100×1
＊リンデロン注2mg（0.4%）1A	17×1
⑥⓪ ＊尿一般	26×1
＊B-V	40×2
＊B-末梢血液一般，末梢血液像（自動機械法）	36×1
＊B-CRP	16×1
＊B-Na・Cl，K，AST，ALT，LD，LDL-cho，T-cho，T-Bil，TP，Alb（BCP改良法），BUN，クレアチニン，UA，Glu，	103×1
＊B-HbA1c	49×1
＊B-グルコース（自動分析法）	11×1
＊外迅検（2項目）	20×1
＊判血，判生Ⅰ，判免，検管Ⅰ	453×1
⑦⓪ ＊足部単純X-P　2方向（デジタル）（2方向），電画	224×1
⑧⓪ ＊処方箋料「3」	60×3

療養の給付	請求 点	※決定 点	一部負担金額 円
保険	2,305		減額 割（円）免除・支払猶予
公費①	点	※ 点	円
公費②	点	※ 点	円

※高額療養費 円　※公費負担点数 点　※公費負担点数 点

問 2

《算定のポイント》手術前医学管理料に含まれる検査，画像診断の算定。手術後医学管理料に含まれる検査の算定。手術前医学管理料と手術後医学管理料を同一月に算定する場合の減算。閉鎖循環式全身麻酔後に継続して行う呼吸心拍監視，経皮的動脈血酸素飽和度測定の算定。

初　診

●外来にて算定済み。

医学管理等　［27日～31日］

［27日］

●**27日の経過等欄「薬剤師から薬学的管理指導を行う」**⇨B008薬剤管理指導料「２」の**325点**を算定する。

●**27日の経過等欄「本日から手術前医学管理実施」**⇨B001-4手術前医学管理料**1,192点**。

［28日］

●**処置等欄の「間歇的空気圧迫装置使用」**⇨B001-６肺血栓塞栓症予防管理料**305点**を算定する。

［29日～31日］

●**29日の経過等欄「本日から手術後医学管理実施」**⇨B001-5手術後医学管理料1,188点により算定。ただし本例の場合は同一月に手術前医学管理料を算定しているので，B001-5「注２」により所定点数の100分の95に相当する点数を算定する。したがって，1,188点×0.95＝1,128.6点⇨1,129点により算定。1,129点×３＝**3,387点**。

投　薬　［29日］

●**内服薬**⇨ロキソニン錠60mg 2T（10円10×２）＋ファモチジン錠10mg 2T（10円10×２）＝40円40。１剤１日分４点。３日分の投与だから，薬剤料は４点×３＝**12点**。

●**調剤料**⇨入院中はF000調剤料「２」により１日分につき７点を算定。当月は29日から31日の３日間なので７点×３＝**21点**を算定。

※調剤技術基本料⇨B008薬剤管理指導料を算定しているので，F500「注４」により算定しない。

注　射　［28日～31日］

●**［28日］持続点滴**⇨ヴィーンF輸液500mL ２袋（191円×２）＋セファメジンα点滴用キット１g ２キット（772円×２）＋ロピオン静注50mg 1A（278円）＝2,204円。薬剤料**220点**。

●**［29日，30日］持続点滴**⇨ヴィーンF輸液500mL ２袋（191円×２）＋セファメジンα点滴用キット１g ２キット（772円×２）＝1,926円。薬剤料193点。193点×２＝**386点**。

●**［31日］点滴注射**⇨セファメジンα点滴用キット１g ２キット（772円×２）＝1,544円。薬剤料**154点**。

●**手技料［29日，30日］**⇨G004点滴注射「２」102点。102点×２＝204点。

※31日は500mL未満なので入院中の場合には手技料は算定しない。
※注射手技料⇨28日は手術を施行しているため，手術の「通則１」により手技料を算定できない。

手　術　［28日］

●**鼻副鼻腔腫瘍摘出術**⇨K342鼻副鼻腔腫瘍摘出術**15,200点**により算定。

●**ナビゲーションによる画像等手術支援実施**⇨K939画像等手術支援加算「１」ナビゲーションによるもの**2,000点**により算定。

●**自己血輸血（液状保存）200mL １袋**⇨K920輸血「４」自己血輸血「イ」６歳以上の患者の場合（200mLごとに）⑴液状保存の場合**750点**を算定。

●**輸血管理料（Ⅱ）**⇨K920-２輸血管理料「２」輸血管理料（Ⅱ）により**110点**を算定。

麻　酔　［28日］

●**閉鎖循環式全身麻酔（仰臥位）AM10：00～PM１：00**⇨麻酔時間は180分。L008マスク又は気管内挿管による閉鎖循環式全身麻酔「５」その他の場合「ロ」（２時間まで）6,000点を算定。２時間を超える麻酔についてはL008「注２」により麻酔管理時間加算を算定する。L008「５」の場合は「注２」の「ホ」により30分又はその端数を増すごとに600点を加算する。超過分は60分なので，600点×2＝1,200点を加算。6,000点＋1,200点＝**7,200点**。

●**液化酸素CE 530L**⇨０円19×530L×1.3（補正率）＝130円91。**13点**を算定。

●**薬剤**⇨ヴィーンF輸液500mL ３袋（191円×3）＋セファメジンα点滴用キット１g ２キット（772円×２）＋セボフルラン吸入麻酔液240mL（27円20×240）＋プロポフォール静注１％20mL「マルイシ」１A（752円）＋キシロカインゼリー２％10mL（６円30×10）＋フェンタニルクエン酸塩0.005％ ２mL注射液 ２A（242円×２）＋アルチバ静注用２mg ２V（1,759円×２）＋大塚生食注20mL ２A（62円×２）＝13,586円。**1,359点**。

●麻酔科医による27日の麻酔科術前回診，29日の麻酔後回診の記載からL009麻酔管理料（Ⅰ）を算定する。閉鎖循環式全身麻酔を行っているのでL009麻酔管理料（Ⅰ）「２」により**1,050点**を算定。

検　査　［27日～31日］

［27日］

●**末梢血液一般（２回目）**⇨D005血液形態・機能検査「５」により**21点**。

●**生化学（２回目）：Na，Cl ～ Amy**⇨項目のうちNaとKは１項目として数える。いずれもD007血液化学検査の「注」に該当する項目。10項目以上だから，「ハ」10項目以上106点を算定。27日は入院時初回加算として20点を加算するので103点＋20点＝**123点**。

※27日は手術前医学管理を実施しているが，末梢血液一般，生化学のいずれも「（２回目）」の記載あり，B001-4手術前医学管理料「注５」により算定することができる。

［28日～31日］

●28日の呼吸心拍監視，経皮的動脈血酸素飽和度測定はL008マスク又は気管内挿管による閉鎖循環式全身麻酔の所定点数に含まれ算定できない。

●29日の末梢血液一般検査，生化学，呼吸心拍監視，経皮的動脈血酸素飽和度測定，30日，31日の末梢血液一般検査，生化学はB001-5手術後医学管理料に含まれ算定できない。

※検体検査判断料（血液，生Ⅰ，免疫）は手術前医学管理料に含まれ算定できない。

画像診断　［27日，28日］

［27日］

●**頭部単純X-P（１回目）２方向（デジタル，電子画像管理）**⇨27日は手術前医学管理料を算定しているので，１方向についてはE001写真診断「１」単純撮影およびE002撮影「１」単純撮影は手術前医学管理料に含まれ算定できない。２枚目は，100分の50で算定できる。E001「１」85点×1/2＋E002「１」68点×1/2＝**77点**。電子画像管理（エックス線診断料の「通則４」「イ」単純撮影の場合）**57点**。

［28日］

●**頭部CT（16列以上64列未満のマルチスライス型，電子画像管理）**⇨経過欄の記載から，当月の10月15日に外来にてMRIを実施している。当該月２回目以降のコンピューター断層撮影となるので，コンピューター断層撮影診断料の「通則２」により，所定点数の100分の80に相当する点数により算定する。E200コンピューター断層撮影（CT撮影）「１」CT撮影「ロ」16列以上64列未満のマルチスライス型機器による場合は900点であるから，900点×0.8＝720点を算定する。電子画像管理はコンピューター断層撮影診断料の「通則３」により120点を算定。したがって，720点＋120点＝**840点**。

入院料　［27日～31日］

●届出等の状況から該当する点数を取り出して算定する。

［27日］

●A100一般病棟入院基本料「１」急性期一般入院基本料「イ」急性期一般入院料１（1,688点）＋「注３」「イ」入院初期加算（14日以内）（450点）＋A204-2「２」臨床研修病院入院診療加算（協力型）（20点）＋A207「１」診

問2 【解答】

○ 診療報酬明細書（医科入院） 令和 3 年 10 月分

都道府県番号 医療機関コード

1 医科 ①社・国 3 後期 2 公費 ①単独 2 2併 3 3併 ①本入 3 六入 5 家入 7 高入一 9 高入7

保険者番号	0	6	1	3	9	8	9	3	給付割合 10 9 8 7（ ）

被保険者証・被保険者手帳等の記号・番号：545・3776（枝番）

市町村番号／老人医療の受給者番号／公費負担者番号①／公費負担医療の受給者番号①／公費負担者番号②／公費負担医療の受給者番号②

区分 精神 結核 特例 老人 重点 療養 複合 複療　特記事項

氏名 鈴木　二郎　①男 2女 1明 2大 ③昭 4平 5令 31．6．6生

職務上の事由 1 職務上 2 下船後3月以内 3 通勤災害

保険医療機関の所在地及び名称：東京都新宿区××××　○○○病院

傷病名	診療開始日	転帰	診療実日数
(1) 右鼻副鼻腔腫瘍（主）	(1) 令和3年10月15日	治ゆ 死亡 中止	保険 5日／公費① 日／公費② 日

区分	項目	回数等		点数
⑪初診	時間外・休日・深夜		回	点
⑬医学管理				5,209
⑭在宅				
⑳投薬	㉑内服	3	単位	12
	㉒屯服		単位	
	㉓外用		単位	
	㉔調剤	3	日	21
	㉖麻毒		日	
	㉗調基			
㉚注射	㉛皮下筋肉内		回	
	㉜静脈内		回	
	㉝その他	6	回	964
㊵処置			回	
	薬剤			
㊿手術・麻酔		7	回	26,323
	薬剤			1,359
60検査・病理		2	回	144
	薬剤			
70画像診断		2	回	974
	薬剤			
80その他				
	薬剤			

⑬ ＊薬管2（27日） 325×1
＊肺予 305×1
＊手前 1,192×1
＊手後 1,129×3

㉑ ＊ロキソニン錠60mg 2T，
ファモチジンD錠10mg 2T 4×3

㉝ ＊点滴注射「2」 102×2
＊ヴィーンF輸液500mL 2袋，
セファメジンα点滴用キット1g 2キット
（生理食塩液100mL付），
ロピオン静注50mg 1A 220×1
＊ヴィーンF輸液500mL 2袋，
セファメジンα点滴用キット1g 2キット
（生理食塩液100mL付） 193×2
＊セファメジンα点滴用キット1g 2キット
（生理食塩液100mL付） 154×1

㊿ ＊鼻副鼻腔腫瘍摘出術（28日） 15,200×1
＊ナビゲーションによる画像等手術支援加算「1」2,000×1
＊自己血輸血（液状保存）200mL 1袋 750×1
＊輸管Ⅱ 110×1
＊閉鎖循環式全身麻酔「5」「ロ」3時間）（28日）7,200×1
＊液化酸素CE530L（0円19×530L×1.3）÷10 13×1
＊ヴィーンF輸液500mL 3袋，
セファメジンα点滴用キット1g 2キット
（生理食塩液100mL付），

⑨⓪入院
入院年月日 令和3年10月27日

病 診 ⑨⓪入院基本料・加算 点
急一般1 臨修 録管1 医1の25 急25上 環境 安全2 感向2 患サポ

3,581	×	1	日間	3,581
2,421	×	4	日間	9,684

⑨② 特定入院料・その他

※高額療養費 円　※公費負担点数 点　※公費負担点数 点

⑨⑦食事・生活				
基準Ⅰ	670円×	9	回	基準（生） 円× 回
特別	円×		回	特別（生） 円× 回
食堂	50円×	4	日	減・免・猶・Ⅰ・Ⅱ・3月超
環境	円×		日	

療養の給付	請求 点	※決定 点	負担金額 円
保険	48,271		減額 割(円)免除・支払猶予
公費①	点	※ 点	円
公費②	点	※ 点	円

食事・生活療養	回	請求 円	※決定 円	（標準負担額） 円
保険	9	6,230		4,410
公費①	回	円	※ 円	円
公費②	回	円	※ 円	円

	セボフルラン吸入麻酔液240mL， プロポフォール静注１％ 20mL「マルイシ」１A， キシロカインゼリー ２％ 10mL， フェンタニルクエン酸塩0.005％ ２mL注射液２A， アルチバ静注用２mg ２V， 大塚生食注20mL ２A　1,359×１ ＊麻管Ⅰ　1,050×１
⑥⓪	＊B-末梢血液一般　21×１ ＊B-Na・Cl，K，AST，ALT，LD，T-cho，LDL-cho，T-Bil，TP， Alb（BCP改良法），BUN，クレアチニン，Glu，Amy（10項目以上） （入院時初回加算）　123×１
⑦⓪	＊頭部単純X-P（２枚目），電画　134×１ ＊CT撮影（頭部） （16列以上64列未満マルチスライス型） (2) その他の場合（２回目以降），電画 （初回算定日：MRI　15日，CT　28日） （コンピューター断層診断及び画像診断管理加算は，外来にて請求済み）　840×１
⑨⓪	＊急一般１（14日以内），臨修（協力型），録管１，医１の25，急25上，環境，安全２，感向２，患サポ，１級地　3,581×１ ＊急一般１（14日以内），急25上，環境，１級地　2,421×４

療録管理体制加算１（140点）＋A207-2「１」医師事務作業補助体制加算１「ハ」25対１補助体制加算（725点）＋A207-3「１」25対１急性期看護補助体制加算（看護補助者５割以上）（240点）＋A219療養環境加算（25点）＋A234「２」医療安全対策加算２（30点）＋A234-2「２」感染対策向上加算２（175点）＋A234-3患者サポート体制充実加算（70点）＋A218地域加算「１」１級地（18点）＝**3,581点。**

［28日～31日］

●A100一般病棟入院基本料「１」急性期一般入院基本料「イ」急性期一般入院料１（1,688点）＋「注３」「イ」入院初期加算（14日以内）（450点）＋A207-3「１」25対１急性期看護補助体制加算（看護補助者５割以上）（240点）＋A219療養環境加算（25点）＋A218地域加算「１」１級地（18点）＝2,421点。2,421点×４＝**9,684点。**

入院時食事療養費

●**食数**⇨27日（昼，夕＝２食）＋29日（夕＝１食）＋30日（朝，昼，夕＝３食）＋31日（朝，昼，夕＝３食）＝９食。

●入院時食事療養（Ⅰ）（670円×９＝6,030円）＋食堂加算（４日間）（50円×４）＝**6,230円。**

標準負担額⇨490円×９＝**4,410円。**

第56回
診療報酬請求事務能力認定試験

2024年６月現在の法律・点数・薬価に準拠する。

〔2022年７月10日実施／医科合格率28.3%〕

医科／問題と解説

解説と解答はp.153以降にあります。

問１　次の文章のうち正しいものはどれですか。

□(1)　健康保険の任意継続被保険者の申出は，正当な理由がない限り，被保険者の資格を喪失した日から14日以内に行わなければならない。

□(2)　厚生労働大臣は，保険医の登録の申請があった場合において，申請者が保険医の登録を取り消され，その取消しの日から５年を経過しない者であるときは，その登録をしないことができる。

□(3)　保険医療機関の指定を受ける申請を行う場合，その申請が病院又は病床を有する診療所に係るものであるときは，当該申請は，医療法に規定する病床の種別ごとにその数を定めて行わなければならない。

□(4)　都道府県知事は，特定機能病院が高度の医療を提供する能力を有しなくなった場合には，その承認を取り消すことができる。

a　(1)，(2)　　b　(2)，(3)　　c　(1)，(3)，(4)　　d　(1)～(4)のすべて　　e　(4)のみ

問２　次の文章のうち正しいものはどれですか。

□(1)　健康保険法において，１年以上被保険者であった者が被保険者の資格を喪失した日後６月以内に出産したときは，被保険者として受けることができるはずであった出産育児一時金の支給を最後の保険者から受けることができる。

□(2)　准看護師とは，厚生労働大臣の免許を受けて，医師，歯科医師又は看護師の指示を受けて，傷病者若しくはじょく婦に対する療養上の世話又は診療の補助を行うことを業とする者をいう。

□(3)　都道府県等が行う国民健康保険の被保険者は，生活保護法による保護を受けるに至った日から，その資格を喪失する。

□(4)　国民健康保険法において，被保険者が自己の故意の犯罪行為により，又は故意に疾病にかかり，又は負傷したときは，当該疾病又は負傷に係る療養の給付等は，行わない。

a　(1)，(2)　　b　(2)，(3)　　c　(1)，(3)，(4)　　d　(1)～(4)のすべて　　e　(4)のみ

問3　次の文章のうち正しいものはどれですか。

□(1)　保険医療機関において健康保険の診療に従事する医師は，都道府県知事の登録を受けた医師でなければならない。

□(2)　介護保険における介護給付には，被保険者の要介護状態に加え，要支援状態に関する保険給付も含まれる。

□(3)　健康保険法において，保険医療機関は，患者が家庭の事情等のため退院が困難であると認められたときは，遅滞なく意見を付して，その旨を地方厚生（支）局に報告しなければならない。

□(4)　保険給付を受ける権利は，譲り渡し，担保に供し，又は差し押さえることができない。

a　(1)，(2)　　b　(2)，(3)　　c　(1)，(3)，(4)　　d　(1)〜(4)のすべて　　e　(4)のみ

問4　次の文章のうち正しいものはどれですか。

□(1)　助産所は，妊婦，産婦又はじょく婦10人以上の入所施設を有してはならない。

□(2)　後期高齢者医療広域連合の区域内に住所を有する者が，後期高齢者医療の被保険者の資格を取得する時期は，75歳に達した月の翌月１日（その日が月の初日である場合は当月）である。

□(3)　介護保険について，市町村は，給付事由が第三者の行為によって生じた場合において，保険給付を行ったときは，その給付の価額の限度において，被保険者が第三者に対して有する損害賠償の請求権を取得する。

□(4)　介護保険法で定める訪問看護では，居宅要介護者の居宅において療養上の世話又は必要な診療の補助を行う者には，言語聴覚士が含まれる。

a　(1)，(2)　　b　(2)，(3)　　c　(1)，(3)，(4)　　d　(1)〜(4)のすべて　　e　(4)のみ

問5　次の文章のうち正しいものはどれですか。

□(1)　再診料の時間外対応加算４を算定するための施設基準の要件のひとつは，複数の診療所の連携により対応する場合，連携する診療所の数は，当該診療所を含め最大で３つまでとすることである。(※)

□(2)　再診料の地域包括診療加算１を算定するための施設基準の要件のひとつは，健康相談及び予防接種に係る相談を実施している旨を院内掲示していることである。

□(3)　初診料について，休日加算を算定できる患者には，当該休日を診療日としている保険医療機関の診療時間内の時間に，急病等やむを得ない理由により受診した患者が含まれる。

□(4)　初診料について，患者が異和を訴え診療を求めた場合において，診断の結果，疾病と認むべき徴候のない場合は算定できない。

a　(1)，(2)　　b　(2)，(3)　　c　(1)，(3)，(4)　　d　(1)〜(4)のすべて　　e　(4)のみ

問6　次の文章のうち正しいものはどれですか。

□(1)　外来管理加算は，標榜する診療科に関係なく算定できるが，複数科を標榜する保険医療機関において，外来患者が２以上の傷病で複数科を受診し，一方の科で処置又は手術等を行った場合は，他科においては当該外来管理加算は算定できない。

□(2)　外来診療料について，医療用医薬品の取引価格の妥結率に関して別に厚生労働大臣が定める施設基準を満たす保険医療機関において再診を行った場合には，特定妥結率外来診療料を算定する。

□(3) 療養病棟に入院している患者のうち，介護老人保健施設から入院した患者については，治療方針に関する患者又はその家族等の意思決定に対する支援を行った場合に，入院した日から起算して14日を限度として，療養病棟入院基本料の所定点数に在宅患者支援療養病床初期加算を加算できる。

□(4) 小児療養環境特別加算について，易感染性により，感染症罹患の危険性が高い15歳未満の小児患者であって，保険医が治療上の必要から個室での管理が必要と認めた場合，当該加算は算定できる。

a (1), (2)　b (2), (3)　c (1), (3), (4)　d (1)〜(4)のすべて　e (4)のみ

問7 次の文章のうち正しいものはどれですか。

□(1) 精神科リエゾンチーム加算を算定した患者に精神科専門療法を行った場合には，精神科専門療法の所定点数は別に算定できる。

□(2) 精神病棟入院基本料について，精神保健福祉士配置加算を算定した場合は，精神科地域移行実施加算，退院時共同指導料２及び介護支援等連携指導料は算定できないが，精神科退院指導料及び精神科退院前訪問指導料は算定できる。

□(3) 救急医療管理加算を算定する患者が６歳以上15歳未満である場合には，救急医療管理加算の所定点数に，更に小児加算を算定できる。

□(4) 回復期リハビリテーション病棟入院料等を算定する日に使用するものとされた投薬に係る薬剤料は，(除外薬剤は除き)回復期リハビリテーション病棟入院料等に含まれ，別に算定できない。(※)

a (1), (2)　b (2), (3)　c (1), (3), (4)　d (1)〜(4)のすべて　e (4)のみ

問8 次の文章のうち正しいものはどれですか。

□(1) 広範囲熱傷特定集中治療管理料の算定対象となる患者とは，第３度熱傷30％程度以上の重症広範囲熱傷患者であって，医師が広範囲熱傷特定集中治療が必要であると認めた者である。

□(2) 専門病院入院基本料における専門病院とは，主として悪性腫瘍患者又は呼吸器疾患患者を当該病院の一般病棟に７割以上入院させ，高度かつ専門的な医療を行っている病院をいう。

□(3) データ提出加算１は，入院患者に係るデータに加え，外来患者に係るデータを提出しなければ所定点数を算定できない。

□(4) 外泊中の入院料等を算定する場合において，その点数に１点未満の端数があるときは，小数点以下第一位を四捨五入して計算する。

a (1), (2)　b (2), (3)　c (1), (3), (4)　d (1)〜(4)のすべて　e (4)のみ

問9 次の文章のうち正しいものはどれですか。

□(1) 外来栄養食事指導料の対象となる低栄養状態にある患者には，GLIM基準による栄養評価を行い，低栄養と判定された患者が含まれる。(※)

□(2) 外来放射線照射診療料を算定する日から起算して７日以内の期間においては，当該放射線治療の実施に係る初診料，再診料及び外来診療料は算定できない。

□(3) 糖尿病透析予防指導管理料は，通院又は在宅での療養を行う糖尿病患者であって，医師が糖尿病透析予防に関する指導の必要性があると認めた場合に，月１回に限り算定できる。

□(4) 集団栄養食事指導料を算定する医療機関にあっては，集団による指導を行うのに十分なスペースを持つ指導室を備えるものとされ，当該指導室は専用でなければならない。

a (1), (2)　b (2), (3)　c (1), (3), (4)　d (1)〜(4)のすべて　e (4)のみ

問10 次の文章のうち正しいものはどれですか。

□(1) 電子的診療情報評価料について，別の保険医療機関から診療情報提供書の提供を受けた患者に係る検査結果，画像情報等の情報が当該保険医療機関の依頼に基づくものであった場合にも，当該評価料は算定できる。

□(2) 傷病手当金意見書交付料は，医師・歯科医師が労務不能と認め証明した期間ごとにそれぞれ算定できる。

□(3) 診療情報提供料（I）について，診療情報の提供に当たり，レントゲンフィルム等をコピーした場合には，当該レントゲンフィルム等及びコピーに係る費用は当該情報提供料に含まれ，別に算定できない。

□(4) 喘息治療管理料２は，６歳未満又は65歳以上の喘息患者であって，吸入ステロイド薬を服用する際に吸入補助器具を必要とするものに対して，吸入補助器具を患者に提供し，服薬指導等を行った場合に，月１回に限り算定できる。

a (1), (2)　b (2), (3)　c (1), (3), (4)　d (1)〜(4)のすべて　e (4)のみ

問11 次の文章のうち正しいものはどれですか。

□(1) 他の保険医療機関において在宅患者訪問リハビリテーション指導管理料を算定している患者については，在宅患者訪問リハビリテーション指導管理料を算定できない。

□(2) 在宅血液透析指導管理料を算定している患者は，週１回を限度として，人工腎臓を算定できる。

□(3) 訪問看護指示料について，同一月において，１人の患者について複数の訪問看護ステーション等に対して訪問看護指示書を交付した場合，当該指示料はそれぞれ別に算定できる。

□(4) 在宅患者訪問診療料（I）について，往診又は訪問診療を行い，在宅で患者を看取り，死亡診断を行った場合は，看取り加算及び死亡診断加算を併せて算定できる。

a (1), (2)　b (2), (3)　c (1), (3), (4)　d (1)〜(4)のすべて　e (4)のみ

問12 次の文章のうち正しいものはどれですか。

□(1) 慢性的な炎症性腸疾患（潰瘍性大腸炎やクローン病等）の診断補助又は病態把握を目的として，カルプロテクチン（糞便）及び大腸内視鏡検査を同一月中に併せて行った場合は，主たるもののみ算定する。

□(2) 臓器穿刺，組織採取の「2　開腹によるもの（腎を含む）」については，穿刺回数，採取臓器数又は採取した組織の数にかかわらず，１回として算定する。

□(3) ６誘導未満の心電図検査は，基本診療料に含まれる検査であり，別に算定することはできない。

□(4) 心臓カテーテル法による諸検査について，同一月中に血管内超音波検査，血管内光断層撮影，冠動脈血流予備能測定検査及び血管内視鏡検査のうち，２以上の検査を行った場合には，主たる検査の加算点数を算定する。

a (1), (2)　b (2), (3)　c (1), (3), (4)　d (1)〜(4)のすべて　e (4)のみ

問13 次の文章のうち正しいものはどれですか。

□(1) 同一検体について，好酸球数及び末梢血液像（自動機械法）又は末梢血液像（鏡検法）を行った場合は，それぞれの所定点数を算定できる。

□(2) ノンストレステストは，前置胎盤（妊娠22週以降で出血等の症状を伴う場合に限る）で入院中の患者に対して行った場合には，1週間につき1回に限り算定できる。

□(3) RSウイルス抗原定性は，3歳未満の患者について，当該ウイルス感染症が疑われる場合に算定できる。

□(4) 抗酸菌分離培養検査は，結核患者の退院の可否を判断する目的で，患者の病状を踏まえ頻回行われる場合においても，その都度所定点数を算定できる。

a (1), (2)　b (2), (3)　c (1), (3), (4)　d (1)〜(4)のすべて　e (4)のみ

問14 次の文章のうち正しいものはどれですか。

□(1) 入院中の患者に対して月をまたがって投与した薬剤は，投薬の日の属する月により区分する。

□(2) 院内製剤加算は，薬価基準に収載されている医薬品に溶媒，基剤等の賦形剤を加え，当該医薬品とは異なる剤形の医薬品を院内製剤の上調剤した場合に算定できるが，散剤を調剤した場合には算定できない。

□(3) 入院中の患者に対して処方を行った場合，当該処方の費用については，入院基本料に含まれ別に算定できない。

□(4) 涙のう内薬液注入については，皮内，皮下及び筋肉内注射に準じて算定するが，両眼にそれぞれ異なる薬剤を使用した場合は，片眼ごとに当該注入の所定点数を算定できる。

a (1), (2)　b (2), (3)　c (1), (3), (4)　d (1)〜(4)のすべて　e (4)のみ

問15 次の文章のうち正しいものはどれですか。

□(1) 無菌製剤処理料2の対象患者には，中心静脈注射又は植込型カテーテルによる中心静脈注射が行われる患者は含まれない。

□(2) 視能訓練について，斜視視能訓練と弱視視能訓練を同時に施行した場合は，主たるもののみで算定する。

□(3) 通院・在宅精神療法は，精神科を標榜する保険医療機関の精神科を担当する医師が，訪問診療又は往診による診療を行った際にも算定できる。

□(4) アレルゲン治療エキス及びアレルゲンハウスダストエキス等によるアレルギー疾患減感作療法において使用した薬剤料は，使用量に応じて薬価により算定し，やむを得ず廃棄した場合の薬液量は別に算定できない。

a (1), (2)　b (2), (3)　c (1), (3), (4)　d (1)〜(4)のすべて　e (4)のみ

問16 次の文章のうち正しいものはどれですか。

□(1) 脳血管疾患等リハビリテーション料の対象となる患者には，顎・口腔の先天異常に伴う構音障害を有する患者は含まれない。

□(2) 摂食機能療法の「1　30分以上の場合」については，摂食機能障害を有する患者に対して，1月に4回に限り算定できるが，治療開始日から起算して6月以内の患者については，1日につき

第56回試験
問題
解答

算定できる。

□(3) 難病患者リハビリテーション料について，治療の一環として治療上の目的を達するために食事を提供する場合は，患者から食事の費用（実費）を徴収できる。

□(4) 運動器リハビリテーション料（Ⅰ）の施設基準の要件のひとつは，専従の常勤理学療法士又は専従の常勤作業療法士が合わせて４名以上勤務していることである。

a (1),(2)　b (2),(3)　c (1),(3),(4)　d (1)〜(4)のすべて　e (4)のみ

問17 次の文章のうち正しいものはどれですか。

□(1) 呼吸器リハビリテーション（Ⅰ）の施設基準の一つは，呼吸器リハビリテーションを実施した患者であって，他の保険医療機関でリハビリテーションが継続される予定である人について，当該他の医療機関に対して，当該患者の同意を得たうえで，リハビリテーション実施計画書またはリハビリテーション総合実施計画書等の文書により，提供できる体制を整備していることである。（※）

□(2) 熱傷温浴療法は，広範囲熱傷の患者であって，入院中のものについて行った場合に受傷後60日以内に限り算定できる。

□(3) 障害児（者）リハビリテーション料について，当該リハビリテーションを実施するに当たっては，開始時及びその後６か月に１回以上，患者又はその家族に対して実施計画の内容を説明し，その要点を診療録に記載又は添付しなければならない。

□(4) 高気圧酸素治療の「２　その他のもの」は，脳梗塞の患者に対して行う場合には，一連につき30回を限度として算定できる。

a (1),(2)　b (2),(3)　c (1),(3),(4)　d (1)〜(4)のすべて　e (4)のみ

問18 次の文章のうち正しいものはどれですか。

□(1) 局所陰圧閉鎖処置（入院外）を算定する場合は，重度褥瘡処置及び皮膚科軟膏処置は併せて算定できない。

□(2) 介達牽引，矯正固定又は変形機械矯正術を同一日に併せて行った場合は，主たるものいずれかの所定点数のみにより算定する。

□(3) 難治性骨折電磁波電気治療法は，当該治療法を１回行った後に再度行った場合又は入院中に開始した当該療法を退院した後に継続して行っている場合であっても，一連として１回のみ算定する。

□(4) 希釈式自己血輸血を算定する単位としての血液量は，採血を行った量ではなく，手術開始後に実際に輸血を行った１日当たりの量であり，使用しなかった自己血については，算定できない。

a (1),(2)　b (2),(3)　c (1),(3),(4)　d (1)〜(4)のすべて　e (4)のみ

問19 次の文章のうち正しいものはどれですか。

□(1) 胃瘻閉鎖術は，外科的に造設された胃瘻について，開腹や腹腔鏡による操作等を伴う胃瘻閉鎖を行った場合に算定するが，胃瘻カテーテルを抜去し閉鎖した場合においても算定できる。

□(2) 体外衝撃波疼痛治療術は，治療に要した日数又は回数にかかわらず一連のものとして算定するが，再発により２回目以降算定する場合には，少なくとも３か月以上あけなければ算定できない。

□(3) 神経ブロックに先立って行われるエックス線透視や造影等に要する費用は，神経ブロックの所定点数に含まれ，別に算定できない。

□(4) 体温維持療法は，心肺蘇生後の患者又は頭部外傷患者〔脳浮腫又は頭蓋内血腫を伴うGlasgow Coma Scale 8点以下の状態にある患者に限る)〕に対し，直腸温36℃以下で24時間以上維持した場合に，開始日から5日間に限り算定できる。(※)

a (1), (2)　b (2), (3)　c (1), (3), (4)　d (1)〜(4)のすべて　e (4)のみ

問20 次の文章のうち正しいものはどれですか。

□(1) 多発性硬化症に対する血漿交換療法は，一連につき月7回を限度として3月間に限って算定できる。

□(2) 食道切除再建術に当たって，自動縫合器を使用した場合は，5個を限度として，自動縫合器加算の所定点数に使用個数を乗じて得た点数を，当該手術の所定点数に加算できる。

□(3) 体外照射の「1　エックス線表在治療」について，1日に同一部位に対する複数回の照射を行う場合は，1回目の照射と2回目の照射の間隔が2時間を超える場合に限り，「イ　1回目」の所定点数を1日に2回分算定できる。

□(4) 病理組織標本作製において，悪性腫瘍がある臓器又はその疑いがある臓器から多数のブロックを作製し，又は連続切片標本を作製した場合であっても，当該標本作製の所定点数のみ算定する。

a (1), (2)　b (2), (3)　c (1), (3), (4)　d (1)〜(4)のすべて　e (4)のみ

第56回試験／薬価基準等

●薬価基準

品名		規格・単位	薬価(円)
内用薬	ピコスルファートNa内用液 0.75%	0.75% 1 mL	7.60
	[局] ミカルディス錠 40mg	40mg 1錠	38.20
	(局) レボフロキサシン錠 500mg	500mg 1錠	37.10
	(局) ロキソプロフェンナトリウム60mg錠	60mg 1錠	9.80
注射薬	アルチバ静注用 2 mg	2 mg 1瓶	1,759
	[局] 大塚生食注TN	50mL 1キット	213
	[局] 大塚生食注	20mL 1管	62
	[局] セフメタゾールナトリウム	1 g 1キット	811
	点滴静注用 バッグ 1 g「NP」	(生理食塩液100mL付)	176
	ソルデム3A輸液	500mL 1袋	752
	プロポフォール静注 1 % 20mL「マルイシ」	200mg 20mL 1管	231
	ラクトリンゲル液"フソー"	500mL 1袋	80
	[局] リドカイン塩酸塩注 1 %「日新」	1 % 10mL 1管	80
外用薬	○局 亜酸化窒素	1 g	2.50
	ケトプロフェン(60mg) 20cm×14cm貼付剤	20cm×14cm 1枚	17.10
	[般](局)セボフルラン吸入麻酔液	1 mL	27.20
	[般] ポビドンヨード消毒液10%	10% 10mL	13.10

●材料価格基準

品名	単位	価格
液化酸素CE	1 L	0.19
吸引留置カテーテル・受動吸引型・フィルム・チューブドレーン・チューブ型	1本	897
膀胱留置用ディスポーザブルカテーテル・2管一般(Ⅱ)・標準型	1本	561

注　品名欄の[般]の薬剤は一般名処方医薬品である。

問1　次の診療録（令和４年４月）から診療報酬明細書を作成せよ。（令和６年６月現在に準じ作成）

1 施設の概要等：
医科の無床診療所，標榜診療科：内科，外科，整形外科，皮膚科
〔届出等の状況〕：（届出ている施設基準等） 外来感染対策向上加算，検体検査管理加算（Ⅰ）
（届出は要さないが施設基準等を満たしている状況） 夜間・早朝等加算，明細書発行体制等加算，生活習慣病管理料（Ⅱ）

2 診療時間：
月曜日～金曜日　　10時00分～19時00分
土曜日　　10時00分～13時00分
日曜日，祝日　　休診

3 その他：
管理栄養士及び理学療法士は，非常勤の者を配置している。
（薬価基準はp.148）

診療録

保険者番号	06139893	受診者 氏名	大谷　三郎	
被保険者証・被保険者手帳 記号・番号	387・5724（枝番）	生年月日	明・大・㊗昭・平・令 45年 3月 24日生	㊚・女
有効期限	令和 6年 3月 31日			
資格取得	昭和・㊥平成・令和 4年 4月 1日	住所	（省略） 電話××××局 ××××番	
被保険者氏名	大谷　三郎			
事業所（船舶所有者） 所在地	（省略） 電話××××局 ××××番	職業	会社員	被保険者との続柄：本人
名称	（省略）			

公費負担者番号	
公費負担医療の受給者番号	
公費負担者番号	
公費負担医療の受給者番号	
保険者 所在地	（省略） 電話××××局××××番
保険者 名称	○○健康保険組合

傷病名	職務	開始	終了	転帰	期間満了予定日
高血圧症（主）	上・外	令和 2年 9月 11日	年 月 日	治ゆ・死亡・中止	年 月 日
右下腿部打撲・裂創	上・外	令和 4年 4月 16日	令和 4年 4月 25日	㊗治ゆ・死亡・中止	年 月 日
腰椎捻挫	上・外	令和 4年 4月 16日	令和 4年 4月 25日	㊗治ゆ・死亡・中止	年 月 日

既往症・原因・主要症状・経過等	処方・手術・処置等
（高血圧症で通院治療中の患者）	（診療内容を一部省略している）
4/16（土）［内科］（AM 10：30） ・月１回の当科予約受診 ・身長175cm，体重70kg，BP125/75mmHg，P64/分 ・血圧コントロール良好 ・生化学的検査施行（前回:令和３年４月実施） ・療養計画書を策定し患者に説明。同意書を取得して療養計画書を交付した。 （内科　内藤）	4/16 ・B-V ・生化学：Na，Cl，K，AST，ALT，ALP，LD，HDL-cho，T-cho，T-Bil，TP，Alb（BCP改良法），BUN，クレアチニン，TG，Glu ・Rp）院内（手帳持参，処方薬剤名称等情報提供） ミカルディス錠40mg　1T （分１毎朝食後）×28日分
［外科］（PM 1：30） ・ジョギング中に滑って転倒，右下腿部及び腰部を強打し，右下腿部からの出血と強い腰部痛を訴え，当科に緊急受診（初診）。 ・右下腿部の裂創長径５cm，筋膜に達する。 ・右下腿部及び腰椎X-P検査の結果，骨に損傷なし（撮影開始PM１：40）。 ・右下腿汚染創部をブラッシング洗浄のうえ筋膜縫合し，創傷処理を行う。 ・腰椎捻挫に対し鎮痛薬及び外用湿布薬を投与，自宅安静を指示。 （外科　小林）	・右下腿単純X-P２方向（デジタル，電子画像管理，時間外緊急院内画像診断） ・腰椎単純X-P２方向（デジタル，電子画像管理，時間外緊急院内画像診断） ・創傷処理（筋肉，臓器に達するもの）（長径５cm以上10cm未満），デブリードマン（局麻下） 骨膜縫合１針及び真皮縫合５針 リドカイン塩酸塩注１%「日新」10mL　1A 大塚生食注TN 50mL　1キット ポビドンヨード消毒液10%　10mL ・Rp）院内（手帳なし，処方薬剤名称等情報提供） レボフロキサシン錠500mg　1T （分１毎朝食後）×５日分 ロキソプロフェンナトリウム60mg錠　1T （疼痛時服用）×５回分 ケトプロフェン（60mg）20cm×14cm貼付剤 14枚（１回１枚，１日２回腰部に貼付）

既往症・原因・主要症状・経過等	処方・手術・処置等
4/18（月） 外科 ・腰部痛は軽減。 ・右下腿縫合部の出血・感染なし。 （外科　小林）	4/18 ・術後創傷処置（100cm^{2}未満） ポビドンヨード消毒液10%　10mL
4/25（月） 外科 ・右下腿縫合部の癒着良好にて，本日抜糸。 ・右下腿部打撲・裂創及び腰椎捻挫治癒 （外科　小林）	4/25 ・術後創傷処置（100cm^{2}未満） ポビドンヨード消毒液10%　10mL

問2　次の診療録（令和４年４月）から診療報酬明細書を作成せよ。（令和６年６月現在に準じて作成）

1 施設の概要等：

DPC対象外の一般病院・救急指定病院，一般病床のみ320床，標榜診療科：内科，小児科，外科，整形外科，産婦人科，眼科，耳鼻咽喉科，皮膚科，泌尿器科，脳神経外科，麻酔科，放射線科，病理診断科

〔届出等の状況〕：

（届出ている施設基準等）

急性期一般入院料４，診療録管理体制加算１，医師事務作業補助体制加算１（30対１），急性期看護補助体制加算（25対１）（看護補助者５割以上），看護職員夜間12対１配置加算２，療養環境加算，医療安全対策加算１，感染対策向上加算１，入院時食事療養（Ⅰ），食堂加算，薬剤管理指導料，腹腔鏡下直腸切除・切断術（切除術，低位前方切除術及び切断術に限る）（内視鏡手術用支援機器を用いる場合），画像診断管理加算２，CT撮影（64列以上のマルチスライス型の機器，その他の場合），MRI撮影（３テスラ以上の機器，その他の場合），検体検査管理加算（Ⅱ），麻酔管理料（Ⅰ），病理診断管理加算１，悪性腫瘍病理組織標本加算

（※データ提出加算については省略とする）

（届出は要さないが施設基準等を満たしている状況）

・臨床研修病院入院診療加算（協力型）

所在地：埼玉県さいたま市（３級地）

2 診療時間：

月曜日～金曜日　　９時00分～17時00分

土曜日　　９時00分～12時00分

日曜日，祝日　　休診

3 その他：

医師，薬剤師等職員の状況

医師数，薬剤師数及び看護職員（看護師及び准看護師）数は，医療法標準を満たしており，常勤の薬剤師，管理栄養士及び理学療法士も配置している。

（薬価基準はp.148）

診療録

保険者番号	0 1 1 3 0 0 1 2	受診者 氏名	夏樹　春子	公費負担者番号	
被保険者証・被保険者手帳 記号・番号	4311265・224（枝番）			公費負担医療の受給者番号	
有効期限	令和　年　月　日	生年月日	明・大・㊐昭・平・令 34年 6月 22日生	男・㊛女	公費負担者番号
資格取得	昭和・㊀平成・令和 19年 4月 1日			公費負担医療の受給者番号	
被保険者氏名	夏樹　達夫	住所	（省略） 電話××××局　××××　番	保険者 所在地	（省略） 電話××××局××××　番
事業所（船舶所有者） 所在地	（省略） 電話××××局　××××　番				
事業所（船舶所有者） 名称	（省略）	職業	無職	被保険者との続柄：母	保険者 名称：全国健康保険協会　東京支部

傷病名	職務	開始	終了	転帰	期間満了予定日
直腸癌（主）	上・外	令和４年４月11日	年　月　日	治ゆ・死亡・中止	年　月　日
２型糖尿病	上・外	令和４年４月11日	年　月　日	治ゆ・死亡・中止	年　月　日

既往症・原因・主要症状・経過等　／　**処方・手術・処置等**

２型糖尿病でM診療所に通院中，血便を訴え，直腸ファイバースコピー検査の結果，腫瘍を疑う所見があり，本年４/11当科外来を紹介受診し，大腸ファイバースコピー（病変部位の生検），CT及びMRI検査の結果，転移のない直腸癌と診断。胸部単純X-P，心電図検査，肝炎ウイルス関連検査等の術前検査を実施。入院前日の朝から禁食を指示。

既往症・原因・主要症状・経過等	処方・手術・処置等
4/27（水） ・腹腔鏡下直腸低位前方切除術目的に，本日入院（AM11：00）。 ・バイタルサイン：BP131/70mmHg，P61/分，空腹時血糖110mg/dL，HbA1c（NGSP値）6.7％ ・入院診療計画書等を本人及び家族に説明し文書を交付，手術の同意書を受領。 ・薬剤師から薬学的管理指導を行う。 ・研修医に指導を行う（内容等は記載省略）。 ・昼食に低残渣食。 ・下剤投与（PM 2：00）し，高圧浣腸（PM 4：00）。 ・夕食から禁食。　（外科　木村/薬剤師　山口） ・麻酔科術前回診：特に問題なし。 （麻酔科　鈴木）	（診療内容を一部省略している） 4/27 ・末梢血液一般検査，末梢血液像（自動機械法），HbA1c，CRP ・生化学：T-Bil，TP，Alb，BUN，クレアチニン，Na，Cl，K，Glu，LD，Amy，T-cho，AST，ALT ・Rp） ピコスルファートNa内用液0.75%　20mL ＊外来で検査（血液，生Ｉ，免疫）施行のため，検体検査判断料及び検体検査管理加算を算定済み。 ＊外来で画像診断（単純X-P，CT，MRI）施行のため，画像診断管理加算を算定済み。

既往症・原因・主要症状・経過等	処方・手術・処置等
4/28（木） ・手術室へ入室（AM９：05）。 ・麻酔科標榜医による麻酔管理のもと，手術を予定どおり問題なく終了。 ・術後，病理組織標本を提出。 ・創部ドレーンを留置。 ・手術室から一般病棟へ帰室（PM１：00）。 ・帰室時，意識清明，バイタルサイン安定。 ・ドレーン排液少量，血性。 ・胸部・腹部X-P検査，特に問題なし。 ・呼吸心拍監視，経皮的動脈血酸素飽和度測定，本日PM８：00まで続行。 ・手術所見及び経過について家族に説明。 （外科　木村）	**4/28** ・術前処置 弾性ストッキング使用 ・腹腔鏡下直腸切除・切断術（低位前方切除術） 超音波凝固切開装置使用 自動縫合器３個，自動吻合器１個使用 ・閉鎖循環式全身麻酔（仰臥位）AM９：20～AM11：50 ・呼吸心拍監視 ・経皮的動脈血酸素飽和度測定 ・液化酸素CE 470L ・亜酸化窒素630g セボフルラン吸入麻酔液40mL プロポフォール静注１％ 20mL「マルイシ」１A セフメタゾールナトリウム点滴静注用バッグ１g「NP」（生理食塩液100mL付）１キット アルチバ静注用２mg ３V 大塚生食注20mL ３A ラクトリンゲル液“フソー”500mL ７袋 ポビドンヨード消毒液10% 400mL ・吸引留置カテーテル・受動吸引型・フィルム・チューブドレーン・チューブ型１本 ・膀胱留置用ディスポーザブルカテーテル・２管一般（Ⅱ）・標準型１本 ・病理組織標本作製（１臓器） ＊病理診断料は，次月施行のため算定しない。 〔帰室後〕 ・呼吸心拍監視（11h） ・経皮的動脈血酸素飽和度測定（11h） ・持続点滴 ソルデム３A輸液500mL ２袋 セフメタゾールナトリウム点滴静注用バッグ１g「NP」（生理食塩液100mL付）１キット ・胸部単純X-P １方向（２回目）（デジタル，電子画像管理） ・腹部単純X-P １方向（２回目）（デジタル，電子画像管理）
4/29（金） 術後１日目 ・麻酔後回診：意識清明，バイタルサイン安定。麻酔合併症等，特になし。 （麻酔科　鈴木） ・ドレーン排液，淡血性，ごく少量。 ・腸雑音微弱 ・午後から飲水可。 ・創部問題なし。血液検査結果問題なし。 ・呼吸心拍監視，経皮的動脈血酸素飽和度測定は，本日正午で終了。 （外科　木村）	**4/29** ・末梢血液一般検査，末梢血液像（自動機械法），CRP ・生化学（４/27に同じ） ・呼吸心拍監視（12h） ・経皮的動脈血酸素飽和度測定（12h） ・術後創傷処置（100cm^{2}未満） ポビドンヨード消毒液10% 10mL ・ドレーン法（持続的吸引を行うもの） ・持続点滴 ソルデム3A輸液500mL ２袋 セフメタゾールナトリウム点滴静注用バッグ１g「NP」（生理食塩液100mL付）２キット
4/30（土）術後２日目 ・バイタルサイン安定。腸雑音良好。 ・術後の経過良好。 ・持続ドレーン抜去（AM11：00）。 （外科　木村）	**4/30** ・術後創傷処置（４/29に同じ） ・ドレーン法（持続的吸引を行うもの） ・持続点滴（４/29に同じ）

第56回試験・学科問題／解説と解答

問1

(1) 健康保険の任意継続被保険者の申出は被保険者の資格を喪失した日から20日以内に行わなければならない。ただし，保険者は，正当な理由があると認めるときは，この期間を経過した後の申出であっても，受理することができる（→健康保険法第37条第１項）［×］

(2) 正しい。(→健康保険法第71条第２項第１号)［○］

(3) 正しい。（→健康保険法第65条第２項）［○］

(4) 厚生労働大臣は，特定機能病院が高度の医療を提供する能力を有しなくなった場合には，その承認を取り消すことができる。(→医療法第29条第４項)［×］

【正解】b

問2

(1) 正しい。(→健康保険法第106条)［○］

(2) 准看護師とは都道府県知事の免許を受けて，医師，歯科医師または看護師の指示を受けて，傷病者若しくはじょく婦に対する療養上の世話または診療の補助を行うことを業とする者をいう。(→保健師助産師看護師法第６条)［×］

(3) 正しい。(→国民健康保険法第８条第２項)［○］

(4) 正しい。(→国民健康保険法第60条)［○］

【正解】c

問3

(1) 保険医療機関において健康保険の診療に従事する医師は，厚生労働大臣の登録を受けた医師でなければならない。(→健康保険法第64条)［×］

(2) 被保険者の要介護状態に関する保険給付は介護給付であるが，被保険者の要支援状態に関する保険給付は予防給付となる。(→介護保険法第18条)［×］

(3) 保険医療機関は，患者が家庭の事情等のため退院が困難であると認められたときは，遅滞なく意見を付して，その旨を全国健康保険協会または当該健康保険組合に通知しなければならない。(→保険医療機関及び保険医療養担当規則第10条)［×］

(4) 正しい。(→健康保険法第61条および国民健康保険法第67条および介護保険法第25条)［○］

【正解】e

問4

(1) 正しい。(→医療法第２条第２項)［○］

(2) 後期高齢者医療の被保険者の資格を取得する時期は75歳に達した日となる。(→高齢者の医療の確保に関する法律第52条第１項)［×］

(3) 正しい。(→介護保険法第21条)［○］

(4) 正しい。(→介護保険法第８条第４項および介護保険法施行規則第７条)［○］

【正解】c

問5

(1) 正しい。〔→告示「基本診療料の施設基準等」第３「５」(4)に関する保医発通知「５」(4)（点24 p.1057）〕［○］

(2) 正しい。〔→A001「注12」に関する保医発通知「カ」および告示「基本診療料の施設基準等」第３「７」(1)に関する保医発通知(3)（点24 p.1057）〕［○］

(3) 休日加算は当該休日（日曜日，祝日および12月29日，30日，31日，１月２日，３日）を診療日としている保険医療機関の診療時間外に，急病等やむを得ない理由により受診した患者が含まれる。〔→A000「注７」休日加算に関する保医発通知「イ」(ロ)（点24 p.39）〕［×］

(4) 診断の結果，疾病と認むべき兆候のない場合にあっても初診料を算定できる。〔→A000「注１」に関する保医発通知「初診料の原則」(3)〕［×］

【正解】a

問6

(1) 正しい。(→A001「注８」に関する保医発通知「エ」)［○］

(2) 正しい。(→A002「注４」)［○］

(3) 正しい。(→A101「注６」)［○］

(4) 正しい。〔→A221-2に関する保医発通知(1)〕［○］

【正解】d

問7

(1) 正しい。〔→A230-4に関する保医発通知(5)〕［○］

(2) 精神保健福祉士配置加算を算定した場合は精神科退院指導料および精神科退院前訪問指導料についても算定できない。(→A103「注８」)［×］

(3) 正しい。(→A205「注３」)［○］

(4) 正しい。ただし，告示「基本診療料の施設基準」の「別表第５の１の２」に規定する「除外薬剤」を除く。〔→A308「注３」に関する保医発通知(3)〕［○］

【正解】c

問8

(1) 広範囲熱傷特定集中治療室管理料の算定対象となる患者とは第２度熱傷30％程度以上の重症広範囲熱傷患者である。〔→A300に関する保医発通知(2)およびA301に関する保医発通知(2)〕［×］

(2) A105専門病院入院基本料における専門病院とは，主として悪性腫瘍患者または循環器疾患患者を当該病院の一般病棟に７割以上入院させ，高度かつ専門的な医療を行っている病院をいう。〔→告示「基本診療料の施設基準等」第５「６」(1)〕

［×］
(3) データ提出加算1および3は，入院患者に係るデータを提出した場合に算定し，データ提出加算2および4は，入院患者に係るデータに加え，外来患者に係るデータを提出した場合に算定することができる。〔→A245に関する保医発通(8)〕［×］
(4) 正しい。〔→外泊期間中の入院料等に関する保医発通知(1)（点24 p.71）〕［○］　**【正解】e**

問9
(1) 正しい。〔→B001「9」に関する保医発通知(6)ア〕［○］
(2) 正しい。〔→B001-2-8「注3」および保医発通知(1)〕［○］
(3) 糖尿病透析予防指導管理料は，入院中の患者以外の糖尿病患者（通院する患者のことをいい，在宅での療養を行う患者を除く）であって，医師が糖尿病透析予防に関する指導の必要性があると認めた場合に，月1回に限り算定できる。〔→B001「27」に関する保医発通知(1)〕［×］
(4) 集団栄養食事指導料を算定する医療機関にあっては，集団による指導を行うのに十分なスペースを持つ指導室を備えるものとする。ただし，指導室が専用であることを要しない。〔→B001「11」に関する保医発通知(7)〕［×］　**【正解】a**

問10
(1) 電子的診療情報評価料は，提供された情報が当該保険医療機関の依頼に基づくものであった場合は，算定できない。〔→B009-2に関する保医発通知(3)〕［×］
(2) 正しい。〔→B012に関する保医発通知(1)〕［○］
(3) 正しい。〔→B009に関する保医発通知(10)〕［○］
(4) 喘息治療管理料2は，入院中の患者以外の喘息の患者（6歳未満または65歳以上のものに限る）であって，吸入ステロイド薬を服用する際に吸入補助器具を必要とするものに対して，吸入補助器具を用いた服薬指導等を行った場合に，初回に限り算定する。〔→B001「16」「注3」および保医発通知(2)〕［×］　**【正解】b**

問11
(1) 正しい。〔→C006に関する保医発通知(8)〕［○］
(2) 正しい。〔→C102-2に関する保医発通知(4)〕［○］
(3) 同一月において，1人の患者について複数の訪問看護ステーション等に対して訪問看護指示書を交付した場合であっても，訪問看護指示料は，1月に1回を限度に算定する。〔→C007に関する保医発通知(3)〕［×］
(4) 「注7」看取り加算には，死亡診断に係る費用が含まれており，「注8」死亡診断加算は別に算定できない。〔→C001「注8」および保医発通知(19)〕［×］　**【正解】a**

問12
(1) 正しい。（→D003「9」に関する保医発通知「ウ」）［○］
(2) 正しい。〔→D416「2」に関する保医発通知〕［○］
(3) 正しい。6誘導未満の心電図検査は基本診療料に含まれ，D208の所定点数は算定できない。〔→検査の部の「通則」に関する保医発通知「基本診療料に含まれる検査」(13)〕［○］
(4) 正しい。心臓カテーテルによる諸検査の「注3」～「注6」に掲げる血管内超音波検査，血管内光断層撮影，冠動脈血流予備能測定検査および血管内視鏡検査等の各加算は，2以上の検査を行った場合は，主たる加算を患者1人につき月1回に限り算定する。〔→D206「注7」および保医発通知(6)〕［○］　**【正解】d**

問13
(1) 同一検体について，D005「4」の好酸球数および「3」または「6」の末梢血液像を行った場合は，主たる検査の所定点数のみを算定する。（→D005に関する保医発通知）［×］
(2) ノンストレステストは，入院中の前置胎盤（妊娠22週以降で出血等の症状を伴う場合）の患者に対して行った場合には，1週間につき3回に限り算定できる。（→D219に関する保医発通知）［×］
(3) RSウイルス抗原定性は，当該ウイルス感染症が疑われる患者で，1歳未満の乳児，入院中の患者，パリビズマブ製剤の適応となる患者のいずれかに該当する場合に算定対象となる。（→D012「24」に関する保医発通知）［×］
(4) 正しい。〔→D020に関する保医発通知(4)〕［○］　**【正解】e**

問14
(1) 正しい。（→投薬の部の「通則」に関する保医発通知「6」）［○］
(2) 正しい。〔→F500「注3」に関する保医発通知(4)ア〕［○］
(3) 正しい。（→F100「注3」）［○］
(4) 正しい。〔→G000に関する保医発通知(2)〕［○］　**【正解】d**

問15
(1) 無菌製剤処理料2の対象患者には，中心静脈注射または植込型カテーテルによる中心静脈注射が行われる患者が含まれる。〔→G020「2」に関する保医発通知(5)〕［×］
(2) 正しい。〔→H005に関する保医発通知(2)〕［○］
(3) 正しい。〔→I002に関する保医発通知(14)〕［○］

第56回試験　問題　解答

学科／解説と解答

(4) アレルゲン治療エキスおよびアレルゲンハウスダストエキス等によるアレルギー疾患減感作療法において使用した薬剤料は，使用量（やむを得ず廃棄した場合の薬液量を含む）に応じて薬価により算定する。（→G100に関する保医発通知）［×］

【正解】b

問16

(1) H001脳血管疾患等リハビリテーション料の対象となる患者には，顎・口腔の先天異常に伴う構音障害を有する患者が含まれる。〔→H001に関する保医発通知(2)キおよび告示「特掲診療料の施設基準等」別表第９の５「７」（点24 p.1472）〕［×］

(2) 摂食機能療法の「１ 30分以上の場合」については，摂食機能障害を有する患者に対して，１月に４回に限り算定できるが，治療開始日から起算して３月以内の患者については，１日につき算定できる。（→H004「注１」）［×］

(3) 難病患者リハビリテーション料について，治療の一環として治療上の目的を達するために食事を提供する場合は，その費用は所定点数に含まれる。〔→H006に関する保医発通知(6)〕［×］

(4) 正しい。〔→H002に関する告示「特掲診療料の施設基準等」第９の第42「１」に係る保医発通知「１」(2)（点24 p.1380）〕［○］

【正解】e

問17

(1) 正しい。〔→H003に関する告示「特掲診療料の施設基準等」第９の第44「１」に係る保医発通知「１」(8)〕（点24 p.1382）［○］

(2) 正しい。（→J052-２「注」）［○］

(3) 障害児（者）リハビリテーションを実施するに当たっては，開始時およびその後３か月に１回以上，患者またはその家族に対して実施計画の内容を説明し，その要点を診療録に記載または添付しなければならない。〔→H007に関する保医発通知(3)〕［×］

(4) 高気圧酸素治療の「２ その他のもの」は，脳梗塞の患者に対して行う場合には，一連につき10回を限度として算定する。〔→J027に関する保医発通知(2)〕［×］

【正解】a

問18

(1) 正しい。〔→J003-２に関する保医発通知(4)〕［○］

(2) 正しい。〔→J118に関する保医発通知(3)〕［○］

(3) 正しい。〔→K047に関する保医発通知(3)〕［○］

(4) 正しい。〔→K920「５」に関する保医発通知(2)〕［○］

【正解】d

問19

(1) 胃瘻閉鎖術は，外科的に造設された胃瘻について，開腹や腹腔鏡による操作等を伴う胃瘻閉鎖を行った場合に算定するが，胃瘻カテーテルを抜去し閉鎖した場合は算定できない。（→K665に関する保医発通知）［×］

(2) 正しい。〔→K096-２に関する保医発通知(1)〕［○］

(3) 正しい。〔→L100, L101に関する保険発通知(6)〕［○］

(4) 体温維持療法は，対象となる患者に対し，直腸温36℃以下で24時間以上維持した場合に，開始日から３日間に限り算定できる。〔→L008-２に関する保医発通知(1)〕［×］

【正解】b

問20

(1) 正しい。〔→J039に関する保医発通知(12)〕［○］

(2) K525食道切除再建術に当たって，自動縫合器を使用した場合は，４個を限度として，自動縫合器加算の所定点数に使用個数を乗じて得た点数を，当該手術の所定点数に加算できる。〔→K936「注１」に関する保医発通知(3)〕［×］

(3) 正しい。〔→M001「１」に関する保医発通知(3)〕［○］

(4) 正しい。〔→N000に関する保医発通知(4)〕［○］

【正解】c

第56回試験・実技問題／解説と解答

問 1

《算定のポイント》１傷病の診療継続中の同一日に他の傷病について，新たに別の診療科を初診として受診した場合の算定。薬剤情報提供料の算定。調剤技術基本料の算定要件。注加算のある手術の算定及び時間外加算の算定。

初　診　**［16日］（外科）**

●**ジョギング中～当科に緊急受診（初診）**➡内科に診療継続中に，内科に受診した同一日に他の傷病（→右下腿打撲，裂傷）で外科に初診受診しているので，A000初診料の「注５」により146点を算定する。この場合A000「注７」の時間外加算は算定できない。**146点**のみ算定。

再　診　**［16日，18日，25日］**

●届出等の状況から，A001再診料（75点）＋「注11」明細書発行体制等加算（１点）＝76点を算定。16日の内科受診，18日と25日の外科受診の３回算定する。76点×３＝**228点**。また，届出等からA001「注15」外来感染対策向上加算**６点**を月１回加算する。

※外来管理加算：16日の内科再診時は，A001再診料「注８」外来管理加算52点の条件を満たしていたが，同一日に外科の受診があり，手術を施行しているので，A001「注８」の条件を満たさなくなった。したがって，外来管理加算は算定できない。

医学管理等　**［16日］**

●**［内科］高血圧症に対し治療計画に基づき，運動等療養の指導を行い，前回の投薬を継続**➡主病の高血圧症に関する指導も行っているので，B001-3-3生活習慣病管理料（Ⅱ）を算定する。**333点**。

●**［内科］手帳持参，処方薬剤名称等情報提供**➡B011-３薬剤情報提供料４点，手帳を持参しているのでB011-３「注２」手帳記載加算として３点を加算する。４点＋３点＝**７点**。

※［外科］手帳なし，処方薬剤名称等情報提供➡複数の診療科を標榜する保険医療機関において，同一日に２以上の診療科で処方された場合であっても，薬剤情報提供料は１回のみの算定である。

投　薬　**［16日］**

●**［内科］内服薬**➡ミカルディス錠40mg　１Ｔ（38円20）。１剤１日分４点。28日分投与。薬剤料４点×28＝**112点**。F000調剤料「１」「イ」内服**11点**。F100処方料「３」**42点**。処方期間が28日分投与されているが，高血圧症は特定疾患処方管理加算の対象疾患ではない。

●**［外科］内服薬**➡レボフロキサシン錠500mg　１Ｔ（37円10）。１剤１日分４点。５日分投与。薬剤料４点×５＝**20点**。

●**屯服薬**➡ロキソプロフェンナトリウム60mg　1Ｔ（９円80）。１回分１点。５回分投与。１点×５＝**5点**。

●**外用薬**➡ケトプロフェン（60mg）20cm×14cm貼付剤14枚（17円10×14）＝239円40。１調剤**24点**。F000調剤料「１」「イ」内服薬および屯服薬**11点**，「ロ」外用薬**８点**。F100処方料「３」**42点**。

※F500調剤技術基本料は，F500「注１」により薬剤師が常時勤務する保険医療機関が算定条件となっている。本例の保険医療機関は薬剤師の勤務状況が不明なので算定しない。

処　置　**［18日，25日］**

●**術後創傷処置（100cm²未満）**➡J000創傷処置「１」100cm²未満52点。18日，25日の２回。52点×２＝**104点**。**薬剤**➡ポビドンヨード消毒薬10％ 10mL（13円10），15円以下なのでJ300薬剤の「注１」により算定しない。

手　術　**［16日］**

●**創傷処理（筋肉，臓器に達するもの）（長径５cm以上10cm未満）デブリードマン（局麻下），骨膜縫合１針および真皮縫合**➡K000創傷処理「２」筋肉，臓器に達するもの（長

問1 【解答】

〇 診療報酬明細書（医科入院外） 令和 4 年 4 月分

都道府県番号 医療機関コード

1 医科 ①社・国 3 後期 2 公費 ①単独 2 2併 3 3併 ②本外 4 六外 6 家外 8高外一 0高外7

保険者番号 06139893 給付割合 10 9 8 7（ ）

公費負担者番号① 公費負担医療の受給者番号①

公費負担者番号② 公費負担医療の受給者番号②

被保険者証・被保険者手帳等の記号・番号 387・5724（枝番）

区分 精神 結核 特例 老人 重点 療養 複合 複療　特記事項

氏名 大谷 三郎 ①男 2女 1明 2大 ③昭 4平 5令 45．3．24 生

職務上の事由 1 職務上 2 下船後3月以内 3 通勤災害

保険医療機関の所在地及び名称 東京都千代田区×××× □□診療所 （ 床）

傷病名	診療開始日	転帰
(1) 高血圧症（主）	(1) 令和2年9月11日	治ゆ 死亡 中止
(2) 右下腿部打撲・裂創	(2) 令和4年4月16日	(2)
(3) 腰椎捻挫	(3) 令和4年4月16日	(3)

診療実日数 保険 3日 公費① 日 公費② 日

区分	項目	回数等	点数
⑪ 初診	時間外・休日・深夜	1回	146点
⑫ 再診	再診	× 4回	234
	外来管理加算	× 回	
	時間外	× 回	
	休日	× 回	
	深夜	× 回	
⑬ 医学管理			340
⑭ 在宅	往診	回	
	夜間	回	
	深夜・緊急	回	
	在宅患者訪問診療	回	
	その他		
	薬剤		
⑳ 投薬	㉑ 内服 薬剤	33単位	132
	㉑ 内服 調剤	11 × 2回	22
	㉒ 屯服 薬剤	5単位	5
	㉓ 外用 薬剤	1単位	24
	㉓ 外用 調剤	8 × 1回	8
	㉕ 処方	× 2回	84
	㉖ 麻毒	× 回	
	㉗ 調基		
㉚ 注射	㉛ 皮下筋肉内	回	
	㉜ 静脈内	回	
	㉝ その他	回	
㊵ 処置		2回	104
	薬剤		
㊿ 手術麻酔		1回	3,416
	薬剤		29
60 検査病理		3回	327
	薬剤		
70 画像診断		2回	621
	薬剤		
80 その他	処方箋	回	
	薬剤		

公費分点数

区分	摘要	点数×回数
⑪	＊[複初]（外科）	146× 1
⑫	＊再診，[明]	76× 3
	＊[再感]	6 × 1
⑬	＊[生2]	333× 1
	＊[薬情]，[手帳]	7 × 1
㉑	＊ミカルディス錠40mg 1T	4 ×28
	＊レボフロキサシン錠500mg 1T	4 × 5
㉒	＊ロキソプロフェンナトリウム60mg 1T	1 × 5
㉓	＊ケトプロフェン（60mg）20cm×14cm貼付剤14枚（1回1枚，1日2回腰部に貼付）	24× 1
㉕	＊処方料	42× 2
㊵	＊創傷処置「1」100cm²未満	52× 2
㊿	＊創傷処理「2」（筋肉，臓器に達するもの）（長径5cm以上10cm未満），デブリードマン，真皮縫合，[外]（16日）	3,416× 1
	＊リドカイン塩酸塩注1％「日新」10mL 1A，大塚生食注TN 50mL 1キット	29× 1

療養の給付	請求 点	※決定 点	一部負担金額 円
保険	5,492		減額 割(円)免除・支払猶予
公費①	点	※ 点	円
公費②	点	※ 点	円

※高額療養費 円 ※公費負担点数 点 ※公費負担点数 点

60	＊B-V	40× 1
	＊B-Na・Cl，K，AST，ALT，ALP，LD，HDL-cho，T-cho，T-Bil，TP，Alb（BCP改良法），BUN，クレアチニン，TG，Glu（10項目以上）	103× 1
	＊判生Ⅰ，検管Ⅰ	184× 1
70	＊右下腿単純X-P（デジタル）（２方向），電画	224× 1
	＊緊画（16日，撮影開始PM 1：40）	110× 1
	＊腰椎単純X-P（デジタル）（２方向），電画	287× 1

径５cm以上10cm未満）(1,880点）＋K000「注３」デブリードマン加算（100点）＋「注２」真皮縫合加算（460点）＝2,440点。時間外に施行しているので，手術の「通則12」「ロ」⑵時間外加算２により所定点数の100分の40に相当する点数を加算する。したがって，2,440点＋2,440点×0.4＝**3,416点**。

●**局所麻酔剤➡**リドカイン塩酸塩注１％「日新」10mL 1A（80円）＋大塚生食注TN50mL １キット（213円）＝293円。薬剤料**29点**。局所麻酔なので麻酔の手技料はない。

検　査　**[16日]**

●**B-V➡**D400血液採取「１」静脈**40点**。

●**生化学；Na～Glu➡**D007血液化学検査の「注」に該当する検査。NaとClを併せて測定した場合は１項目と数える。10項目以上だから，D007「注」の「ハ」**103点**。**検査判断料➡**D026「４」生化学的検査（Ⅰ）判断料**144点**。

●届出の状況に検体検査管理加算（Ⅰ）とあるので，D026検体検査判断料「注４」の「イ」により**40点**を上記の検査判断料に加算する。

※検査判断料は，生化学的検査（Ⅰ）判断料（144点）＋検体検査管理加算（Ⅰ）(40点)＝**184点**。

画　像　**[16日]**

●**右下腿単純X-P2方向（デジタル，電子画像管理，時間外緊急院内画像診断）➡**E001写真診断「１」単純撮影「ロ」(43点＋43点×0.5＝64.5点→65点）＋E002撮影「１」単純撮影「ロ」デジタル撮影(68点＋68点×0.5＝102点）＋エックス線診断料「通則４」電子画像管理加算「イ」単純撮影の場合（57点）＝**224点**。時間外緊急院内画像診断加算として**110点**を算定する。

●**腰椎単純X-P2方向（デジタル，電子画像管理，時間外緊急院内画像診断）➡**E001写真診断「１」単純撮影「イ」(85点＋85点×0.5＝127.5点→128点）＋E002撮影「１」単純撮影「ロ」デジタル撮影(68点＋68点×0.5＝102点）＋エックス線診断料「通則４」電子画像管理加算「イ」単純撮影の場合（57点）＝**287点**。時間外緊急院内画像診断加算は１日１回のみの算定である。

実技／解説と解答

問 2

《算定のポイント》腹腔鏡下の手術の場合の閉鎖循環式全身麻酔の算定。麻酔が困難な患者の確認。自動縫合器および自動吻合器の算定個数の限度の確認。閉鎖循環式全身麻酔後に継続して行う呼吸心拍監視，経皮的動脈血酸素飽和度測定の算定。低残渣食の算定。

初 診

●外来にて算定済み

医学管理等 ［27日，28日］

［27日］

●**27日の経過等欄「薬剤師から薬学的管理指導を行う」**➡B008薬剤管理指導料「２」の**325点**を算定する。

［28日］

●**処置等欄の「弾性ストッキング使用」**➡B001-6肺血栓塞栓症予防管理料**305点**を算定する。

投 薬 ［27日］

●**内服薬**➡ピコスルファートNa内用液0.75％ 20mL（７円60×20）＝152円。１剤１日分15点。薬剤料は**15点**。

●**調剤料**➡入院中はF000調剤料「２」により１日分につき７点を算定。27日のみなので**7点**を算定。

※調剤技術基本料➡B008薬剤管理指導料を算定しているので，F500「注４」により算定しない。

注 射 ［28日～30日］

●**［28日］持続点滴**➡ソルデム３A輸液500mL ２袋（176円×２）＋セフメタゾールナトリウム点滴静注用バッグ１g「NP」(生理食塩液100mL付）１キット（811円）＝1,163円。薬剤料**116点**。

●**［29日，30日］持続点滴**➡ソルデム３A輸液500mL ２袋（176円×２）＋セフメタゾールナトリウム点滴静注用バッグ１g「NP」(生理食塩液100mL付）２キット（811円×２）＝1,974円。29日，30日の２回だから，薬剤料197点×２＝**394点**。

●**手技料［29日，30日］**➡G004点滴注射「２」102点。102点×２＝**204点**。

※注射手技料➡28日は手術を施行しているため，手術の「通則１」により手技料を算定できない。

処 置 ［27日，29日，30日］

●**高圧浣腸**➡J022高圧浣腸**65点**。27日に施行。

●**術後創傷処置（100cm²未満）**➡J000創傷処置「１」（100cm²未満）52点。29日，30日の２回。52点×２＝**104点**。**薬剤ポビドンヨード消毒液10％ 10mL（13円10）**➡薬価が15円以下なのでJ300薬剤の「注１」により算定しない。

●**ドレーン法（その他のもの）**➡J002ドレーン法「２」その他のもの25点。29日，30日の２回。25点×２＝**50点**。

※使用材料が「能動吸引型」でないため，ここではJ002「２」での算定とした。

手 術 ［28日］

●**腹腔鏡下直腸切除･切断術（低位前方切除術）**➡K740-2腹腔鏡下直腸切除・切断術「２」低位前方切除術**83,930点**により算定。

●**超音波凝固切開装置使用**➡K931超音波凝固切開装置等加算**3,000点**。

●**自動縫合器３個**➡K936自動縫合器加算2,500点により算定。K740-2の手術の場合は４個を限度として算定できる。３個の使用だから，2,500点×３＝**7,500点**。

●**自動吻合器１個**➡K936-2自動吻合器加算**5,500点**。K740-2の手術の場合は１個を限度として算定。

●**特定保険医療材料**➡吸引留置カテーテル・受動吸引型・フィルム・チューブドレーン・チューブ型（897円）１本＋膀胱留置用ディスポーザブルカテーテル・２管一般（Ⅱ）・標準型（561円）１本＝1,458円。**146点**。

麻 酔 ［28日］

●**閉鎖循環式全身麻酔（仰臥位）AM9：20～AM11：50**➡麻酔時間は２時間30分。腹腔鏡を用いた手術なのでL008マスク又は気管内挿管による閉鎖循環式全身麻酔「４」により

第56回試験
問題
解答

算定。２型糖尿病の患者であるが，27日の「経過欄」の記載からHbA1c（NGSP値）6.7％であるので，麻酔が困難な患者には該当しない。したがって，L008「４」の「ロ」イ以外の場合（２時間まで）6,610点を算定。２時間を超える麻酔についてはL008「注２」により麻酔管理時間加算を算定する。L008「４」の場合は「注２」の「ニ」により30分又はその端数を増すごとに660点を加算する。超過分は30分なので，660点を加算。6,610点＋660点＝**7,270点**。

●**液化酸素CE 470L**➡０円19×470L×1.3（補正率）＝116円09。**12点**を算定。

●**薬剤**➡亜酸化窒素630g（２円50×630）＋セボフルラン吸入麻酔液40mL（27円20×40）＋プロポフォール静注１％ 20mL「マルイシ」１A（752円）＋セフメタゾールナトリウム点滴静注用バッグ１g「NP」（生理食塩液100mL付）１キット（811円）＋アルチバ静注用２mg ３V（1,759円×３）＋大塚生食注20mL ３A（62円×３）＋ラクトリンゲル液“フソー”500mL ７袋（231円×７）＝11,306円→**1,131点**。

※ポビドンヨード消毒液は手術の「通則２」の外皮用殺菌剤に該当し手術の所定点数に含まれ算定できない。

●麻酔科医による27日の麻酔科術前回診，29日の麻酔後回診の記載からL009麻酔管理料（Ⅰ）を算定する。閉鎖循環式全身麻酔を行っているのでL009麻酔管理料（Ⅰ）「２」により**1,050点**を算定。

検　査　［27日～29日］

●**末梢血液一般検査**➡D005血液形態・機能検査「５」により21点。**末梢血液像（自動機械法）**➡D005「３」により15点。21点＋15点＝36点。27日，29日の２回施行。36点×２＝**72点**。血液学的検査。

●**HbA1c**➡D005血液形態・機能検査「９」ヘモグロビンA1c（HbA1c）**49点**。血液学的検査。

●**CRP**➡D015血漿蛋白免疫学的検査「１」C反応性蛋白（CRP）16点。27日，29日の２回施行。16点×２＝**32点**。免疫学的検査。

●**生化学：T-Bil ～ ALT**➡項目のうちNaとClは１項目として数える。いずれもD007血液化学検査の「注」に該当する項目。10項目以上だから，「ハ」10項目以上106点を算定。27日は入院時初回加算として20点を加算するので103点＋20点＝**123点**。29日も同様の生化学（T-Bil ～ ALT）を施行しているので**103点**を算定する。生化学的検査（Ⅰ）。

●**病理組織標本作製（１臓器）**➡N000病理組織標本作製「１」組織切片によるものより算定。１臓器なので**860点**。28日に施行。

●**呼吸心拍監視（12h）**➡D220呼吸心拍監視「２」３時間を超えた場合（１日につき）「イ」７日以内の場合**150点**。29日に施行。診療報酬明細書の摘要欄に算定開始日を記載する。

●**経皮的動脈血酸素飽和度測定（12h）**➡D223経皮的動脈血酸素飽和度測定（１日につき）に該当する検査。29日に施行。ただし，算定条件である酸素吸入等を行っていないので算定できない。

※手術日の28日に行った，呼吸心拍監視，経皮的動脈血酸素飽和度測定はL008マスク又は気管内挿管による閉鎖循環式全身麻酔の所定点数に含まれ算定できない。
※27日処置欄の記載から，血液学的検査，免疫学的検査，生化学的検査（Ⅰ）の検体検査判断料および検体検査管理加算は算定済み。
※28日の処置欄の「＊病理診断料は，次月施行のため算定しない」とあるので病理診断料は算定しない。併せて「届出等の状況」に記載のある，病理診断管理加算１，悪性腫瘍病理組織標本加算も算定しない。

画像診断　［28日］

●**胸部単純X-P1方向（２回目）（デジタル，電子画像管理）**➡E001写真診断「１」単純撮影「イ」（85点）＋E002撮影「１」単純撮影「ロ」（68点）＋電子画像管理（エックス線診断料の「通則４」「イ」単純撮影の場合）（57点）＝**210点**。

●**腹部単純X-P1方向（２回目）（デジタル，電**

問2 【解答】

○ **診療報酬明細書**（医科入院） 令和 4 年 4 月分

都道府県番号 医療機関コード

1 医科	① 社・国 3 後期 / 2 公費	① 単独 / 2 2併 / 3 3併	1 本入 / 3 六入 / ⑤ 家入	7 高入一 / 9 高入7

市町村番号 / 老人医療の受給者番号 / 公費負担者番号① / 公費負担医療の受給者番号① / 公費負担者番号② / 公費負担医療の受給者番号②

保険者番号 0 1 1 3 0 0 1 2　給付割合 10 9 8 7（ ）

被保険者証・被保険者手帳等の記号・番号 4311265・224（枝番）

区分 精神 結核 特例 老人 重点 療養 複合 複療　特記事項

氏名 夏樹 春子　1 男 ②女 1 明 2 大 ③昭 4 平 5 令 34. 6. 22生

職務上の事由 1 職務上 2 下船後3月以内 3 通勤災害

保険医療機関の所在地及び名称　埼玉県さいたま市××× ○○○病院

傷病名	診療開始日	転帰	診療実日数
(1) 直腸癌（主）	(1) 令和4年 4月 11日	治ゆ 死亡 中止	保険 4 日
(2) 2型糖尿病	(2) 令和4 4 11		公費① 日 / 公費② 日

区分		回数等	点数
⑪ 初診	時間外・休日・深夜	回	点
⑬ 医学管理			630
⑭ 在宅			
⑳ 投薬	㉑ 内服	1 単位	15
	㉒ 屯服	単位	
	㉓ 外用	単位	
	㉔ 調剤	1 日	7
	㉖ 麻毒	日	
	㉗ 調基		
㉚ 注射	㉛ 皮下筋肉内	回	
	㉜ 静脈内	回	
	㉝ その他	5 回	714
㊵ 処置		5 回	219
	薬剤		
(50) 手術麻酔		6 回	108,262
	薬剤		1,277
(60) 検査病理		9 回	1,389
	薬剤		
(70) 画像診断		2 回	420
	薬剤		
(80) その他			
	薬剤		

⑬ ＊薬管２（27日） 325×1
＊肺予 305×1

㉑ ＊ピコスルファートNa内用液0.75% 20mL 15×1

㉝ ＊点滴注射「２」 102×2
＊ソルデム3A輸液500mL 2袋，セフメタゾールナトリウム点滴静注用バッグ１g「NP」（生理食塩液100mL付）１キット 116×1
＊ソルデム3A輸液500mL 2袋，セフメタゾールナトリウム点滴静注用バッグ１g「NP」（生理食塩液100mL付）２キット 197×2

㊵ ＊高圧浣腸 65×1
＊創傷処置「１」（100cm²未満） 52×2
＊ドレーン法「２」（その他のもの） 25×2

(50) ＊腹腔鏡下直腸切除・切断術「２」低位前方切除術（28日） 83,930×1
＊超音波凝固切開装置等加算 3,000×1
＊自動縫合器加算３個，自動吻合器加算１個 13,000×1
＊吸引留置カテーテル・受動吸引型・フィルム・チューブドレーン・チューブ型（897円）１本，膀胱留置ディスポーザブルカテーテル・２管一般（Ⅱ）・標準型（561円）１本 146×1
＊閉鎖循環式全身麻酔「４」「ロ」（２時間30分）（28日） 7,270×1

⑨⓪ 入院　入院年月日 令和４年 4月 27日

病診：急一般4、臨修、録管1、医1の30、急25上、看職12夜2、環境、安全1、感向1

⑨⓪ 入院基本料・加算　点
3,866 × 1 日間 3,866
2,281 × 3 日間 6,843

⑨② 特定入院料・その他

※高額療養費 円　※公費負担点数 点　※公費負担点数 点

⑨⑦ 食事・生活		
基準Ⅰ	640円× 1 回	
特別	76円× 1 回	
食堂	50円× 1 日	
環境	円× 日	

基準(生) 円× 回　特別(生) 円× 回　減・免・猶・Ⅰ・Ⅱ・3月超

療養の給付	請求 点	※決定 点	負担金額 円
保険	123,642		減額 割(円)免除・支払猶予
公費①	点	※ 点	円
公費②	点	※ 点	円

食事・生活療養	回	請求 円	※決定 円	（標準負担額） 円
保険	1	766		460
公費①	回	円	※ 円	円
公費②	回	円	※ 円	円

	＊液化酸素CE470L（０円19×470L×1.3）÷10 12×１
	＊亜酸化窒素630g，セボフルラン吸入麻酔液40mL，プロポフォール静注１％20mL「マルイシ」1A，セフメタゾールナトリウム点滴静注用バッグ１g「NP」（生理食塩液100mL付）１キット アルチバ静注用２mg 3V，大塚生食注20mL 3A，ラクトリンゲル液"フソー"500mL ７袋 1,131×１
	＊麻管Ⅰ 1,050×１
⑥⓪	＊B-末梢血液一般，末梢血液像（自動機械法） 36×２
	＊B-HbA1c 49×１
	＊B-CRP 16×２
	＊B-T-Bil，TP，Alb，BUN，クレアチニン，Na・Cl，K，Glu，LD，Amy，T-cho，AST，ALP（10項目以上）（入院時初回加算）123×１
	＊B-T-Bil，TP，Alb，BUN，クレアチニン，Na・Cl，K，Glu，LD，Amy，T-cho，AST，ALP（10項目以上） 103×１
	＊病理組織標本作製（組織切片）（１臓器）「ク」直腸 860×１
	＊呼吸心拍監視「２」「イ」（３時間超）（算定開始年月日：令和４年４月29日）150×１
	（＊判血 判生Ⅰ 判免 検管は外来にて請求済み）
	（病理診断料は次月施行のため算定しない）
⑦⓪	＊胸部単純X-P（デジタル）（１方向），電画 210×１
	＊腹部単純X-P（デジタル）（１方向），電画 210×１
	（画像診断管理加算は，外来にて請求済み）
⑨⓪	＊急一般４（14日以内），臨修（協力型），録管１，医１の30，急25上，看職12夜２，環境，安全１，感向１，３級地 3,866×１
	＊急一般４（14日以内），急25上，看職12夜２，環境，３級地 2,281×３

子画像管理）➡E001写真診断「１」単純撮影「イ」(85点)＋E002撮影「１」単純撮影「ロ」（68点）＋電子画像管理（エックス線診断料の「通則４」「イ」単純撮影の場合）（57点）＝**210点**。

入院料 ［27日～30日］

●届出等の状況から該当する点数を取り出して算定する。

［27日］

●A100一般病棟入院基本料「１」急性期一般入院基本料「ニ」急性期一般入院料４（1,462点）＋「注３」「イ」14日以内の期間（450点）＋A204-２「２」臨床研修病院入院診療加算（協力型）（20点）＋A207「１」診療録管理体制加算１（140点）＋A207-２「１」医師事務作業補助体制加算１「ニ」30対１補助体制加算（630点）＋A207-３「１」25対１急性期看護補助体制加算（看護補助者５割以上）（240点）＋A207-４看護職員夜間配置加算「１」「ロ」看護職員夜間12対１配置加算２（90点）＋A219療養環境加算（25点）＋A234「１」医療安全対策加算１（85点）＋A234-２「１」感染対策向上加算１（710点）＋A218地域加算「３」３級地（14点）＝**3,866点**。

［28日～30日］

●A100一般病棟入院基本料「１」急性期一般入院基本料「ニ」急性期一般入院料４（1,462点）＋「注３」「イ」14日以内の期間（450点）＋A207-３「１」25対１急性期看護補助体制加算（看護補助者５割以上）（240点）＋A207-４看護職員夜間配置加算「１」「ロ」看護職員夜間12対１配置加算２（90点）＋A219療養環境加算（25点）＋A218地域加算「３」３級地（14点）＝2,281点。2,281点×３＝**6,843点**。

入院時食事療養費 ［27日］

●**低残渣食➡**低残渣食は特別食に該当。

●**食数➡**27日（昼＝１食）のみ。

●入院時食事療養（Ⅰ）（640円）＋特別食加算（76円）＋食堂加算（１日間）（50円）＝766円。標準負担額➡460円×１＝**460円**。

第57回
診療報酬請求事務能力認定試験

2024年６月現在の法律・点数・薬価に準拠する。

〔2022年12月11日実施／医科合格率36.1%〕

医科／問題と解説

解説と解答はp.175以降にあります。

問１　次の文章のうち正しいものはどれですか。

□(1)　健康保険法における被保険者とは，適用事業所に使用される者である。

□(2)　健康保険法における高額療養費の対象となる療養に要した費用の額には，食事療養及び生活療養に要した費用が含まれる。

□(3)　後期高齢者医療広域連合が行う後期高齢者医療の被保険者は，後期高齢者医療広域連合の区域内に住所を有する75歳以上の者のみである。

□(4)　医療法で定める地域医療支援病院の施設の要件のひとつは，化学，細菌及び病理の検査施設を有し，かつ，記録を備えて置くことである。

a　(1)，(2)　　b　(2)，(3)　　c　(1)，(3)，(4)　　d　(1)～(4)のすべて　　e　(4)のみ

問２　次の文章のうち正しいものはどれですか。

□(1)　保険医は，登録に関する管轄地方厚生局長等に変更を生ずるに至ったときは，１月以内に，保険医登録票を添えて，その旨及びその年月日を変更前の管轄地方厚生局長等に届け出なければならない。

□(2)　臨床工学技士が，医師の具体的な指示を受けて行うことができる生命維持管理装置の操作には，身体への電気的刺激の負荷が含まれる。

□(3)　保険医療機関は，患者から保険給付を受けるために必要な保険医療機関又は保険医の証明書，意見書等の交付を求められたときは，特に規定する場合を除き，無償で交付しなければならない。

□(4)　保険医療機関は，審査支払機関に対して療養の給付及び公費負担医療に関する費用の請求に関する省令に基づいて，各月分の診療報酬の請求を翌月５日までに行わなければならない。

a　(1)，(2)　　b　(2)，(3)　　c　(1)，(3)，(4)　　d　(1)～(4)のすべて　　e　(4)のみ

問3 次の文章のうち正しいものはどれですか。

□(1) 保険医は，処方箋の交付に関し，患者に対して特定の保険薬局において調剤を受けるべき旨の指示等を行ってはならない。

□(2) 新医薬品であって，薬価基準への収載の日の属する月の翌月の初日から起算して2年を経過していないものは，原則として14日分を限度として投与する。

□(3) 入院患者に対する車椅子用座布団等の消毒洗浄費用は，「療養の給付と直接関係ないサービス等」とはいえないものであり，患者から当該費用を徴収することはできない。

□(4) 他の保険医療機関等からの紹介なしに一般病床の数が200床以上の病院を受診した患者について，同時に2以上の傷病について初診を行った場合においても，初診料に係る選定療養の費用は1回しか徴収できない。

a (1)，(2)　b (2)，(3)　c (1)，(3)，(4)　d (1)〜(4)のすべて　e (4)のみ

問4 次の文章のうち正しいものはどれですか。

□(1) 都道府県知事は，一類感染症のまん延を防止するため必要があると認めるときは，当該感染症の患者に対し特定感染症指定医療機関若しくは第一種感染症指定医療機関に入院し，又はその保護者に対し当該患者を入院させるべきことを勧告することができる。

□(2) 介護保険法について，予防給付を受けようとする被保険者は，要支援者に該当すること及びその該当する要支援状態区分について，市町村の認定を受けなければならない。

□(3) 特定保険医療材料である胃管カテーテルは，24時間以上体内留置した場合に算定できるが，やむを得ず24時間未満で使用した場合は，1本を限度として算定できる。

□(4) 入院時食事療養費に係る特別食加算について，高血圧症に対して減塩食療法を行う場合は，腎臓食に準じて治療食として当該加算を算定できる。

a (1)，(2)　b (2)，(3)　c (1)，(3)，(4)　d (1)〜(4)のすべて　e (4)のみ

問5 次の文章のうち正しいものはどれですか。

□(1) 2カ所の診療所を開設している保険医が，本院で患者を初診し，同日容態悪化のため分院で往診依頼を受けて往診した場合の初診料は同一保険医の診察であるから算定できない。

□(2) 初診料について，情報通信機器を用いた診療を行う際は，予約に基づく診察による特別の料金の徴収はできない。

□(3) 初診料の連携強化加算について，当該加算の施設基準の要件のひとつは，外来感染対策向上加算に係る届出を行っていることである。

□(4) 情報通信機器を用いた再診を行った場合には，外来管理加算は算定できない。

a (1)，(2)　b (2)，(3)　c (1)，(3)，(4)　d (1)〜(4)のすべて　e (4)のみ

問6 次の文章のうち正しいものはどれですか。

□(1) 再診料の時間外対応加算1について，標榜時間外における対応体制等の要件を満たしていれば，標榜時間内の再診時にも当該加算を算定できる。

□(2) 月の途中に慢性疼痛疾患管理料の算定対象疾患が発症し，当該管理料を算定した場合は，当該管理料の算定日前を含め，その月は外来管理加算を算定できない。

□(3)　外来管理加算は，厚生労働大臣が別に定める検査を行わないことが算定要件のひとつとなっており，当該検査には耳鼻咽喉科学的検査が含まれる。

□(4)　外来診療料の所定点数に包括される処置項目には，ネブライザが含まれる。

a　(1), (2)　b　(2), (3)　c　(1), (3), (4)　d　(1)〜(4)のすべて　e　(4)のみ

問7　次の文章のうち正しいものはどれですか。

□(1)　入院中の患者が他医療機関を受診する場合には，入院医療機関は，当該他医療機関に対し，当該診療に必要な診療情報（当該入院医療機関での算定入院料及び必要な診療科を含む）を文書により提供しなければならないが，これらに要するコピー等の費用（実費）は，患者の負担となる。

□(2)　患者は，入院に際しては，保険医療機関からの求めに応じ，自己の入院履歴を申告しなければならないが，虚偽の申告等を行った場合は，それにより発生する損失について，後日当該患者に費用徴収が行われる可能性がある。

□(3)　療養病棟入院基本料の施設基準の要件のひとつは，当該病棟において，看護職員の最小必要数の2割以上が看護師であることである。

□(4)　同一保険医療機関内の病棟から他の病棟に移動した日の入院料については，移動前の病棟の入院料を算定する。

a　(1), (2)　b　(2), (3)　c　(1), (3), (4)　d　(1)〜(4)のすべて　e　(4)のみ

問8　次の文章のうち正しいものはどれですか。

□(1)　褥瘡ハイリスク患者ケア加算は，入院期間中1回に限り算定できるものであり，入院期間が通算される再入院の場合は再度算定できない。

□(2)　急性期看護補助体制加算は，入院期間が通算される再入院の場合においては，当該再入院した日から起算して14日を限度として算定できる。

□(3)　保険医療機関の一般病棟に入院中の患者が，症状の増悪等をきたし同一施設内の救命救急センターに転棟した場合は，救命救急入院料を算定できる。

□(4)　ハイリスク分娩管理加算の算定対象患者には，多胎妊娠の妊産婦である患者であって，医師がハイリスク分娩管理が必要と認めた者が含まれる。

a　(1), (2)　b　(2), (3)　c　(1), (3), (4)　d　(1)〜(4)のすべて　e　(4)のみ

問9　次の文章のうち正しいものはどれですか。

□(1)　同一患者に対して，てんかんに対する抗てんかん剤と気管支喘息に対するテオフィリン製剤の血中濃度を測定し，その結果に基づき当該薬剤の投与量を精密に管理した場合は，それぞれ特定薬剤治療管理料1を月1回に限り算定できる。

□(2)　特定疾患療養管理料について，同一保険医療機関において，2以上の診療科にわたり受診している場合においては，主病と認められる特定疾患の治療に当たっている診療科においてのみ当該管理料を算定できる。

□(3)　がん性疼痛緩和指導管理料は，緩和ケアの経験を有する医師（緩和ケアに係る研修を受けた者に限る）が当該指導管理を行った場合に算定できる。

□(4)　肝炎インターフェロン治療計画料について，入院中の患者については退院時に所定点数を算定

できる。

a (1), (2)　b (2), (3)　c (1), (3), (4)　d (1)〜(4)のすべて　e (4)のみ

問10 次の文章のうち正しいものはどれですか。

□(1) 手術後医学管理料を算定する場合，当該手術に係る手術料を算定した日の翌日から起算して3日以内に行った末梢血液像（自動機械法）及び末梢血液一般検査は，当該管理料に含まれ別に算定できない。

□(2) 診療情報提供料（Ⅰ）について，A保険医療機関には，検査又は画像診断の設備がないため，B保険医療機関（特別の関係にあるものを除く）に対して，診療状況を示す文書を添えてその実施を依頼した場合には，当該提供料は算定できる。

□(3) 小児特定疾患カウンセリング料について，医師が患者の家族等に対して療養上必要なカウンセリングを行った場合は，患者を伴わない場合であっても算定できる。

□(4) 臍ヘルニア圧迫指導管理料について，保険医療機関において，医師が3歳未満の乳幼児に対する臍ヘルニアについて療養上の必要な指導を行った場合，患者1人につき1回に限り当該管理料を算定できる。

a (1), (2)　b (2), (3)　c (1), (3), (4)　d (1)〜(4)のすべて　e (4)のみ

問11 次の文章のうち正しいものはどれですか。

□(1) 救急搬送診療料について，同一の搬送において，複数の保険医療機関の医師が診療を行った場合は，それぞれの保険医療機関において当該診療料を算定できる。

□(2) 在宅患者連携指導料は，在宅での療養を行っている患者であって通院が困難な者に対して，患者の同意を得て，月2回以上医療関係職種間で文書等により共有された診療情報を基に，患者又はその家族等に対して指導等を行った場合に，月2回に限り算定できる。

□(3) 在宅患者訪問診療料（Ⅰ）について，患者の都合等により，同一建物居住者であっても，同一日の午前と午後の2回に分けて訪問診療を行わなければならない場合は，いずれの患者に対しても「イ　同一建物居住者以外の場合」の所定点数を算定できる。

□(4) 在宅半固形栄養経管栄養法指導管理料を算定している患者（入院中の患者を除く）については，鼻腔栄養の費用は算定できない。

a (1), (2)　b (2), (3)　c (1), (3), (4)　d (1)〜(4)のすべて　e (4)のみ

問12 次の文章のうち正しいものはどれですか。

□(1) 検査において，同一項目について検査方法を変えて測定した場合には，測定回数にかかわらず，主たる測定方法の所定点数のみを算定する。

□(2) 末梢血液像（自動機械法），末梢血液像（鏡検法）及び骨髄像の検査については，少なくともリンパ球，単球，好中球，好酸球，好塩基球の5分類以上の同定・比率計算を行った場合に算定できる。

□(3) 血小板関連IgG（PA-IgG）は，特発性血小板減少性紫斑病の診断又は経過判定の目的で行った場合に算定できる。

□(4) 中心静脈圧測定を算定中にカテーテルの挿入手技を行った場合（手術に関連して行う場合を除

く）は，中心静脈注射用カテーテル挿入により算定する。

a (1), (2)　b (2), (3)　c (1), (3), (4)　d (1)～(4)のすべて　e (4)のみ

問13 次の文章のうち正しいものはどれですか。

□(1) 造影剤を使用する腸管の透視診断について，腸管の透視を時間を隔てて数回行い，その時間が4時間にわたった場合であっても，一連の診断目的のために行うものであり，1回として所定点数を算定する。

□(2) 造影剤注入手技について，造影剤を注入するために観血手術を行った場合は，当該観血手術の所定点数をあわせて算定できる。

□(3) 関節液検査と排泄物，滲出物又は分泌物の細菌顕微鏡検査を併せて実施した場合は，主たるもののみ算定する。

□(4) 経皮的血液ガス分圧測定は，循環不全及び呼吸不全があり，酸素療法を行う必要のある新生児に対して測定を行った場合に算定できるが，出生時体重が1,000g以上1,500g未満の新生児の場合は，90日を限度として算定できる。

a (1), (2)　b (2), (3)　c (1), (3), (4)　d (1)～(4)のすべて　e (4)のみ

問14 次の文章のうち正しいものはどれですか。

□(1) 処方料について，向精神薬多剤投与の場合の薬剤の種類数は，抗不安薬，睡眠薬，抗うつ薬及び抗精神病薬の一般名で計算する。

□(2) 入院中の患者に対して麻薬，向精神薬，覚醒剤原料又は毒薬を調剤して投薬を行った場合は，麻薬等加算として1処方につき1点を，調剤料の所定点数に加算できる。

□(3) 投薬の薬剤料の算定に当たっては，トローチ剤の1日量6錠3日分は，18錠分を1調剤の薬剤料として算定する。

□(4) 外来化学療法加算2の施設基準の要件のひとつは，化学療法の経験を有する専任の看護師が化学療法を実施している時間帯において常時当該治療室に勤務していることである。

a (1), (2)　b (2), (3)　c (1), (3), (4)　d (1)～(4)のすべて　e (4)のみ

問15 次の文章のうち正しいものはどれですか。

□(1) 無菌製剤処理料の施設基準の要件のひとつは，無菌製剤処理を行うための無菌室，クリーンベンチ又は安全キャビネットを備えていることである。

□(2) 植込型カテーテルによる中心静脈注射により高カロリー輸液を行っている場合であっても，必要に応じ食事療養を行った場合は，入院時食事療養（Ⅰ）又は入院時食事療養（Ⅱ）の食事の提供たる療養に係る費用を別に算定できる。

□(3) 疾患別リハビリテーション料を算定していない患者であっても，選定療養としてリハビリテーションを実施できる。

□(4) 脳血管疾患等リハビリテーション料については，1人の従事者が1人の患者に対して重点的に個別的訓練を行う必要があると認められ，理学療法士等と患者が1対1で行う場合に算定できるが，当該リハビリテーションの従事者1人当たりの実施単位数は，1日30単位が標準とされる。

a (1), (2)　b (2), (3)　c (1), (3), (4)　d (1)～(4)のすべて　e (4)のみ

問16 次の文章のうち正しいものはどれですか。

□(1) 心大血管疾患リハビリテーション料に規定する算定日数の上限について，狭心症の患者は，当該上限の除外対象患者とはならない。

□(2) 摂食機能療法の「2　30分未満の場合」については，脳卒中の患者であって，摂食機能障害を有するものに対して，脳卒中の発症から1月以内に限り，1日につき算定できる。

□(3) 認知症患者リハビリテーション料を算定している患者について，疾患別リハビリテーション料及び障害児（者）リハビリテーション料は別に算定できないが，がん患者リハビリテーション料は別に算定できる。

□(4) 集団コミュニケーション療法料の対象となる患者には，顎・口腔の先天異常に伴う構音障害を有する患者であって，言語・聴覚機能の障害を有するものが含まれる。

a (1), (2)　b (2), (3)　c (1), (3), (4)　d (1)～(4)のすべて　e (4)のみ

問17 次の文章のうち正しいものはどれですか。

□(1) 依存症集団療法と同一日に行う他の精神科専門療法は，依存症集団療法の所定点数に含まれ別に算定できない。

□(2) 下肢創傷処置を算定する場合は，創傷処置及び爪甲除去（麻酔を要しないもの）は併せて算定できないが，穿刺排膿後薬液注入は併せて算定できる。

□(3) 精神科作業療法は，1人の作業療法士が当該療法を実施した場合に算定できるものであり，1日当たりの取扱い患者数は，概ね25人を1単位として，1人の作業療法士の取扱い患者数は1日2単位50人以内が標準となる。

□(4) 人工腎臓について，透析時運動指導等加算を算定した日については，疾患別リハビリテーション料は別に算定できない。

a (1), (2)　b (2), (3)　c (1), (3), (4)　d (1)～(4)のすべて　e (4)のみ

問18 次の文章のうち正しいものはどれですか。

□(1) 周術期栄養管理実施加算について，術前に行う栄養管理を，患者の入院前に外来において実施した場合には，当該加算は算定できない。

□(2) 生体部分肝移植術を実施する場合の移植者に係る組織適合性試験の費用は，当該移植術の所定点数に含まれ，別に算定できない。

□(3) 冠動脈，大動脈バイパス移植術におけるバイパス造成用自家血管の採取料については，当該移植術の所定点数に含まれ別に算定できない。

□(4) 骨折観血的手術について，大腿骨近位部の骨折に対して，骨折後72時間以内に整復固定を行った場合は，緊急整復固定加算として，当該手術の所定点数に4,000点を加算できる。

a (1), (2)　b (2), (3)　c (1), (3), (4)　d (1)～(4)のすべて　e (4)のみ

問19 次の文章のうち正しいものはどれですか。

□(1) 体外受精・顕微授精管理料について，体外受精又は顕微授精の実施前の卵子の凍結保存に係る費用は，当該管理料の所定点数に含まれ，別に算定できない。（※）

□(2) 胚凍結保存管理料について，患者の希望に基づき，凍結した初期胚又は胚盤胞を他の保険医療

機関に移送する場合には，その費用は患家の負担となる。

☐(3) 胃切除術に当たって，自動縫合器を使用した場合は，５個を限度として，自動縫合器加算の所定点数に使用個数を乗じて得た点数を，当該手術の所定点数に加算できる。

☐(4) 開胸心臓マッサージに併せて行ったカウンターショックは，当該開胸心臓マッサージの所定点数に含まれ，別に算定できない。

a (1), (2)　b (2), (3)　c (1), (3), (4)　d (1)～(4)のすべて　e (4)のみ

問20 次の文章のうち正しいものはどれですか。

☐(1) 脊椎麻酔の実施時間は，くも膜下腔に局所麻酔剤を注入した時点を開始時間とし，当該検査，画像診断，処置又は手術の終了した時点を終了時間として計算する。

☐(2) 麻酔管理料（Ⅰ）の「２　マスク又は気管内挿管による閉鎖循環式全身麻酔を行った場合」について，当該保険医療機関の薬剤師が，病棟等において薬剤関連業務を実施している薬剤師等と連携して，周術期に必要な薬学的管理を行った場合は，周術期薬剤管理加算として，当該管理料の所定点数に75点を加算できる。

☐(3) 体外照射の治療料は，疾病の種類，部位の違い，部位数及び同一患部に対する照射方法にかかわらず，１回につき所定点数を算定する。

☐(4) 病理診断料について，当該保険医療機関以外に勤務する病理診断を行う医師が，当該保険医療機関に出向いて病理診断を行った場合等，当該保険医療機関における勤務の実態がない場合においては，当該診断料は算定できない。

a (1), (2)　b (2), (3)　c (1), (3), (4)　d (1)～(4)のすべて　e (4)のみ

第57回試験／薬価基準等

●薬価基準

	品名	規格・単位	薬価(円)
内用薬	[局] レボフロキサシン錠500mg	500mg 1錠	69.90
	(局) ロキソプロフェンナトリウム60mg錠	60mg 1錠	9.80
注射薬	◯局 アトロピン硫酸塩注射液0.05% 1mL	0.05% 1mL 1管	95
	◯局 大塚生食注 1L	1L 1袋	356
	キシロカイン注ポリアンプ 1% 10mL	1% 10mL 1管	79
	[局] セフメタゾールナトリウム 点滴静注用バッグ1g「NP」	1g 1キット (生理食塩液100mL付)	811
	ソリタ-T3号輸液	500mL 1袋	176
	ドルミカム注射液10mg	10mg 2mL 1管	115
	ハルトマンD液	500mL 1袋	214
	プロポフォール静注 1% 20mL	200mg20mL 1管	752
	マーカイン注0.5%	0.5% 10mL 1瓶	188
	マーカイン注脊麻用0.5%高比重	0.5% 4mL 1管	330
外用薬	◯局 亜酸化窒素	1g	2.50
	グリセリン浣腸液50% 60mL	50% 60mL 1個	113.10
	グリセリン浣腸液50% 120mL	50% 120mL 1個	151.30
	[般](局)セボフルラン吸入麻酔液	1mL	27.20
	[般] ポビドンヨード消毒液10%	10% 10mL	13.10
	ボラザG軟膏	1g	28.20

●材料価格基準

液化酸素CE	1L	0.19
膀胱瘻用穿孔針	1本	5,820
ダイレーター	1本	2,140
膀胱瘻用カテーテル	1本	3.770
膀胱留置用ディスポーザブルカテーテル・2管一般（Ⅱ）・標準型	1本	561

注　品名欄の[般]の薬剤は一般名処方医薬品である。

料金受取人払郵便

神田局
承認

3123

差出有効期間
2026年 4 月
20日まで

101-8795

308

（受取人）
東京都千代田区神田神保町 2-6
（十歩ビル）

医　学　通　信　社 行

TEL. 03-3512-0251　FAX. 03-3512-0250

【ご注文方法】

①裏面に注文冊数，氏名等をご記入の上，弊社宛に FAX して下さい。
　このハガキをそのまま投函もできます。

②電話（03-3512-0251），HP でのご注文も承っております。
→振込用紙同封で書籍をお送りします。（書籍代と，別途送料がかかります。）

③または全国の書店にて，ご注文下さい。

（今後お知らせいただいたご住所宛に，弊社書籍の新刊・改訂のご案内をお送りいたします。）

※今後，発行してほしい書籍・CD-ROM のご要望，あるいは既存書籍へのご意見がありましたら，ご自由にお書きください。

注文書

2024.7

※この面を弊社宛にFAXして下さい。あるいはこのハガキをそのままご投函下さい。

医学通信社・直通 FAX → 03-3512-0250

お客様コード	(わかる場合のみで結構です)		
ご住所〔ご自宅又は医療機関・会社等の住所〕	〒	電話番号	
お名前〔ご本人又は医療機関等の名称・部署名〕	(フリガナ)	ご担当者	(法人・団体でご注文の場合)

〔送料〕1～9冊：100円×冊数，10冊以上何冊でも1,000円(消費税別)

書籍	ご注文部数	書籍	ご注文部数
診療点数早見表 2024年度版〔2024年5月刊〕		医療事務100問100答 2024年版〔2024年4月刊〕	
DPC点数早見表 2024年度版〔2024年5月刊〕		入門・診療報酬の請求 2024-25年版〔2024年7月刊〕	
薬価・効能早見表 2024年4月版〔2024年4月刊〕		レセプト請求の全技術 2024-25年版〔2024年6月刊〕	
受験対策と予想問題集 2024年版〔2024年7月刊〕		プロのレセプトチェック技術 2024-25年版〔2024年8月刊予定〕	
診療報酬・完全攻略マニュアル 2024-25年版〔2024年6月刊〕		在宅診療報酬Q＆A 2024-25年版〔2024年8月刊予定〕	
医療事務【実践対応】ハンドブック 2024年版〔2024年5月刊〕		労災・自賠責請求マニュアル 2024-25年版〔2024年8月刊予定〕	
窓口事務【必携】ハンドブック 2024年版〔2024年5月刊〕		医師事務作業補助・実践入門BOOK 2024-25年版〔2024年8月刊予定〕	
最新・医療事務入門 2024年版〔2024年4月刊〕		“保険診療＆請求”ガイドライン 2024-25年版〔2024年7月刊〕	
公費負担医療の実際知識 2024年版〔2024年4月刊〕		介護報酬早見表 2024-26年版〔2024年6月刊〕	
医療関連法の完全知識 2024年版〔2024年6月刊〕		介護報酬パーフェクトガイド 2024-26年版〔2024年7月刊〕	
最新 検査・画像診断事典 2024-25年版〔2024年5月刊〕		介護報酬サービスコード表 2024-26年版〔2024年5月刊〕	
手術術式の完全解説 2024-25年版〔2024年6月刊〕		特定保険医療材料ガイドブック 2024年度版〔2024年7月刊〕	
臨床手技の完全解説 2024-25年版〔2024年6月刊〕		標準・傷病名事典 Ver.4.0〔2024年2月刊〕	
医学管理の完全解説 2024-25年版〔2024年6月刊〕		外保連試案 2024〔2023年12月刊〕	
在宅医療の完全解説 2024-25年版〔2024年8月刊予定〕		診療情報管理パーフェクトガイド 2023年改訂新版〔2023年9月刊〕	
レセプト総点検マニュアル 2024年版〔2024年6月刊〕		【電子カルテ版】診療記録監査の手引き〔2020年10月刊〕	
診療報酬・完全マスタードリル 2024-25年版〔2024年5月刊〕		“リアル”なクリニック経営―300の鉄則〔2020年1月刊〕	
医療事務【BASIC】問題集 2024〔2024年5月刊〕		医業経営を“最適化”させる38メソッド 2021年新版〔2021年4月刊〕	
		(その他ご注文書籍)	

電子辞書BOX『GiGi-Brain』申込み ※折返し，契約・ダウンロードのご案内をお送りいたします

☐『GiGi-Brain』を申し込む　(☐欄に✓を入れてください)

メールアドレス(必須)

『月刊／保険診療』申込み(番号・文字を○で囲んで下さい)　※割引特典は支払い手続き時に選択できます

① 定期購読を申し込む〔　　　〕年〔　　　〕月号から　〔 1年 or 半年 〕

② 単品注文する(　　年　　月号　　冊)　③『月刊／保険診療』見本誌を希望する(無料)

問1 次の診療録（令和４年10月）から診療報酬明細書を作成せよ。（令和６年６月現在に準じて作成）

１施設の概要等：
DPC対象外の一般病院，一般病床のみ120床，標榜診療科：内科，外科，整形外科，脳神経外科，眼科，耳鼻咽喉科，皮膚科，泌尿器科，麻酔科，放射線科，病理診断科

〔届出等の状況〕：
（届出ている施設基準等）
急性期一般入院料６，診療録管理体制加算3，ニコチン依存症管理料，薬剤管理指導料，検体検査管理加算（Ⅱ），画像診断管理加算１，CT撮影（16列以上64列未満のマルチスライス型の機器），MRI撮影（1.5テスラ以上３テスラ未満の機器），麻酔管理料（Ⅰ），病理診断管理加算２
所在地：東京都新宿区（１級地）

２診療時間：
月曜日～金曜日　　9時00分～ 17時00分
土曜日　　9時00分～ 12時00分
日曜日，祝日　　休診

３その他：医師，薬剤師等職員の状況
医師数，薬剤師数及び看護職員（看護師及び准看護師）数は，医療法標準を満たしており，常勤の薬剤師及び管理栄養士も配置している。
（薬価基準はp.170）

診療録

受診者				保険者		
保険者番号	0 1 1 3 0 0 1 2	氏名	西田　重雄	公費負担者番号		
被保険者手帳 記号・番号	3711246・5（枝番）00	生年月日	明・大・㊇昭・平・令 55年 9月 13日生	㊚・女	公費負担医療の受給者番号	
有効期限	令和　年　月　日				公費負担者番号	
資格取得	昭和・㊥平成・令和 15年 4月 1日	住所	（省略） 電話××××局 ××××番		公費負担医療の受給者番号	
被保険者氏名	西田　重雄				保険者 所在地	（省略） 電話××××局××××番
事業所（船舶所有者） 所在地	（省略） 電話××××局 ××××番	職業	会社員	被保険者との続柄 本人	保険者 名称	全国健康保険協会 東京支部
事業所（船舶所有者） 名称	（省略）					

傷病名	職務	開始	終了	転帰	期間満了予定日
血栓性外痔核（主）	上・外	令和3年8月4日	年　月　日	治ゆ・死亡・中止	年　月　日
便秘症（主）	上・外	令和3年8月4日	年　月　日	治ゆ・死亡・中止	年　月　日
糖尿病	上・外	令和4年10月19日	令和4年10月27日	治ゆ・死亡・㊥中止	年　月　日

既往症・原因・主要症状・経過等	処方・手術・処置等
令和３年８月から当科外来で内服薬と軟膏塗布による保存療法を継続中。寛解と再発を繰り返していたが，昨日，飲酒後に冷たいフローリングの上で眠ってしまい，今朝の排便時に肛門部に今までにない程の激痛があるため，本日来院。	
	（診療内容を一部省略している）
10/19（水） ・視診により肛門３時の位置に直径３cmの血栓性外痔核を認める。出血はなし。 ・慢性的に症状が反復するため，明日の手術施行を前提として，血栓摘出術について説明し，手術の同意書を受領。 ・軟膏と鎮痛薬を処方。 ・特定健診で空腹時血糖130mg/dLの指摘があり，HbA1c検査を実施。　（外科　本田）	**10/19** ・B-V ・末梢血液一般検査，末梢血液像（自動機械法），HbA1c，CRP ・生化学：Na，Cl，K，AST，ALT，ALP，LD，T-cho，T-Bil，TP，Alb（BCP改良法），BUN，クレアチニン，UA，Glu ・Rp）院内（処方薬剤名称等情報提供，手帳記載） ボラザG軟膏（2.4g）２本（１回１本，１日２回朝夕塗布） ロキソプロフェンナトリウム60mg錠1T（疼痛時服用）×３回分
10/20（木） ・浣腸実施 ・肛門部所見は変化なし。 ・術前検査結果は，特に問題なし。 ・腰椎麻酔下に血栓摘出術を施行し，手術を予定どおり問題なく終了。	**10/20** ・術前処置 グリセリン浣腸液50% 120mL 1個 ・痔核手術（結紮術，焼灼術，血栓摘出術） ・脊椎麻酔　AM10：00 ～ AM10：20 ・マーカイン注脊麻用0.5%高比重４mL　１A

既往症・原因・主要症状・経過等	処方・手術・処置等
・鎮痛薬を処方。明日受診を指示。　（外科　本田）	・Rp）院内（処方薬剤名称等情報提供，手帳記載） ロキソプロフェンナトリウム60mg錠１Ｔ（疼痛時服用）×３回分
10/21（金） ・術後の経過良好。 ・創部の出血なし。　（外科　本田）	10/21 ・術後創傷処置（100cm²未満） ポビドンヨード消毒液10% 10mL
10/27（木） ・痛みは軽快。 ・糖尿病の治療は，かかりつけ医療機関での受診を希望のため，診療に関する情報を提供(患者同意)(交付文書写しの添付省略)。 ・創部の状況確認のため，次回11/１（火）に来院予定。　（外科　本田）	10/27 ・術後創傷処置（100cm²未満） ポビドンヨード消毒液10% 10mL ・診療情報提供料（Ⅰ）

問2 次の診療録（令和4年10月）から診療報酬明細書を作成せよ。（令和6年6月現在に準じて作成）

1 施設の概要等：
DPC対象外の一般病院・救急指定病院，一般病床のみ380床，標榜診療科：内科，小児科，外科，整形外科，産婦人科，眼科，耳鼻咽喉科，皮膚科，泌尿器科，脳神経外科，麻酔科，放射線科，病理診断科

〔届出等の状況〕：

（届出ている施設基準等）

急性期一般入院料3，診療録管理体制加算2，医師事務作業補助体制加算1（30対1），急性期看護補助体制加算（25対1）（看護補助者5割以上），看護職員夜間12対1配置加算2，療養環境加算，医療安全対策加算1，感染対策向上加算1，データ提出加算2，入院時食事療養（Ⅰ），食堂加算，薬剤管理指導料，画像診断管理加算2，CT撮影（64列以上のマルチスライス型の機器，その他の場合），MRI撮影（3テスラ以上の機器，その他の場合），検体検査管理加算（Ⅱ），麻酔管理料（Ⅰ）

（届出は要さないが施設基準等を満たしている状況）

臨床研修病院入院診療加算（協力型）

所在地：神奈川県横浜市（2級地）

2 診療時間：

月曜日～金曜日	9時00分～17時00分
土曜日	9時00分～12時00分
日曜日，祝日	休診

3 その他：医師，薬剤師等職員の状況
医師数，薬剤師数及び看護職員（看護師及び准看護師）数は，医療法標準を満たしており，常勤の薬剤師，管理栄養士及び理学療法士も配置している。

（薬価基準はp.170）

高齢受給者：2割

診療録

保険者番号	3 2 1 3 1 9 2 2	受診者 氏名	小田　健司	公費負担者番号	
被保険者証・被保険者手帳 記号・番号	6341・552（枝番）02	生年月日	明・大・昭（昭）・平・令 25年 7月 29日生	男（男）・女	公費負担医療の受給者番号	
有効期限	令和 5年 3月 31日			公費負担者番号	
資格取得	昭和・平成（平成）・令和 16年 4月 1日	住所	（省略） 電話××××局 ××××番	公費負担医療の受給者番号	
被保険者氏名	小田　雄三			保険者 所在地	（省略） 電話××××局××××番
事業所（船舶所有者） 所在地	（省略） 電話××××局 ××××番			保険者 名称	○○○共済組合
事業所（船舶所有者） 名称	（省略）	職業	無職	被保険者との続柄	父

傷病名	職務	開始	終了	転帰	期間満了予定日
前立腺肥大症（主）	上・外	平成30年4月9日	年 月 日	治ゆ・死亡・中止	年 月 日
尿閉（主）	上・外	令和4年10月27日	年 月 日	治ゆ・死亡・中止	年 月 日

既往症・原因・主要症状・経過等	処方・手術・処置等
平成30年4月から当科外来で前立腺肥大症の治療継続中。本年10/20に超音波検査及び術前検査（胸部X-P，心電図，検尿，感染症，肝炎ウイルス検査等）を施行し，手術には特に問題ないと判断。11/7当科に入院のうえ，翌日，経尿道的前立腺切除術施行の予定であったが，本日，強度の排尿困難を訴え，外来受診。	
10/27（木）（PM6：40） ・下腹部が緊満。エコーの結果，膀胱内に大量の液体貯留があり，尿閉状態。 ・尿道カテーテル留置を試みるが，尿道閉塞で挿入困難のため，泌尿器科病棟へ緊急入院（PM7：00）の上，膀胱瘻造設。 ・局所麻酔下に恥骨上から膀胱瘻に穿刺留置し，2,300mLの尿を排出。 ・本日の採血結果は，特に問題なし（検査開始PM7：30）。 ・薬剤師から薬学的管理指導を行う。 ・研修医に指導を行う（内容等は記載省略）。 ・夕食から普通食。（泌尿器科　古谷）	（診療内容を一部省略している） 10/27 ・超音波検査（断層撮影法，胸腹部）（2回目） ・末梢血液一般検査，末梢血液像（自動機械法），CRP ・生化学：Na，Cl，K，AST，ALT，LD，T-Bil，T-cho，TP，Alb，BUN，クレアチニン，Glu，Amy ・膀胱瘻造設術 膀胱瘻用穿孔針 1本 ダイレーター 1本 膀胱瘻用カテーテル 1本 キシロカイン注ポリアンプ1％10mL 1A ＊外来で検査（血液，生Ⅰ，免疫）施行のため，検体検査判断料，検体検査管理加算を算定済み。 ＊外来で画像診断（単純X-P）施行のため，画像診断管理加算を算定済み。

既往症・原因・主要症状・経過等	処方・手術・処置等
10/28（金） ・膀胱瘻から尿流出良好。血尿なし。 ・明日，手術施行することとし，入院診療計画書等を本人及び家族に説明し文書を交付，手術の同意書を受領。（泌尿器科　古谷） ・麻酔科術前回診:特に問題なし。（麻酔科　小野田）	10/28
10/29（土） ・朝食から禁食。 ・浣腸実施 ・手術室へ入室（AM 9：30）。 ・L 3／4より硬膜外チューブを挿入し，持続硬膜外麻酔を行い，閉鎖循環式全身麻酔下にて生理食塩水で持続灌流しつつ，経尿道的前立腺手術を施行。 ・麻酔科標榜医による麻酔管理のもと，手術を予定どおり問題なく終了。 ・膀胱留置用カテーテルを留置し，膀胱瘻は留置のまま閉鎖。 ・手術室から一般病棟へ帰室（PM 0：30）。 ・帰室時，意識清明，バイタルサイン安定。 ・膀胱留置用カテーテルより淡血性尿流出良好。 ・酸素吸入 2 L/分 ・呼吸心拍監視，経皮的動脈血酸素飽和度測定は，本日PM 4：00で終了。 ・手術所見及び経過について家族に説明。 （泌尿器科　古谷）	10/29 ・術前処置 グリセリン浣腸液50% 60mL 1個 アトロピン硫酸塩注射液0.05% 1 mL 1 A（筋注） ドルミカム注射液10mg 2 mL 1 A（1 mL使用，残量廃棄）（筋注） ・経尿道的前立腺手術（電解質溶液利用のもの） ・閉鎖循環式全身麻酔，硬膜外麻酔（腰部）併施（砕石位）AM 9：50 ～ AM11：30 ・間歇的空気圧迫装置使用 ・終末呼気炭酸ガス濃度測定 ・経皮的動脈血酸素飽和度測定 ・呼吸心拍監視 ・液化酸素CE 450L ・亜酸化窒素650g セボフルラン吸入麻酔液60mL プロポフォール静注 1 % 20mL 1 A マーカイン注0.5% 10mL 2 V セフメタゾールナトリウム点滴静注用バッグ 1 g「NP」（生理食塩液100mL付） 2 キット ハルトマンD液500mL 7 袋 大塚生食注 1 L 12袋 ポビドンヨード消毒液10% 200mL ・膀胱留置用ディスポーザブルカテーテル・2 管一般（Ⅱ）・標準型 1本 〔帰室後〕 ・持続点滴 ソリタ-T 3 号輸液500mL 2 袋 セフメタゾールナトリウム点滴静注用バッグ 1 g「NP」（生理食塩液100mL付） 2 キット ・経皮的動脈血酸素飽和度測定 ・呼吸心拍監視 ・酸素吸入　液化酸素CE 420L
10/30（日） 術後 1 日目 ・麻酔後回診：意識清明，バイタルサイン安定。麻酔合併症等，特になし。（麻酔科　小野田） ・朝から飲水可。 ・膀胱留置用カテーテルより尿流出良好。血尿なし。 ・膀胱瘻穿孔部消毒する。 ・持続点滴は，本日PM 3：00中止。 ・夕食から普通食。（泌尿器科　古谷）	10/30 ・末梢血液一般検査，末梢血液像（自動機械法），CRP ・生化学（10/27に同じ） ・胸部単純X-P 1 方向（デジタル，電子画像管理） ・術後創傷処置（100cm^{2}未満） ポビドンヨード消毒液10% 10mL ・持続点滴（10/29に同じ） ・Rp） レボフロキサシン錠500mg 1 錠 （毎夕食後）× 5 日分
10/31（月） 術後 2 日目 ・バイタルサイン安定。 ・血尿ないため，膀胱留置用カテーテル抜去。 （泌尿器科　古谷）	10/31 ・術後創傷処置（薬剤を含め，10/30に同じ） ・尿流測定 ・尿沈渣（鏡検法）

第57回試験・学科問題／解説と解答

問1

⑴　健康保険法における被保険者には，適用事業所に使用される者の他に，任意継続被保険者が含まれる。(→健康保険法第3条第1項)［×］

⑵　高額療養費の対象となる療養に要した費用には，食事療養および生活療養に要した費用（標準負担額)は含まれない。(→健康保険法第115条第1項)［×］

⑶　後期高齢者医療の被保険者には，後期高齢者医療広域連合の区域内に住所を有する75歳以上の者の他に，65歳以上75歳未満の障害認定を受けた者が含まれる。(→高齢者医療確保法第50条)［×］

⑷　正しい。(→医療法第4条第5項および第22条)［○］　**【正解】e**

問2

⑴　保険医は，登録に関する管轄地方厚生局長等に変更を生ずるに至ったときは，10日以内に，保険医登録票を添えて，その旨およびその年月日を変更前の管轄地方厚生局長等に届け出なければならない。(→「保険医療機関及び保険薬局の指定並びに保険医及び保険薬剤師の登録に関する省令」第15条第1項)［×］

⑵　正しい。(→臨床工学技士法施行規則第32条第3号)［○］

⑶　正しい。(→省令「保険医療機関及び保険医療養担当規則」第6条)［○］

⑷　保険医療機関は，審査支払機関に対して各月分の診療報酬の請求を翌月10日までに行わなければならない。(→「療養の給付及び公費負担医療に関する費用の請求に関する命令」第2条第1項)［×］　**【正解】b**

問3

⑴　正しい。(→省令「保険医療機関及び保険医療養担当規則」第19条の3）［○］

⑵　新医薬品であって，薬価基準への収載の日の属する月の翌月の初日から起算して1年を経過していないものは，原則として14日分を限度として投与する。〔→告示「療担規則等に基づき厚生労働大臣が定める掲示事項等」第10「2」⑴ハ〕(点24 p.1575)［×］

⑶　正しい。「入院患者に対する車椅子用座布団等の消毒洗浄費用」は「療養の給付と直接関係ないサービス等とはいえないもの」であり，当該費用は，療養の給付（診療報酬点数）に含まれ，実費徴収は認められない。〔→保医発通知「療養の給付と直接関係ないサービス等の取扱い」3⑴ウ〕(点24 p.1583)［○］

⑷　正しい。〔→告示「療担規則等に基づき厚生労働大臣が定める掲示事項等」第3に関する保医発通知「17」⑴②〕(点24 p.1562)［○］　**【正解】c**

問4

⑴　正しい。(→感染症法第19条第1項)［○］

⑵　正しい。(→介護保険法第19条第2項)［○］

⑶　材料価格基準／別表Ⅱ「028胃管カテーテル」は，24時間以上体内留置した場合に限り算定できる。(→告示「材料価格基準」別表Ⅱ「028」に関する保医発通知「留意事項について」)(点24 p.975)［×］

⑷　高血圧症（妊娠高血圧症候群を除く）に対して減塩食療法を行う場合は，(腎臓食に準じた）治療食としては認められず，特別食加算は算定できない。〔→保医発通知「入院時食事療養費に係る食事療養及び入院時生活療養費に係る生活療養の実施上の留意事項について」に関する保医発通知「3」⑷〕(点24 p.1040)［×］　**【正解】a**

問5

⑴　正しい。〔→保文発通知「2カ所診療所開設の場合の初診料の算定」⑴〕(点24 p.46)［○］

⑵　正しい。〔→A000に関する保医発通知「初診料算定の原則」⑵カ〕(点24 p.35)［○］

⑶　正しい。〔→A000「注12」に関する告示「基本診療料の施設基準等」第3「3の4」に関する保医発通知⑴〕(点24 p.1053)［○］

⑷　正しい。再診料の「注8」外来管理加算は「注1」の情報通信機器を用いた再診については算定できない。〔→A001に関する保医発通知「再診料の算定の原則」⑵〕［○］　**【正解】d**

問6

⑴　正しい。(→A001「注10」に関する平22.3.29事務連絡）(点24 p.51「問1」)［○］

⑵　月の途中に慢性疾患疼痛管理料の算定対象疾患が発症し，当該管理料を算定した場合には，当該管理料算定の初月に限り，その算定日前の（A001「注8」の）外来管理加算は算定できる。(→B001「17」に関する平14.10.17事務連絡）(点24 p.264)［×］

⑶　正しい。〔→A001「注8」に関する告示「基本診療料の施設基準等」第3「4」⑴〕(点24 p.1056)［○］

⑷　正しい。(→A002「注6」)［○］　**【正解】c**

問7

⑴　入院中の患者が他医療機関を受診する場合には，

入院医療機関は他医療機関に対し当該診療に必要な診療情報を文書により提供しなければならないが，それに要する費用は入院医療機関が負担しなければならない。〔→保医発通知「入院中の患者の他医療機関への受診」(5)〕（点24 p.68）［×］

(2)　正しい。〔→保医発通知「入院期間の確認について（入院料の支払要件）」(2)〕（点24 p.67）［○］

(3)　正しい。〔→A101に関する告示「基本診療料の施設基準等」第5「3」(1)イ②〕（点24 p.1068）［○］

(4)　同一保険医療機関の病棟から他の病棟に移動した日の入院料は，移動先の病棟の入院料を算定する。（→保医発通知「病棟移動時の入院料」）（点24 p.72）［×］

【正解】b

問８

(1)　褥瘡ハイリスク患者ケア加算は，入院期間中1回に限り算定するが，入院期間が通算される再入院であっても再度算定できる。〔→A236に関する保医発通知(2)〕［×］

(2)　急性期看護補助体制加算は入院した日から起算して14日を限度として算定できるが，ここでいう「起算日」とは，入院期間が通算される入院の初日のことをいう。よって，入院期間が通算される再入院の場合は，再入院の日から新たに起算して算定することはできない。〔→A207-3に関する保医発通知(5)〕［×］

(3)　救命救急入院料は，他病棟に入院中の患者が症状の増悪等をきたし同一施設内の救命救急センターに転棟した場合は，算定できない。〔→A300に関する保医発通知(3)〕［×］

(4)　正しい。〔→A237に関する保医発通知(1)ク〕［○］

【正解】e

問９

(1)　正しい。〔→B001「2」イに関する保医発通知(1)カ〕［○］

(2)　正しい。〔→B000に関する保医発通知(7)〕［○］

(3)　正しい。〔→B001「22」に関する保医発通知(2)〕［○］

(4)　正しい。〔→B005-8に関する保医発通知(3)〕［○］

【正解】d

問10

(1)　正しい。（→B001-5「注3」）［○］

(2)　正しい。〔→B009に関する保医発通知(5)〕［○］

(3)　医師による場合，公認心理師による場合のいずれも，カウンセリングを患者の家族等に対して行う場合は，患者を伴った場合に限り算定できる。〔→B001「4」に関する保医発通知(3)〕［×］

(4)　保険医療機関において，医師が1歳未満の乳児に対する臍ヘルニアについて療養上の必要な指導を行った場合に，患者1人につき1回に限り算定できる。（→B001-8「注」）［×］

【正解】a

問11

(1)　同一の搬送において，複数の保険医療機関の医師が診療を行った場合，主に診療を行った医師の所属する保険医療機関が診療報酬請求を行い，それぞれの費用の分配は相互の合議に委ねることとする。〔→C004に関する保医発通知(10)〕［×］

(2)　月に1回に限り算定する。〔→C010に関する保医発通知(2)〕［×］

(3)　いずれの患者に対しても「ロ　同一建物居住者の場合」の算定となる。（→C001に関する平22.3.29事務連絡）（点24 p.364）［×］

(4)　正しい。〔→C105-3に関する保医発通知(4)〕［○］

【正解】e

問12

(1)　正しい。〔→検査料の一般事項に関する保医発通知(9)〕（点24 p.447）［○］

(2)　正しい。（→D005「3」，D005「6」およびD005「14」に関する保医発通知）［○］

(3)　正しい。（→D011「6」に関する保医発通知）［○］

(4)　正しい。〔→D226に関する保医発通知(2)〕［○］

【正解】d

問13

(1)　腸管の透視を時間を隔てて数回行い，その時間が数時間にわたる場合には，2回以上として算定できる。その基準は概ね2時間に1回とする。〔→E000に関する保医発通知(2)〕［×］

(2)　正しい。〔→E003に関する保医発通知(9)〕［○］

(3)　正しい。〔→D004「2」に関する保医発通知(1)〕［○］

(4)　出生時体重が1,000g未満または1,000g以上1,500g未満の新生児の場合は，それぞれ90日または60日を限度として算定する。〔→D222に関する保医発通知(1)ア〕［×］

【正解】b

問14

(1)　正しい。〔→F100「1」に関する保医発通知(3)イ〕（点24 p.577）［○］

(2)　入院中の患者に対しての麻薬等加算は1日につき1点を調剤料の所定点数に加算できる。〔→F000「注」及びF000に関する保医発通知(4)〕［×］

(3)　正しい。〔→F000に関する保医発通知(2)〕［○］

(4)　正しい。〔→注射の部「通則6」に関する告示「特掲診療料の施設基準等」第8に関する保医発通知「1」2(2)〕（点24 p.1373）［○］

【正解】c

学科／解説と解答

問15

(1) 正しい。〔→G020に関する告示「特掲診療料の施設基準等」第８「３」１(3)〕（点24 p.1374）［○］
(2) 正しい。〔→G006に関する保医発通知(2)〕［○］
(3) 疾患別リハビリテーション料を算定していない患者に対し，選定療養としてリハビリテーションを実施することは不可とされている。（→リハビリテーション「通則」に関する平31.4.17事務連絡）（点24 p.619）［×］
(4) 当該リハビリテーションの実施単位数は従事者１人につき１日18単位を標準としている。〔→H001に関する保医発通知(5)〕（点24 p.625）［×］

【正解】a

問16

(1) 狭心症の患者は治療開始日から150日を限度として所定点数を算定する。ただし治療を継続することにより症状の改善が期待されると医学的に判断される場合に限り150日を超えて所定点数を算定することができる。（→H000「注１」，及び告示「特掲診療料の施設基準等」別表「第９の８」）（点24 p.1472）［×］
(2) 脳卒中の発症から14日以内に限り，１日につき算定できる。（→H004「注２」）［×］
(3) 認知症患者リハビリテーションを算定している患者について，疾患別リハビリテーション料，障害児（者）リハビリテーション料およびがん患者リハビリテーション料は別に算定できない。〔→H007-3に関する保医発通知(5)〕［×］
(4) 正しい。（→H008に関する告示「特掲診療料の施設基準等」別表「第10の２の３」及び別表「第９の５」）（点24 p.1472，1473）［○］

【正解】e

問17

(1) 正しい。（→I006-2「注４」）［○］
(2) 下肢創傷処置を算定する場合は，創傷処置，爪甲除去（麻酔を要しないもの）及び穿刺排膿後薬液注入は併せて算定できない。〔→J000-2に関する保医発通知(3)〕［×］
(3) 正しい。〔→I007に関する保医発通知(2)〕［○］
(4) 正しい。〔→J038「注14」に関する保医発通知(4)〕［○］

【正解】c

問18

(1) 術前に行う栄養管理を，患者の入院前に外来において実施しても差し支えない。（→手術料「通則20」に関する令4.3.31事務連絡）（点24 p.745）［×］
(2) 正しい。（→K697-5「注２」）［○］
(3) 正しい。〔→K552に関する保医発通知(1)〕［○］
(4) 骨折後48時間以内に整復固定を行った場合は，緊急整復固定加算として，4,000点を所定点数に加算する。（→K046「注」）［×］

【正解】b

問19

(1) 正しい。〔→K917に関する保医発通知(6)〕［○］
(2) 正しい。〔→K917-3に関する保医発通知(9)〕［○］
(3) ３個を限度として，自動縫合器加算の所定点数に使用個数を乗じて得た点数を，当該手術の所定点数に加算できる。〔→K936に関する保医発通知(2)〕［×］
(4) 開胸心臓マッサージに併せて行ったカウンターショックは別に算定することができる。（→K545に関する保医発通知）［×］

【正解】a

問20

(1) 正しい。（→L004に関する保医発通知）［○］
(2) 正しい。（→L009「注５」）［○］
(3) 正しい。〔→M001に関する保医発通知(2)〕［○］
(4) 正しい。〔→N006に関する保医発通知(1)〕［○］

【正解】d

第57回試験・実技問題／解説と解答

問 1

《算定のポイント》外用薬の１調剤の算定。処置に使用する薬剤の算定。

初　診

●令和３年８月４日に算定済み。

再　診　[19日，20日，21日，27日]

●届出等の状況から，A001再診料75点を算定。75点×４＝**300点**。19日は検体検査と処方のみなのでA001「注８」外来管理加算**52点**を算定。20日，21日，27日は手術ないし処置を施行しているので外来管理加算は算定できない。

医学管理等　[19日，20日，27日]

[19日，20日]

●**処方薬剤名称等情報提供，手帳記載**⇨B011-3薬剤情報提供料４点，手帳を持参しているのでB011-3「注２」手帳記載加算として３点を加算する。４点＋３点＝７点。19日，20日の２回。７点×２＝**14点**。

※減薬も含め処方内容に変更があることから，２回算定可と判断した。

[27日]

●**診療情報提供料（Ⅰ）**⇨B009診療情報提供料（Ⅰ）250点を算定。

投　薬　[19日，20日]

●**屯服薬**⇨ロキソプロフェンナトリウム60mg １T（９円80）。１回分１点。19日に３回分，20日に３回分，計６回分が処方されている。薬剤料１点×６＝**６点**。

●**外用薬**⇨ボラザG軟膏（2.4g）２本。外用薬は１調剤を単位として算定する。2.4gを２本だから，１調剤として4.8gを処方。ボラザG軟膏１gは28円20だから，28円20×4.8＝135円36，薬剤料14点。

●F000調剤料「１」「イ」屯服薬11点。19日，20日の２回だから，11点×２＝22点。F000調剤料「ロ」外用薬８点。19日の１回。**８点**。

●F100処方料「３」42点。19日，20日の２回。42点×２＝**84点**。

●F500調剤技術基本料「２」**14点**。月１回のみの算定。

処　置　[21日，27日]

●**術後創傷処置（100cm²未満）**⇨J000創傷処置「１」100cm²未満52点。21日，27日の２回。52点×２＝**104点**。**薬剤**⇨ポビドンヨード消毒液10％ 10mL（13円10），15円以下なのでJ300薬剤の「注１」により算定しない。

手　術　[20日]

●**痔核手術（結紮術，焼灼術，血栓摘出術）**⇨K743「３」痔核手術「３」結紮術，焼灼術，血栓摘出術**1,390点**。

麻　酔　[20日]

●**脊椎麻酔（AM10：00～AM10：20）**⇨L004脊椎麻酔**850点**。

●**薬剤**⇨グリセリン浣腸液50％ 120mL（151円30）＋マーカイン注脊麻用0.5％高比重４mL １A（330円）＝481円30。薬剤料**48点**。

検　査　[19日]

●**B-V**⇨D400血液採取「１」静脈**40点**。

●**末梢血液一般検査**⇨D005血液形態・機能検査「５」末梢血液一般検査**21点**。**末梢血液像（自動機械法）**⇨D005「３」末梢血液像（自動機械法）**15点**。検査判断料⇨D026「３」血液学的検査判断料**125点**。

●**HbA1c**⇨D005血液形態・機能検査「９」ヘモグロビンA1c（HbA1c）**49点**。血液学的検査。

●**CRP**⇨D015血漿蛋白免疫学的検査「１」C反応性蛋白（CRP）**16点**。**検査判断料**⇨D026「６」免疫学的検査判断料**144点**。

●**生化学；Na～Glu**⇨D007血液化学検査の「注」に該当する検査。NaとClを併せて測定した場合は１項目と数える。10項目以上だから，D007「注」の「ハ」**103点**。**検査判断料**⇨D026「４」生化学的検査（Ⅰ）判断料**144点**。

●届出の状況に検体検査管理加算（Ⅱ）とある

問1 【解答】

○ **診療報酬明細書**（医科入院外） 令和 4 年 10 月分

都道府県番号　医療機関コード

1 医科	① 社・国　2 公費	3 後期	① 単独　2 2併　3 3併	② 本外　4 六外　6 家外	8 高外一　0 高外7

保険者番号	0 1 1 3 0 0 1 2	給付割合 10 9 8 7（ ）
被保険者証・被保険者手帳等の記号・番号	3711246・5（枝番）00	

公費負担者番号①　公費負担医療の受給者番号①
公費負担者番号②　公費負担医療の受給者番号②

区分　精神　結核　特例　老人　重点　療養　複合　複療　　特記事項

氏名　西田　重雄
①男 2女 1明 2大 ③昭 4平 5令 55. 9. 13 生

職務上の事由　1 職務上　2 下船後3月以内　3 通勤災害

保険医療機関の所在地及び名称　東京都新宿区××××
□□病院
（120床）

傷病名	診療開始日	転帰
(1) 血栓性外痔核（主）	(1) 令和3年8月4日	
(2) 便秘症（主）	(2) 令和3年8月4日	
(3) 糖尿病	(3) 令和4年10月19日	中止 (3)

転帰：治ゆ　死亡　中止

診療実日数：保険 4 日　公費① 日　公費② 日

区分	項目	点数	回数	点数
⑪ 初診	時間外・休日・深夜		回	点
⑫ 再診	再診	75 ×	4 回	300
	外来管理加算	52 ×	1 回	52
	時間外	×	回	
	休日	×	回	
	深夜	×	回	
⑬ 医学管理				264
⑭ 在宅	往診		回	
	夜間		回	
	深夜・緊急		回	
	在宅患者訪問診療		回	
	その他			
	薬剤			
⑳ 投薬	㉑ 内服 薬剤		単位	
	㉑ 内服 調剤	11 ×	2 回	22
	㉒ 屯服 薬剤		6 単位	6
	㉓ 外用 薬剤		1 単位	14
	㉓ 外用 調剤	8 ×	1 回	8
	㉕ 処方	42 ×	2 回	84
	㉖ 麻毒	×	回	
	㉗ 調基			14
㉚ 注射	㉛ 皮下筋肉内		回	
	㉜ 静脈内		回	
	㉝ その他		回	
㊵ 処置			2 回	104
	薬剤			
㊿ 手術麻酔			2 回	2,240
	薬剤			48
60 検査病理			6 回	697
	薬剤			
70 画像診断			回	
	薬剤			
80 その他	処方箋		回	
	薬剤			

公費分点数

⑫ ＊再診　75×4

⑬ ＊[薬情][手帳]　7×2
＊[情Ⅰ]（27日）　250×1

㉒ ＊ロキソプロフェンナトリウム60mg 1T　1×6

㉓ ＊ボラザG軟膏（2.4g）2本　14×1

㉕ ＊処方料　42×2

㊵ ＊創傷処置「1」100cm²未満　52×2

㊿ ＊痔核手術（結紮術，焼灼術，血栓摘出術）（20日）
1,390×1
＊脊椎麻酔（20日）　850×1
＊グリセリン浣腸液50% 120mL 1個，
マーカイン注脊麻用0.5% 高比重4mL 1A　48×1

60 ＊B-V　40×1
＊B-末梢血液一般検査，末梢血液像（自動機械法）
36×1
＊B-HbA1c　49×1
＊B-CRP　16×1
＊B-Na・Cl，K，AST，ALT，ALP，LD，
T-cho，T-Bil，TP，Alb（BCP改良法），
BUN，クレアチニン，UA，
Glu（10項目以上）　103×1
＊[判血][判生Ⅰ][判免][検管Ⅰ]　453×1

療養の給付	請求 点	※決定 点	一部負担金額 円	
保険	3,853		減額 割（円）免除・支払猶予	
公費①	点	※ 点	円	
公費②	点	※ 点	円	※高額療養費 円　※公費負担点数 点　※公費負担点数 点

が，外来の場合はD026検体検査判断料「注4」の「イ」により**40点**を上記の検査判断料に加算する。

※検査判断料は，血液学的検査判断料（125点）＋免疫学的検査判断料（144点）＋生化学的検査（Ⅰ）判断料（144点）＋検体検査管理加算（Ⅰ）（40点）＝453点。

実技／解説と解答

問 2

《算定のポイント》時間外入院後の手術料の算定。閉鎖循環式全身麻酔において硬膜外麻酔を併施した場合の算定。閉鎖循環式全身麻酔後に継続して行う呼吸心拍監視，経皮的動脈血酸素飽和度測定の算定。注射薬（アンプル瓶）を使用し，残量廃棄した場合の算定。手術時の薬剤のうち外皮用殺菌剤の算定。超音波検査（断層撮影法，胸腹部）の同一月における２回目以降の算定。

初　診

●外来にて算定済み。

医学管理等　**[27日，29日]**

[27日]

●**27日の経過等欄「薬剤師から薬学的管理指導を行う」**⇨B008薬剤管理指導料「２」の**325点**を算定する。

[29日]

●**処置等欄の「間歇的空気圧迫装置使用」**⇨B001-6肺血栓塞栓症予防管理料**305点**を算定する。

投　薬　**[30日]**

●**内服薬**⇨レボフロキサシン錠500mg　１錠(69円90)。１剤１日分７点。５日分の投与だから薬剤料は７点×５＝**35点**。

●**調剤料**⇨入院中はF000調剤料「２」により１日分につき７点を算定。30日，31日の２日分７点×２＝**14点**を算定。

※調剤技術基本料⇨B008薬剤管理指導料を算定しているので，F500調剤技術基本料「注4」により算定しない。

注　射　**[29日，30日]**

[29日，30日]

●**持続点滴**⇨ソリタT-3号輸液500mL　２袋（176円×２）＋セフメタゾールナトリウム点滴静注用バッグ１g「NP」（生理食塩液100mL付）２キット（811円×２）＝1,974円。29日，30日の２回だから，薬剤料197点×２＝**394点**。

[30日]

●**手技料**⇨G004点滴注射「２」**102点**。

※注射手技料⇨29日は手術を施行しているため，手術の「通則1」により手技料を算定できない。

処　置　**[29日，30日，31日]**

●**酸素吸入 液化酸素 CE 420L**⇨29日に施行。J024酸素吸入は手術の「通則１」の「手術当日に，手術に関連して行う処置」に該当し手技料は算定できない。液化酸素のみ算定する。**液化酸素 CE 420L**⇨０円19×420L×1.3（補正率）＝103円74。**10点**を算定。

●**術後創傷処置（100cm²未満）**⇨J000創傷処置１（100cm²未満）52点。30日，31日の２回。52点×２＝**104点**。**薬剤ポビドンヨード消毒液10％ 10mL（13円10）**⇨薬価が15円以下なのでJ300薬剤の「注１」により算定しない。

手　術　**[27日，29日]**

●**膀胱瘻造設術**⇨K805膀胱瘻造設術3,530点により算定。27日に施行。入院後であるが，入院後の検査等から手術の開始時間が８時間以内であること，診療時間以外の時間からの施行であること，救急指定病院であること等より，時間外特例加算を算定。3,530点＋3,530点×0.4（時間外特例加算）＝**4,942点**。

●**特定保険医療材料**⇨膀胱瘻用穿刺針１本（5,820円）＋ダイレーター１本（2,140円）＋膀胱瘻用カテーテル１本（3,770円）＝11,730円。**1,173点**。27日に使用。

●**経尿道的前立腺手術（電解質溶液利用のもの）**⇨K841経尿道的前立腺手術「１」電解質溶液利用のもの**20,400点**。29日に施行。

●**特定保険医療材料**⇨膀胱留置用ディスポーザブルカテーテル・２管一般（Ⅱ）・標準型１本（561円）。**56点**。29日に使用。

麻　酔　**[27日，29日]**

●**局所麻酔**⇨キシロカイン注ポリアンプ１％ 10mL　１A（79円），膀胱瘻造設術に使用。簡単な局所麻酔なので麻酔の手技料はない。薬剤料のみ算定。薬剤料**８点**。27日に使用。

●**閉鎖循環式全身麻酔，硬膜外麻酔（腰部）併施（砕石位）AM9：50 ～ AM11：30**⇨麻酔時間は１時間40分。L008マスク又は気管内挿管による閉鎖循環式全身麻酔「５」その他の場合「ロ」イ以外の場合により算定。２時間以内なので6,000点。硬膜外麻酔（腰部）を併施しているので硬膜外麻酔併施加算としてL008「注４」「ロ」腰部400点を加算する。したがって，6,000点＋400点＝**6,400点**。29日に施行。

●**液化酸素 CE 450L**⇨０円19×450L×1.3（補正率）＝111円15。**11点**を算定。

●**薬剤**⇨グリセリン浣腸液50％60mL １個（113円10）＋アトロピン硫酸塩注射液0.05％ １mL １A（95円）＋ドルミカム注射液10mg ２mL １A（115円）＋亜酸化窒素650g（２円50×650）＋セボフルラン吸入麻酔液60mL（27円20×60）＋プロポフォール静注１％ 20mL １A（752円）＋マーカイン注0.5％ 10mL ２V（188円×２）＋セフメタゾールナトリウム点滴静注用バッグ１g「NP」（生理食塩液100mL付）２キット（811円×２）＋ハルトマンD液500mL ７袋（214円×７）＋大塚生食注１L 12袋（356円×12）＝12,100円10→**1,210点**。

※ドルミカム注射液10mg ２mL １A（１mL使用，残量破棄）⇨バイアル瓶ではないので１A使用したものとして算定する。
※ポビドンヨード消毒液は手術の「通則２」の外皮用殺菌剤に該当し手術の所定点数に含まれ算定できない。

●麻酔科医による28日の麻酔科術前回診，30日の麻酔後回診の記載からL009麻酔管理料（Ⅰ）を算定する。閉鎖循環式全身麻酔を行っているのでL009麻酔管理料（Ⅰ）「２」により**1,050点**を算定。

検　査　**［27日，30日，31日］**

［27日］

●**超音波検査（断層撮影法，胸腹部）（２回目）**⇨D215超音波検査「２」断層撮影法「ロ」その他の場合⑴胸腹部530点により算定。２回目とあるので，超音波検査等の「通則」により所定点数の100分の90に相当する点数により算定する。したがって，530点×0.9＝**477点**。27日に施行。

●**末梢血液一般検査**⇨D005血液形態・機能検査「５」により21点。**末梢血液像（自動機械法）**⇨D005「３」により15点。21点＋15点＝36点。27日，30日の２回施行。36点×２＝**72点**。血液学的検査。

●**CRP**⇨D015血漿蛋白免疫学的検査「１」C反応性蛋白（CRP）16点。27日，30日の２回施行。16点×２＝**32点**。免疫学的検査。

●**生化学：Na～Amy**⇨項目のうちNaとClは１項目として数える。いずれもD007血液化学検査の「注」に該当する項目。10項目以上だから，「ハ」10項目以上103点を算定。27日は入院時初回加算として20点を加算するので103点＋20点＝**123点**。30日も同様の生化学（Na～Amy）を施行しているので**103点**を算定する。生化学的検査（Ⅰ）。

※時間外緊急院内検査加算：本例は時間外に受診し，入院となった例である。時間外に検査を行っているので，検体検査実施料の「通則1」により時間外緊急院内検査加算（200点）が算定できそうだが，本加算に係る通知⑷に「検体検査の結果，入院の必要性を認めて，引き続き入院となった場合」に算定できるとあることから，今回は算定不可と判断した。

●**尿流測定**⇨D242尿水力学的検査「３」尿流測定**205点**。31日に施行。

●**尿沈査（鏡検法）**⇨D002尿沈査（鏡検法）**27点**。D026検体検査判断料「１」尿・糞便等検査判断料**34点**。

※手術日の29日に行った，終末呼気炭酸ガス濃度測定，経皮的動脈血酸素飽和度測定，呼吸心拍監視はL008マスク又は気管内挿管による閉鎖循環式全身麻酔の所定点数に含まれ算定できない。
※27日処置欄の記載から，血液学的検査，免疫学的検査，生化学的検査（Ⅰ）の検体検査判断料及び検体検査管理加算は算定済み。

画像診断　**［30日］**

●**胸部単純X-P１方向（デジタル，電子画像管理）**⇨E001写真診断「１」単純撮影「イ」（85

問2【解答】

○ **診療報酬明細書**（医科入院） 令和 4 年 10 月分

都道府県番号 医療機関コード

1 医科	① 社・国 2 公費	3 後期	① 単独 2 2併 3 3併	1 本入 3 六入 5 家入	⑦高入一 9 高入7

市町村番号		老人医療の受給者番号	
公費負担者番号①		公費負担医療の受給者番号①	
公費負担者番号②		公費負担医療の受給者番号②	

保険者番号	3 2 1 3 1 9 2 2	給付割合 10 9 8 7 ( )
被保険者証・被保険者手帳等の記号・番号	6341・552（枝番）02	

区分	精神 結核 特例 老人 重点 療養 複合 複療
氏名	小田 健司
	①男 2 女 1 明 2 大 ③昭 4 平 5 令 25. 7. 29生
職務上の事由	1 職務上 2 下船後3月以内 3 通勤災害
特記事項	区エ

保険医療機関の所在地及び名称：神奈川県横浜市××× ○○○病院

傷病名	診療開始日	転帰	診療実日数
(1) 前立腺肥大症（主）	(1) 平成30年 4 月 9 日	治ゆ 死亡 中止	保険 5 日
(2) 尿閉（主）	(2) 令和 4 年 10 月 27 日		公費① 日
			公費② 日

区分		回数等	点数	公費分点数
⑪ 初診	時間外・休日・深夜	回	点	
⑬ 医学管理			630	
⑭ 在宅				
⑳ 投薬	㉑ 内服	5 単位	35	
	㉒ 屯服	単位		
	㉓ 外用	単位		
	㉔ 調剤	2 日	14	
	㉖ 麻毒	日		
	㉗ 調基			
㉚ 注射	㉛ 皮下筋肉内	回		
	㉜ 静脈内	回		
	㉝ その他	3 回	496	
㊵ 処置		3 回	114	
	薬剤			
(50) 手術麻酔		5 回	32,803	
	薬剤		2,447	
(60) 検査病理		10 回	1,073	
	薬剤			
(70) 画像診断		1 回	210	
	薬剤			
(80) その他	薬剤			

⑬
＊[薬管2]（27日） 325×1
＊[肺予] 305×1

㉑
＊レボフロキサシン錠500mg 1錠 7×5

㉝
＊点滴注射「2」 102×1
＊ソリタ-T3号輸液500mL 2袋，
セフメタゾールナトリウム点滴静注用バッグ1g「NP」
（生理食塩液100mL付） 2キット 197×2

㊵
＊（酸素吸入），液化酸素CE 420L
（0円19×420L×1.3）÷10 10×1
＊創傷処置1（$100cm^2$未満） 52×2

(50)
＊膀胱瘻造設術[特外]（27日） 4,942×1
＊キシロカイン注ポリアンプ1％ 10mL 1A 8×1
＊膀胱瘻用穿刺針（5,820円）1本，
ダイレーター・（2,140円）1本，
膀胱瘻用カテーテル（3,770円）1本 1,173×1
＊経尿道的前立腺手術（電解質溶液利用のもの）（29日）
20,400×1
＊膀胱留置用ディスポーザブルカテーテル・2管一般
（Ⅱ）・標準型（561円）1本 56×1
＊閉鎖循環式全身麻酔「5」，硬膜外麻酔（腰部）
併施（1時間40分）（29日） 6,400×1
＊液化酸素CE 450L（0円19×450L×1.3）÷10 11×1

(90) 入院

入院年月日 令和 4 年 10 月 27 日

病 診 | (90) 入院基本料・加算

[急一般3] [臨修] [録管2] [医1の30] [急25上] [看職12夜2] [環境] [安全1] [感向1] [デ提2]

4,089	×	1	日間	4,089
2,389	×	4	日間	9,556
180	×	1		180

(92) 特定入院料・その他

※高額療養費 円 ※公費負担点数 点 ※公費負担点数 点

(97) 食事・生活				
基準 Ⅰ	670円×	8 回	基準(生)	円× 回
特別	円×	回	特別(生)	円× 回
食堂	50円×	4 日	減・免・猶・Ⅰ・Ⅱ・3月超	
環境	円×	日		

療養の給付	請求 点	※決定 点	負担金額 円
保険	51,647		減額 割(円)免除・支払猶予
公費①	点	※ 点	円
公費②	点	※ 点	円

食事・生活療養	回	請求 円	※決定 円	(標準負担額) 円
保険	8	5,560		3,920
公費①	回	円	※ 円	円
公費②	回	円	※ 円	円

	＊グリセリン浣腸液50％ 60mL 1個， アトロピン硫酸塩注射液0.05％ 1mL 1A， ドルミカム注射液10mg 2mL 1A， 亜酸化窒素650g， セボフルラン吸入麻酔液60mL， プロポフォール静注1％20mL 1A， マーカイン注0.5％ 10mL 2V， セフメタゾールナトリウム点滴静注用バッグ 1g「NP」 （生理食塩液100mL付） 2キット， ハルトマンD液500mL 7袋， 大塚生食注1L 12袋 1,210×1 ＊麻管Ⅰ 1,050×1
60	＊超音波検査（断層撮影法）「ロ」(1)胸腹部 （イ：腎・泌尿器領域），減 477×1 ＊B-末梢血液一般，末梢血液像（自動機械法） 36×2 ＊B-CRP 16×2 ＊B-Na・Cl，K，AST，ALT，LD，T-Bil， T-cho，TP，Alb，BUN，クレアチニン，Glu， Amy（10項目以上）（入院時初回加算）123×1 ＊B-Na・Cl，K，AST，ALT，LD，T-Bil， T-cho，TP，Alb，BUN，クレアチニン，Glu， Amy（10項目以上） 103×1 ＊尿流測定 205×1 ＊尿沈査（鏡検法） 27×1 ＊判尿 34×1
70	＊胸部単純X-P（デジタル）（1方向），電画 210×1
90	＊急一般3（14日以内），臨修（協力型），録管2， 医1の30，急25上，看職12夜2，環境， 安全1，感向1，デ提2，2級地 4,089×1 ＊急一般3（14日以内），急25上，看職12夜2， 環境，2級地 2,389×4 ＊時間外加算の特例（外来診療料） 180×1

点）＋E002撮影「1」単純撮影「ロ」（68点）＋電子画像管理（エックス線診断料の「通則4」「イ」単純撮影の場合）（57点）＝**210点**。

入院料　**[27日～31日]**

[27日]

●A100一般病棟入院基本料「1」急性期一般入院基本料「ハ」急性期一般入院料3（1,569点）＋「注3」「イ」14日以内の期間（450点）＋A204-2「2」臨床研修病院入院診療加算（協力型）（20点）＋A207「1」診療録管理体制加算2（100点）＋A207-2「1」医師事務作業補助体制加算1「ニ」30対1補助体制加算（630点）＋A207-3「1」25対1急性期看護補助体制加算（看護補助者5割以上）（240点）＋A207-4看護職員夜間配置加算「1」「ロ」看護職員夜間12対1配置加算2（90点）＋A219療養環境加算（25点）＋A234「1」医療安全対策加算1（85点）＋A234-2「1」感染対策向上加算1（710点）＋A245「2」データ提出加算2（155点）＋A218地域加算「2」2級地（15点）＝**4,089点**。

[28日～31日]

●A100一般病棟入院基本料「1」急性期一般入院基本料「ハ」急性期一般入院料3（1,569点）＋「注3」「イ」14日以内の期間（450点）＋A207-3「1」25対1急性期看護補助体制加算（看護補助者5割以上）（240点）＋A207-4看護職員夜間配置加算「1」「ロ」看護職員夜間12対1配置加算2（90点）＋A219療養環境加算（25点）＋A218地域加算「2」2級地（15点）＝2,389点。2,389点×4＝**9,556点**。

●本例は，救急指定病院で，かつ時間外受診後の入院であるので，A002外来診療料の「注8」により時間外加算の特例として**180点**を算定する。

※再診から直ちに入院した場合であって，時間外加算等を算定する場合は，「入院基本料・加算」の項に点数及び回数を記載し，「摘要」欄に当該加算の名称を記載する（『明細書の記載要領』「1　診療報酬明細書の記載要領に関する一般的事項」より）

入院時食事療養費　**[27日，28日，30日，31日]**

●**食数**⇨27日（夕＝1食）＋28日（朝，昼，夕＝3食）＋30日（夕＝1食）＋31日（朝，昼，夕＝3食）＝8食。

●入院時食事療養（Ⅰ）（670円×8）＋食堂加算（4日間）（50円×4）＝5,560円。**標準負担額**⇨490円×8＝**3,920円**。

第58回 診療報酬請求事務能力認定試験

2024年６月現在の法律・点数・薬価に準拠する。

〔2023年７月16日実施／医科合格率37.0%〕

医科／問題と解説

解説と解答はp.197以降にあります。

問１　次の文章のうち正しいものはどれですか。

□(1)　健康保険組合の任意継続被保険者は，被保険者の資格を喪失した日の前日まで継続して６月以上の被保険者期間がなければならない。

□(2)　都道府県が当該都道府県内の市町村とともに行う国民健康保険の被保険者は，国民健康保険組合の被保険者に該当するに至った日から，その資格を喪失する。

□(3)　後期高齢者医療制度の療養の給付に係る一部負担金は，高齢者の医療の確保に関する法律により，10円未満の端数を四捨五入して10円単位で支払うことが定められている。

□(4)　保険医療機関は療養の給付に関し，保険医は健康保険の診療に関し，都道府県知事の指導を受けなければならない。

a　(1)，(2)　　b　(2)，(3)　　c　(1)，(3)，(4)　　d　(1)〜(4)のすべて　　e　(4)のみ

問２　次の文章のうち正しいものはどれですか。

□(1)　介護保険における短期入所療養介護において，緊急その他の場合において医療保険からの療養の給付を受けた場合，当該医療保険の請求は「入院外」のレセプトを使用する。(※)

□(2)　処方箋の使用期間は，長期の旅行等特殊な事情があると認められる場合を除き，交付の日を含めて原則として７日以内である。

□(3)　一般病床と療養病床を有する保険医療機関において，療養病床から一般病床に転床した日は，転床前の食事も含め，全ての食事について入院時食事療養費が支給され，食事療養標準負担額（患者負担額）を徴収する。

□(4)　おむつ代等の「療養の給付と直接関係ないサービス等」について，患者からその費用を徴収した場合は，他の費用と区別した内容のわかる領収証を発行しなければならない。

a　(1)，(2)　　b　(2)，(3)　　c　(1)，(3)，(4)　　d　(1)〜(4)のすべて　　e　(4)のみ

問3　次の文章のうち正しいものはどれですか。

□(1)　医療法で定める特定機能病院の施設の要件のひとつは，集中治療室を有し，かつ，過去２年間にわたる診療に関する諸記録並びに病院の管理及び運営に関する諸記録を備えて置くことである。

□(2)　診療放射線技師は，放射線の人体に対する照射をしたときは，遅滞なく厚生労働省令で定める事項を記載した照射録を作成し，その照射について指示をした医師又は歯科医師の署名を受けなければならない。

□(3)　介護保険における「居宅サービス」には，福祉用具貸与及び特定福祉用具販売が含まれる。

□(4)　特定保険医療材料以外の保険医療材料を処方箋により給付することは認められない。

a　(1)，(2)　　b　(2)，(3)　　c　(1)，(3)，(4)　　d　(1)～(4)のすべて　　e　(4)のみ

問4　次の文章のうち正しいものはどれですか。

□(1)　免疫力が低下し，感染症に罹患するおそれのある患者を，「治療上の必要」により特別療養環境室へ入院させる場合であっても，患者に特別療養環境室に係る特別の料金を求めることができる。

□(2)　特定保険医療材料である交換用胃瘻カテーテルについて，バンパー型の交換用胃瘻カテーテルは，３か月に１回を限度として算定できる。

□(3)　特定保険医療材料である皮膚欠損用創傷被覆材は，いずれも２週間を標準として，特に必要と認められる場合については４週間を限度として算定できる。

□(4)　診察若しくは検案をし，又は出産に立ち会った医師は，診断書若しくは検案書又は出生証明書若しくは死産証書の交付の求めがあった場合には，正当の事由がなければ，これを拒んではならない。

a　(1)，(2)　　b　(2)，(3)　　c　(1)，(3)，(4)　　d　(1)～(4)のすべて　　e　(4)のみ

問5　次の文章のうち正しいものはどれですか。

□(1)　一保険医療機関において診療を受けている患者について，他の保険医療機関の保険医が対診を行った場合は，対診を行った保険医が勤務する保険医療機関においても，当該患者につき別個の初診料を算定することができる。

□(2)　初診料及び再診料の外来感染対策向上加算について，当該加算の施設基準の要件のひとつは，感染防止対策部門を設置していることであるが，入院基本料等加算の医療安全対策加算に係る医療安全管理部門をもって感染防止対策部門としても差し支えない。

□(3)　初診料について，情報通信機器を用いた診療は，原則として，保険医療機関に所属する保険医が保険医療機関内で実施しなければならない。

□(4)　同一月に２つの保険医療機関で，地域包括診療料（又は地域包括診療加算）を算定されている患者について，当該疾患が重複していることが判明した場合は，どちらの医療機関も算定要件を満たしていないこととなる。

a　(1)，(2)　　b　(2)，(3)　　c　(1)，(3)，(4)　　d　(1)～(4)のすべて　　e　(4)のみ

問6　次の文章のうち正しいものはどれですか。

□(1)　保険医療機関である診療所において，患者又はその看護に当たっている者から電話等によって治療上の意見を求められて指示した場合には，再診料は算定できるが，外来感染対策向上加算は算定できない。

□(2)　外来診療料の所定点数に包括される処置項目には，100cm²以上500cm²未満の皮膚科軟膏処置が含まれる。

□(3)　内科で再診料と外来管理加算を算定した後に，同一保険医療機関において同一日に初診として眼科を受診し処置を行った場合，内科で算定した外来管理加算は，そのまま算定して差し支えない。

□(4)　初診料及び再診料の夜間・早朝等加算の施設基準の要件のひとつは，１週間当たりの表示診療時間の合計が24時間以上の診療所である保険医療機関であることである。

a　(1)，(2)　　b　(2)，(3)　　c　(1)，(3)，(4)　　d　(1)～(4)のすべて　　e　(4)のみ

問7　次の文章のうち正しいものはどれですか。

□(1)　地域一般入院料１の施設基準の要件のひとつは，当該病棟において，看護職員の最小必要数の４割以上が看護師であることである。

□(2)　入院中の患者が在宅医療に備えて一時的に外泊するに際して，当該在宅医療に関する指導管理が行われた場合は，外泊期間中の入院料等に加えて，退院前在宅療養指導管理料を，外泊初日に１回に限り算定できる。

□(3)　有床診療所入院基本料の栄養管理実施加算は，食事を供与しておらず，食事療養に係る費用の算定を行っていない中心静脈注射等の治療を行っている患者であっても，栄養管理計画に基づき適切な栄養管理が行われている者であれば算定対象となる。

□(4)　リハビリテーション・栄養・口腔連携体制加算は，急性期一般入院基本料を算定する患者に対して，リハビリテーション・栄養管理・口腔管理に関する計画を作成した場合に，作成した日から起算して21日を限度に算定できる。(※)

a　(1)，(2)　　b　(2)，(3)　　c　(1)，(3)，(4)　　d　(1)～(4)のすべて　　e　(4)のみ

問8　次の文章のうち正しいものはどれですか。

□(1)　看護配置加算は，看護師比率が40%以上と規定されている入院基本料を算定している病棟全体において，70%を超えて看護師を配置している場合に算定できる。

□(2)　小児入院医療管理料を算定している患者に対して，１日５時間を超えて体外式陰圧人工呼吸器を使用した場合は，人工呼吸器使用加算として１日につき600点を加算できる。

□(3)　ハイリスク分娩等管理加算の「１　ハイリスク分娩管理加算」について，当該加算の施設基準の要件のひとつは，当該保険医療機関内に，常勤の助産師が２名以上配置されていることである。

□(4)　無菌治療室管理加算は，一連の治療につき，無菌室に入室した日を起算日として120日を限度として算定できる。

a　(1)，(2)　　b　(2)，(3)　　c　(1)，(3)，(4)　　d　(1)～(4)のすべて　　e　(4)のみ

問 9　次の文章のうち正しいものはどれですか。

□(1)　集団栄養食事指導料は，入院中の患者については，入院期間が2か月を超える場合であっても，入院期間中に2回を限度として算定できる。

□(2)　在宅療養指導料について，当該指導は患者のプライバシーが配慮されている専用の場所で行うことが必要であり，保険医療機関を受診した際に算定できるものであるが，やむを得ない理由があれば患家において行った場合であっても算定できる。

□(3)　アレルギー性鼻炎免疫療法治療管理料は，入院中の患者以外のアレルギー性鼻炎と診断された患者に対して，アレルゲン免疫療法による計画的な治療管理を行った場合に，月1回に限り算定できる。

□(4)　こころの連携指導料（Ⅰ）について，心療内科又は精神科を標榜する保険医療機関の心療内科又は精神科を担当する医師が，患者の病態を踏まえ，他の心療内科又は精神科に当該患者を紹介した場合，当該指導料は算定できない。

a　(1)，(2)　　b　(2)，(3)　　c　(1)，(3)，(4)　　d　(1)〜(4)のすべて　　e　(4)のみ

問10　次の文章のうち正しいものはどれですか。

□(1)　悪性腫瘍特異物質治療管理料は，悪性腫瘍の疑いがある患者に対して，腫瘍マーカー検査を行い，当該検査の結果に基づいて計画的な治療管理を行った場合に，月1回に限り算定できる。

□(2)　一般不妊治療管理料は，入院中の患者以外の不妊症の患者であって，一般不妊治療を実施しているものに対して，当該患者の同意を得て，計画的な医学管理を継続して行い，かつ，療養上必要な指導を行った場合に，初診月を除き月1回に限り算定できる。

□(3)　健康保険法若しくは国民健康保険法に基づく出産育児一時金若しくは出産手当金に係る証明書又は意見書を作成する場合，傷病手当金意見書交付料を算定できる。

□(4)　糖尿病合併症管理料について，糖尿病足病変ハイリスク要因を有し，医師が糖尿病足病変に関する指導の必要性があると認めた通院する患者に対して，医師又は医師の指示に基づき看護師が当該指導を行う場合の1回の指導時間は，30分以上でなければならない。

a　(1)，(2)　　b　(2)，(3)　　c　(1)，(3)，(4)　　d　(1)〜(4)のすべて　　e　(4)のみ

問11　次の文章のうち正しいものはどれですか。

□(1)　訪問看護指示料について，同一月において，1人の患者について複数の訪問看護ステーション等に対して訪問看護指示書を交付した場合，当該指示料は，それぞれの訪問看護ステーション等ごとに1月に1回を限度に算定できる。

□(2)　在宅療養指導管理材料加算について，同一保険医療機関において，2以上の指導管理を行っている場合は，主たる指導管理の所定点数を算定するが，この場合，在宅療養指導管理材料加算及び当該2以上の指導管理に使用した薬剤，特定保険医療材料の費用は，それぞれ算定できる。

□(3)　在宅気管切開患者指導管理料を算定している患者（入院中の患者を除く）については，創傷処置（気管内ディスポーザブルカテーテル交換を含む）の費用は算定できない。

□(4)　在宅人工呼吸指導管理料の対象となる患者は，病状が安定し，在宅での人工呼吸療法を行うことが適当と医師が認めた者であり，睡眠時無呼吸症候群の患者が含まれる。

a　(1)，(2)　　b　(2)，(3)　　c　(1)，(3)，(4)　　d　(1)〜(4)のすべて　　e　(4)のみ

問12　次の文章のうち正しいものはどれですか。

□(1)　残尿測定検査の「1　超音波検査によるもの」について，同一月に2回行った場合，2回目の検査は，所定点数の100分の90に相当する点数で算定する。

□(2)　健康診断において，胃・十二指腸ファイバースコピーを実施し，病変を認めた場合，引き続いて実施される狭帯域光による観察又は粘膜点墨法について，狭帯域光強調加算又は粘膜点墨法加算の項目のみを保険診療として算定できる。

□(3)　大腸内視鏡検査の「2　カプセル型内視鏡によるもの」について，18歳未満の患者に対して，内視鏡的挿入補助具を用いて行った場合は，内視鏡的留置術加算として，260点を当該検査の所定点数に加算できる。

□(4)　負荷心電図検査について，当該保険医療機関以外の医療機関で描写したものについて診断のみを行った場合は，診断料として1回につき所定点数を算定できるが，患者が当該傷病につき当該保険医療機関で受診していない場合は，算定できない。

a　(1)，(2)　　b　(2)，(3)　　c　(1)，(3)，(4)　　d　(1)～(4)のすべて　　e　(4)のみ

問13　次の文章のうち正しいものはどれですか。

□(1)　診断穿刺・検体採取料のその他の検体採取の「6　鼻腔・咽頭拭い液採取」について，同日に複数検体の検査を行った場合，検査の検体ごとに当該検査の所定点数を算定できる。

□(2)　肝及び腎のクリアランステストについて，当該検査に伴って行った注射，採血及び検体測定の費用は，当該検査の所定点数に含まれ別に算定できない。

□(3)　診断穿刺・検体採取料のセンチネルリンパ節生検に伴う放射性同位元素の薬剤料は，検査の薬剤として算定できる。

□(4)　ポジトロン断層撮影と同時に同一の機器を用いてCT撮影を行った場合は，それぞれの所定点数を算定できる。

a　(1)，(2)　　b　(2)，(3)　　c　(1)，(3)，(4)　　d　(1)～(4)のすべて　　e　(4)のみ

問14　次の文章のうち正しいものはどれですか。

□(1)　特定疾患処方管理加算は，生活習慣病等の厚生労働大臣が別に定める疾患を主病とする患者について，プライマリ機能を担う地域のかかりつけ医師が総合的に病態分析を行い，それに基づく処方管理を行うことを評価したものであり，診療所においてのみ算定できる。

□(2)　投薬の薬剤料について，1回の処方において内服薬として固形剤と内用液剤を調剤する場合には，服用時点及び服用回数が同じものは，1剤として算定する。

□(3)　調剤技術基本料は，同一の患者につき同一月内に調剤技術基本料を算定すべき投薬を2回以上行った場合には，月2回に限り所定点数を算定できる。

□(4)　投薬における麻薬等加算について，コデインリン酸塩散1％のように当該薬剤の基剤が麻薬等に属していても，稀釈度により麻薬等の取扱いを受けていないものを調剤又は処方した場合は，その対象とならない。

a　(1)，(2)　　b　(2)，(3)　　c　(1)，(3)，(4)　　d　(1)～(4)のすべて　　e　(4)のみ

問15 次の文章のうち正しいものはどれですか。

□(1) 無菌製剤処理料を算定する場合，無菌製剤処理は，常勤の薬剤師が行うとともに，その都度，当該処理に関する記録を整備し，保管しておかなければならない。

□(2) 集団コミュニケーション療法の実施に当たっては，医師は定期的な言語聴覚機能能力に係る検査をもとに効果判定を行い，集団コミュニケーション療法の実施計画を作成しなければならない。

□(3) 生物学的製剤注射加算は，植込型カテーテルによる中心静脈注射の回路より生物学的製剤を注入した場合には，算定できない。

□(4) 集団コミュニケーション療法料は，当該療法料の施設基準に係る届出を行った保険医療機関において，集団コミュニケーション療法室以外の場所で行った場合には，算定できない。

a (1)，(2)　b (2)，(3)　c (1)，(3)，(4)　d (1)～(4)のすべて　e (4)のみ

問16 次の文章のうち正しいものはどれですか。

□(1) 難病患者リハビリテーション料の対象疾患には，モヤモヤ病（ウィリス動脈輪閉塞症）が含まれる。

□(2) がん患者リハビリテーション料を算定している患者に対して，疾患別リハビリテーション料及び障害児（者）リハビリテーション料は，別に算定できない。

□(3) 医療保護入院等診療料は，措置入院，緊急措置入院，医療保護入院，応急入院に係る患者について，当該入院期間中１回に限り算定できる。

□(4) 精神科退院指導料は，死亡退院の場合又は他の病院若しくは診療所に入院するため転院した場合については，算定できない。

a (1)，(2)　b (2)，(3)　c (1)，(3)，(4)　d (1)～(4)のすべて　e (4)のみ

問17 次の文章のうち正しいものはどれですか。

□(1) 心大血管疾患リハビリテーション料のリハビリテーションデータ提出加算は，データ提出の実績が認められた保険医療機関において，当該リハビリテーション料を現に算定している患者について，データを提出する外来診療に限り算定できる。

□(2) 認知療法・認知行動療法は，精神科を標榜する保険医療機関以外の保険医療機関においては，算定できない。

□(3) 創傷処置は，軟膏の塗布又は湿布の貼付のみの処置では算定できない。

□(4) 酸素テントについて，使用したソーダライム等の二酸化炭素吸着剤の費用は，酸素テントの所定点数に含まれ別に算定できない。

a (1)，(2)　b (2)，(3)　c (1)，(3)，(4)　d (1)～(4)のすべて　e (4)のみ

問18　次の文章のうち正しいものはどれですか。

□(1)　流注膿瘍穿刺は，穿刺排膿後薬液注入と同一日に算定することはできない。

□(2)　下肢創傷処置の対象となる部位は，足部，足趾又は踵であって，浅い潰瘍とは潰瘍の深さが腱，筋，骨又は関節のいずれにも至らないものをいい，深い潰瘍とは潰瘍の深さが腱，筋，骨又は関節のいずれかに至るものをいう。

□(3)　皮膚悪性腫瘍切除術を行った場合において，リンパ節の郭清を伴う場合は「1　広汎切除」により算定し，病巣部のみを切除した場合は「2　単純切除」により算定する。

□(4)　骨折非観血的整復術に際し，ギプスを使用した場合には，ギプス料を別に算定できる。

a　(1)，(2)　b　(2)，(3)　c　(1)，(3)，(4)　d　(1)～(4)のすべて　e　(4)のみ

問19　次の文章のうち正しいものはどれですか。

□(1)　マスク又は気管内挿管による閉鎖循環式全身麻酔について，麻酔が困難な患者には，心筋梗塞（発症後３月以内のものに限る）の患者が含まれる。

□(2)　麻酔管理料（Ⅰ）について，広範囲頭蓋底腫瘍切除・再建術に当たって，マスク又は気管内挿管による閉鎖循環式全身麻酔の実施時間が８時間を超えた場合は，長時間麻酔管理加算として，当該管理料の所定点数に7,500点を加算できる。

□(3)　腹膜灌流の「1　連続携行式腹膜灌流」は，導入期の21日の間に限り，導入期加算として，１日につき当該灌流の所定点数に500点を加算できる。

□(4)　角膜移植術を実施する場合の臓器等提供者に係る感染症検査の費用については，当該移植術の所定点数とは別に算定できる。

a　(1)，(2)　b　(2)，(3)　c　(1)，(3)，(4)　d　(1)～(4)のすべて　e　(4)のみ

問20　次の文章のうち正しいものはどれですか。

□(1)　採卵術の実施前に，排卵誘発を目的として用いた薬剤の費用は，採卵術の所定点数とは別に算定できる。

□(2)　人工心肺実施のために血管を露出し，カニューレ，カテーテル等を挿入した場合の手技料は，人工心肺の所定点数とは別に算定できる。

□(3)　放射性同位元素内用療法管理料の「1　甲状腺癌に対するもの」及び「2　甲状腺機能亢進症に対するもの」は，甲状腺疾患（甲状腺癌及び甲状腺機能亢進症）を有する患者に対して，放射性同位元素内用療法を行い，かつ，計画的な治療管理を行った場合に，月１回に限り算定できる。

□(4)　細胞診は，同一又は近接した部位より同時に数検体を採取して標本作製を行った場合であっても，１回として算定する。

a　(1)，(2)　b　(2)，(3)　c　(1)，(3)，(4)　d　(1)～(4)のすべて　e　(4)のみ

第58回試験／薬価基準等

●薬価基準

	品名	規格・単位	薬価(円)
内用薬	般(局)アムロジピン錠 5mg	5mg 1錠	10.10
	局タケプロンOD錠15	15mg 1錠	23,30
	デベルザ錠20mg	20mg 1錠	164.10
	般局レボフロキサシン錠500mg	500mg 1錠	69.90
	般(局)ロキソプロフェンナトリウム60mg錠	60mg 1錠	9.80
注射薬	アルチバ静注用 2mg	2mg 1瓶	1.759
	ヴィーンF輸液	500mL 1袋	191
	エスラックス静注50mg/5.0mL	50mg 5mL 1瓶	513
	局大塚生食注TN	100mL 1キット	212
	局大塚生食注TN	50mL 1キット	213
	セファメジンα点滴用キット 1g	1g 1キット (生理食塩液100mL付)	772
	フェンタニル注射液0.1mg「第一三共」	0.005% 2mL 1管	253
	ブリディオン静注200mg	200mg 2mL 1瓶	9,000
	プロポフォール静注 1% 20mL	200mg20mL 1管	594
	局リドカイン塩酸塩注 1%「日新」	1% 10mL 1管	80
外用薬	般　インドメタシンパップ70mg	10cm×14cm 1枚	17.10
	キシロカインゼリー 2%	2% 1mL	6.30
	(局)セボフルラン吸入麻酔液	1mL	27.20
	ポビドンヨード消毒液10%	10% 10mL	13.10

●材料価格基準

液化酸素CE	1L	0.19

注　品名欄の般の薬剤は一般名処方医薬品である。

問1 次の診療録（令和５年４月）から診療報酬明細書を作成せよ。（令和６年６月現在に準じて作成）

1 施設の概要等：
医科の無床診療所，標榜診療科：内科，外科，整形外科

〔届出等の状況〕：

（届出ている施設基準等）
時間外対応加算４，外来感染対策向上加算，連携強化加算

（届出は要さないが施設基準等を満たしている状況）
明細書発行体制等加算，医療情報取得加算，一般名処方加算，生活習慣病管理料（Ⅱ）

2 診療時間：
月曜日～金曜日　９時00分～ 17時00分
土曜日　９時00分～ 12時00分
日曜日，祝日　休診

3 その他：
オンライン資格確認を導入している。
オンライン請求を行っている。
管理栄養士及び理学療法士は，非常勤の者を配置している。

（薬価基準はp.192）

診療録

項目	内容
保険者番号	0 6 1 3 9 8 9 3
被保険者証・被保険者手帳 記号・番号	294・3471（枝番）02
有効期限	令和 6 年 3 月 31 日
資格取得	昭和・(平成)・令和 22 年 4 月 1 日
被保険者氏名	山中　博夫
事業所（船舶所有者） 所在地	（省略） 電話××××局 ×××× 番
事業所（船舶所有者） 名称	（省略）
受診者 氏名	山中　健三
受診者 生年月日	明・大・(昭)・平・令 35 年 4 月 21 日生　(男)・女
受診者 住所	（省略） 電話 ×××× 局 ×××× 番
受診者 職業	無職
被保険者との続柄	父
公費負担者番号	
公費負担医療の受給者番号	
公費負担者番号	
公費負担医療の受給者番号	
保険者 所在地	（省略） 電話 ×××× 局 ×××× 番
保険者 名称	○○健康保険組合

傷病名	職務	開始	終了	転帰	期間満了予定日
２型糖尿病（主）	上・外	令和 3 年 7月 10 日	年 月 日	治ゆ・死亡・中止	年 月 日
高血圧症（主）	上・外	令和 3 年 7月 10 日	年 月 日	治ゆ・死亡・中止	年 月 日
後頭部挫創（主）	上・外	令和 5 年 4月 1 日	令和 5 年 4月 7 日	(治ゆ)・死亡・中止	年 月 日
頸椎捻挫	上・外	令和 5 年 4月 1 日	令和 5 年 4月 7 日	(治ゆ)・死亡・中止	年 月 日

既往症・原因・主要症状・経過等	処方・手術・処置等
（２型糖尿病，高血圧症で通院治療中であり，マイナンバーカードを保険証として利用し，診療情報の取得に同意した患者）	（診療内容を一部省略している）
4/1（土） 外科 （PM２：30） ・本日，買い物のため外出中に滑って転倒，後頭部及び頸部を強打し，後頭部痛及び頸部痛を訴え，当科受診（再診）。 ・後頭部の挫創長径５cm。 ・意識清明，瞳孔反射正常。 ・後頭部及び頸部X-P検査の結果，骨に損傷なし（撮影開始PM２：40）。 ・後頭部の汚染挫創を清拭し，ブラッシング洗浄の上，表皮縫合。 ・頸椎捻挫に対し鎮痛薬及び外用湿布薬を投与，自宅安静を指示。　（外科　真田）	4/1 ・頭部単純X-P２方向（デジタル，電子画像管理，時間外緊急院内画像診断） ・頸椎単純X-P２方向（デジタル，電子画像管理，時間外緊急院内画像診断） ・頭部創傷処理（筋肉，臓器に達しないもの）（長径５cm以上10cm未満） デブリードマン（局麻下）表皮６針縫合 リドカイン塩酸塩注1%「日新」10mL　１A 大塚生食注TN 50mL　１キット ポビドンヨード消毒液10% 10mL ・Rp）院内（処方薬剤名称等情報提供，手帳記載） レボフロキサシン錠500mg　１T （分１毎朝食後）×５日分 ロキソプロフェンナトリウム60mg錠　１T （疼痛時服用）×５回分 インドメタシンパップ70mg　14枚 （１回１枚，１日２回頸部に貼付）

既往症・原因・主要症状・経過等	処方・手術・処置等
4/3（月）外科 ・後頭部痛及び頸部痛は軽減。 ・後頭部挫創の縫合部は感染なく良好。 （外科　真田）	4/3 ・術後創傷処置（100cm^{2}未満） ポビドンヨード消毒液10% 10mL
4/7（金）外科 ・後頭部挫創の縫合部は癒着良好にて，本日抜糸。 ・後頭部挫創及び頸椎捻挫は治癒。（外科　真田） 内科 ・月１回の当科予約受診。 ・身長165cm，体重60kg，BP128/72mmHg，P66/分 ・本日朝食をとっておらず，HbA1c，Glu（自動分析法）検査を実施し，検査結果は，HbA1c（NGSP値）5.8%，空腹時血糖105mg/dL。 ・血圧及び血糖コントロールは良好であり，本人に検査結果を説明し，文書を交付。 ・療養計画書を策定し患者に説明。同意書を取得して療養計画書を交付した。 ・生化学的検査施行（前回：令和４年７月実施）。 ・次回は５/15（月）来院予定。　（内科　安藤）	4/7 ・術後創傷処置（100cm^{2}未満） ポビドンヨード消毒液10% 10mL ・B-V ・HbA1c，Glu（自動分析法） ・生化学：Na，Cl，K，AST，ALT，ALP，LD，HDL-cho，T-cho，T-Bil，TP，Alb（BCP改良法），BUN，クレアチニン，TG ・Rp）院外 デベルザ錠20mg　１T アムロジピン錠５mg　１T （分１毎朝食後）×28日分

問２　次の診療録（令和５年４月）から診療報酬明細書を作成せよ。（令和６年６月現在に準じて作成）

１施設の概要等：
DPC対象外の一般病院・救急指定病院，一般病床のみ240床
標榜診療科：内科，小児科，外科，整形外科，眼科，耳鼻咽喉科，泌尿器科，脳神経外科，麻酔科，放射線科，リハビリテーション科，病理診断科
〔届出等の状況〕：
（届出ている施設基準等）
急性期一般入院料４，診療録管理体制加算２，医師事務作業補助体制加算１（30対１），急性期看護補助体制加算（25対１）（看護補助者５割以上），療養環境加算，医療安全対策加算１，感染対策向上加算１，データ提出加算２，入院時食事療養（Ⅰ），食堂加算，薬剤管理指導料，検体検査管理加算（Ⅱ），画像診断管理加算２，CT撮影（64列以上のマルチスライス型の機器，その他の場合），MRI撮影（３テスラ以上の機器，その他の場合），頭部MRI撮影加算，輸血管理料Ⅱ，麻酔管理料（Ⅰ），看護職員処遇改善評価料10，入院ベースアップ評価料10
（届出は要さないが施設基準等を満たしている状況）
臨床研修病院入院診療加算（協力型）
所在地：東京都文京区（１級地）
２診療時間：
月曜日～金曜日　９時00分～17時00分
土曜日　９時00分～12時00分
日曜日，祝日　休診
３その他：
オンライン資格確認を導入している。
オンライン請求を行っている。
医師，薬剤師等職員の状況
医師数，薬剤師数及び看護職員（看護師及び准看護師）数は，医療法標準を満たしており，常勤の薬剤師，管理栄養士及び理学療法士も配置している。
（薬価基準はp.192）

診療録

項目	内容	項目	内容
保険者番号	0 1 1 3 0 0 1 2	受診者 氏名	川島　悟
被保険者証・被保険者手帳 記号・番号	5211281・243（枝番）00	生年月日	明・大・昭・㊥平・令 1年 6月 18日生　㊚・女
有効期限	令和　年　月　日	住所	（省略）電話××××局 ××××番
資格取得	昭和・㊥平成・令和 22年 4月 1日	職業	会社員
被保険者氏名	川島　悟	被保険者との続柄	本人
事業所（船舶所有者） 所在地	（省略）電話××××局 ××××番	公費負担者番号	
事業所（船舶所有者） 名称	（省略）	公費負担医療の受給者番号	
保険者 所在地	（省略）電話××××局××××番	公費負担者番号	
保険者 名称	全国健康保険協会 東京支部	公費負担医療の受給者番号	

傷病名	職務	開始	終了	転帰	期間満了予定日
脳動静脈奇形（主）	上・外	令和5年4月12日	年　月　日	治ゆ・死亡・中止	年　月　日

既往症・原因・主要症状・経過等	処方・手術・処置等

本年１月末から頭痛があり，Ｆ内科クリニックにて外来投薬治療中，３月下旬に右腕の痺れが出現し，4/12に当科外来を紹介受診。頭部MRI検査の結果，左頭頂葉の感覚野に直径４cm大の脳動静脈奇形を認め，頭痛と右上肢感覚麻痺（触覚）の原因と確定し，手術適応と判断。4/18外来で，血液学的検査，生化学的検査，感染症免疫学的検査，肝炎ウイルス関連検査等の術前検査を施行。また，同日自己血貯血200mLも施行。

既往症・原因・主要症状・経過等	処方・手術・処置等
	（診療内容を一部省略している）
4/27（木） ・脳動静脈奇形摘出術目的に，本日入院（AM 10：30）。 ・バイタルサイン：BP120/65mmHg，P62/分 ・理学所見：特になし。 ・入院診療計画及び輸血の必要性等を本人及び家族に説明し文書を交付の上，手術同意書を受領。 ・薬剤師から薬学的管理指導を行う。 ・研修医に指導を行う（内容等は記載省略）。 ・昼食から普通食。 （脳神経外科　大谷／薬剤師　長友） ・麻酔科術前回診：特に問題なし。（麻酔科　酒井）	4/27 ・末梢血液一般検査，末梢血液像（自動機械法），CRP ・頭部単純X-P２方向（１回目）（デジタル，電子画像管理） ＊外来で検査（血液，生Ⅰ，免疫）施行のため，検体検査判断料，検体検査管理加算を算定済み。 ＊外来で画像診断（MRI）施行のため，コンピューター断層診断及び画像診断管理加算を算定済み。

第58回試験　問題　解答

既往症・原因・主要症状・経過等	処方・手術・処置等
4/28（金） ・朝食から禁食。 ・手術室へ入室（AM 9：40）。 ・血流を確認するため術中撮影を施行。 ・画像所見及び手術の概要の記載省略。 ・麻酔科標榜医による麻酔管理のもと，手術を予定どおり問題なく終了。 ・術後，頭部CTで全摘出を確認（主治医が診断）。 ・手術室から一般病棟へ帰室（PM 2：30）。 ・帰室時，意識清明，バイタルサイン安定。 ・手術所見及び経過について家族に説明。 （脳神経外科　大谷）	4/28 ・術前処置 弾性ストッキング使用 ヴィーンF輸液500mL 1袋 ・脳動静脈奇形摘出術（複雑なもの） 画像等手術支援加算（ナビゲーションによるもの） 術中血管等描出撮影加算 ・閉鎖循環式全身麻酔（仰臥位）AM 10：00～PM 2：00 ・呼吸心拍監視 ・経皮的動脈血酸素飽和度測定 ・液化酸素CE 720L ・ヴィーンF輸液500mL 2袋 セファメジンα点滴用キット1g 2キット（生理食塩液100mL付） セボフルラン吸入麻酔液160mL プロポフォール静注1％20mL 1A キシロカインゼリー 2％10mL フェンタニル注射液0.1mg「第一三共」2A アルチバ静注用2mg 2V エスラックス静注50mg/5.0mL 2V ブリディオン静注200mg 1V 大塚生食注TN 100mL 3キット ・自己血輸血（液状保存）200mL 1袋 ・輸血管理料Ⅱ ・頭部CT（1回目）(64列以上のマルチスライス型，電子画像管理) 〔帰室後〕 ・持続点滴 ヴィーンF輸液500mL 2袋 セファメジンα点滴用キット1g 1キット (生理食塩液100mL付) ・呼吸心拍監視（9.5h） ・経皮的動脈血酸素飽和度測定（9.5h）
4/29（土）術後1日目 ・麻酔後回診：意識清明，バイタルサイン安定。麻酔合併症等，特になし。（麻酔科　酒井） ・朝から飲水可。 ・持続点滴は，本日PM 3：00中止。 ・呼吸心拍監視，経皮的動脈血酸素飽和度測定は，本日PM 4：00で終了。 ・夕食から普通食。（脳神経外科　大谷）	4/29 ・末梢血液一般検査，末梢血液像（自動機械法），CRP ・生化学：Na，Cl，K，AST，ALT，LD，T-Bil，T-cho，TP，Alb（BCP改良法），BUN，クレアチニン，Glu，Amy ・呼吸心拍監視（16h） ・経皮的動脈血酸素飽和度測定（16h） ・持続点滴（4/28の〔帰室後〕に同じ） ・Rp） ロキソプロフェンナトリウム60mg錠3T （分3毎食後）×3日分 タケプロンOD錠15 1T （分1毎朝食後）×3日分
4/30（日）術後2日目 ・バイタルサイン安定。 ・術後の経過良好。（脳神経外科　大谷）	4/30 ・末梢血液一般検査，末梢血液像（自動機械法），CRP ・持続点滴（4/29に同じ）

第58回試験・学科問題／解説と解答

問1

(1)　被保険者の資格を喪失した日の前日まで継続して2月以上被保険者期間がなければならない。（→健康保険法第3条第4項）［×］

(2)　正しい。（→国民健康保険法第8条第2項）［○］

(3)　正しい。（→高齢者の医療の確保に関する法律第68条）［○］

(4)　保険医は健康保険の診療に関し，厚生労働大臣の指導を受けなければならない。（→健康保険法第73条第1項）［×］

【正解】b

問2

(1)　正しい。〔→保医発通知「医療保険と介護保険の給付調整に関する留意事項及び医療保険と介護保険の相互に関連する事項等について」第1「1」(2)〕（点24p.1513）［○］

(2)　処方箋の使用期間は，交付の日を含めて4日以内である。（→省令「保険医療機関及び保険医療養担当規則」第20条第3項イ）［×］

(3)　正しい。〔→保医発通知「入院時食事療養費に係る食事療養及び入院時生活療養費に係る生活療養の実施上の留意事項」8(1)〕（点24p.1041）［○］

(4)　正しい。〔→保医発通知「療養の給付と直接関係ないサービス等の取扱い」1(4)〕（点24p.1582）［○］

【正解】c

問3

(1)　正しい。（→医療法第22条の2および医療法施行規則第22条の3）［○］

(2)　正しい。（→診療放射線技師法第28条第1項）［○］

(3)　正しい。（→介護保険法第8条第1項）［○］

(4)　正しい。〔→保医発通知「特定保険医療材料の材料価格に関する留意事項について」Ⅰ1(3)〕（点24p.968）［○］

【正解】d

問4

(1)　「治療上の必要」により特別療養環境室へ入院させる場合にあっては，患者に特別療養環境室に係わる特別料金を求めることはできない。〔→告示「療担規則及び薬担規則並びに療担基準に基づき厚生労働大臣が定める掲示事項等」第3「2」に関する保医発通知「14」i(8)〕（点24p.1559）［×］

(2)　バンパー型の交換用胃瘻カテーテルは，4か月に1回を限度として算定できる。（→告示「材料価格基準」別表Ⅱ／037の算定に関する保医発通知および別表Ⅰ012の算定に関する保医発通知イ）（点24p.979, 443）［×］

(3)　特に必要と認められる場合については3週間を限度として算定できる。（→告示「材料価格基準」別表Ⅱ／101の算定に関する保医発通知イ）（点24p.1001）［×］

(4)　正しい。（→医師法第19条第2項）［○］

【正解】e

問5

(1)　正しい。〔→保険発通知（昭32.7.31）「対診を行った場合の初診の取扱い」〕（点24p.46）［○］

(2)　正しい。〔→A000「注11」・A001「注15」に係る告示「基本診療料の施設基準等」第3「3の3」に関する保医発通知(2)〕（点24p.1050）［○］

(3)　正しい。〔→A000「注1」に関する保医発通知(2)イ〕［○］

(4)　正しい。（→A001「注12」・B001-2-9に関する平26.4.10事務連絡）（点24p.54）［○］

【正解】d

問6

(1)　正しい。A001「注9」電話等による再診において，「注15」外来感染対策向上加算は算定できない。〔→A001「注9」〕［○］

(2)　正しい。（→A002「注6」へ）［○］

(3)　内科で算定した外来管理加算はそのまま算定することはできない。（→①A001「注8」に関する保医発通知「エ」，②同一日複数科受診時の初診料に関する平18.4.28事務連絡）（点24p.38）［×］

(4)　1週間当たりの表示診療時間の合計が30時間以上の診療所である保険医療機関である。〔→A000「注9」・A001「注7」に係る告示「基本診療料の施設基準等」第3「2」に関する保医発通知(1)〕（点24p.1049）［×］

【正解】a

問7

(1)　地域一般入院料1の施設基準の要件の一つは，看護職員の最小必要数の7割以上が看護師であることである。〔→A100「2」イに係る告示「基本診療料の施設基準等」第5「2」(1)ロ①通則2〕［×］

(2)　正しい。〔→①外泊期間中の入院料等に関する保医発通知(2)，②C100に関する保医発通知(1)〕（点24p.71）［○］

(3)　正しい。〔→A108「注10」に関する保医発通知(12)イ〕［○］

(4)　リハビリテーション・栄養・口腔連携体制加算は，当該計画を作成した日から14日を限度に算定する。（→A233「注」）（点24p.140）［×］

【正解】b

問8

(1)　正しい。〔→①A213に関する保医発通知，②告示「基本診療料の施設基準等」第8「12」(2)〕

（点24 p.1145）［○］

(2) 正しい。〔→A307「注３」に関する保医発通知(6)〕［○］

(3) A237「１」ハイリスク分娩等管理加算の施設基準の要件の一つは，常勤の助産師が3名以上配置されていることである。〔→告示「基本診療料の施設基準等」第8「32」(1)ロ〕（点24 p.1176）［×］

(4) 無菌室に入室した日を起算として90日を限度として算定する。〔→A224に関する保医発通知(2)〕［×］

【正解】a

問9

(1) 正しい。〔→B001「11」に関する保医発通知(2)〕［○］

(2) 患家において行った場合には算定できない。〔→B001「13」に関する保医発通知(2)〕［×］

(3) 正しい。〔→B001「35」「注」および保医発通知(1)〕［○］

(4) 正しい。（→B005-12に関する令4.3.31事務連絡）［○］

【正解】c

問10

(1) 悪性腫瘍特異物質治療管理料は悪性腫瘍であるとすでに確定診断がされた患者について腫瘍マーカー検査を行った場合が対象となる。〔→B001「３」に関する保医発通知(1)〕［×］

(2) 初診月を除き3月に1回に限り算定できる。〔→B001「32」「注１」「注２」および保医発通知(1)〕［×］

(3) 健康保険法若しくは国民健康保険法に基づく出産育児一時金若しくは出産手当金に係る証明書又は意見書については，傷病手当金意見書交付料は算定できない。(→B012に関する保医発通知)［×］

(4) 正しい。（→B001「20」「注１」「注２」）［○］

【正解】e

問11

(1) 同一月において，1人の患者について複数の訪問看護ステーション等に対して訪問看護指示書を交付した場合であっても，当該指示料は，1月に1回を限度として算定する。〔→C007に関する保医発通知(3)〕［×］

(2) 正しい。〔→在宅医療の部第2節第2款在宅療養指導管理材料加算に関する保医発通知(2)〕［○］

(3) 正しい。〔→C112に関する保医発通知(3)〕［○］

(4) 在宅人工呼吸指導管理料の対象となる患者は，病状が安定し，在宅での人工呼吸療法を行うことが適当と医師が認めた者とするが，睡眠時無呼吸症候群の患者は対象とならない。〔→C107に関する保医発通知(3)〕［×］

【正解】b

問12

(1) D216-2残尿測定検査については，「超音波検査等」の「通則」を適用せず，月の2回目の検査は，100分の100で算定する。（→D216-2に関する平22.4.30事務連絡）［×］

(2) 健康診断において，胃・十二指腸ファイバースコピーを実施し，病変を認め，D308の狭帯域光強調加算または粘膜点墨法加算の「注加算」のみを保険診療として算定することはできない。（→D308に関する平28.3.31事務連絡）

なお，病変を認め，内視鏡下生検を行った場合は内視鏡下生検法（D414），病理組織顕微鏡検査（第13部病理診断）の費用は保険請求できる（→平15.7.30事務連絡）（点24 p.22）［×］

(3) D313大腸内視鏡検査「２」カプセル型内視鏡の「注４」内視鏡的留置術加算は，「15歳未満の患者」が対象となる。（→D313「注４」）［×］

(4) 正しい。〔→D209に関する保医発通知(2)〕［○］

【正解】e

問13

(1) 鼻腔・咽頭拭い液採取は，同日に複数検体の検査を行った場合，1日につき1回の算定となる。（→D419「６」に関する平28.4.25事務連絡）［×］

(2) 正しい。（→D286「注２」）［○］

(3) 正しい。〔→D409-2に関する保医発通知(3)〕［○］

(4) ポジトロン断層撮影と同時に同一の機器を用いてCT撮影を行った場合は，CT撮影の費用はポジトロン断層撮影の所定点数に含まれ別に算定できない。〔→E101-2に関する保医発通知(7)〕［×］

【正解】b

問14

(1) 特定疾患処方管理加算は，診療所の他に許可病床数が200床未満の病院においても算定できる。〔→①F100「注５」および保医発通知(9)ア，②F400「注４」〕［×］

(2) 1回の処方において，内服薬として固形剤と内用液剤を調剤した場合の薬剤料は，服用時点および服用回数が同じであっても1剤とはせず，2剤として算定する。〔→F200に関する保医発通知(3)イ〕［×］

(3) 同一の患者につき同一月内に調剤技術基本料を算定すべき投薬を2回以上行った場合は，調剤技術基本料は月1回に限り算定する。（→F500「注２」）［×］

(4) 正しい。〔→F000「注」に関する保医発通知(4)〕［○］

【正解】e

問15

(1) 正しい。〔→G020に関する保医発通知(1)〕［○］

学科／解説と解答

(2) 正しい。〔→H008に関する保医発通知(4)〕［○］
(3) 生物学的製剤注射加算は，植込型カテーテルによる中心静脈注射の回路より生物学的製剤を注入した場合は算定できる。〔→注射の部の「通則３」生物学的製剤注射加算に関する保医発通知２(2)〕［×］
(4) 集団コミュニケーション療法料は，届出を行った集団コミュニケーション療法室以外の場所で行った場合でも算定できる。（→H008に関する平20.5.9事務連絡）［×］
【正解】a

問16

(1) 正しい。（→H006に関する告示「特掲診療料の施設基準等」別表第10）（点24 p.644, 1473）［○］
(2) 正しい。〔→H007-2に関する保医発通知(5)〕［○］
(3) 正しい。〔→I014に関する保医発通知(1)〕［○］
(4) 正しい。〔→I011に関する保医発通知(4)〕［○］
【正解】d

問17

(1) 正しい。〔→H000「注６」に関する保医発通知⒂イ〕［○］
(2) 認知療法・認知行動療法は，精神科を標榜する保険医療機関以外の保険医療機関においても算定できる。（→I003-2「注２」）［×］
(3) 正しい。〔→J000に関する保医発通知(8)〕［○］
(4) 正しい。〔→J025に関する保医発通知(1)〕［○］
【正解】c

問18

(1) 正しい。J004流注膿瘍穿刺は，J001-8穿刺排膿後薬液注入と同一日に算定することはできない。（→J004に関する保医発通知）［○］
(2) 正しい。〔→J000-2に関する保医発通知(2)〕［○］
(3) 正しい。〔→K007に関する保医発通知(1)〕［○］
(4) 正しい。（→手術の部「通則１」およびK044に関する保医発通知）［○］
【正解】d

問19

(1) 正しい。（→L008「麻酔が困難な患者」に関する保医発通知「ウ」）［○］
(2) 正しい。広範囲頭蓋底腫瘍切除・再建術はK151-2に該当し，長時間麻酔管理加算の対象となる。（→L009「注４」）［○］
(3) 腹膜灌流の「１　連続携行式腹膜灌流」は，導入期の14日の間に限り，導入期加算が算定できる。（→J042「注１」）［×］
(4) K259角膜移植術に際し，臓器等提供者に係る感染症検査は所定点数に含まれ，別に算定できない。〔→保医発通知「臓器等移植における組織適合性試験及び臓器等提供者に係る感染症検査の取扱い」(2)ウ〕（点24 p.746）［×］
【正解】a

問20

(1) 正しい。〔→K890-4に関する保医発通知(2)〕［○］
(2) 人工心肺実施のために血管を露出し，カニューレ，カテーテル等を挿入した場合の手技料は，所定点数に含まれ，別に算定できない。〔→K601「注３」および保医発通知(1)〕［×］
(3) 正しい。（→M000-2「注１」）［○］
(4) 正しい。〔→N004に関する保医発通知(2)〕［○］
【正解】c

第58回試験・実技問題／解説と解答

問　1

《算定のポイント》再診時の注加算項目の算定。薬剤情報提供料の算定。調剤技術基本料の算定要件。注加算のある手術の算定及び時間外加算の算定。

初　診

●内科にて算定済み。

再　診　［1日，3日，7日］

●届出等の状況から，A001再診料（75点）+「注10」時間外対応加算4（1点）+「注11」明細書発行体制等加算（1点）=77点を算定。77点×3=231点。また，7日は外科受診後に内科を受診しているのでA001再診料「注3」により38点を算定する。また，届出等からA001「注15」外来感染対策向上加算6点，A001「注16」連携強化加算3点，A001「注19」医療情報取得加算4（1点），月1回加算する。したがって，231点+38点+6点+3点+1点=**279点**。

※医療情報取得加算の施設基準を満たしている医療機関において，マイナンバーカードを保険証として利用している患者なので，A001「注19」医療情報取得加算4を算定する。

●1日は土曜日の時間外（PM2：30）の受診なので，A001「注5」により時間外加算**65点**を算定する。

※1日は手術，3日と7日は術後創傷処置を行っているので，A001「注8」外来管理加算は算定できない。

医学管理等　［1日，7日］

●**処方薬剤名称等情報提供，手帳記載**⇨B011-3薬剤情報提供料4点。手帳記載はB011-3「注2」により手帳記載加算として3点を加算する。4点+3点=**7点**。

●**治療計画に基づき服薬，運動，栄養等の療養上の管理**⇨主病の2型糖尿病，高血圧症に関する指導を行っているので，B001-3-3生活習慣病管理料（Ⅱ）を算定する。

投　薬　［1日］

●**内服薬**⇨レボフロキサシン錠500mg 1T（69円90），1剤1日分7点。5日分投与されている。薬剤料7点×5=**35点**。

●**屯服薬**⇨ロキソプロフェンナトリウム60mg錠 1T（9円80），1回分1点。5回分投与されている。薬剤料1点×5=**5点**。

●**外用薬**⇨インドメタシンパップ70mg 14枚（17円10×14=239円40）。1調剤**24点**。

●**F000調剤料**⇨内服薬・屯服薬は**11点**。外用薬は**8点**。

●**F100処方料**⇨処方料「3」により**42点**。

●**F500調剤技術基本料**⇨同一月内に処方箋の交付がある場合には，調剤技術基本料は算定しない。

処　置　［3日，7日］

●**術後創傷処置（100cm²未満）**⇨J000創傷処置「1」の52点。3日，7日に施行。52点×2=**104点**。

●**薬剤**⇨ポビドンヨード消毒液10% 10mL（13円40），15円以下なのでJ300薬剤「注1」により算定しない。

手　術　［1日］

●**頭部創傷処理（筋肉，臓器に達しないもの）（長径5cm以上10cm未満），デブリードマン，表皮6針縫合**⇨記載からK000創傷処理「5」筋肉，臓器に達しないもの（長径5cm以上10cm未満）950点を算定。汚染された挫創に対してデブリードマンを行っているので，K000「注3」により100点を加算する。したがって，950点+100点=1,050点。以上の手術を1日土曜日の時間外に施行しているので，手術の「通則12」により時間外加算をする。届出の記載はないので，時間外加算2により所定点数の100分の40に相当する点数を加算する。したがって，1,050点+1,050点×0.4=**1,470点**。

●**薬剤**⇨リドカイン塩酸塩注1%「日新」10mL（80円）+大塚生食注TN50mL 1キッ

第58回試験　問題　解答

問１【解答】

○ 診療報酬明細書（医科入院外）　令和　5 年　4　月分

都道府県番号　医療機関コード

1 医科	① 社・国	3 後期	① 単独	2 本外	8 高外一
	2 公費		2 2併	4 六外	
			3 3併	⑥ 家外	0高外7

保険者番号　0 6 1 3 9 8 9 3　給付割合　10 9 8 7（ ）

公費負担者番号①　公費負担医療の受給者番号①
公費負担者番号②　公費負担医療の受給者番号②

被保険者証・被保険者手帳等の記号・番号　294・3471（枝番）02

区分　精神　結核　特例　老人　重点　療養　複合　複療　特記事項

氏名　山中　健三
①男 2女 1明 2大 ③昭 4平 5令 35．4．21 生

職務上の事由　1 職務上　2 下船後3月以内　3 通勤災害

保険医療機関の所在地及び名称　東京都新宿区××××
□□診療所
（　床）

傷病名		診療開始日	
(1)	2型糖尿病（主），高血圧症（主）	(1)	令和3 年 7 月 10 日
(2)	後頭部挫傷（主）	(2)	令和5 年 4 月 1 日
(3)	頸椎捻挫	(3)	令和5 年 4 月 1 日

転帰　治ゆ (2)(3)　死亡　中止

診療実日数　保険 3 日　公費① 日　公費② 日

区分	項目		回数	点数
⑪	初診	時間外・休日・深夜	回	点
⑫再診	再診	×	5 回	279
	外来管理加算	×	回	
	時間外	×	1 回	65
	休日	×	回	
	深夜	×	回	
⑬	医学管理			340
⑭在宅	往診		回	
	夜間		回	
	深夜・緊急		回	
	在宅患者訪問診療		回	
	その他			
	薬剤			
⑳投薬	㉑内服 薬剤		5 単位	35
	㉑内服 調剤	11 ×	1 回	11
	㉒屯服 薬剤		5 単位	5
	㉓外用 薬剤		1 単位	24
	㉓外用 調剤	8 ×	1 回	8
	㉕処方	42 ×	1 回	42
	㉖麻毒	×	回	
	㉗調基			
㉚注射	㉛皮下筋肉内		回	
	㉜静脈内		回	
	㉝その他		回	
㊵処置			2 回	104
	薬剤			
㊿手術麻酔			1 回	1,470
	薬剤			29
60検査病理			5 回	511
	薬剤			
70画像診断			3 回	684
	薬剤			
80その他	処方箋		1 回	68
	薬剤			

公費分点数

⑫
＊再診，[時外４]，[明]　77×3
＊[再感]，[再連]，医療情報取得加算４　10×1
＊[複再]（内科）　38×1
＊[外]　65×1

⑬
＊[薬情]，[手帳]　7×1
＊[生２]　333×1

㉑
＊レボフロキサシン錠500mg　1Ｔ　7×5

㉒
＊ロキソプロフェンナトリウム60mg錠　1Ｔ　1×5

㉓
＊インドメタシンパップ70mg 14枚　24×1
（1回1枚，1日2回）

㊵
＊創傷処置「1」　52×2

㊿
＊創傷処理（頭部）「5」（1日），[外]
デブリードマン　1,470×1
＊リドカイン塩酸塩注1％「日新」10mL　1Ａ
大塚生食注TN 50mL　1キット　29×1

60
＊B-V　40×1
＊B-HbA1c　49×1
＊B-Na・Cl，K，AST，ALT，ALP，LD，HDL-cho，T-cho，T-Bil，TP，Alb（BCP改良法），BUN，クレアチニン，TG，Glu（自動分析法）　103×1
＊[外迅速]（5項目）　50×1
＊[判血]，[判生Ⅰ]　269×1

療養の給付	請求 点	※決定 点	一部負担金額 円
保険	3,675		減額 割(円)免除・支払猶予
公費①	点	※ 点	円
公費②	点	※ 点	円

※高額療養費　円　※公費負担点数　点　※公費負担点数　点

⑦⓪	＊頭部単純X-P（デジタル）（２方向）， 電画　287×１ ＊頸椎単純X-P ２方向（デジタル）（２方向）， 電画　287×１ ＊緊画（１日，PM ２：40）　110×１
⑧⓪	＊処方箋料「３」，一般２(特)（内科）　68×１

ト（213円）＝293円。薬剤料**29点**。簡単な局所麻酔なので麻酔料の算定はない。

※ポビドンヨード外用液10％ 10mLは手術の「通則２」の外皮用殺菌剤に該当するので算定できない。

検　査　［７日］

●**B-V**⇨D400血液採取「１」静脈**40点**。

●**HbA1c**⇨D005血液形態・機能検査「９」ヘモグロビンA1c（HbA1c）**49点**。**検査判断料**⇨D026「３」血液学的検査判断料**125点**。

●**生化学；Na～TG**⇨D007血液化学検査の「注」に該当する検査。NaとClを併せて測定した場合は１項目と数える。10項目以上だから，D007「注」の「ハ」**103点**。生化学的検査（Ⅰ）。**検査判断料**⇨D026「４」生化学的検査（Ⅰ）判断料**144点**。

※Glu（自動分析法）⇨D007血液化学検査「１」グルコース11点についてもここに含める。

●７日の経過欄から，本人に検査結果を説明し，文書を交付しているので，検体検査実施料の「通則３」により外来迅速検体検査加算として５項目を限度として１項目につき10点を加算する。５項目以上の検体検査を実施しているので10点×５＝**50点**を算定する。

※検査判断料は，血液学的検査判断料（125点）＋生化学的検査（Ⅰ）判断料（144点）＝269点。

画　像　［１日］

●**頭部単純X-P ２方向（デジタル，電子画像管理，時間外緊急院内画像診断）**⇨E001写真診断「１」単純撮影「イ」(85点＋85点×0.5＝127.5点→128点）＋E002撮影「１」単純撮影「ロ」デジタル撮影（68点＋68点×0.5＝102点)＋エックス線診断料「通則４」電子画像管理加算「イ」単純撮影の場合（57点）＝**287点**。

●**時間外緊急院内画像診断**⇨画像診断の撮影開始が土曜日の時間外（PM２：40）に行われているので，画像診断の「通則３」により時間外緊急院内画像診断加算として１日につき**110点**を算定する。

●**頸椎単純X-P ２方向（デジタル，電子画像管理）**⇨E001写真診断「１」単純撮影「イ」（85点＋85点×0.5＝127.5点→128点）＋E002撮影「１」単純撮影「ロ」デジタル撮影（68点＋68点×0.5＝102点）＋エックス線診断料「通則４」電子画像管理加算「イ」単純撮影の場合（57点）＝**287点**。

その他　［７日］

●７日に院外処方箋が交付されているのでF400処方箋料「３」60点を算定。届出から，F400「注６」「ロ」一般名処方加算２の８点を加算する。60点＋８点＝**68点**。また，主病である２型糖尿病に対しデベルザ錠を，高血圧症に対してアムロジピン錠を処方していて，その処方期間が28日分だが，２型糖尿病，高血圧症は対象疾患外の為特定疾患処方管理加算56点は算定できない。

第58回試験
問題
解答

実技／解説と解答

問 2

《算定のポイント》手術医療機器等の加算。輸血に関する算定。閉鎖循環式全身麻酔に併せて行う呼吸心拍監視，経皮的動脈血酸素飽和度測定の算定。画像診断のMRI，CT等の当月の外来時の算定有無の確認。

初 診

●外来にて算定済み

医学管理等 ［27日，28日］

［27日］

●**27日の経過等欄「薬剤師から薬学的管理指導を行う」**⇨B008薬剤管理指導料「２」の**325点**を算定する。

［28日］

●**処置等欄の「弾性ストッキング使用」**⇨B001-6肺血栓塞栓症予防管理料**305点**を算定する。

投 薬 ［29日］

●**内服薬**⇨ロキソプロフェンナトリウム60mg錠 3T（9円80×3＝29円40）。1剤1日分3点。3日分の処方だから薬剤料は3点×3＝**9点**。

●**内服薬**⇨タケプロンOD錠15 1T（23円30）。1剤1日分2点。3日分の処方だから薬剤料は2点×3＝**6点**。

●**調剤料**⇨入院中はF000調剤料「２」により1日につき7点を算定。29日，30日の2日分だから7点×2＝**14点**。

※F500調剤技術基本料：B008薬剤管理指導料を算定しているので，F500「注４」により算定できない。

注 射 ［28日，29日，30日］

●**点滴（28日，29日，30日）**⇨ヴィーンF輸液500mL 2袋（191円×2）＋セファメジンα点滴用キット1g 1キット（生理食塩液100mL付）（772円）＝1,154円。薬剤料115点×3＝**345点**。

●**手技料（29日，30日）**⇨G004点滴注射「２」102点×2＝**204点**。

※28日は手術を施行しているため，手技料を算定できない。29日，30日に算定。

手 術 ［28日］

●**脳動静脈奇形摘出術（複雑なもの）**⇨K172脳動静脈奇形摘出術「２」複雑なもの**179,830点**により算定。

●**画像等手術支援加算（ナビゲーションによるもの）**⇨K939画像等手術支援加算「１」ナビゲーションによるものの**2,000点**を算定。

●**術中血管等描出撮影加算**⇨K939-2術中血管等描出撮影加算**500点**を算定。

●**自己血輸血（液状保存）200mL１袋**⇨K920輸血「４」自己血輸血「イ」6歳以上の患者の場合（200mLごとに）(1)液状保存の場合により**750点**。

●**輸血管理料Ⅱ**⇨K920-2輸血管理料「２」輸血管理料Ⅱにより**110点**。

麻 酔 ［27日，28日，29日］

●**閉鎖循環式全身麻酔（仰臥位）AM10：00～PM2：00**⇨麻酔時間は4時間。仰臥位による麻酔なのでL008マスク又は気管内挿管による閉鎖循環式全身麻酔「５」「ロ」（2時間まで）6,000点を算定。2時間を超える麻酔についてはL008「注２」により麻酔管理時間加算を算定する。L008「５」の場合は「注２」の「ホ」により30分又はその端数を増すごとに600点を加算する。超過分は2時間なので，600点×4＝2,400点を加算。6,000点＋2,400点＝**8,400点**。

●**液化酸素CE720L**⇨0円19×720L×1.3（補正率）＝177円84。**18点**を算定。

●**薬剤**⇨ヴィーンF輸液500mL 3袋（191円×3）＋セファメジンα点滴用キット1g 2キット（生理食塩液100mL付）（772円×2）＋セボフルラン吸入麻酔液160mL（27円20×160）＋プロポフォール静注1％20mL 1A（594円）＋キシロカインゼリー2％10mL（6円30×10）＋フェンタニル注射液0.1mg「第一三共」2A（253円×2）＋アルチバ静注用2mg 2V（1,759円×2）＋エスラックス静注50mg/5.0mL 2V（513円×2）＋ブリディオン静注200mg 1V（9,000円）＋大塚生食注TN100mL 3キット（212円×3）＝21,812円。

→**2,181点**。

●麻酔科医による27日の麻酔科術前回診，29日の麻酔後回診の記載からL009麻酔管理料（Ⅰ）を算定する。閉鎖循環式全身麻酔を行っているのでL009麻酔管理料（Ⅰ）「２」により**1,050点**を算定。

検　査　[27日，29日，30日]

●**末梢血液一般**⇨D005血液形態・機能検査「５」により21点。**末梢血液像（自動機械法）**⇨D005「３」により15点。21点＋15点＝36点。27日，29日，30日の３回施行。36点×３＝**108点**。

●**CRP**⇨D015血漿蛋白免疫学的検査「１」C反応性蛋白（CRP）16点。27日，29日，30日の３回施行。16点×３＝**48点**。

●**生化学：Na～Amy**⇨項目のうちNaとClは１項目として数える。いずれもD007血液化学検査の「注」に該当する項目。10項目以上だから，「ハ」10項目以上103点を算定。29日に施行。入院時初回加算として20点を加算する。103点＋20点＝**123点**。

●**呼吸心拍監視（16h）**⇨29日に施行。D220呼吸心拍監視「２」３時間を超えた場合（１日につき）「イ」７日以内の場合**150点**を算定。

※呼吸心拍監視は算定開始日（４月29日）を記載する。
※閉鎖循環式全身麻酔施行日（28日）に行った呼吸心拍監視と経皮的動脈血酸素飽和度測定は，閉鎖循環式全身麻酔の所定点数に含まれ別に算定できない。また29日に行った経皮的動脈血酸素飽和度測定は酸素吸入等の算定要件が満たされていないので算定できない。
※27日の処置等欄の記載から，検体検査判断料（血液，生Ⅰ，免疫），検体検査管理加算は外来で算定済み。

画像診断　[27日，28日]

●**頭部単純X-P ２方向（１回目）（デジタル，電子画像管理）**⇨E001写真診断「１」単純撮影「イ」（85点＋85点×0.5＝127.5＝128点）＋E002撮影「１」単純撮影「ロ」デジタル撮影（68点＋68点×0.5＝102点）＋電子画像管理（エックス線診断料の「通則４」「イ」単純撮影の場合）(57点)＝**287点**。27日に施行。

●**頭部CT（１回目）（64列以上のマルチスライス型，電子画像管理）**⇨経過欄の記載から当月の４月12日に外来にて頭部MRIを実施している。当該月２回目以降のコンピューター断層撮影となるので，コンピューター断層撮影診断料の「通則２」により，所定点数の100分の80に相当する点により算定する。E200コンピューター断層撮影「１」CT撮影「イ」(2)その他の場合は1,000点であるから，1,000点×0.8＝800点を算定する。電子画像管理はコンピューター断層撮影診断料の「通則３」により120点を算定。したがって，800点＋120点＝**920点**。28日に施行。

※27日の処置等欄の記載から，コンピューター断層診断及び画像診断管理加算は外来で算定済み。
※レセプトには撮影部位を記載する。また，コンピューター断層診断及び磁気共鳴コンピューター断層撮影を同一月に行っているので，それぞれの初回の算定日を記載する。

入院料　[27日～30日]

●届出等の状況から該当する点数を取り出して算定する。

[27日]

●A100一般病棟入院基本料「１」急性期一般入院基本料「ニ」急性期一般入院料４（1,462点）＋「注３」「イ」14日以内の期間（450点）＋A204-2「２」臨床研修病院入院診療加算（協力型）(20点)＋A207「２」診療録管理体制加算２（100点）＋A207-2「１」医師事務作業補助体制加算１「ニ」30対１補助体制加算(630点)＋A207-3「１」25対１急性期看護補助体制加算（看護補助者５割以上）(240点)＋A219療養環境加算（25点）＋A234「１」医療安全対策加算１（85点）＋A234-2「１」感染対策向上加算１（710点）＋A245データ提出加算「２」データ提出加算２「イ」(155点)＋A218地域加算「１」１級地（18点）＝**3,895点**。

問２【解答】

○　**診療報酬明細書**（医科入院）　令和５年４月分

1 医科	① 社・国　3 後期 / 2 公費	① 単独 2 2併 3 3併	① 本入 3 六入 5 家入	7 高入一 9 高入7

保険者番号：0 1 1 3 0 0 1 2　給付割合：10 9 8 7（　）

被保険者証・被保険者手帳等の記号・番号：5211281・243（枝番）00

区分：精神　結核　特例　老人　重点　療養　複合　複療

氏名：川島　悟　①男 2女　1明 2大 3昭 ④平 5令　1．6．18生

職務上の事由：1 職務上　2 下船後3月以内　3 通勤災害

保険医療機関の所在地及び名称：東京都文京区××××　○○○病院

傷病名：(1) 脳動静脈奇形（主）

診療開始日：(1) 令和５年４月12日

診療実日数：保険 4日

区分		回数等		点数
⑪ 初診	時間外・休日・深夜		回	点
⑬ 医学管理				630
⑭ 在宅				
⑳ 投薬	㉑ 内服	6	単位	15
	㉒ 屯服		単位	
	㉓ 外用		単位	
	㉔ 調剤	2	日	14
	㉖ 麻毒		日	
	㉗ 調基			
㉚ 注射	㉛ 皮下筋肉内		回	
	㉜ 静脈内		回	
	㉝ その他	5	回	549
㊵ 処置			回	
	薬剤			
㊿ 手術麻酔		8	回	192,658
	薬剤			2,181
60 検査病理		8	回	429
	薬剤			
70 画像診断		2	回	1,207
	薬剤			
80 その他		8		80
	薬剤			

入院年月日：令和５年４月27日

病・診：急一般4　臨修　録管2　医１の30　急25上　環境　安全1　感向1　デ提2

⑩ 入院基本料・加算

3,895	×	1	日間	3,895
2,195	×	3	日間	6,585
	×			

⑩ 特定入院料・その他

⑬ ＊薬管２（27日）　325×1
＊肺予　305×1

㉑ ＊ロキソプロフェンナトリウム60mg錠 3Ｔ　3×3
＊タケプロンOD錠15　1Ｔ　2×3

㉝ ＊点滴注射「２」　102×2
＊ヴィーンＦ輸液500mL 2袋
セファメジンα点滴用キット1ｇ 1キット
（生理食塩液100mL付）　115×3

㊿ ＊脳動静脈奇形摘出術「２」（複雑なもの）（28日）
（画像所見及び手術の概要の記載省略）　179,830×1
＊画像等手術支援加算「１」
（ナビゲーションによるもの）　2,000×1
＊術中血管等描出撮影加算　500×1
＊自己血輸血（液状保存）200mL 1袋　750×1
＊輸管Ⅱ　110×1
＊閉鎖循環式全身麻酔「５」「ロ」（４時間）（28日）
8,400×1
＊液化酸素CE720L（０円19×720L×1.3）÷10　18×1
＊ヴィーンＦ輸液500mL 3袋,
セファメジンα点滴用キット1ｇ 2キット
（生理食塩液100mL付）
セボフルラン吸入麻酔液160mL,
プロポフォール静注１％20mL 1Ａ,
キシロカインゼリー２％10mL,

※高額療養費　円　※公費負担点数　点　※公費負担点数　点

⑰ 食事・生活			
基準Ⅰ	670円×	6	回
特別	円×		回
食堂	50円×	3	日
環境	円×		日

基準（生）　円×　回
特別（生）　円×　回
減・免・猶・Ⅰ・Ⅱ・3月超

療養の給付	請求　点	※決定　点	負担金額　円
保険	208,243		減額 割(円)免除・支払猶予
公費①	点	※　点	円
公費②	点	※　点	円

食事・生活療養	回	請求　円	※決定　円	(標準負担額)　円
保険	6	4,170		2,940
公費①	回	円	※　円	円
公費②	回	円	※　円	円

	フェンタニル注射液0.1mg「第一三共」2 A， アルチバ静注用2 mg 2 V， エスラックス静注50mg/5.0mL 2 V， ブリディオン静注200mg 1 V， 大塚生食注TN100mL 3キット　2,181× 1 ＊麻管Ⅰ　1,050× 1
60	＊B-末梢血液一般，末梢血液像（自動機械法）　36× 3 ＊B-CRP　16× 3 ＊B-Na・Cl，K，AST，ALT，LD，T-Bil，T-cho，TP，Alb（BCP改良法），BUN，クレアチニン，Glu，Amy（10項目以上）（入院時初回加算）　123× 1 ＊呼吸心拍監視「2」「イ」（3時間超）（算定開始月日：4月29日）　150× 1 （＊判血，判生Ⅰ，判免，検管は外来にて請求済み）
70	＊頭部単純X-P（デジタル）（2方向），電画　287× 1 ＊頭部CT（64列以上のマルチスライス型）⑵その他の場合（2回目以降），電画（初回算定日：MRI 12日，CT 28日）　920× 1 （コンピューター断層診断及び画像診断管理加算は，外来にて請求済み）
80	＊看処遇10　10× 4 ＊入ベア10　10× 4
90	＊急一般4（14日以内），臨修（協力型），録管2，医1の30，急25上，環境，安全1，感向1，デ提2，1級地　3,895× 1 ＊急一般4（14日以内），急25上，環境，1級地　2,195× 3

[28日～30日]

●A100一般病棟入院基本料「1」急性期一般入院基本料「ニ」急性期一般入院料4（1,462点）+「注3」「イ」14日以内の期間（450点）+A207-3「1」25対1急性期看護補助体制加算（看護補助者5割以上）(240点）+A219療養環境加算（25点）+A218地域加算「1」1級地（18点）=2,195点。2,195点× 3 =**6,585点**。

その他　**[27日～30日]**

●届出内容より，O100「10」看護職員処遇改善評価料（10点× 4）+O102「10」入院ベースアップ評価料10（10点× 4）を算定。40点+40点=**80点**。

入院時食事療養費　**[27日，29日，30日]**

●**食数**⇨27日（昼，夕= 2食）+29日（夕= 1食）+30日（朝，昼，夕= 3食）= 6食。

●入院時食事療養（Ⅰ）(670円× 6 =4,020円）+食堂加算（3日間）(50円× 3 =150円）=**4,170円**。**標準負担額**⇨490円× 6 =**2,940円**。

第59回
診療報酬請求事務能力認定試験

2024年6月現在の法律・点数・薬価に準拠する。

〔2024年12月17日実施／医科合格率30.6%〕

医科／問題と解説

解説と解答はp.219以降にあります。

問1　次の文章のうち正しいものはどれですか。

□(1)　健康保険法において，被保険者が療養の給付（保険外併用療養費に係る療養を含む）を受けるため，病院又は診療所に移送されたときは，保険者が必要と認める場合に限り，移送費が支給される。

□(2)　健康保険の任意継続被保険者は，任意継続被保険者でなくなることを希望する旨を，厚生労働省令で定めるところにより，保険者に申し出た場合において，その申出が受理された日の翌日からその資格を喪失する。

□(3)　保険医療機関は，1月以上の予告期間を設けて，その指定を辞退することができる。

□(4)　生活保護法による保護を受けている世帯（その保護を停止されている世帯を除く）に属する者は，75歳以上になっても後期高齢者医療の被保険者とならない。

a　(1), (2)　　b　(2), (3)　　c　(1), (3), (4)　　d　(1)～(4)のすべて　　e　(4)のみ

問2　次の文章のうち正しいものはどれですか。

□(1)　保険医療機関は，入院患者の症状が特に重篤である場合に限り，その入院患者に対して，患者の負担により，当該保険医療機関の従業者以外の者による看護を受けさせることができる。

□(2)　患者の自己利用目的によるレントゲンのコピー代は，セカンド・オピニオンの利用目的の場合であっても，患者から当該費用を徴収することができる。

□(3)　注射薬は，保険医療機関及び保険医療養担当規則において，厚生労働大臣の定める注射薬に限り患者に投与することができることとされており，その投与量は，症状の経過に応じたものでなければならず，厚生労働大臣が定めるものについては，その投与量は，1回14日分が限度と定められている。

□(4)　介護医療院サービス費を算定している患者について，当該介護医療院サービス費に含まれる診療を他保険医療機関で行った場合には，当該他保険医療機関は当該費用を算定できない。(※)

a　(1), (2)　　b　(2), (3)　　c　(1), (3), (4)　　d　(1)～(4)のすべて　　e　(4)のみ

問3　次の文章のうち正しいものはどれですか。

□(1)　診療所に病床を設けようとするとき，又は診療所の病床数，病床の種別その他厚生労働省令で定める事項を変更しようとするときは，厚生労働省令で定める場合を除き，厚生労働大臣の許可を受けなければならない。

□(2)　介護保険における第2号被保険者とは，市町村又は特別区の区域内に住所を有する40歳以上65歳未満の医療保険加入者のことである。

□(3)　介護保険においては，被保険者の要介護状態に関する保険給付を「介護給付」，被保険者の要支援状態に関する保険給付を「予防給付」という。

□(4)　病院，診療所又は助産所の開設者が，その病院，診療所又は助産所を休止したときは，20日以内に，都道府県知事に届け出なければならない。

a　(1), (2)　　b　(2), (3)　　c　(1), (3), (4)　　d　(1)～(4)のすべて　　e　(4)のみ

問4　次の文章のうち正しいものはどれですか。

□(1)　保険外併用療養費の支給対象となる先進医療の実施に当たっては，先進医療ごとに，保険医療機関が別に厚生労働大臣が定める施設基準に適合していることを地方厚生（支）局長に届け出なければならない。

□(2)　入院時食事療養（Ⅰ）又は入院時生活療養（Ⅰ）の届出を行っている保険医療機関においては，医師，管理栄養士又は栄養士による検食が毎食行われ，その所見が検食簿に記入されていなければならない。

□(3)　特定保険医療材料である緊急時ブラッドアクセス用留置カテーテルは，２週間に１本を限度として算定できる。

□(4)　特定保険医療材料である血管内手術用カテーテルについて，経皮的脳血管形成術用カテーテルは，頭蓋内血管の経皮的形成術に使用した場合には算定できない。

a　(1), (2)　　b　(2), (3)　　c　(1), (3), (4)　　d　(1)～(4)のすべて　　e　(4)のみ

問5　次の文章のうち正しいものはどれですか。

□(1)　基本診療料は，初診，再診及び入院診療の際（特に規定する場合を除く）に原則として必ず算定できるものであり，初診の際に診察だけで終り，検査も注射もしなかった場合においても，初診料の所定点数を算定できる。

□(2)　同一の保険医が別の保険医療機関において，同一の患者について診療を行った場合は，最初に診療を行った保険医療機関において初診料を算定する。

□(3)　保険医療機関において出生した新生児に疾病を認め，初診料を算定する場合，当該保険医療機関が表示する診療時間外であれば，時間外加算，休日加算又は深夜加算のいずれかを算定できる。

□(4)　初診料について，いわゆる夜間開業の保険医療機関において，当該保険医療機関の診療時間又は診療態勢が午後10時から午前６時までの間と重複している場合には，当該重複している時間帯における診療については深夜加算を算定できない。

a　(1), (2)　　b　(2), (3)　　c　(1), (3), (4)　　d　(1)～(4)のすべて　　e　(4)のみ

問6 次の文章のうち正しいものはどれですか。

□(1) 初診料の機能強化加算は，許可病床数が200床未満の病院又は診療所であって，別に厚生労働大臣が定める施設基準に適合しているものとして地方厚生（支）局長に届け出た保険医療機関において初診を行った場合に算定できる。

□(2) 再診料の地域包括診療加算について，患者の担当医以外の医師が診療を行った場合には，当該地域包括診療加算は算定できない。

□(3) 外来診療料の所定点数に包括される処置項目には，超音波ネブライザは含まれない。

□(4) 初診料及び再診料の外来感染対策向上加算の施設基準の要件のひとつは，専従の院内感染管理者が配置されていることである。

a (1), (2)　b (2), (3)　c (1), (3), (4)　d (1)～(4)のすべて　e (4)のみ

問7 次の文章のうち正しいものはどれですか。

□(1) 総合入院体制加算は，十分な人員配置及び設備等を備え総合的かつ専門的な急性期医療を24時間提供できる体制及び医療従事者の負担の軽減及び処遇の改善に資する体制等を評価した加算であり，入院した日から起算して7日を限度として算定できる。

□(2) 救急患者として受け入れた患者が，処置室，手術室等において死亡した場合は，当該保険医療機関が救急医療を担う施設として確保することとされている専用病床（救急医療管理加算又は救命救急入院料を算定する病床に限る）に入院したものとみなし，入院料等を算定できる。

□(3) 結核病棟入院基本料について，当該保険医療機関において複数の結核病棟がある場合には，当該病棟全てについて同じ区分の結核病棟入院基本料を算定しなければならない。

□(4) 療養病棟入院基本料について，診療所に入院していた患者を療養病棟で受け入れた場合，急性期患者支援療養病床初期加算を算定できる。

a (1), (2)　b (2), (3)　c (1), (3), (4)　d (1)～(4)のすべて　e (4)のみ

問8 次の文章のうち正しいものはどれですか。

□(1) 認知症ケア加算について，身体的拘束を実施した日は，認知症ケア加算の所定点数の100分の70に相当する点数により算定する。

□(2) 臨床研修病院入院診療加算の「1 基幹型」の施設基準の要件のひとつには，指導医は臨床経験を5年以上有する医師であることである。

□(3) 短期滞在手術等基本料3は，患者が退院後概ね3日間，1時間以内で当該医療機関に来院可能な距離にいるという要件を満たしていなければ算定できない。

□(4) 精神科救急急性期医療入院料の算定対象となる患者には，精神作用物質使用による精神及び行動の障害（アルコール依存症にあっては，単なる酩酊状態であるものを除く）を有する者が含まれる。

a (1), (2)　b (2), (3)　c (1), (3), (4)　d (1)～(4)のすべて　e (4)のみ

問9 次の文章のうち正しいものはどれですか。

□(1) 臓器移植術を受けた患者であって臓器移植における拒否反応の抑制を目的として免疫抑制剤を投与しているものに対して，投与薬剤の血中濃度を測定し，その結果に基づき当該薬剤の投与量を精密に管理した場合は，月1回に限り特定薬剤治療管理料1を算定できる。

□(2) 遠隔連携診療料の算定に当たっては，患者に対面診療を行っている保険医療機関の医師が，他の保険医療機関の医師に診療情報の提供を行い，当該医師と連携して診療を行うことについて，あらかじめ患者に説明し同意を得なければならない。

□(3) 特定疾患治療管理料の「6 てんかん指導料」について，第1回目の当該指導料は，初診料を算定した初診の日又は当該保険医療機関から退院した日からそれぞれ起算して1か月を経過した日以降に算定できる。

□(4) 退院前訪問指導料は，退院して家庭に復帰する患者が算定の対象であり，特別養護老人ホーム等医師又は看護師等が配置されている施設に入所予定の患者は算定の対象にはならない。

a (1), (2)　b (2), (3)　c (1), (3), (4)　d (1)〜(4)のすべて　e (4)のみ

問10 次の文章のうち正しいものはどれですか。

□(1) ウイルス疾患指導料について，HIVの感染者に対して指導を行った場合は，当該指導料の「イ ウイルス疾患指導料1」を算定する。

□(2) ニコチン依存症管理料は，入院中の患者以外の患者に対し，「禁煙治療のための標準手順書」に沿って，初回の当該管理料を算定した日から起算して12週間にわたり計4回の禁煙治療を行った場合に算定できる。

□(3) 救急救命管理料について，救急救命士が行った処置等の費用は，救急救命管理料の所定点数とは別に算定できる。

□(4) 退院後訪問指導料を算定した場合は，同一の保険医療機関において精神科在宅患者支援管理料は算定できない。

a (1), (2)　b (2), (3)　c (1), (3), (4)　d (1)〜(4)のすべて　e (4)のみ

問11 次の文章のうち正しいものはどれですか。

□(1) 往診料について，患家における診療時間が1時間を超えた場合は，患家診療時間加算として，30分又はその端数を増すごとに，所定点数に100点を加算できる。

□(2) 在宅酸素療法指導管理料を算定している患者（入院中の患者を除く）については，喀痰吸引の費用（薬剤及び特定保険医療材料に係る費用を含む）は算定できない。

□(3) 在宅気管切開患者指導管理料について，当該管理を実施する保険医療機関又は緊急時に入院するための施設においては，レスピレーターを備えなければならない。

□(4) 在宅寝たきり患者処置指導管理料について，皮膚科特定疾患指導管理料を算定している患者については，当該管理料は算定できない。

a (1), (2)　b (2), (3)　c (1), (3), (4)　d (1)〜(4)のすべて　e (4)のみ

問12 次の文章のうち正しいものはどれですか。

□(1) 尿沈渣（フローサイトメトリー法）は，外注により検査を行った場合であっても算定できる。

□(2) イヌリンクリアランス測定について，検査に伴って行った注射，採血及び検体測定の費用は，当該検査の所定点数に含まれるが，使用した薬剤は別に算定できる。

□(3) 検体検査判断料は，同一月内において，同一患者に対して，入院及び外来の両方又は入院中に複数の診療科において検体検査を実施した場合においても，同一区分の判断料は，入院・外来又は診療科の別にかかわらず，月１回に限り算定できる。

□(4) 経皮的酸素ガス分圧測定について，重症下肢血流障害が疑われる患者に対し，虚血肢の切断若しくは血行再建に係る治療方針の決定又は治療効果の判定のために経皮的に血中のPO_2を測定した場合に，２月に１回に限り算定できる。

a (1), (2)　b (2), (3)　c (1), (3), (4)　d (1)〜(4)のすべて　e (4)のみ

問13 次の文章のうち正しいものはどれですか。

□(1) 尿中特殊物質定性定量検査のシュウ酸（尿）は，再発性尿路結石症の患者に対して，キャピラリー電気泳動法により行った場合に，原則として１年に１回に限り算定できる。

□(2) 小児食物アレルギー負荷検査は，問診及び血液検査等から，食物アレルギーが強く疑われる16歳未満の小児に対し，原因抗原の特定，耐性獲得の確認のために，食物負荷検査を実施した場合に，12月に４回を限度として算定できる。

□(3) 造影剤を使用して磁気共鳴コンピューター断層撮影（MRI撮影）を行った場合は，閉鎖循環式全身麻酔に限り麻酔手技料を別に算定できる。

□(4) 乳房用ポジトロン断層撮影は，乳房専用のPET装置を用いて，診断用の画像としてポジトロン断層撮影画像を撮影するものであり，画像の方向，スライスの数，撮影の部位数，疾病の種類等にかかわらず，当該断層撮影の所定点数により算定する。

a (1), (2)　b (2), (3)　c (1), (3), (4)　d (1)〜(4)のすべて　e (4)のみ

問14 次の文章のうち正しいものはどれですか。

□(1) 処方箋料について，一の処方薬について，一般名とカッコ書等で銘柄名が併記されている場合には，一般名処方加算は算定できる。

□(2) 特定疾患処方管理加算は，初診料を算定した初診の日には算定できない。

□(3) 精密持続点滴注射加算について，抗悪性腫瘍剤局所持続注入の実施時に精密持続点滴を行った場合には，当該加算は算定できない。

□(4) 処方料について，複数の診療科を標榜する保険医療機関において，２以上の診療科で，異なる医師が３歳未満の乳幼児に対して処方を行った場合は，それぞれの処方について乳幼児加算を算定できる。

a (1), (2)　b (2), (3)　c (1), (3), (4)　d (1)〜(4)のすべて　e (4)のみ

問15 次の文章のうち正しいものはどれですか。

☐(1) 皮内，皮下及び筋肉内注射は，入院中の患者以外の患者に対して行った場合にのみ算定し，入院中の患者に行った場合は，1日の薬剤料を合算し，薬剤料のみ算定できる。

☐(2) 関節腔内注射について，検査，処置を目的とする穿刺と同時に実施した場合は，当該検査若しくは処置又は関節腔内注射のいずれかの所定点数を算定する。

☐(3) 難病患者リハビリテーション料について，当該リハビリテーションの実施に当たっては，患者の症状等に応じたプログラムの作成，効果の判定等に万全を期することとされ，その実施時間は，患者1人当たり1日につき4時間が標準である。

☐(4) 脳血管疾患等リハビリテーション料について，難聴や人工内耳植込手術等に伴う聴覚・言語機能の障害を有する患者は，当該リハビリテーション料の対象とはならない。

a (1), (2)　b (2), (3)　c (1), (3), (4)　d (1)～(4)のすべて　e (4)のみ

問16 次の文章のうち正しいものはどれですか。

☐(1) 視能訓練は，両眼視機能に障害のある患者に対して，その両眼視機能回復のため矯正訓練（斜視視能訓練，弱視視能訓練）を行った場合，1日につき2回に限り算定できる。

☐(2) 運動器リハビリテーション料の所定点数には，徒手筋力検査及びその他のリハビリテーションに付随する諸検査が含まれる。

☐(3) 入院精神療法（Ⅰ）を行った週と同一週に行われた入院精神療法（Ⅱ）は別に算定できない。

☐(4) 精神科ナイト・ケアは，精神疾患を有する者の社会生活機能の回復を目的として行うものであり，その開始時間は午後4時以降とし，実施される内容の種類にかかわらず，その実施時間は患者1人当たり1日につき3時間を標準とする。

a (1), (2)　b (2), (3)　c (1), (3), (4)　d (1)～(4)のすべて　e (4)のみ

問17 次の文章のうち正しいものはどれですか。

☐(1) 認知療法・認知行動療法とは，入院中の患者以外のうつ病等の気分障害，強迫性障害，社交不安障害，パニック障害，心的外傷後ストレス障害又は神経性過食症の患者に対して，認知の偏りを修正し，問題解決を手助けすることによって治療することを目的とした精神療法をいう。

☐(2) 脳血管内手術を手術時体重が2,000g未満の児に実施した場合は，当該手術の所定点数の100分の400に相当する点数を加算できる。

☐(3) 通院集団精神療法は，精神科を標榜している保険医療機関において，精神科を担当する医師及び1人以上の精神保健福祉士又は公認心理師等により構成される2人以上の者が行った場合に限り算定できる。

☐(4) 耳鼻咽喉科小児抗菌薬適正使用支援加算は，インフルエンザの患者又はインフルエンザの疑われる患者については，算定できない。

a (1), (2)　b (2), (3)　c (1), (3), (4)　d (1)～(4)のすべて　e (4)のみ

問18　次の文章のうち正しいものはどれですか。

☐(1)　硬膜外自家血注入は，起立性頭痛を有する患者に係るものであって，関係学会の定める脳脊髄液漏出症診療指針に基づき，脳脊髄液漏出症として「確実」又は「確定」と診断されたものに対して実施した場合に限り算定できる。

☐(2)　酸素吸入について，肺血流増加型先天性心疾患の患者に対して，呼吸循環管理を目的として低濃度酸素吸入を行った場合は，当該処置の所定点数を算定する。

☐(3)　耳処置とは，外耳道入口部から鼓膜面までの処置であり，耳浴及び耳洗浄が含まれており，これらを包括して片側ごとに所定点数を算定できる。

☐(4)　高気圧酸素治療の「2　その他のもの」は，重症の低酸素脳症の患者に対して行う場合には，一連につき30回を限度として算定できる。

a　(1), (2)　　b　(2), (3)　　c　(1), (3), (4)　　d　(1)〜(4)のすべて　　e　(4)のみ

問19　次の文章のうち正しいものはどれですか。

☐(1)　静脈圧迫処置（慢性静脈不全に対するもの）は，弾性着衣又は弾性包帯による圧迫，圧迫下の運動及び患肢のスキンケアによるセルフケア指導を適切に組み合わせて，処置及び指導を行った場合に算定できる。

☐(2)　生体腎移植術を実施する場合の移植者に係る組織適合性試験の費用は，当該移植術の所定点数とは別に算定できる。

☐(3)　角膜移植術について，角膜を採取・保存するために要する費用は，当該手術の所定点数に含まれ別に算定できない。

☐(4)　瘢痕拘縮形成手術は，単なる拘縮に止まらず運動制限を伴うものに限り算定できる。

a　(1), (2)　　b　(2), (3)　　c　(1), (3), (4)　　d　(1)〜(4)のすべて　　e　(4)のみ

問20　次の文章のうち正しいものはどれですか。

☐(1)　体温維持療法は，重度脳障害患者（脳浮腫又は頭蓋内血腫を伴うGCS　8点以下の状態にある頭部外傷患者を除く）への治療的低体温の場合は算定できない。（※）

☐(2)　麻酔管理料（Ⅱ）について，主要な麻酔手技を実施する際には，麻酔科標榜医の管理下で行わなければならず，この場合，当該麻酔科標榜医は，麻酔中の患者と同室内にいる必要がある。

☐(3)　放射性同位元素内用療法管理料は，入院・入院外を問わず，患者に対して放射性同位元素内用療法に関する内容について説明・指導した場合に限り算定できる。

☐(4)　密封小線源治療の治療料は，疾病の種類，部位の違い，部位数の多寡にかかわらず，一連として所定点数を算定する。

a　(1), (2)　　b　(2), (3)　　c　(1), (3), (4)　　d　(1)〜(4)のすべて　　e　(4)のみ

第59回試験／薬価基準等

●薬価基準

	品名	規格・単位	薬価(円)
内用薬	[局]ケフラールカプセル 250mg	250mg 1 カプセル	54.70
	デベルザ錠 20mg	20mg 1 錠	164.10
	ビオフェルミンR錠	1 錠	5.90
注射薬	アルチバ静注用 2 mg	2 mg 1 瓶	1,759
	エスラックス静注 50mg/5.0mL	50mg 5 mL 1 瓶	513
	(局)大塚生食注	50mL 1 瓶	141
	[局]大塚生食注	20mL 1 管	62
	セファメジンα点滴用キット 1 g	1 g 1 キット（生理食塩液100mL付）	772
	フェンタニル注射液 0.1mg「テルモ」	0.005% 2 mL 1 管	242
	ブリディオン静注 200mg	200mg 2 mL 1 瓶	9,000
	プロポフォール静注 1 % 20mL	200mg20mL 1 管	594
	ラクトリンゲル液“フソー”	500mL 1 袋	231
	[局]リドカイン塩酸塩注 1 %「日新」	1 % 10mL 1 管	80
	YDソリタ-T 3 号輸液	500mL 1 袋	176
外用薬	グリセリン浣腸液 50%	50% 60mL 1 個	131.70
	[般](局)セボフルラン吸入麻酔液	1 mL	27.20
	[般] ポビドンヨード外用液 10%	10% 10mL	12.10

●材料価格基準

液化酸素CE	1 L	0.19
吸引留置カテーテル・受動吸引型・フィルム・チューブドレーン・チューブ型	1 本	897
膀胱留置用ディスポーザブルカテーテル・２管一般（Ⅱ）・標準型	1 本	561

注　品名欄の[般]の薬剤は一般名処方医薬品である。

問１　次の診療録（令和５年10月）から診療報酬明細書を作成せよ。（令和６年６月現在に準じて作成）

１施設の概要等：DPC対象外の一般病院，一般病床のみ110床，標榜診療科：内科，外科，整形外科，脳神経外科，眼科，耳鼻咽喉科，麻酔科，放射線科，リハビリテーション科

〔届出等の状況〕：

（届出ている施設基準等）急性期一般入院料６，診療録管理体制加算２，薬剤管理指導料，検体検査管理加算（Ⅱ），画像診断管理加算２，CT撮影（16列以上64列未満のマルチスライス型の機器），MRI撮影（1.5テスラ以上３テスラ未満の機器），麻酔管理料（Ⅰ），病理診断管理加算２

（届出は要さないが施設基準等を満たしている状況）医療情報取得加算，一般名処方加算，生活習慣病管理料（Ⅱ）

所在地：東京都文京区（１級地）

２診療時間：月曜日～金曜日　９時00分～17時00分
土曜日　９時00分～12時00分
日曜日，祝日　休診

３その他：
医師，薬剤師等職員の状況：医師数，薬剤師数及び看護職員（看護師及び准看護師）数は，医療法標準を満たしており，常勤の薬剤師，管理栄養士及び理学療法士も配置している。

（薬価基準はp.214）

診療録

項目	内容
保険者番号	3 2 1 3 1 9 2 2
被保険者手帳 記号・番号	3177・663（枝番）02
有効期限	令和　年　月　日
資格取得	昭和・（平成）・令和 22年 4月 1日
被保険者氏名	秋葉　良彦
事業所（船舶所有者）所在地	（省略）電話××××局　××××　番
事業所（船舶所有者）名称	（省略）
受診者 氏名	秋葉　多恵子
生年月日	明・大・（昭）・平・令 35年 5月 11日生
性別	男・（女）
住所	（省略）電話××××局　××××　番
職業	無職
被保険者との続柄	母
公費負担者番号	
公費負担医療の受給者番号	
公費負担者番号	
公費負担医療の受給者番号	
保険者 所在地	（省略）電話××××局××××　番
保険者 名称	○○共済組合

傷病名	職務	開始	終了	転帰	期間満了予定日
２型糖尿病（主）	上・外	令和３年８月９日	年　月　日	治ゆ・死亡・中止	年　月　日
頭部挫創（主）	上・外	令和５年10月24日	令和５年10月30日	（治ゆ）・死亡・中止	年　月　日
左前腕部挫傷（主）	上・外	令和５年10月24日	令和５年10月30日	（治ゆ）・死亡・中止	年　月　日

既往症・原因・主要症状・経過等	処方・手術・処置等
（２型糖尿病で通院治療継続中であり，マイナンバーカードを保険証として利用し，診療情報の取得に同意した患者）	（診療内容を一部省略している）
10/24（火） 内科（AM10：00） ・月１回の当科予約受診 ・BP135/88mmHg，P62/分 ・空腹時血糖95mg/dL，HbA1c（NGSP値）5.8％ ・血糖コントロールは良好。 ・本人に検査結果を説明し，文書を交付。 ・療養計画書を策定し患者に説明。同意書を取得して療養計画書を交付した。 ・次回は11/21（火）来院予定。　（内科　元木）	**10/24** ・B-V ・末梢血液一般検査，HbA1c ・生化学：Na，Cl，K，AST，ALT，LD，T-Bil，LDL-cho，HDL-cho，TP，Alb（BCP改良法），BUN，クレアチニン，Glu，Amy ・Rp）院外 デベルザ錠20mg　1T（分１毎朝食後）×28日分
整形外科（PM６：10） ・自転車で外出中，子供が道路に飛び出し，避けようとして転倒し，左側頭部を強打，左前腕部で体を庇い路面に打ち付け，頭部及び前腕部の疼痛を訴え，本日，当院緊急受診。 ・左側頭部の挫創長径３cm ・意識清明，瞳孔反射正常，神経学的所見異常なし。 ・頭部及び前腕部X-P，並びに頭部CTを施行（撮影開始PM６：20）。	・頭部単純X-P２方向（デジタル，電子画像管理，時間外緊急院内画像診断実施） ・左前腕部単純X-P２方向（デジタル，電子画像管理，時間外緊急院内画像診断実施） ・頭部CT（16列以上64列未満のマルチスライス型，電子画像管理，時間外緊急院内画像診断実施） ・頭部創傷処理（筋肉，臓器に達しないもの）（長径３cm）表皮４針縫合

既往症・原因・主要症状・経過等	処方・手術・処置等
・頭部及び前腕部X-Pの結果，頭蓋内病変及び骨の損傷は見られないが，放射線科専門医の診断結果を伝えるため，明日の受診を指示。 ・左側頭部挫創に対して清拭し，汚染創をブラッシングのうえ表皮縫合。 ・左前腕部挫傷に対して清拭し，創傷処置。 （整形外科　田中）	デブリードマン（局麻下） リドカイン塩酸塩注１％「日新」10mL １A 大塚生食注50mL １V ポビドンヨード外用液10% 20mL ・左前腕部創傷処置（100cm^{2}未満） ・Rp）院内（処方薬剤名称等情報提供，手帳記載） ケフラールカプセル250mg ３C ビオフェルミンＲ錠３Ｔ（分３毎食後×５日）
10/25（水） 整形外科 ・左側頭部は止血。 ・所見（放射線科医レポート）：頭部X-P及びCT上，特に異常なし（報告文書の写し添付省略）。 （整形外科　田中）	10/25 ・左前腕部創傷処置（100cm^{2}未満） ポビドンヨード外用液10% 10mL
10/30（月） 整形外科 ・左側頭部及び左前腕部の疼痛は消失。 ・頭部挫創縫合部は良好にて，本日抜糸。 ・頭部挫創及び左前腕部挫傷は治癒。 （整形外科　田中）	10/30

第59回試験

問題

解答

問２　次の診療録（令和５年10月）から診療報酬明細書を作成せよ。（令和６年６月現在に準じて作成）

１施設の概要等：
DPC対象外の一般病院・救急指定病院，一般病床のみ350床，標榜診療科：内科，小児科，外科，整形外科，産婦人科，眼科，耳鼻咽喉科，泌尿器科，消化器外科，麻酔科，放射線科，病理診断科

〔届出等の状況〕：

（届出ている施設基準等）
急性期一般入院料４，診療録管理体制加算２，医師事務作業補助体制加算１（30対１），急性期看護補助体制加算（25対１）（看護補助者５割以上），療養環境加算，医療安全対策加算１，感染対策向上加算１，データ提出加算２，入院時食事療養（Ⅰ），食堂加算，薬剤管理指導料，検体検査管理加算（Ⅱ），画像診断管理加算２，CT撮影（64列以上のマルチスライス型の機器，その他の場合），MRI撮影（３テスラ以上の機器，その他の場合），麻酔管理料（Ⅰ），病理診断管理加算１，看護職員処遇改善評価料10，入院ベースアップ評価料10

（届出は要さないが施設基準等を満たしている状況）
臨床研修病院入院診療加算（協力型），手術の「通則５」及び「通則６」に該当する手術
所在地：東京都文京区（１級地）

２診療時間：
月曜日～金曜日　９時00分～17時00分
土曜日　　　　　９時00分～12時00分
日曜日，祝日　　休診

３その他：
オンライン資格確認を導入している，オンライン請求を行っている，医師，薬剤師等職員の状況：医師数，薬剤師数及び看護職員（看護師及び准看護師）数は，医療法標準を満たしており，常勤の薬剤師，管理栄養士及び理学療法士も配置している。

（薬価基準はp.214）

診療録

項目	内容
保険者番号	0 6 1 3 9 8 9 3
被保険者証・被保険者手帳 記号・番号	593・4631（枝番）00
有効期限	令和　年　月　日
資格取得	昭和 60年 4月 1日
被保険者氏名	菊池　雄介
事業所（船舶所有者） 所在地	（省略） 電話××××局　××××　番
事業所（船舶所有者） 名称	（省略）
受診者 氏名	菊池　雄介
生年月日	昭和 42年 8月 23日生　男
住所	（省略） 電話××××局　××××　番
職業	会社員
被保険者との続柄	本人
公費負担者番号	
公費負担医療の受給者番号	
公費負担者番号	
公費負担医療の受給者番号	
保険者 所在地	（省略） 電話××××局××××　番
保険者 名称	○○健康保険組合

傷病名	職務	開始	終了	転帰	期間満了予定日
肝細胞癌（主）	上・外	令和５年10月３日	月　日	治ゆ・死亡・中止	月　日
肝硬変（主）	上・外	令和５年10月３日	月　日	治ゆ・死亡・中止	月　日

既往症・原因・主要症状・経過等　／　**処方・手術・処置等**

M病院にて非ウイルス性肝硬変の経過観察中，超音波検査で肝に腫瘍が認められ，10/３に当科外来を紹介受診。腹部CT検査及び生検の結果，直径２cm及び2.5cmの肝癌を認め，他臓器への転移なし。10/16外来で，胸部単純X-P，心電図検査，血液学的検査，生化学的検査（Ⅰ）及び（Ⅱ），感染症免疫学的検査，肝炎ウイルス関連検査等の術前検査を施行。

既往症・原因・主要症状・経過等	処方・手術・処置等
	（診療内容を一部省略している）
10/26（木） ・肝悪性腫瘍ラジオ波焼灼療法(腹腔鏡によるもの)目的に，本日入院（AM 10：30）。 ・バイタルサイン：BP125/64mmHg，P63/分 ・入院診療計画書等を本人及び家族に説明し文書を交付の上，手術同意書を受領。 ・薬剤師から薬学的管理指導を行う。 ・研修医に指導を行う（内容等は記載省略）。 ・昼食から肝臓食。(消化器外科　高橋/薬剤師　大友) ・麻酔科術前回診：特に問題なし。(麻酔科　石田)	**10/26** ・末梢血液一般検査，末梢血液像（自動機械法），CRP ・生化学：Na，Cl，K，AST，ALT，LD，T-Bil，T-cho，TP，Alb（BCP改良法），BUN，クレアチニン，Glu，Amy，アンモニア ＊外来で検査〔血液，生（Ⅰ），生（Ⅱ），免疫〕施行のため，検体検査判断料，検体検査管理加算を算定済み。 ＊外来で画像診断（単純X-P）施行のため，画像診断管理加算を算定済み。
10/27（金） ・朝食から禁食。 ・浣腸実施。 ・手術室へ入室（AM ９：45）。 ・麻酔科標榜医による麻酔管理のもと，手術を予定どおり問題なく終了。 ・術後，病理組織標本を提出。	**10/27** ・術前処置：グリセリン浣腸液50% 60mL　１個 　　　　　　弾性ストッキング使用 ・肝悪性腫瘍ラジオ波焼灼療法（２cmを超えるもの，腹腔鏡によるもの） 超音波凝固切開装置使用

第59回試験　問題　解答

既往症・原因・主要症状・経過等	処方・手術・処置等
・創部ドレーンを留置し，淡血性廃液あり。 ・胸部・腹部X-P検査，特に問題なし。 ・手術室から一般病棟へ帰室（PM 0：00）。 ・帰室時，意識清明，バイタルサイン安定。 ・手術所見及び経過について家族に説明。 （消化器外科　高橋）	・閉鎖循環式全身麻酔（仰臥位）AM 10：00～AM 11：15 ・呼吸心拍監視 ・経皮的動脈血酸素飽和度測定 ・液化酸素CE 230L ・セファメジンα点滴用キット 1 g 1 キット（生理食塩液100mL付） セボフルラン吸入麻酔液30mL プロポフォール静注 1 % 20mL 1 A フェンタニル注射液0.1mg「テルモ」2 A アルチバ静注用 2 mg 1 V 大塚生食注20mL 1 A エスラックス静注50mg/5.0mL 1 V ブリディオン静注200mg 1 V ラクトリンゲル液“フソー”500mL 1 袋 ・吸引留置カテーテル・受動吸引型・フィルム・チューブドレーン・チューブ型 1 本 ・膀胱留置用ディスポーザブルカテーテル・2 管一般（Ⅱ）・標準型 1 本 ・病理組織標本作製（1 臓器） ＊病理診断料は，次月施行のため算定しない。 〔帰室後〕 ・持続点滴：YDソリタ-T 3 号輸液500mL 2 袋 セファメジンα点滴用キット 1 g 1 キット （生理食塩液100mL付） ・呼吸心拍監視（12h） ・経皮的動脈血酸素飽和度測定（12h） ・酸素吸入　液化酸素CE 1,300L ・胸部単純X-P 1 方向（2 回目）（デジタル，電子画像管理） ・腹部単純X-P 1 方向（1 回目）（デジタル，電子画像管理）
10/28（土）術後 1 日目 ・麻酔後回診：意識清明，バイタルサイン安定。麻酔合併症等，特になし。（麻酔科　石田） ・朝から飲水可。 ・酸素吸入，呼吸心拍監視，経皮的動脈血酸素飽和度測定は，本日PM 1：00で終了。 ・尿道カテーテルは，本日PM 1：30抜去。 ・持続点滴は，本日PM 3：00中止。 ・夕食から肝臓食。（消化器外科　高橋）	10/28 ・末梢血液一般検査，末梢血液像（自動機械法），CRP ・生化学：Na，Cl，K，AST，ALT，LD，T-Bil，T-cho，TP，Alb（BCP改良法），BUN，クレアチニン，Glu，Amy ・呼吸心拍監視（13h） ・経皮的動脈血酸素飽和度測定（13h） ・酸素吸入　液化酸素CE 1,400L ・ドレーン法（持続的吸引を行うもの） ・持続点滴：YDソリタ-T 3 号輸液500mL 2 袋
10/29（日）術後 2 日目 ・バイタルサイン安定。 ・創部ドレーン淡血性廃液少量。（消化器外科　高橋）	10/29 ・ドレーン法（持続的吸引を行うもの）
10/30（月）術後 3 日目 ・バイタルサイン安定。 ・創部ドレーン淡血性廃液少量。（消化器外科　高橋）	10/30 ・ドレーン法（持続的吸引を行うもの）
10/31（火）術後 4 日目 ・バイタルサイン安定。 ・創部ドレーン抜去（PM 0：00）。（消化器外科　高橋）	10/31 ・ドレーン法（持続的吸引を行うもの）

第59回試験・学科問題／解説と解答

問1

(1)　正しい。(→健康保険法第97条及び同法施行規則第81条)［○］

(2)　健康保険の任意継続被保険者は，任意継続被保険者でなくなることを希望する旨を，厚生労働省令で定めるところにより，保険者に申し出た場合において，その申出が受理された日の属する月の末日が到来したときの翌日からその資格を喪失する。(→健康保険法第38条第1項第7号)［×］

(3)　正しい。(→健康保険法第79条第1項)［○］

(4)　正しい。(→高齢者の医療の確保に関する法律第51条第1項第1号)［○］　**【正解】c**

問2

(1)　保険医療機関は，その入院患者に対して，いかなる場合も，患者の負担により，当該保険医療機関の従業者以外の者による看護を受けさせてはならない。(→省令「保険医療機関及び保険医療養担当規則」第11条の2第1項)［×］

(2)　セカンド・オピニオンのためのレントゲンのコピー代は，B010診療情報提供料（Ⅱ）の所定点数に含まれ，患者から当該費用を徴収することは認められない。(→①保医発通知「療養の給付と直接関係ないサービス等の取扱い」2（5）コ，②平18.4.28事務連絡)（点24 p.1584「問3」)［×］

(3)　注射薬の投与量は，厚生労働大臣が定める注射薬につき，1回14日分，30日分または90日分を限度とする。(→省令「保険医療機関及び保険医療養担当規則」第20条「2」ト)［×］

(4)　正しい。〔→保医発通知「医療保険と介護保険の給付調整に関する留意事項等について」第3「2」〕(点24 p.1513)［○］　**【正解】e**

問3

(1)　診療所が病床を設けようとするとき，また診療所の病床数，病床の種別その他厚生労働省令で定める事項を変更しようとするときは，当該診療所の所在地の都道府県知事の許可を受けなければならない。(→医療法第7条第3項)［×］

(2)　正しい。(→介護保険法第9条第1項第2号)［○］

(3)　正しい。(→介護保険法第18条)［○］

(4)　病院，診療所または助産所の開設者が，その病院，診療所または助産所を休止したときは，10日以内に，都道府県知事に届け出なければならない。(→医療法第8条の2第2項)［×］　**【正解】b**

問4

(1)　正しい。→〔告示「療担規則等に基づき厚生労働大臣が定める掲示事項等」第2「2」(2)〕(点24 p.1549)［○］

(2)　正しい。〔→保医発通知「入院時食事療養費に係る食事療養及び入院時生活療養費に係る生活療養の実施上の留意事項」2(1)①〕(点24 p.1039)［○］

(3)　特定保険医療材料「緊急時ブラッドアクセス用留置カテーテル」は，1週間に1本を限度として算定できる。(→告示「材料価格基準/別表Ⅱ「042」の算定に関する保医発通知)(点24 p.981)［×］

(4)　特定保険医療材料「経皮的脳血管形成術用カテーテル」は，頭蓋内血管の経皮的形成術に使用した場合に算定できる。(→告示「材料価格基準/別表Ⅱ「133」の算定に関する保医発通知「ア」)(点24 p.1014)［×］　**【正解】a**

問5

(1)　正しい。〔→A000に関する保医発通知「初診料算定の原則」(1)〕(点24 p.34)［○］

(2)　正しい。〔→A000「注1」に関する保医発通知「初診料算定の原則」(1)〕(点23 p.34)［○］

(3)　正しい。〔→A000「注7」に関する平27.6.30事務連絡〕(点24 p.40)［○］

(4)　正しい。〔→A000「注7」深夜加算に関する保医発通知イ〕(点24 p.39)［○］　**【正解】d**

問6

(1)　正しい。(→A000「注10」・保医発通知「ア」)［○］

(2)　正しい。担当医により指導および診療を行った場合にのみ算定できる。(→A001「注12」に関する平26.3.31事務連絡)(点24 p.54「問6」)［○］

(3)　外来診療料の所定点数には，超音波ネブライザが含まれる。(→A002「注6」レ)［×］

(4)　A000「注11」・A001「注15」の外来感染対策向上加算に関する施設基準に「専任の院内感染管理者が配置されていること」とあり，専従の院内感染管理者の配置は要しない。なお，「専任」とはその業務を行っている間は責任を持って担当することを指し，専任業務に支障がなければ他の業務を兼任することも可能とされる。〔→告示「基本診療料の施設基準等」第3「3の3」(1)〕(点24 p.1050)［×］　**【正解】a**

問7

(1)　総合入院体制加算は，入院した日から起算して14日を限度として所定点数に加算する。(→A200「注」及び保医発通知)［×］

(2)　正しい。(→保医発通知「救急患者として受け入れた患者が，処置室，手術室等において死亡した場合」)(点24 p.115)［○］

(3) 正しい。〔→A102に関する保医発通知(6)〕［○］
(4) 急性期患者支援療養病床初期加算は，急性期医療を担う病院の一般病棟に入院し，急性期治療を終えて一定程度状態が安定した患者を速やかに療養病棟が受け入れることにより，急性期医療を担う病院の後方支援を評価するものであり，診療所からの転院患者は対象とならない。〔→A101「注6」に関する保医発通知(10)ア〕［×］　【正解】b

問8

(1) A247認知症ケア加算について，身体的拘束を実施した日は，所定点数の100分の40に相当する点数により算定する。(→A247「注2」)［×］
(2) A204-2臨床研修病院入院診療加算の「1基幹型」の施設基準に，要件として「指導医は臨床経験を7年以上有する医師である」とある。〔→告示「基本診療料の施設基準等」第8「6」に関する保医発通知1(1)ア〕(点24p.1131)［×］
(3) 短期滞在手術等基本料の算定要件に「退院後概ね3日間，患者が1時間以内で当該医療機関に来院可能な距離にいる」とあるが，短期滞在手術等基本料3を除くとされる。〔→A400に関する保医発通知(1)エ〕［×］
(4) 正しい。〔→A311に関する保医発通知(7)イ〕［○］
【正解】e

問9

(1) 正しい。〔→B001「2」「注1」・保医発通知(1)ア(ハ)〕［○］
(2) 正しい。〔→B005-11に関する保医発通知(3)〕［○］
(3) 正しい。〔→B001「6」に関する保医発通知(2)〕［○］
(4) 正しい。〔→B007に関する保医発通知(3)〕［○］
【正解】d

問10

(1) ウイルス疾患指導料について，後天性免疫不全症候群(HIV)に罹患している患者に対して指導を行った場合は，当該指導料の「ロ ウイルス疾患指導料2」を算定する。〔→B001「1」「注1」および保医発通知(3)〕［×］
(2) ニコチン依存症管理料は，入院中の患者以外の患者に対し，「禁煙治療のための標準手順書」に沿って，初回の当該管理料を算定した日から起算して12週間にわたり計5回の禁煙治療を行った場合に算定できる。〔→B001-3-2に関する保医発通知(1)〕［×］
(3) 救急救命士の行った処置等の費用は，所定点数に含まれ別に算定できない。〔→B006に関する保医発通知(2)〕［×］
(4) 正しい。B007-2退院後訪問指導料を算定した場合は，同一保険医療機関においてI016精神科在宅患者支援管理料は算定できない。〔→①B007-2に関する保医発通知(6)，②I016「注4」〕［○］
【正解】e

問11

(1) 正しい。(→C000「注2」)［○］
(2) 正しい。〔→C103に関する保医発通知(8)〕［○］
(3) 正しい。〔→C112に関する保医発通知(2)〕［○］
(4) 正しい。(→C109「注2」)［○］　【正解】d

問12

(1) 尿沈渣(フローサイトメトリー法)は当該保険医療機関内で検査を行った場合に算定する。(→D002-2「注2」)［×］
(2) 正しい。〔→D286-2に関する保医発通知(1)〕［○］
(3) 正しい。〔→D026に関する保医発通知(4)〕［○］
(4) 経皮的酸素ガス分圧測定は算定条件を満たした場合において3月に1回に限り算定できる。(→D222-2に関する保医発通知)［×］
【正解】b

問13

(1) 正しい。(→D001「18」に関する保医発通知)［○］
(2) 小児食物アレルギー負荷検査は算定条件を満たした場合において12月に3回を限度として算定できる。〔→D291-2に関する保医発通知(1)〕［×］
(3) 正しい。〔→E202「注3」および保医発通知(7)〕［○］
(4) 正しい。〔→E101-5に関する保医発通知(1)〕［○］
【正解】c

問14

(1) 一の処方薬について，一般名とカッコ書等で銘柄名が併記されている場合，一般名処方加算は算定できない。(→F400に関する「注6」に関する平24.3.30事務連絡)(点24p.586「問3」)［×］
(2) 特定疾患処方管理加算は，初診料を算定した初診の日においても算定できる。〔→F100「注5」に関する保医発通知(9)オ〕［×］
(3) G003抗悪性腫瘍剤局所持続注入の実施時に精密持続点滴を行った場合には精密持続点滴注射加算の算定ができる。〔→注射「通則4」に関する保医発通知3(3)〕［×］
(4) 正しい。〔→F100「注4」に関する保医発通知(8)〕［○］
【正解】e

問15

(1) 正しい。〔→G000に関する保医発通知(1)〕［○］
(2) 正しい。(→G010に関する保医発通知)［○］
(3) 難病患者リハビリテーションの実施時間は，患者1人当たり1日につき6時間を標準とする。〔→H006に関する保医発通知(3)〕［×］

学科／解説と解答

(4)　H001脳血管疾患等リハビリテーション料の対象患者には難聴や人工内耳植込手術等を伴う聴覚・言語機能の障害を有する患者が含まれる。(→告示「特掲診療料の施設基準等」別表第９の５)(点24 p.626)［×］　【正解】a

問16

(1)　視能訓練は１日につき１回のみ算定できる。〔→H005に関する保医発通知(1)〕［×］
(2)　正しい。〔→H002に関する保医発通知(3)〕［○］
(3)　正しい。〔→I001に関する保医発通知(9)〕［○］
(4)　精神科ナイト・ケアの実施時間は患者１人当たり１日につき４時間を標準とする。〔→I010に関する保医発通知(1)〕［×］　【正解】b

問17

(1)　正しい。〔→I003-2に関する保医発通知(1)〕［○］
(2)　K178脳血管内手術を手術時体重が1,500g未満の児に実施した場合は，当該手術の所定点数に100分の400に相当する点数を加算できる。(→手術の部「通則７」)(点24 p.734)［×］
(3)　正しい。〔→I006に関する保医発通知(2)〕［○］
(4)　正しい。(→処置の部「通則８」に関する保医発通知)［○］　【正解】c

問18

(1)　正しい。(→J007-2に関する保医発通知)［○］
(2)　正しい。〔→J024に関する保医発通知(3)〕［○］
(3)　耳処置は一側，両側の区別なく１回につき所定点数を算定する。〔→J095に関する保医発通知(1)〕［×］
(4)　高気圧酸素治療の「２その他のもの」は，重症の低酸素脳症の患者に対して行う場合には，一連につき10回を限度として算定できる。〔→J027に関する保医発通知(2)〕［×］　【正解】a

問19

(1)　正しい。〔→J001-10に関する保医発通知(3)〕［○］
(2)　腎移植者に係わる組織適合性試験の費用は，当該移植術の所定点数に含まれる。(→K780-2「注２」)［×］
(3)　正しい。〔→K259に関する保医発通知(1)〕［○］
(4)　正しい。〔→K010に関する保医発通知(1)〕［○］
【正解】c

問20

(1)　正しい。〔→L008-2に関する保医発通知(2)〕［○］
(2)　正しい。〔→L010に関する保医発通知(3)〕［○］
(3)　正しい。〔→M000-2に関する保医発通知(2)〕［○］
(4)　正しい。〔→M004に関する保医発通知(1)〕［○］
【正解】d

第59回試験・実技問題／解説と解答

問　1

《算定のポイント》再診時の注加算項目の算定。薬剤情報提供料の算定。調剤技術基本料の算定要件。注加算のある手術の算定及び時間外加算の算定。一般名処方加算の特例措置の算定。

初　診　[24日]

●内科については算定済み。

●24日は内科受診後に整形外科を受診しているので，A000初診料「注５」により146点を算定する。なお，整形外科の受診は時間外受診であるが，A000「注５」の規定により，A000「注７」の時間外加算は算定できない。

再　診　[24日，25日，30日]

●届出等の状況から，A001再診料75点を算定。75点×３＝**225点**。さらに，A001「注19」医療情報取得加算４（１点）を月１回算定する。

●30日，整形外科受診時には，A001「注８」外来管理加算**52点**を算定。

※医療情報取得加算の施設基準を満たしている医療機関において，マイナンバーカードを保険証として利用している患者なので，A001「注19」医療情報取得加算４を算定する。

※24日は手術，25日は創傷処置を行っているので，A001「注８」外来管理加算は算定できない。なお，30日については，生活習慣病管理料（Ⅱ）の算定日とは別日であるため，外来管理加算を算定できる。

医学管理等　[24日]

●**療養計画書に基づき，服薬，運動療法等療養上の指導を行う**⇨主病の２型糖尿病，高血圧症に関する指導を行っているので，B001-3-3生活習慣病管理料（Ⅱ）を算定する。**333点**を算定。

●**処方薬剤名称等情報提供，手帳記載**⇨B011-3薬剤情報提供料４点。手帳記載はB011-3「注２」により手帳記載加算として３点を加算する。４点＋３点＝**７点**。

投　薬　[24日]

●**内服薬**⇨ケフラールカプセル250mg　3C（54円70×３）＋ビオフェルミンR錠３T（５円90×３）＝181円80，１剤１日分18点。５日分投与されている。薬剤料18点×５＝**90点**。

●**F000調剤料**⇨内服薬は**11点**。

●**F100処方料**⇨処方料「３」により**42点**。

●**F500調剤技術基本料**⇨同一月内に処方箋の交付がある場合には，調剤技術基本料は算定しない。

処　置　[25日，30日]

●**左前腕部創傷処置（100cm²未満）**⇨J000創傷処置「１」の52点。24日，25日に施行。52点×２＝**104点**。30日は「本日抜糸」とあるが，簡単なものの費用は算定できない。

●**薬剤**⇨ポビドンヨード消毒液10％ 10mL（12円10），15円以下なのでJ300薬剤「注１」により算定しない。

手　術　[24日]

●**頭部創傷処理（筋肉，臓器に達しないもの）（長径３cm），表皮４針縫合，デブリードマン**⇨記載からK000創傷処理「４」筋肉，臓器に達しないもの（長径５cm未満）530点を算定。汚染された挫創に対してデブリードマンを行っているので，K000「注３」により100点を加算する。したがって，530点＋100点＝630点。以上の手術を24日火曜日の時間外に施行しているので，手術の「通則12」により時間外加算をする。届出の記載はないので，時間外加算２により所定点数の100分の40に相当する点数を加算する。したがって，630点＋630点×0.4＝**882点**。

●**薬剤**⇨リドカイン塩酸塩注１％「日新」10mL　１A（80円）＋大塚生食注50mL　１V（141円）＝**221円**。薬剤料22点。簡単な局所麻酔なので麻酔料の算定はない。

※ポビドンヨード外用液10％ 20mLは手術の「通則２」の外皮用殺菌剤に該当するので算定できない。

問1 【解答】

○ 診療報酬明細書（医科入院外） 令和 5 年 10 月分　都道府県番号　医療機関コード

1 医科	① 社・国	3 後期	① 単独	2 本外	8 高外一
	2 公費		2 2併	4 六外	
			3 3併	⑥ 家外	0 高外7

保険者番号：3 2 1 3 1 9 2 2　給付割合：10 9 8 7（ ）

被保険者証・被保険者手帳等の記号・番号：3177・663（枝番）02

公費負担者番号①　公費負担医療の受給者番号①
公費負担者番号②　公費負担医療の受給者番号②

区分：精神 結核 特例 老人 重点 療養 複合 複療　特記事項

氏名：秋葉　多恵子
1男 ②女　1明 2大 ③昭 4平 5令 35．5．11 生

職務上の事由：1 職務上 2 下船後3月以内 3 通勤災害

保険医療機関の所在地及び名称：東京都文京区××××　□□病院　（　床）

傷病名	診療開始日	転帰	診療実日数
(1) 2型糖尿病（主）	(1) 令和3年8月9日		保険 3日
(2) 頭部挫創（主）	(2) 令和5年10月24日	②治ゆ	公費① 日
(3) 左前腕部挫傷（主）	(3) 令和5年10月24日	③治ゆ	公費② 日

転帰欄：治ゆ 死亡 中止

区分	項目	点数		回数	合計	公費分点数
⑪ 初診	時間外・休日・深夜			1回	146点	
⑫ 再診	再診		×	3回	226	
	外来管理加算	52	×	1回	52	
	時間外		×	回		
	休日		×	回		
	深夜		×	回		
⑬ 医学管理					340	
⑭ 在宅	往診			回		
	夜間			回		
	深夜・緊急			回		
	在宅患者訪問診療			回		
	その他					
	薬剤					
⑳ 投薬	㉑ 内服 薬剤			5単位	90	
	㉑ 内服 調剤	11	×	1回	11	
	㉒ 屯服 薬剤			単位		
	㉓ 外用 薬剤			単位		
	㉓ 外用 調剤		×	回		
	㉕ 処方	42	×	1回	42	
	㉖ 麻毒		×	回		
	㉗ 調基					
㉚ 注射	㉛ 皮下筋肉内			回		
	㉜ 静脈内			回		
	㉝ その他			回		
㊵ 処置				2回	104	
	薬剤					
(50) 手術麻酔				1回	882	
	薬剤				22	
(60) 検査病理				5回	572	
	薬剤					
(70) 画像診断				6回	2,336	
	薬剤					
(80) その他	処方箋			1回	60	
	薬剤					

摘要	内容	点数×回数
⑪	＊複初（整形外科）	146×1
⑫	＊再診	75×3
	＊医療情報取得加算4	1×1
⑬	＊生2	333×1
	＊薬情，手帳	7×1
㉑	＊ケフラールカプセル250mg 3C ビオフェルミンR錠3T	18×5
㊵	＊創傷処置「1」	52×2
(50)	＊創傷処理（頭部）「4」 デブリードマン（24日）外	882×1
	＊リドカイン塩酸塩注1%「日新」10mL 1A 大塚生食注50mL 1V	22×1
(60)	＊B-V	40×1
	＊B-末梢血液一般検査，HbA1c	70×1
	＊B-Na・Cl，K，AST，ALT，LD，T-Bil，LDL-cho，HDL-cho，TP，Alb（BCP改良法），BUN，クレアチニン，Glu，Amy（10項目以上）	103×1
	＊外迅速（5項目）	50×1
	＊判血，判生Ⅰ，検管Ⅰ	309×1
(70)	＊頭部単純X-P（デジタル）（2方向），電画 緊画（24日，PM6：20）	397×1

療養の給付	請求 点	※決定 点	一部負担金額 円
保険	4,883		減額 割(円)免除・支払猶予
公費①	点	※ 点	円
公費②	点	※ 点	円

※高額療養費 円　※公費負担点数 点　※公費負担点数 点

第59回試験　問題　解答

	＊左前腕部単純X-P（デジタル）（２方向），電画 224×１
	＊写画１ 70×１
	＊頭部CT（16列以上64列未満のマルチスライス型），電画 1,020×１
	＊コンピューター断層診断 450×１
	＊コ画２ 175×１
⑧⓪	＊処方箋料「３」 60×１

検　査　［24日］

●**B-V**⇨D400血液採取「１」静脈**40点**。

●**末梢血液一般検査**⇨D005 血液形態・機能検査「５」末梢血液一般検査**21点**。**HbA1c**⇨D005血液形態・機能検査「９」ヘモグロビンA1c（HbA1c）49点。21点＋49点＝**70点**。**検査判断料**⇨D026「３」血液学的検査判断料**125点**。

●**生化学；Na～Amy**⇨D007血液化学検査の「注」に該当する検査。NaとClを併せて測定した場合は１項目と数える。10項目以上だから，D007「注」の「ハ」**103点**。生化学的検査（Ⅰ）。**検査判断料**⇨D026「４」生化学的検査（Ⅰ）判断料**144点**。

●24日の経過欄から，本人に検査結果を説明し，文書を交付しているので，検体検査実施料の「通則３」により外来迅速検体検査加算として５項目を限度として１項目につき10点を加算する。５項目以上の検体検査を実施しているので10点×５＝**50点**を算定する。

●届出の内容から，検査判断料の検体検査管理加算を算定する。届出には検体検査管理加算（Ⅱ）とあるが，外来の場合は検体検査管理加算（Ⅰ）として**40点**を算定する。

※検査判断料は，血液学的検査判断料（125点）＋生化学的検査（Ⅰ）判断料（144点）＋検体検査管理加算（Ⅰ）（40点）＝**309点**。

画　像　［24日，25日］

●**頭部単純X-P２方向（デジタル，電子画像管理，時間外緊急院内画像診断）**⇨E001写真診断「１」単純撮影「イ」（85点＋85点×0.5＝127.5点→128点）＋E002撮影「１」単純撮影「ロ」デジタル撮影（68点＋68点×0.5＝102点）＋エックス線診断料「通則４」電子画像管理加算「イ」単純撮影の場合（57点）＋画像診断「通則３」時間外緊急院内画像診断加算（110点）＝287点＋110点＝**397点**。

※時間外緊急院内画像診断⇨画像診断の撮影開始が火曜日の時間外（PM6：20）に行われているので，画像診断の「通則３」により時間外緊急院内画像診断加算として１日につき**110点**を算定する。

●**左前腕部単純X-P2方向（デジタル，電子画像管理）**⇨E001写真診断「１」単純撮影「イ」（43点＋43点×0.5＝64.5点→65点）＋E002撮影「１」単純撮影「ロ」デジタル撮影（68点＋68点×0.5＝102点）＋エックス線診断料「通則４」電子画像管理加算「イ」単純撮影の場合（57点）＝**224点**。

●**頭部CT（16列以上64列未満のマルチスライス型，電子画像管理）**⇨E200コンピューター断層撮影「１」CT撮影「ロ」16列以上64列未満のマルチスライス型の器機による場合（900点）＋コンピューター断層撮影診断料「通則３」電子画像管理加算（120点）＝**1,020点**。併せて，E203コンピューター断層診断**450点**を算定。

●**25日の経過欄の所見（放射線科医レポート）：頭部X-P及びCT上，特に異常なし**⇨頭部X-Pの所見は画像診断「通則４」画像診断管理加算１［写画１］として70点を算定。CT撮影の所見については画像診断「通則５」画像診断管理加算２［コ画２］として**175点**を算定。

その他　［24日］

●24日に院外処方箋が交付されているのでF400処方箋料「３」60点を算定。届出には，一般名処方加算の記載があるが，デベルザ錠は一般名処方に該当しないので算定しない。

実技／解説と解答

問 2

《算定のポイント》 手術医療機器等の加算。閉鎖循環式全身麻酔に併せて行う呼吸心拍監視，経皮的動脈血酸素飽和度測定の算定。D007血液化学検査の包括項目と個別項目のチェック。呼吸心拍監視が算定できる場合のレセプト記載。経皮的動脈血酸素飽和度測定が算定できる場合の条件の確認。肝臓食⇨特別食の算定。

初　診

●外来にて算定済み

医学管理等　[26日，27日]

[26日]

●**26日の経過等欄「薬剤師から薬学的管理指導を行う」**⇨B008 薬剤管理指導料「２」の**325点**を算定する。

[27日]

●**処置等欄の「弾性ストッキング使用」**⇨B001-6肺血栓塞栓症予防管理料**305点**を算定する。

注　射　[27日，28日]

●**点滴（27日）**⇨YDソリターＴ３号輸液500mL ２袋（176円×２）＋セファメジンα点滴用キット１g １キット（生理食塩液100mL付）（772円）＝1,124円。薬剤料**112点**。

●**点滴（28日）**⇨YDソリターＴ３号輸液500mL ２袋（176円×２）＝352円。薬剤料**35点**。

●**手技料（28日）**⇨G004点滴注射「２」**102点**。

※27日は手術を施行しているため，点滴注射の手技料は算定できない。

処　置　[27日～31日]

●**酸素吸入，液化酸素CE1,300L**⇨手術日の27日に施行，酸素吸入の処置料は手術の「通則１」により算定できない。酸素代のみ算定。液化酸素CE1,300L→０円19×1,300L×1.3（補正率）＝321円10→**32点**。

●**酸素吸入，液化酸素CE1,400L**⇨28日に施行。酸素吸入⇨J024酸素吸入**65点**。酸素代→０円19×1,400L×1.3（補正率）＝345円80→**35点**。

●**ドレーン法（持続吸引を行うもの）**⇨J002ドレーン法「１」持続的吸引を行うもの50点。28日，29日，30日，31日の４回施行。50点×４＝**200点**。

※ドレーン法で使用した材料は「受動吸引型」だが，長期間吸引を続けているため，「１」の持続吸引にて算定を行った。

手　術　[27日]

●**肝悪性腫瘍ラジオ波焼灼療法（２cmを超えるもの，腹腔鏡によるもの）**⇨K697-3肝悪性腫瘍ラジオ波焼灼療法（一連として）「２」２cmを超えるもの「イ」腹腔鏡によるもの**23,260点**により算定。

●**超音波凝固切開装置使用**⇨K931超音波凝固切開装置等加算**3,000点**を算定。

●**特定保険医療材料料**⇨吸引留置カテーテル・受動吸引型・フィルム・チューブドレーン・チューブ型１本（897円）＋膀胱留置用ディスポーザブルカテーテル・２管一般（Ⅱ）・標準型１本（561円）1,458円。**146点**。

麻　酔　[27日～29日]

●**閉鎖循環式全身麻酔（仰臥位）AM10：00～AM11：15**⇨麻酔時間は１時間15分。腹腔鏡を用いた手術なので，L008マスク又は気管内挿管による閉鎖循環式全身麻酔「４」「ロ」（２時間まで）**6,610点**を算定。

●**液化酸素CE230L**⇨０円19×230L×1.3（補正率）＝56円81。**６点**を算定。

●**薬剤**⇨グリセリン浣腸液50％60mL １個（131円70）＋セファメジンα点滴用キット１キット（生理食塩液100mL付）（772円）＋セボフルラン吸入麻酔液30mL（27.2円×30）＋プロポフォール静注１％20mL １A（594円）＋フェンタニル注射液0.1mg「テルモ」２A（242円×２）＋アルチバ静注用２mg １V（1,759円）＋大塚生食注20mL １A（62円）＋エスラックス静注50mg/5.0mL １V（513円）＋ブリディオン静注200mg１V（9,000円）＋ラクトリンゲル液“フソー”500mL １袋（231円）＝14,362円70。→**1,437点**。

●麻酔科医による26日の麻酔科術前回診，28日の麻酔後回診の記載からL009麻酔管理料（Ⅰ）を算定する。閉鎖循環式全身麻酔を行っているのでL009麻酔管理料（Ⅰ）「２」により1,050点を算定。

検　査　[26日～28日]

●**末梢血液一般**⇨D005血液形態・機能検査「５」により21点。**末梢血液像（自動機械法）**⇨D005「３」により15点。21点＋15点＝36点。26日，28日の２回施行。36点×２＝**72点**。

●**CRP**⇨D015 血漿蛋白免疫学的検査「１」C反応性蛋白（CRP）16点。26日，28日の２回施行。16点×２＝**32点**。

●**生化学：Na～Amy**⇨項目のうちNaとClは１項目として数える。いずれもD007 血液化学検査の「注」に該当する項目。10項目以上だから，「ハ」10項目以上103点を算定。26日に施行。入院時初回加算として20点を加算する。103点＋20点＝**123点**。

●**生化学：アンモニア**⇨D007 血液化学検査「16」アンモニア**50点**。血液化学検査の包括項目以外の検査なので，個別に算定する。

●**病理組織標本作製（１臓器）**⇨N000病理組織標本作製**860点**。

※27日の処置等欄に「病理診断料は，次月施行のため算定しない」とあり，病理診断料は算定しない。

●**生化学：Na～Amy**⇨28日に施行。項目のうちNaとClは１項目として数える。いずれもD007 血液化学検査の「注」に該当する項目。10項目以上だから，「ハ」10項目以上**103点**を算定。

●**呼吸心拍監視（13h）**⇨28日に施行。D220呼吸心拍監視「２」３時間を超えた場合（１日につき）「イ」７日以内の場合**150点**を算定。

●**経皮的動脈血酸素飽和度測定（13h）**⇨28日に施行。当日に酸素吸入が施行されており，算定条件は満たされている。D223経皮的動脈血酸素飽和度測定**35点**。

※呼吸心拍監視は算定開始日（10月28日）を記載する。

※閉鎖循環式全身麻酔施行日（27日）に行った呼吸心拍監視と経皮的動脈血酸素飽和度測定は，閉鎖循環式全身麻酔の所定点数に含まれ別に算定できない。

※26日の処置等欄の記載から，検体検査判断料〔血液，生（Ⅰ），生（Ⅱ），免疫〕，検体検査管理加算は外来で算定済み。

画像診断　[27日]

●**胸部単純X-P 1方向（２回目）（デジタル，電子画像管理）**⇨E001写真診断「１」単純撮影「イ」（85点）＋E002撮影「１」単純撮影「ロ」デジタル撮影（68点）＋電子画像管理（エックス線診断料の「通則４」「イ」単純撮影の場合）（57点）＝**210点**。

●**腹部単純X-P １方向（１回目）（デジタル，電子画像管理）**⇨E001写真診断「１」単純撮影「イ」（85点）＋E002撮影「１」単純撮影「ロ」デジタル撮影（68点）＋電子画像管理（エックス線診断料の「通則４」「イ」単純撮影の場合）（57点）＝**210点**。

入院料　[26日～ 31日]

●届出等の状況から該当する点数を取り出して算定する。

[26日]

●A100 一般病棟入院基本料「１」急性期一般入院基本料「二」急性期一般入院料４（1,462点）＋「注３」「イ」14日以内の期間（450点）＋A204－２「２」臨床研修病院入院診療加算（協力型）（20点）＋A207「１」診療録管理体制加算２（100点）＋A207－２「１」医師事務作業補助体制加算１「二」30対１補助体制加算（630点）＋A207－３「１」25対１急性期看護補助体制加算（看護補助者５割以上）（240点）＋A219療養環境加算（25点）＋A234「１」医療安全対策加算１（85点）＋A234－２「１」感染対策向上加算１（710点）＋A245データ提出加算「２」データ提出加算２「イ」（155点）＋A218地域加算「１」１級地（18点）＝**3,895点**。

[27日～31日]

●A100 一般病棟入院基本料「１」急性期一般入院基本料「二」急性期一般入院料４（1,462点）＋「注３」「イ」14日以内の期間（450点）＋A207－３「１」25対１急性期看護補助体制加算（看護補助者５割以上）（240点）＋

問２【解答】

○　診療報酬明細書（医科入院）　令和　5　年　10　月分

都道府県番号　医療機関コード

1 医科	①社・国　2 公費	3 後期	①単独　2 2併　3 3併	①本入　3 六入　5 家入	7 高入一　9 高入7

市町村番号	
老人医療の受給者番号	
公費負担者番号①	
公費負担医療の受給者番号①	
公費負担者番号②	
公費負担医療の受給者番号②	
保険者番号	0 6 1 3 9 8 9 3
給付割合	10 9 8 7 ( )
被保険者証・被保険者手帳等の記号・番号	593・4631（枝番）00

区分　精神　結核　特例　老人　重点　療養　複合　複療

特記事項

氏名　菊池　雄介　①男 2女 1明 2大 ③昭 4平 5令 42. 8. 23生

職務上の事由　1 職務上　2 下船後3月以内　3 通勤災害

保険医療機関の所在地及び名称　東京都文京区××××　〇〇〇病院

傷病名	診療開始日
(1) 肝細胞癌（主）	(1) 令和5年10月3日
(2) 肝硬変（主）	令和5年10月3日

転帰：治ゆ　死亡　中止

診療実日数：保険 6日　公費① 日　公費② 日

区分		回	点
⑪ 初診	時間外・休日・深夜	回	点
⑬ 医学管理			630
⑭ 在宅			
⑳投薬 ㉑内服		単位	
㉒屯服		単位	
㉓外用		単位	
㉔調剤		日	
㉖麻毒		日	
㉗調基			
㉚注射 ㉛皮下筋肉内		回	
㉜静脈内		回	
㉝その他	3	回	249
㊵処置	7	回	332
薬剤			
(50)手術・麻酔	5	回	33,926
薬剤			1,583
(60)検査・病理	10	回	1,425
薬剤			
(70)画像診断	2	回	420
薬剤			
(80)その他	12		120
薬剤			

公費分点数

(90)入院　入院年月日　令和5年10月26日

病・診　(90) 入院基本料・加算

急一般4　臨修　録管2　医1の30　急25上　環境　安全1　感向1　デ提2

3,895 × 1 日間 3,895
2,195 × 5 日間 10,975
×

(92) 特定入院料・その他

⑬ ＊薬管２（26日）　325×1
＊肺予　305×1

㉝ ＊点滴注射「２」　102×1
＊YDソリタ-T３号輸液500mL　２袋，
セファメジンα点滴用キット１g　１キット
（生理食塩液100mL付）　112×1
＊YDソリタ-T３号輸液500mL　２袋　35×1

㊵ ＊（酸素吸入）液化酸素CE1,300L
（０円19×1,300L×1.3）÷10　32×1
＊酸素吸入　65×1
＊液化酸素CE1,400L
（０円19×1,400L×1.3）÷10　35×1
＊ドレーン法「１」（持続吸引を行うもの）　50×4

(50) ＊肝悪性腫瘍ラジオ波焼灼療法「２」２cmを超えるもの「イ」腹腔鏡によるもの（27日）　23,260×1
＊超音波凝固切開装置等加算　3,000×1
＊閉鎖循環式全身麻酔「４」の「ロ」（腹腔鏡，仰臥位）（75分）（27日）　6,610×1
＊液化酸素CE230L（０円19×230L×1.3）　6×1
＊麻管Ⅰ　1,050×1
＊グリセリン浣腸液50％ 60mL　１個，
セファメジンα点滴用キット１g　１キット
（生理食塩液100mL付）
セボフルラン吸入麻酔液30mL，
プロポフォール静注１％ 20mL　１A，

※高額療養費　円　※公費負担点数　点　※公費負担点数　点

(97)食事・生活		
基準	670円×	12回
特別	76円×	12回
食堂	50円×	5日
環境	円×	日

基準(生)　円×　回
特別(生)　円×　回
減・免・猶・Ⅰ・Ⅱ・3月超

療養の給付	請求 点	※決定 点	負担金額 円
保険	53,555		減額 割(円)免除・支払猶予
公費①	点	※ 点	円
公費②	点	※ 点	円

食事・生活療養	回	請求 円	※決定 円	(標準負担額) 円
保険	12	9,202		5,880
公費①	回	円	※ 円	円
公費②	回	円	※ 円	円

	フェンタニル注射液0.1mg「テルモ」2A, アルチバ静注用2mg 1V, 大塚生食注20mL 1A, エスラックス静注50mg/5.0mL 1V ブリディオン静注200mg 1V ラクトリンゲル液"フソー"500mL 1袋 1,437×1 ＊吸引留置カテーテル・受動吸引型・フィルム・チューブドレーン・チューブ型（897円）1本，膀胱留置用ディスポーザブルカテーテル・2管一般（Ⅱ）・標準型（561円）1本 146×1
⑥⓪	＊B-末梢血液一般，末梢血液像（自動機械法） 36×2 ＊B-CRP 16×2 ＊B-Na・Cl，K，AST，ALT，LD，T-Bil，T-cho，TP，Alb（BCP改良法），BUN，クレアチニン，Glu，Amy （10項目以上）（入院時初回加算） 123×1 ＊B-アンモニア 50×1 ＊病理組織標本作製（組織切片によるもの）（1臓器） 860×1 ＊B-Na・Cl，K，AST，ALT，LD，T-Bil，T-cho，TP，Alb（BCP改良法），BUN，クレアチニン，Glu，Amy（10項目以上） 103×1 ＊呼吸心拍監視「2」の「イ」（3時間超） （算定開始月日：28日） 150×1 ＊経皮的動脈血酸素飽和度測定 35×1 （＊［判血］，［判生Ⅰ］，［判生Ⅱ］，［判免］，［検管］は外来にて算定済み）
⑦⓪	＊胸部単純X-P（デジタル）（1方向），［電画］ 210×1 ＊腹部単純X-P（デジタル）（1方向），［電画］ 210×1 （画像診断管理加算は外来で算定済み）
⑧⓪	＊［看処遇10］ 10×6 ＊［入ベア10］ 10×6
⑨⓪	＊急一般4（14日以内），臨修（協力型），録管2，医1の30，急25上，環境，安全1，感向1，デ提2，1級地 3,848×1 ＊急一般4（14日以内），急25上，環境，1級地 2,173×5

A219療養環境加算（25点）＋A218地域加算「1」1級地（18点）＝2,195点。2.195点×5＝10,975点。

その他　**［26日～31日］**

●届出内容より，O100「10」看護職員処遇改善評価料（10点×6）＋O102「10」入院ベースアップ評価料10（10点×6）を算定。60点＋60点＝120点。

入院時食事療養費　**［26日，28日～31日］**

●**食数**⇨26日（昼，夕＝2食）＋28日（夕＝1食）＋29日（朝，昼，夕＝3食）＋30日（朝，昼，夕＝3食）＋31日（朝，昼，夕＝3食）＝12食。いずれも特別食（肝臓食）が提供されている。

●入院時食事療養（Ⅰ）（670円×12＝8,040円）＋特別食（76円×12＝912円）＋食堂加算（5日間）（50円×5＝250円）＝**9,202円**。**標準負担額**⇨490円×12＝**5,880円**。

診療報酬請求事務能力認定試験
受験対策と予想問題集2024年版

＊定価は裏表紙に
表示してあります

1995年6月1日　第1版第1刷発行©
2024年7月25日　第53版第1刷発行

発行者　小　野　章

発行所　医学通信社
〒101-0051 東京都千代田区神田神保町2-6　十歩ビル
TEL 03-3512-0251（代表）
FAX 03-3512-0250（注文）
03-3512-0254（書籍の記述についてのお問い合わせ）

https://www.igakutushin.co.jp
※　弊社発行書籍の内容に関する追加情報・訂正等を掲載しています。

装丁デザイン：徳田　彰
装丁イラスト：北村月香
印刷・製本：TOPPANクロレ株式会社

落丁，乱丁本はお取り替えいたします。
ISBN 978-4-87058-941-4

2024 年度診療報酬改定の点数・基準・通知・事務連絡等を完全収載!!

最新刊 **2024 年度版**

2024 年 5 月刊

医 科

診療点数早見表

★関連するすべての規定を，フルカラーで分類して一括掲載。機能的かつ見やすいレイアウトで，関連規定が一覧できます。

通則・点数・通知・事務連絡を一括掲載

★難解な解釈には，オリジナル解説・Q&A・一覧表を付記。わかりやすさ抜群です。

オリジナル解説・Q&A・一覧表も多数収録

検査〔生体検査料／脳波検査等〕 D235～D236-2 *379*

して行われるものであり，これを1回として算定する。 (平26保医発0305·3)

脳波検査等

通 則
区分番号D235からD237-2までに掲げる脳波検査等については，各所定点数及び区分番号D238に掲げる脳波検査判断料の所定点数を合算した点数により算定する。

D235 脳波検査（過呼吸，光及び音刺激による負荷検査を含む） 600点
注1 検査に当たって睡眠賦活検査又は薬物賦活検査を行った場合は，これらの検査の別にかかわらず250点を加算する。
2 当該保険医療機関以外の医療機関で描写した脳波について診断を行った場合は，1回につき70点とする。

→脳波検査
(1) 脳波検査を算定するものは，同時に8誘導以上の記録を行った場合である。
(2) 8誘導未満の誘導数により脳波を測定した場合は，誘導数をD214脈波図，心機図，ポリグラフ検査の検査数と読み替えて算定するものとし，種々の賦活検査（睡眠，薬物を含む）を行った場合も，同区分の所定点数のみにより算定する。
(3) 心臓及び脳手術中における脳波検査は，8誘導以上の場合は脳波検査により，それ以外の場合は誘導数をD214脈波図，心機図，ポリグラフ検査の検査数と読み替えて算定する。 (平26保医発0305·3)

D235-2 長期継続頭蓋内脳波検査（1日につき） 500点
注 別に厚生労働大臣が定める施設基準〔※告示④第5・6，p.1103〕に適合しているものとして地方厚生局長等に届け出た保険医療機関において，長期継続頭蓋内脳波検査を実施した場合に算定する。

→長期継続頭蓋内脳波検査
長期継続頭蓋内脳波検査は，難治性てんかんの患者に対し，硬膜下電極若しくは深部電極を用いて脳波測定を行った場合，患者1人につき14日間を限度として算定する。 (平26保医発0305·3)
（編注）材料価格基準「別表Ⅱ」の「088 脳波測定用頭蓋内電極」を併せて算定できる。

D235-3 長期脳波ビデオ同時記録検査（1日につき） 900点

→長期脳波ビデオ同時記録検査
長期脳波ビデオ同時記録検査は，難治性てんかんの患者に対し，てんかん発作型診断又は手術前後に行った場合，患者1人につきそれぞれ5日間を限度として算定する。 (平26保医発0305·3)

D236 脳誘発電位検査（脳波検査を含む）
1 体性感覚誘発電位 670点
2 視覚誘発電位 670点
3 聴性誘発反応検査，脳波聴力検査，脳幹反応聴力検査，中間潜時反応聴力検査 670点
注 2種類以上行った場合は，主たるもののみ算定する。
4 聴性定常反応 800点

→脳誘発電位検査
(1) 脳誘発電位検査は，刺激又は負荷を加えながら脳活動電位を記録し，コンピューター等により解析を行うものであり，同時に記録した脳波検査については，別に算定できない。
(2) 「3」と「4」を両方行った場合は，主たるもののみ算定する。 (平26保医発0305·3)

D236-2 光トポグラフィー
1 脳外科手術の術前検査に使用するもの 670点
2 抑うつ症状の鑑別診断の補助に使用するもの
イ 地域の精神科救急医療体制を確保するために必要な協力等を行っている精神保健指定医による場合 400点
ロ イ以外の場合 200点
注1 2について，別に厚生労働大臣が定める施設基準〔※告示④第5・7(1)，p.1104〕に適合しているものとして地方厚生局長等に届け出た保険医療機関において行われる場合に限り算定する。
2 別に厚生労働大臣が定める施設基準〔※告示④第5・7(2)，p.1104〕に適合しているものとして地方厚生局長等に届け出た保険医療機関以外の保険医療機関において行われる場合には，所定点数の100分の80に相当する点数により算定する。

→光トポグラフィー「1」脳外科手術の術前検査に使用するもの
ア 近赤外光等により，血液中のヘモグロビンの相対的な濃度，濃度変化等を計測するものとして薬事法上の承認又は認証を得ている医療機器を使用した場合であって，下記の(イ)又は(ロ)の場合に限り，各手術前に1回のみ算定できる。
(イ) 言語野関連病変（側頭葉腫瘍等）又は正中病変における脳外科手術に当たり言語優位半球を同定する必要がある場合
(ロ) 難治性てんかんの外科的手術に当たりてんかん焦点計測を目的に行われた場合
イ 当該検査を算定するに当たっては，手術実施日又は手術実施予定日を診療報酬明細書の摘要欄に記載する。また，手術が行われなかった場合はその理由を診療報

点数と施設基準との完全リンク

★施設基準の該当ページ・該当項目をピンポイントで明示。施設基準が素早く的確に確認できます。

2024年改定の変更部分を明示

★緑色のマーキングを施した，フルカラーならではの画期的なオリジナル編集。すべての変更部分が一目でわかります。

★ **2024 年度診療報酬改定**（2024 年 6 月施行）による**最新点数，施設基準，事務連絡 Q&A，材料価格，療担規則，介護給付調整，明細書記載要領**――等を完全収載した最新版 !!

★ 改定による**新設・変更・削除部分にすべてマーキング&ポイント解説。「通則」「加算」等の適用項目に記号表記し，施設基準の該当項目とページも明記**。さらにオリジナル解説・算定例・QA・図表等も多数収載しているので，わかりやすさ抜群です !!

★ 全国多数の医療機関・公的機関・審査機関・専門学校等で使用され，**圧倒的支持を獲得**。様々な工夫を凝らし，「**正確に**」「**速く**」「**便利に**」「**わかりやすく**」を最大限に実現した**最高機能の点数表**です !!

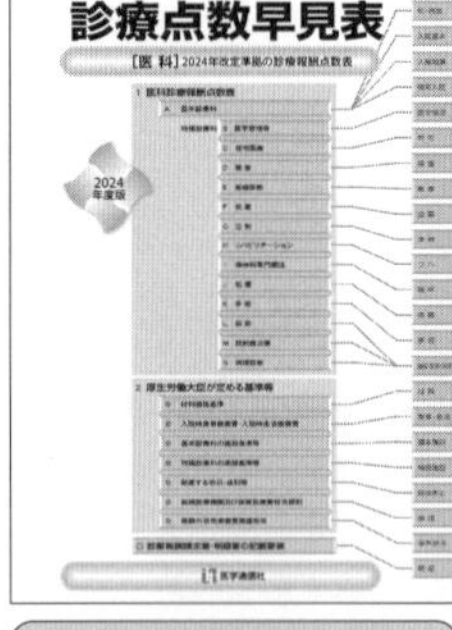

B 5 判　約 1,750 頁
価格：4,600 円（+税）

本書の 8 つの特長

1. **フルカラーの機能的レイアウト**。色ごとに分類して見やすく整理！
2. 関連規定をすべて収載。**この 1 冊で保険請求は完璧にカバー！**
3. **2024 年改定によるすべての変更部分にマーキング！**
4. 多数の**オリジナル解説・算定例・Q&A**で，わかりやすさ抜群！
5. 頁当たりの情報量が多く高密度のため，**一覧性・速覧性**が抜群！
6. **詳細かつ緻密な索引機能**で，自在にスピーディに検索が可能！
7. 点数・要件を的確にまとめた便利な**「診療報酬一覧表」**収載！
8. 発刊後の追加告示・通知・事務連絡を**『追補』として無料送付！**

※ 医学通信社では，本書『診療点数早見表』1 冊につきワクチン（ポリオワクチン）2 人分相当を，認定ＮＰＯ法人「世界の子どもにワクチンを　日本委員会（ＪＣＶ）」に寄付する活動をしております。

【ご注文方法】①HP・ハガキ・FAX・電話等でご注文下さい。②振込用紙同封で書籍をお送りします（料金後払い）。③または書店にてご注文下さい。

〒101-0051 東京都千代田区神田神保町 2-6 十歩ビル
tel.03-3512-0251　fax.03-3512-0250
ホームページ https://www.igakutushin.co.jp
医学通信社

別冊付録

試験場への持込みで
レセプトの速解を
強力サポート!!

レセプト作成マニュアル集 2024年版

CONTENTS

矢印の方向に引くとこの別冊付録集が切り離せます。➡

※(点24)は『診療点数早見表』2024年度版の頁です

医学通信社

11 初　診　料

一般	略号		乳幼児（６歳未満）	略号	
時間内 （情報通信機器を用いた場合）●要届出	情初	291*1 (253)*2	時間内　　　　　　　　　　（＋75） （情報通信機器を用いた場合）●要届出	情初	366*1 (328)*2
夜間・早朝等加算*3（診療所のみ）	夜早	＋50	夜間・早朝等加算*3（診療所のみ）	夜早	＋50
機能強化加算●要届出*4 　（200床未満病院又は診療所に限る）		＋80	機能強化加算●要届出*4 　（200床未満病院又は診療所に限る）		＋80
時間外*5　　　（＋85）	外	376	時間外*5　　　（＋200）	外	491
休日*5　　　（＋250）	休	541	休日*5　　　（＋365）	休	656
深夜*5　　　（＋480）	深	771	深夜*5　　　（＋695）	深	986
時間外特例*6（＋230）	特	521	時間外特例*6（＋345）	特	636
外来感染対策向上加算（月１回）●要届出 （診療所のみ）	初感	＋6	外来感染対策向上加算（月１回）●要届出 （診療所のみ）	初感	＋6
発熱患者等対応加算（月１回）	初熱対	＋20	発熱患者等対応加算（月１回）	初熱対	＋20
連携強化加算（月１回）●要届出	初連	＋3	連携強化加算（月１回）●要届出	初連	＋3
サーベイランス強化加算（月１回）●要届出	初サ	＋1	サーベイランス強化加算（月１回）●要届出	初サ	＋1
抗菌薬適正使用体制加算（月１回）●要届出	初抗菌適	＋５	抗菌薬適正使用体制加算（月１回）●要届出	初抗菌適	＋５
医療情報取得加算１・２（月１回）*7 （施設基準適合医療機関）	医情1 医情2	1　＋3 2　＋1	医療情報取得加算１・２（月１回）*7 （施設基準適合医療機関）	医情1 医情2	1　＋3 2　＋1
医療DX推進体制整備加算（月１回）●要届出	医DX	＋８	医療DX推進体制整備加算（月１回）●要届出	医DX	＋８
初診料（同日・別傷病・第２科目）*8	複初	146（情報通信機器を用いた場合は127点　●要届出）			

＊1　(1)　紹介割合50％未満又は逆紹介割合30‰未満の特定機能病院，一般病床200床以上の地域医療支援病院・紹介受診重点医療機関において，他医療機関からの文書による紹介がない患者に対して初診を行った場合は，所定点数は291点ではなく，216点を算定　(初減)

(2)　許可病床400床以上の病院〔上記(1)の対象病院，一般病床200床未満の病院を除く〕は他医療機関からの文書による紹介割合40％未満又は逆紹介割合20‰未満の場合は，所定点数は291点ではなく，216点を算定　(初減)

(3)　許可病床200床以上の病院における医療用医薬品の取引価格の妥結率が50％以下の場合等は，所定点数は291点ではなく，特定妥結率初診料として216点を算定　(初妥減)

(4)　(1)(2)(3)について，情報通信機器を用いた初診の場合は，216点ではなく188点を算定

＊2　「オンライン診療の適切な実施に関する指針」に沿って情報通信機器を用いた診療を行った場合に算定

＊3　(1)「夜間・早朝等」：午後６時（土曜日は正午）～午前８時（深夜・休日を除く），休日又は深夜であって，医療機関が表示する診療時間内の時間。C000往診料を算定した場合にも，初診料に加えて夜間・早朝等加算を算定可。D282-3，I010，J038注１の加算又はJ038-2注１の加算を算定する場合は算定不可

(2)　施設基準を満たす保険医療機関に限る（届出は不要）

＊4　かかりつけ医機能に係る診療報酬の届出医療機関（点24 P.1049）で算定

＊5　(1)「時間外」：標準は概ね午前６時～８時，午後６時（土曜は正午）～10時。これらの時間を診療時間とする医療機関等ではその診療表示時間外。また，休日以外の日を終日休診日とする医療機関の休診日

(2)「休日」：日曜日，祝日，12／29～１／３

(3)「深夜」：午後10時～午前６時

(4)　小児科，小児外科標榜医療機関での６歳未満の乳幼児の受診については，夜間・休日・深夜を標榜時間とする場合でも，乳幼児の＊５に掲げる加算が算定可　夜間(小特夜)，休日(小特休)，深夜(小特深)

〔厚生労働大臣が「夜間」と定める時間帯の標準は午前６時～８時，午後６時～10時〈土曜日は午前６時～８時，正午～午後10時〉〕

＊6　夜間の救急医療確保のための夜間当番医療機関や地域医療支援病院などが夜間に診察を行った場合に算定

＊7　電子資格確認体制等の施設基準を満たす医療機関で初診を行った場合は，医療情報取得加算１（３点）を月１回加算する。電子資格確認により当該患者の診療情報を取得等した場合又は他の医療機関から当該患者の診療情報の提供を受けた場合は，医療情報取得加算２（１点）を月１回加算する。

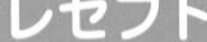

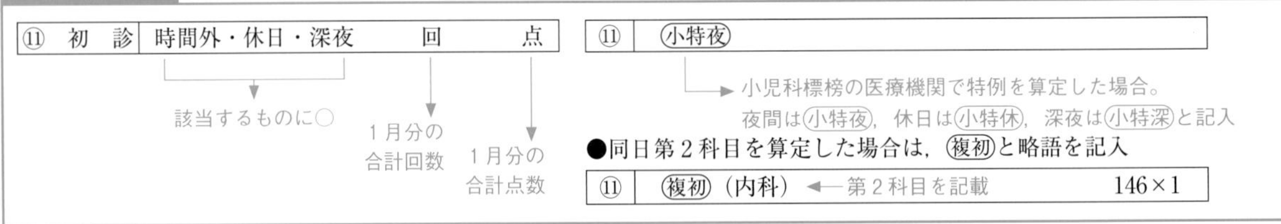

＊8　同一医療機関において，同一日に２つ目の診療科の初診に限り，146点（情報通信機器を用いた初診の場合は127点）を算定でき診料の加算点数は全て算定不可）〔＊１の(1)(2)(3)に該当する場合は108点，＊１(4)に該当する場合は94点とする〕

12 再診料（外来診療料）

	A001 再診料（診療所，一般病床199床以下の病院）				A002外来診療料＊2（一般病床200床以上の病院）			
	一般		乳幼児（6歳未満）		一般		乳幼児（6歳未満）	
時間内	75＊3		(＋38)113		76＊4		(＋38)114	
再診料(同日・別傷病・第2科目)	複再	38	複再	38	複外診		38	
時間外等	75＊3		75＊3		76＊4		76＊4	
時間外	外	＋65	外	＋135	外	＋65	外	＋135
休日	休	＋190	休	＋260	休	＋190	休	＋260
深夜	深	＋420	深	＋590	深	＋420	深	＋590
時間外特例	特	＋180	特	＋250	特	＋180	特	＋250
外来管理加算＊1	52		52		／		／	

A001 再診料の注加算（診療所のみ）		
夜間・早朝等加算	夜早	＋50
時間外対応加算1 (届)	時外1	＋5
時間外対応加算2 (届)	時外2	＋4
時間外対応加算3 (届)	時外3	＋3
時間外対応加算4 (届)	時外4	＋1
明細書発行体制等加算	明	＋1
地域包括診療加算1 (届)	再包1	＋28
地域包括診療加算2 (届)	再包2	＋21
認知症地域包括診療加算1	再認包1	＋38
認知症地域包括診療加算2	再認包2	＋31
薬剤適正使用連携加算	薬適連	＋30
外来感染対策向上加算（月1回）(届)	再感	＋6
発熱患者等対応加算	再熱対	＋20
連携強化加算（月1回）(届)	再連	＋3
サーベイランス強化加算（月1回）(届)	再サ	＋1
抗菌薬適正使用体制加算（月1回）(届)	再抗菌適	＋5

A001A002の加算		
医療情報取得加算3	医情3	＋2
医療情報取得加算4（3月に1回算定可）	医情4	＋1
看護師等遠隔診療補助加算 (届)	看師補	＋50

- ●情報通信機器を用いた再診の場合，再診料＊3は同じ点数とする(情再)，外来診療料＊4は76点ではなく75点とする(情外)
- ●時間外・休日・深夜加算については初診料＊5の⑴～⑶と同様。小児科，小児外科標榜医療機関での6歳未満の乳幼児の受診については，夜間・休日・深夜を標榜時間とする場合でも，これら時間外等の加算が算定可　夜間(小特夜)，休日(小特休)，深夜(小特深)
- ●時間外特例加算は初診料＊6と同様，夜間・早朝等加算は初診料＊3と同様
- ●妥結率5割以下の場合等（初診料＊1⑶と同じ）は，特定妥結率再診料55点（同日2科目28点），特定妥結率外来診療料56点（同日2科目28点）
- ●初診料＊1⑴及び⑵に該当する場合は外来診療料を56点に，同日2科目は28点として算定
- ●患者又は看護者に電話等で指示した場合，再診料＊3算定可（外来管理加算，(再包)，(再認包)，(再感)，(再熱対)，(再連)，(再サ)，(再抗菌適)，(医情3)，(医情4)，(看師補)の加算不可）（外来診療料＊4は電話等不可）
- ●再診後の緊急入院においては，時間外・休日・深夜加算（時間外特例，小児科特例含む）についてのみ算定可（再診料と外来診療料の所定点数は入院料に包括され算定不可）

＊1　外来管理加算が算定できない診療項目

⑫	A001「注1」	情報通信機器を用いた再診
⑫	A001「注9」	電話又はビデオ通話での再診
⑬	B001「17」	慢性疼痛疾患管理料※
㊵	J000～J129-4	処置
㊿	K000～K924-3	手術
	L000～L105	麻酔
(80)	H000～H008	リハビリテーション
	I000～I016	精神科専門療法
	M000～M005	放射線治療
(60)		生体検査のうち
	D215～D217	超音波検査等
	D235～D237-2	脳波検査等
	D239～D240，D242	神経・筋検査
	D244～D254	耳鼻咽喉科学的検査
	D255～D282-3	眼科学的検査
	D286～D291-3	負荷試験等
	D292～D293	ラジオアイソトープを用いた諸検査
	D295～D325	内視鏡検査

⑴外来診療料（一般病床200床以上の病院）では算定不可
⑵標榜する診療科に関係なく算定できる。ただし，外来患者が2以上の傷病で複数科を受診し，一方の科で処置又は手術等を行った場合は，他科において外来管理加算は算定不可
⑶C000往診料を算定した場合にも，再診料に加えて算定可
⑷看護者の来院による再診の場合，算定不可
※「疼痛」の算定月は外来管理加算は算定できないが，「疼痛」より前に算定した外来管理加算は「疼痛」算定初月に算定可

＊2　外来診療料に包括される処置，検査

処置	J000	創傷処置1，2	J115	超音波ネブライザ
	J053	皮膚科軟膏処置1	J118	介達牽引
	J060	膀胱洗浄	J119	消炎鎮痛等処置
	J072	腟洗浄	J001-7	爪甲除去(麻酔を要しないもの)
	J086	眼処置	J001-8	穿刺排膿後薬液注入
	J089	睫毛抜去	J060-2	後部尿道洗浄(ウルツマン)
	J095	耳処置	J086-2	義眼処置
	J096	耳管処置	J118-2	矯正固定
	J097	鼻処置	J118-3	変形機械矯正術
	J098	口腔，咽頭処置	J119-2	腰部又は胸部固定帯固定
	J099	間接喉頭鏡下喉頭処置	J119-3	低出力レーザー照射
	J114	ネブライザ	J119-4	肛門処置
検査	D000～D002-2	尿検査		
	D003	糞便検査〔カルプロテクチン（糞便）を除く〕		
	D005	血液形態・機能検査のうち赤血球沈降速度(ESR)，網赤血球数(レチクロ)，血液浸透圧，好酸球(鼻汁・喀痰)，末梢血液像(自動機械法)，好酸球数，末梢血液一般検査，末梢血液像(鏡検法)，血中微生物検査，DNA含有赤血球計数検査，赤血球抵抗試験，自己溶血試験，血液粘稠度，ヘモグロビンF（HbF）		

●算定できる項目
・外来診療料に包括される検査項目の判断料（(判尿)・(判血)）及び採血料
・外来診療料に包括される処置に係る薬剤料及び特定保険医療材料料
・外来迅速検体検査加算10点（5項目を限度として）
●算定できない項目
・外来診療料に包括される検査を時間外・休日・深夜に行っても，時間外緊急院内検査加算「(緊検)」は加算不可

⑬ 医学管理等

※再診が電話等により行われた場合にあっては，医学管理等は算定不可

〈通則加算〉

	項目	点数	略号	
通則３	外来感染対策向上加算（月１回）●要届出（診療所のみ）	＋6	医感	●以下を算定した場合に加算 B001-2，B001-2-7，B001-2-8，B001-2-9，B001-2-10，B001-2-11，B001-2-12，B006，B007-2 ●A000初診料注11，A001再診料注15，第２部在宅医療の通則５，I012の注13に規定する同加算を算定した月は算定不可
	発熱患者等対応加算（月１回）	＋20	医熱対	
通則４	連携強化加算（月１回）●要届出	＋3	医連	●通則３医感を算定した場合に加算
通則５	サーベイランス強化加算（月１回）●要届出	＋1	医サ	●通則３医感を算定した場合に加算
通則６	抗菌薬適正使用体制加算（月１回）●要届出	＋5	医抗菌適	●通則３医感を算定した場合に加算

〈医学管理料等〉

区分番号・項目			点数	略号	外来	入院	算定要件
B000 特定疾患療養管理料（月２回限度）	病院	100床未満	147	特	○	×	●初診料算定日又は当該医療機関の退院日から１月以内は算定不可 ●B001「８」皮膚Ⅰ 皮膚Ⅱ，C100～C121との併算定不可
		100～199床	87				
	診療所		225				

【特定疾患療養管理料，特定疾患処方管理加算に規定する疾患（主病であること）】

結核
悪性新生物
甲状腺障害
処置後甲状腺機能低下症
スフィンゴリピド代謝障害及びその他の脂質蓄積障害
ムコ脂質症
リポ蛋白代謝障害及びその他の脂（質）血症（家族性高コレステロール血症等の遺伝性疾患に限る）
リポジストロフィー
ローノア・ベンソード腺脂肪腫症
虚血性心疾患
不整脈
心不全
脳血管疾患
一過性脳虚血発作及び関連症候群
単純性慢性気管支炎及び粘液膿性慢性気管支炎
詳細不明の慢性気管支炎
その他の慢性閉塞性肺疾患
肺気腫
喘息
喘息発作重積状態
気管支拡張症
胃潰瘍
十二指腸潰瘍
胃炎及び十二指腸炎
肝疾患（経過が慢性なものに限る）
慢性ウイルス肝炎
アルコール性慢性膵炎
その他の慢性膵炎
思春期早発症
性染色体異常
アナフィラキシー
ギラン・バレー症候群

区分番号・項目			点数	略号	外来	入院	算定要件
情報通信機器を用いた場合●要届出	病院	100床未満	128	情特			
		100～199床	76				
	診療所		196				
B001 1 ウイルス疾患指導料	イ ウイルス疾患指導料1		240	ウ１	○	○	●イ　肝炎ウイルス疾患・成人T細胞白血病（１人につき１回） ●ロ　後天性免疫不全症候群（月１回） ●イ・ロの重複は主たるもののみ算定 ●B000特との併算定不可
	ロ ウイルス疾患指導料2		330	ウ２			
	施設基準届出医療機関●要届出		＋220				
情報通信機器を用いた場合●要届出	イの場合		209	情ウ１			
	ロの場合		287	情ウ２			
2 特定薬剤治療管理料（月１回）					○	○ 一部不可	●B-V算定不可
イ　特定薬剤治療管理料１			470	薬１			⑬ 薬１（二）気管支喘息等の患者でテオフィリン製剤を投与（初回算定年月：令和６年６月） 750×1 ←製剤名等を選択し記載。また，初回算定年月を記載
初回月加算（下記以外）			＋280				
〃（バンコマイシン投与）			＋530				
臓器移植後加算（３月に限り）			＋2740				●イ．対象薬剤 点24 p.247（一部薬剤は50/100で算定）
ロ　特定薬剤治療管理料２			100	薬２			●ロ．サリドマイド製剤及びその誘導体
3 悪性腫瘍特異物質治療管理料（月１回）	イ　尿中BTAに係るもの		220	悪	○	○	●悪性腫瘍と確定診断された患者 ●イ　D009「１」尿中BTAを実施 ●ロ　D009（「１」を除く）のうち１又は２項目以上を実施 B-V 判生Ⅱは算定不可 ⑬ 悪CA19-9 360×1
	ロ その他のもの	１項目	360				
		２項目以上	400				
		初回月加算	＋150				
4 小児特定疾患カウンセリング料（２年以内は月２回，２年超の場合は４年を限度に月１回）	イ 医師による場合	(1)初回	800	小児特定	○	×	●小児科（小児外科含む）又は心療内科を標榜で小児科医，心療内科医又は医師の指示を受けた公認心理師が18歳未満の気分障害，神経症性障害，行動及び情緒の障害等（点24 p.1468）の患者にカウンセリングを行った場合に算定 ●B000特，I002，I004との併算定不可 ⑬ 小児特定（令和６年６月１日） 800×1 ←第１回目のカウンセリングの年月日を記載
		(2)初回から1年以内 ①月の１回目	600				
		②月の２回目	500				
		(3)初回から2年以内 ①月の１回目	500				
		②月の２回目	400				
		(4)初回から４年以内	400				
	ロ 公認心理師による場合		200				

項目	点数	略号			算定要件等
情報通信機器を用いた場合 ●要届出	696 522 435 348	情小児特定			●「イ」(1)…………………………696点 ●「イ」(2)①………………………522点 ●「イ」(2)②，「イ」(3)① ……435点 ●「イ」(3)②，「イ」(4) ………348点
5 小児科療養指導料 （月１回）	270	小児療養	○	×	●小児科標榜で小児科医が作成した治療計画に基づき，15歳未満の脳性麻痺，小児慢性特定疾病，障害児に該当する状態等（点24 p.250）の患者に生活指導を継続して行われた場合に算定 ●初診料算定月又は当該医療機関の退院日から１月以内算定不可
情報通信機器を用いた場合 ●要届出	235	情小児療			●B000(特)，B001「７」(難病)，B001「８」(皮膚)(Ⅰ)(Ⅱ)，B001「18」(小児悪腫)，C100〜C121との併算定不可
人工呼吸器導入時相談支援加算（１回限り）	+500	人呼支援			●人工呼吸器管理の適応となる患者 ●文書提供月から１月を限度に算定
6 てんかん指導料 （月１回）	250	てんかん	○	×	●小児科（小児外科含む），神経科，神経内科，精神科，脳神経外科，心療内科標榜で担当医師がてんかんの患者に治療計画に基づき指導を行った場合に算定 ●初診料算定月，当該医療機関の退院日から１月以内は算定不可
情報通信機器を用いた場合 ●要届出	218	情てんかん			●B000(特)，B001「５」(小児療養)，B001「18」(小児悪腫)，C100〜C121との併算定不可
7 難病外来指導管理料 （月１回）	270	難病	○	×	●(点24)p.254の疾患を主病とする患者に算定 ●初診料算定月又は当該医療機関の退院日から１月以内算定不可
情報通信機器を用いた場合 ●要届出	235	情難病			●B000(特)，B001「８」(皮膚Ⅰ)(皮膚Ⅱ)との併算定不可
人工呼吸器導入時相談支援加算（１回限り）	+500	人呼支援			●人工呼吸器管理の適応となる患者 ●文書提供月から１月を限度に算定
8 皮膚科特定疾患指導管理料 **イ 皮膚科特定疾患指導管理料(Ⅰ)** （月１回）	250	皮膚(Ⅰ)	○	×	●皮膚科，皮膚泌尿器科標榜等で(点24)p.255の疾患に罹患している患者に，担当医師が計画的な医学管理を行った場合に算定〔（Ⅰ）と（Ⅱ）の対象疾患は異なる〕
ロ 皮膚科特定疾患指導管理料(Ⅱ) （月１回）	100	皮膚(Ⅱ)			●初診料算定月又は当該医療機関の退院日から１月以内算定不可
情報通信機器を用いた場合 ●要届出：イの場合	218	情皮膚(Ⅰ)			●(Ⅰ)，(Ⅱ)の重複は主たるもののみ算定
情報通信機器を用いた場合 ●要届出：ロの場合	87	情皮膚(Ⅱ)			
9 外来栄養食事指導料 （初回月２回，その他月１回） ①対面，②情報通信機器			○	×	●医師が特別食が必要と認めた者（右欄参照）に概ね30分以上，２回目以降は概ね20分以上の指導 (点24)p.257 ア）がん患者，イ）摂食機能・嚥下機能が低下した患者，ウ）低栄養状態にある患者
イ 外来栄養食事指導料１ (1)初回 ①	260	外栄初対1			●②は，管理栄養士が電話又は情報通信機器等によって指導（メールのみは不可）
イ 外来栄養食事指導料１ (1)初回 ②	235	外栄初情1			●外来化学療法実施の悪性腫瘍患者に対して，月２回以上指導の場合は２回目の指導時に(2)①を算定可●要届出（B001-2-12外来腫瘍化学療法診療料の算定日と同日であること）
イ 外来栄養食事指導料１ (2)２回目以降 ①	200	外栄2対1			
イ 外来栄養食事指導料１ (2)２回目以降 ②	180	外栄2情1			
ロ 外来栄養食事指導料２ (1)初回 ①	250	外栄初対2			●診療所において，当該診療所以外の管理栄養士による栄養指導
ロ 外来栄養食事指導料２ (1)初回 ②	225	外栄初情2			
ロ 外来栄養食事指導料２ (2)２回目以降 ①	190	外栄2対2			
ロ 外来栄養食事指導料２ (2)２回目以降 ②	170	外栄2情2			
算定要件欄に記載の届出管理栄養士が指導（月１回）●要届出	260	外栄専			●「イ」(2)①と同一月重複不可 ●外来化学療法実施の悪性腫瘍患者に対して専門的な知識を有する管理栄養士が指導
10 入院栄養食事指導料（週１回，入院中２回限度） イ 入院栄養食事指導料１ (1)初回	260	入栄1	×	○	●概ね30分以上の指導
イ 入院栄養食事指導料１ (2)２回目	200				●概ね20分以上の指導
ロ 入院栄養食事指導料２ (1)初回	250	入栄2			●初回概ね30分以上，２回目以降概ね20分以上 ●有床診療所において，他の栄養ケア・ステーション及び他医療機関の管理栄養士が対面指導を行った場合に算定
ロ 入院栄養食事指導料２ (2)２回目	190				
11 集団栄養食事指導料 （月１回，入院の場合は入院中２回限度）	80	集栄	○	○	●複数患者（15人以下が標準）に40分超の指導
12 心臓ペースメーカー指導管理料（月１回） イ 着用型自動除細動器による場合	360	ペ	○	○	●ペースメーカー等の機能指標を計測し，療養上必要な指導を行った場合に算定
ロ ペースメーカーの場合	300		○	×	●B000(特)との併算定不可
ハ 植込型除細動器又は両室ペーシング機能付き植込型除細動器の場合	520		○	○	⑬ (ペ)(導入期)（ペースメーカー移植術 ６月22日） 500×1 └ペースメーカー移植術，両心室ペースメーカー移植術，植込型除細動器移植術又は両室ペーシング機能付き植込型除細動器移植術を行った月日を記載

導入期加算 （対象手術実施後３月以内）	+140	導入期	○	×	●K597ペースメーカー移植術，K598両心室ペースメーカー移植術，K599植込型除細動器移植術，K599-3両室ペーシング機能付き植込型除細動器移植術を行った日から起算して３月以内の期間に限る
植込型除細動器移行期加算 （施設基準適合医療機関） （月１回，３月限度）	+31510		○	○	●イの算定患者に，植込型除細動器の適応の可否が確定するまでの期間等に使用する場合に限る
遠隔モニタリング加算 （11月限度）●要届出　ロ	+260		○	×	●ロ又はハの算定患者に，前回受診月の翌月から今回受診月の前月までの期間，遠隔モニタリングを用いて療養上必要な指導を行った場合に算定
遠隔モニタリング加算　ハ	+480				
13 在宅療養指導料 （初回月2回，その他月１回）	170	在宅指導	○	○	●C100〜C121の算定患者又は器具（人工肛門，人工膀胱，気管カニューレ，留置カテーテル等）装着患者又は退院後１月以内の慢性心不全の患者に，保健師，助産師又は看護師が30分以上の個別指導を行った場合に算定 ●患家で行った場合は算定不可
14 高度難聴指導管理料 （施設基準適合医療機関）　イ　人工内耳植込術から３月以内（月１回）	500	高難	○	○	●K328人工内耳植込術を行った患者，伝音性難聴で両耳の聴力レベルが60dB以上の場合，混合性難聴又は感音性難聴の患者について，耳鼻咽喉科の常勤医が指導を行った場合に算定 ⑬ 高難（６月13日施行）　500×1 「イ」の場合は，人工内耳植込術を行った月日を記載
ロ　イ以外（年１回限り）	420				
人工内耳機器調整加算 （６歳未満，３月に１回 ６歳以上，６月に１回）	+800				●K328人工内耳植込術を行った患者に，耳鼻咽喉科の常勤医又は言語聴覚士が人工内耳用音声信号処理装置の機器調整を行った場合に算定
15 慢性維持透析患者外来医学管理料 （月１回）	2211	慢透	○	×	●透析導入後３カ月以上経過し安定した状態にあり，定期的に透析を必要とする患者に算定 ●点24 p.261の検査，胸部単純撮影は算定不可
腎代替療法実績加算●要届出	+100	腎代替			
16 喘息治療管理料　イ 喘息治療管理料１（月１回）　(1)１月目	75	喘息１	○	×	●ピークフローメーター，ピークフロー測定日記等を提供し，計画的な治療管理を行った場合に算定
(2)２月目以降	25				
重度喘息患者治療管理加算（20歳以上）●要届出　イ　１月目	+2525				●過去１年間に中等度以上の発作による緊急受診（A000「注７」，A001「注５」又はA002「注８」を加算したものに限る）が３回以上ある20歳以上の患者が対象 ●ピークフローメーター，１秒量等計測器，スパイロメーターを提供し，日常の服薬方法，急性増悪時の対応方法を含む治療計画を作成し，文書で患者に交付する ●在宅での検査値を週１度以上報告させ，随時治療計画を見直し，服薬方法と増悪時の対応について指導する
ロ　２月目以降６月目まで	+1975				
ロ　喘息治療管理料２（初回に限り）	280	喘息２			●６歳未満又は65歳以上の喘息の患者で，吸入ステロイド薬を服用する際に吸入補助器具を必要とするものに対して，吸入補助器具を提供し，服薬指導等を行った場合に算定
17 慢性疼痛疾患管理料 （月１回） ⑬ 疼痛（27日）　130×１ 算定日を記載する(当該管理料を最初に算定した月に限り)	130	疼痛	○	×	●診療所において変形性膝関節症，筋筋膜性腰痛症等の慢性疼痛を主病とする患者に，マッサージ又は器具等による療法を行った場合に算定 ●J118介達牽引，J118-2矯正固定，J118-3変形機械矯正術，J119消炎鎮痛等処置，J119-2腰部又は胸部固定帯固定，J119-3低出力レーザー照射，J119-4肛門処置は含まれる(薬剤料は算定可)
18 小児悪性腫瘍患者指導管理料 （月１回） （小児科以外の患者でも算定可）	550	小児悪腫	○	×	●小児科（小児外科含む）標榜で悪性腫瘍(小児悪性腫瘍，白血病，悪性リンパ腫)の15歳未満の患者に計画的治療管理を行った場合に算定 ●初診料算定月又は当該医療機関の退院日から１月以内算定不可 ●B000特，B001「5」小児療養，B001「8」皮膚(Ⅰ)(Ⅱ)，C100〜C121との併算定不可
情報通信機器を用いた場合 ●要届出	479	情小児悪腫			
20 糖尿病合併症管理料 （月１回） ●要届出	170	糖	○ 通院する患者のみ	×	●ア)足潰瘍，足趾・下肢切断既往 イ)閉塞性動脈硬化症 ウ)糖尿病神経障害　のいずれかの糖尿病足病変ハイリスク要因を有する患者が対象 ●１回の指導は30分以上でなければならない
21 耳鼻咽喉科特定疾患指導管理料 （月１回）	150	耳鼻	○	×	●耳鼻咽喉科の標榜で，担当医師が計画的な医学管理を行った場合に算定 ●15歳未満の患者であって，発症から３月以上遷延している又は，当該管理料を算定する前の１年間において３回以上繰り返し発症している滲出性中耳炎の患者 ●初診料算定日又は当該医療機関の退院日から１月以内算定不可

項目	区分	点数	略号			算定要件等
22 **がん性疼痛緩和指導管理料**（月1回）●要届出	（緩和ケアに係る研修を受けた保険医による場合）	200	がん	○	○	●がん性疼痛の症状緩和を目的として，WHO方式のがん性疼痛の治療法に基づき，計画的な治療管理及び療養上必要な指導を行った場合に麻薬の処方日に算定 ●同一月又は同一日においても他の医学管理等及びC100～C121を併算定可
	難治性がん性疼痛緩和指導管理加算 ●要届出	+100				
	小児加算(15歳未満)	+50	小児			
	情報通信機器を用いた場合 ●要届出	174	情がん			
23 **がん患者指導管理料**●要届出				○	○	
	イ 医師が看護師と診療方針等を話し合い，文書等で提供（1回のみ）	500	が指イ			●B005-6 (がん策1) (がん策2)，B005-6-2 (がん指)を算定した保険医療機関がそれぞれ当該指導管理を実施した場合には，それぞれの保険医療機関において患者1人につき1回に限り算定
	ロ 医師，看護師又は公認心理師が心理的不安を軽減するための面接を行った場合（6回限度）	200	が指ロ			●患者1人につき6回に限り算定 ●A226-2(緩和)，B001「18」(小児悪腫)，B001「22」(がん)，B001「24」(外緩)は別に算定不可 ⑬ (が指ロ)（令和6年6月12日） 200×1 「ロ」・「ハ」の場合は，過去に算定した年月日を記載
	ハ 医師又は薬剤師が抗悪性腫瘍剤の投薬又は注射の必要性等を文書で説明（6回限度）	200	が指ハ			●患者1人につき6回に限り算定 ●B001「18」(小児悪腫)，B001-2-12 (外化投)(外化管)，B008(薬管)，F100「注7」(抗悪)，F400「注6」(抗悪)は別に算定不可
	ニ 医師が遺伝子検査の必要性等について文書で説明（1回のみ）	300	が指ニ			●D006-18「2」BRCA1/2遺伝子検査（血液を検体とするもの）の実施前に文書で説明を行った場合に算定（説明から検査が一連の場合は算定不可）
	情報通信機器を用いた場合 ●要届出　イの場合	435	情が指イ			
	情報通信機器を用いた場合　ロの場合	174	情が指ロ			
	情報通信機器を用いた場合　ハの場合	174	情が指ハ			
	情報通信機器を用いた場合　ニの場合	261	情が指ニ			
24 **外来緩和ケア管理料**（月1回）●要届出		290	外緩	○	×	●がん性疼痛の症状緩和を目的として麻薬を投与している入院患者以外の悪性腫瘍，後天性免疫不全症候群，末期心不全の患者のうち，疼痛などの身体的症状や不安などの精神症状をもつ患者に，緩和ケアチームが緩和ケアに関して必要な診療を行った場合に算定 ●算定患者数は，1チームにつき1日当たり概ね30人以内（ただし特定地域は15人以内とする） ●B001「22」(がん)との併算定不可
	外来緩和ケア管理料（特定地域）●要届出	150	緩ケ地域			
	小児加算(15歳未満)	+150	小児			
	情報通信機器を用いた場合 ●要届出	252	情外緩			
	特定地域	131				
25 **移植後患者指導管理料**（月1回）●要届出				○	×	●臓器移植(角膜移植を除く)後又は造血幹細胞移植後の患者に対して，長期に渡って生着させるために，多職種が連携して療養上必要な指導管理を行った場合に算定 ●B000(特)との併算定不可
	イ 臓器移植後の場合	300	臓移			
	ロ 造血幹細胞移植後の場合	300	造移			
	情報通信機器を用いた場合 ●要届出　イの場合	261	臓移			
	情報通信機器を用いた場合　ロの場合	261	造移			
26 **植込型輸液ポンプ持続注入療法指導管理料**（月1回）		810	植ポ	○	×	●植込型輸液ポンプを使用している患者に，投与量の確認や調節など，療養上必要な指導を行った場合に算定(プログラム変更に要する費用は含まれる)
	導入期加算（植込術の日から3月以内）	+140	導入期			
27 **糖尿病透析予防指導管理料**（月1回）●要届出		350	透予	○	×	●ヘモグロビンA1c (HbA1c) が6.1%以上（JDS値）以上，6.5%以上（NGSP値）以上又は内服薬やインスリン製剤を使用している糖尿病患者であって，糖尿病性腎症第2期以上の患者（現に透析療法を行っている者を除く）が対象 ●B001「9」(外栄)，B001「11」(集栄)との併算定不可
	（特定地域）●要届出	175	透予地域			
	情報通信機器を用いた場合●要届出	305	情透予			
	特定地域	152	情透予地域			
	高度腎機能障害患者指導加算●要届出	+100	腎機能			●eGFRが45未満の高度腎機能障害患者に対して，必要な指導を行った場合に算定
28 **小児運動器疾患指導管理料**（6月に1回限り）（初回月から起算して6月以内は月1回）●要届出		250	小運動	○	×	●入院中の患者以外の患者であって運動器疾患を有する20歳未満の患者に対して，小児の運動器疾患に関する専門の医師が療養上の指導を行った場合に算定 ●B001「5」(小児療養)との併算定不可

29 乳腺炎重症化予防ケア・指導料 ●要届出		乳腺ケア	○	×	●イについては，乳腺炎が原因となり母乳育児に困難を来たしているものに対して，医師又は助産師が乳腺炎に係る包括的なケア及び指導を行った場合１回の分娩につき４回限り算定 ●ロについては，乳腺炎が悪化し，K472を行ったことに伴い，母乳育児に困難を来しているものに医師又は助産師が濃瘍切開創の管理を含む乳腺炎に係る包括的なケア及び指導を行った場合１回の分娩につき，８回限り算定
イ　乳腺炎重症化予防ケア・指導料１					
(1)　初回	500				
(2)　２回目から４回目まで	150				
ロ　乳腺炎重症化予防ケア・指導料２					
(1)　初回	500				
(2)　２回目から８回目まで	200				
30 婦人科特定疾患治療管理料 （３月に１回）●要届出	250	婦特	○	×	●ホルモン剤（器質性月経困難症に対して投与されたものに限る）を投与している患者に対して，婦人科又は産婦人科を担当する医師が計画的な医学管理及び療養上必要な指導を行った場合に算定 ●初診料算定月は算定不可
31 腎代替療法指導管理料 （１人につき２回）●要届出	500	腎代指	○	×	●慢性腎臓病の患者に対して，当該患者の同意を得て看護師と共同して，患者と診療方針等について十分に話し合い，その内容を文書等により提供した場合に算定 ●１回の指導時間は30分以上
情報通信機器を用いた場合 ●要届出	435	情腎代指			
32 一般不妊治療管理料 （３月に１回）●要届出	250	一妊	○	×	●一般不妊治療を実施している不妊症の患者に対して，計画的な医学管理及び療養上必要な指導を行った場合に算定 ●B001「33」(生補)との併算定不可 ●初診料算定月は算定不可
33 生殖補助医療管理料 （月１回）●要届出		生補	○	×	●生殖補助医療を実施している不妊症の患者に対して，計画的な医学管理を継続し，療養上必要な指導を行った場合に算定 ●初診料算定月は算定不可
イ　生殖補助医療管理料１	300				
ロ　生殖補助医療管理料２	250				
34 二次性骨折予防継続管理料		骨継			
イ　二次性骨折予防継続管理料１ （入院中１回）●要届出	1000		×	○	●大腿骨近位部骨折に対する手術を行ったものに対して，二次性骨折の予防を目的として，骨粗鬆症の計画的な評価及び治療等を行った場合に算定
ロ　二次性骨折予防継続管理料２ （入院中１回）●要届出	750		×	○	●他の保険医療機関で「イ」を算定したものに対して，継続して骨粗鬆症の計画的な評価及び治療等を行った場合に算定
ハ　二次性骨折予防継続管理料３ （初回算定から１年限度月１回）●要届出	500		○	×	●外来患者であって，「イ」を算定したものに対して，継続して骨粗鬆症の計画的な評価及び治療等を行った場合に算定 ●初回算定日の属する月から起算して１年を限度
35 アレルギー性鼻炎免疫療法治療管理料（月１回） （施設基準を満たす医療機関）		アレ免	○	×	●アレルギー性鼻炎の患者に対して，アレルゲン免疫療法による計画的な治療管理を行った場合に算定
イ　１月目	280				
ロ　２月目以降	25				
36 下肢創傷処置管理料 （月１回）●要届出	500	下創	○	×	●下肢潰瘍の患者に対して，下肢創傷処置の専門知識を有する医師が，計画的な医学管理と療養指導を行った場合に算定 ●J000-2下肢創傷処置算定月において月１回限り算定 ●B001「20」(糖)は算定不可
37 慢性腎臓病透析予防指導管理料●要届出 イ　初回の指導から１年以内の期間 ロ　初回の指導から１年を超えた期間	300 250	慢腎透	○	×	●慢性腎臓病の患者であって，医師が透析予防に関する指導の必要性があると認めた入院中の患者以外の患者に算定 ●B001「9」，「11」は所定点数に含まれる
情報通信機器を用いた場合 ●要届出	261 218	情慢腎透			
B001-2　小児科外来診療料 （１日につき） ●要届出			○	×	●小児科（小児外科含む）標榜で６歳未満の全ての者が対象（A001「注９」電話再診，B001-2-11小児かかりつけ診療料，C100～C121を算定している患者，パリビズマブを投与している患者は除く） ●診療に係る費用はすべて包括されるが，(小抗菌)，時間外加算(初)(再)(外診)，休日加算(初)(再)(外診)，深夜加算(初)(再)(外診)，時間外特例加算(初)(再)(外診)，機能強化加算（初），(医情１)(医情２)(医情３)(医情４)（初），(医DX)，(医感)，(医熱対)，(医連)，(医サ)，(医抗菌適)，B001-2-2(地域小児)，B001-2-5(トリ)，B001-2-6(救搬)，B010(情Ⅱ)，B011(連情)，C000往診料，第14部その他は別に算定可
１　院外処方　イ　初診時	604	児外初			
１　院外処方　ロ　再診時	410	児外再			
２　院内処方　イ　初診時	721	児内初			
２　院内処方　ロ　再診時	528	児内再			

例）院外処方箋交付の医療機関
7／1初診 pm11：25　　7／6再診　　7／17再診

⑬	(児外初)(深)	1,299×1
	(児外再)	410×2

⑬ 医学管理等

項目	細目	点数	略号			算定要件
	小児抗菌薬適正使用支援加算（月１回）（施設基準を満たす医療機関）	+80	小抗菌			●小児科を担当する専任の医師の初診時に限る ●急性気道感染症，急性中耳炎，急性副鼻腔炎又は急性下痢症の患者で診察の結果，抗菌薬の必要性を認めず使用しないものに療養上必要な指導及び文書による検査結果の説明を行った場合
B001-2-2 地域連携小児夜間・休日診療料 ●要届出	1 地域連携小児夜間・休日診療料１	450	地域小児	○	×	●「１」は，夜間，休日又は深夜に小児科（小児外科含む）を担当する医師が診療できる体制 ●「２」は，小児科を担当する医師が24時間診療できる体制 ●夜間，休日又は深夜に急性発症，増悪した６歳未満の患者が対象であり，慢性疾患の継続治療の受診については算定不可
	2 地域連携小児夜間・休日診療料２	600				
B001-2-3 乳幼児育児栄養指導料（初診時）		130	乳栄	○	×	●小児科（小児外科含む）標榜の医療機関で小児科担当医師が，３歳未満の乳幼児に対する育児，栄養その他療養上必要な指導を行った場合に算定 ●初診料を算定する初診を行った後，即入院の場合は算定不可 ●同日第２科目初診料を算定の際は算定不可
	情報通信機器を用いた場合 ●要届出	113	情乳栄			
B001-2-4 地域連携夜間・休日診療料 ●要届出		200	地域夜休	○	×	●地域の他の保険医療機関の医師と連携を取りつつ，夜間，休日，深夜に診療を行った場合に算定する（ただし，B001-2-2(地域小児)とは併算定不可） ●慢性疾患の継続治療の受診については算定不可
B001-2-5 院内トリアージ実施料（初診時） ●要届出 （※）直入院の場合は可		300	トリ	○	×（※）	●夜間であって別に厚生労働大臣が定める時間，休日又は深夜に受診した患者（救急用の自動車等により緊急に搬送された者を除く）であって，A000初診料を算定する患者に対し，来院後速やかに院内トリアージが実施された場合に算定 ●B001-2-6(救搬)との併算定不可
B001-2-6 夜間休日救急搬送医学管理料（初診時）（施設基準適合医療機関） （※）直入院の場合は可		600	救搬	○	×（※）	●当該保険医療機関が表示する診療時間以外の時間（土曜日以外の日（休日を除く）にあっては，夜間に限る），休日又は深夜において，救急用の自動車等により，緊急搬送された患者に対し必要な医学管理を行った場合に算定 ●B001-2-5(トリ)との併算定不可
	精神科疾患患者等受入加算	+400	精受			●急性薬毒物中毒（アルコール中毒を除く）と診断された患者又は過去６月以内に精神科受診の既往がある患者に必要な医学管理を行った場合に算定
	イ 救急搬送看護体制加算１ ●要届出	+400	救搬看1			●救急搬送患者が年間1000件以上で，重症救急患者の受入に対応する専任の看護師を複数名配置している場合
	ロ 救急搬送看護体制加算２ ●要届出	+200	救搬看2			●救急搬送患者が年間200件以上で，重症救急患者の受入に対応する専任の看護師を配置している場合
B001-2-7 外来リハビリテーション診療料（施設基準適合医療機関）				○	×	●包括的にリハビリテーションの指示が行われた場合に算定
	1 外来リハビリテーション診療料１（７日間に１回限り）	73	外リ1			●リハビリテーション実施計画において，１週間に２日以上疾患別リハビリテーションを実施した患者 ●算定日から７日間において，リハビリテーションを実施した日についてA000（(医情1)(医情2)(医DX)除く），A001（(医情3)，(医情4)除く），A002（(医情3)，(医情4)除く）は算定不可
	2 外来リハビリテーション診療料２（14日間に１回限り）	110	外リ2			●リハビリテーション実施計画において，２週間に２日以上疾患別リハビリテーションを実施した患者 ●算定日から14日間において，リハビリテーションを実施した日についてA000（(医情1)(医情2)(医DX)除く），A001（(医情3)，(医情4)除く），A002（(医情3)，(医情4)除く）は算定不可
B001-2-8 外来放射線照射診療料（７日間に１回限り） ●要届出		297	外放	○	×	●算定した日を含め，３日間以内で照射が終わる場合は，本点数の100分の50により算定（(外放減)） ●算定日から７日間において，放射線照射を実施した日についてA000（(医情1)(医情2)(医DX)除く），A001（(医情3)，(医情4)除く），A002（(医情3)，(医情4)除く）は算定不可
B001-2-9 地域包括診療料（月１回） ●要届出				○	×	●許可病床200床未満の病院又は診療所に限る ●脂質異常症，高血圧症，糖尿病，慢性心不全，慢性腎臓病（慢性維持透析を行っていないものに限る）又は認知症のうち2以上の疾患を有する患者に療養指導を行った場合に算定 ●初診時や訪問診療時（往診を含む）は算定不可 ●原則として院内処方だが，要件を満たせば院外処方でも可 ●以下を除く項目が当該診療料に含まれる A001再診料「注5～注7及び注19」，(医感)，(医熱対)，(医連)，(医サ)，(医抗菌適)，B001-2-2(地域小児)，B010(情Ⅱ)，B011(連情)，在宅医療〔C001（Ⅰ），C001-2（Ⅱ），C002，C002-2は除く〕，投薬（F100処方料，F400処方箋料は除く），第14部その他，(薬適連)，急性増悪時の550点以上の検査，画像診断，処置の費用
	1 地域包括診療料１	1660	地包1			
	2 地域包括診療料２	1600	地包2			

項目	点数	略号			備考
薬剤適正使用連携加算 退院日又は退所日の属する月から２月目までに１回限り	＋30	薬適連			●入院・入所中に処方した薬剤の種類数が減少した場合であって退院・退所後１月以内に処方内容について情報提供を受けた場合に算定
B001-2-10 **認知症地域包括診療料**（月１回）（施設基準適合医療機関）			○	×	●許可病床200床未満の病院又は診療所に限る（B001-２-９地域包括診療料の届出医療機関） ●認知症で他に疑いを除く１疾患以上を有し，１処方につき内服薬５種類以下及び抗うつ薬，抗精神病薬，抗不安薬，睡眠薬を合わせて３種類以下の投薬を受けている患者に対して，患者又は家族等の同意を得て，指導等を行った場合に算定 ●初診時や訪問診療時（往診を含む）は算定不可 ●原則として院内処方。要件を満たせば院外処方でも可 ●当該診療料に含まれない算定可能項目は，B001-2-9参照
１　認知症地域包括診療料１	1681	認地包１			
２　認知症地域包括診療料２	1613	認地包２			
薬剤適正使用連携加算 退院日又は退所日の属する月から２月目までに１回限り	＋30	薬適連			●入院・入所中に処方した薬剤の種類数が減少した場合であって退院・退所後１月以内に処方内容について情報提供を受けた場合に算定
B001-2-11 **小児かかりつけ診療料**（１日につき）●要届出					●当該医療機関を４回以上受診（予防接種の実施等を目的とした保険外のものを含む）した未就学児（６歳以上の患者にあっては，６歳未満から当該診療料を算定しているものに限る）の患者が対象（A001「注９」電話再診は除く）
１　小児かかりつけ診療料１			○	×	●以下の項目は別に算定できる 時間外加算〔(初) 200点（再）（外診）135点〕, 休日加算〔(初) 365点（再）（外診）260点〕，深夜加算〔(初) 695点（再）（外診）590点〕, 時間外特例加算〔(初) 345点（再）（外診）250点〕,（初）機能強化加算80点，（医情１），（医情２），（医DX），（医情３），（医情４），（医感），（医熱対），（医連），（医サ），（医抗菌適），B001-２-２（地域小児），B001-２-５（トリ），B001-２-６（救搬），B009（情Ⅰ），B009-２（電診情評），B010（情Ⅱ），B011（連情），C000往診料，（小抗菌），第14部その他 ●B001-２小児科外来診療料は併算定不可，院内処方を行わない場合は「イ」を算定
イ　処方箋を交付する場合　(1)初診時	652	児か外初１			
イ　処方箋を交付する場合　(2)再診時	458	児か外再１			
ロ　処方箋を交付しない場合　(1)初診時	769	児か内初１			
ロ　処方箋を交付しない場合　(2)再診時	576	児か内再１			
２　小児かかりつけ診療料２					
イ　処方箋を交付する場合　(1)初診時	641	児か外初２			
イ　処方箋を交付する場合　(2)再診時	447	児か外再２			
ロ　処方箋を交付しない場合　(1)初診時	758	児か内初２			
ロ　処方箋を交付しない場合　(2)再診時	565	児か内再２			
小児抗菌薬適正使用支援加算（月１回）（施設基準適合医療機関）	＋80	小抗菌			●小児科を担当する専任の医師の初診時に限る ●急性気道感染症，急性中耳炎，急性副鼻腔炎又は急性下痢症の患者で診察の結果，抗菌薬の必要性を認めず使用しないものに療養上必要な指導及び文書による検査結果の説明を行った場合
B001-2-12 **外来腫瘍化学療法診療料**　●要届出			○	×	●悪性腫瘍を主病とする患者に対し，外来化学療法の実施その他の必要な治療管理を行った場合に算定 ●外来化学療法の対象となる注射はG001，G002，G003，G003-3，G004，G005，G006 ●A000初診料（注６から注８，注15，注16の加算除く），A001再診料（注４から注６，注19の加算除く），A002外来診療料（注７から注10の加算除く），B001「23」のハ（が指ハ），C101（注）は算定不可 ●「イ」の算定日に「ロ」は算定不可 ●退院日から起算して７日以内に行った治療管理の費用は入院基本料に含まれる
１．外来腫瘍化学療法診療料１					
イ　抗悪性腫瘍剤を投与		外化投1			
(1)初回から３回目まで	800				
(2)４回目以降	450				
ロ　イ以外の治療管理	350	外化管1			
２．外来腫瘍化学療法診療料２					
イ　抗悪性腫瘍剤を投与		外化投2			
(1)初回から３回目まで	600				
(2)４回目以降	320				
ロ　イ以外の治療管理	220	外化管2			
３．外来腫瘍化学療法診療料３					
イ　抗悪性腫瘍剤を投与		外化投3			
(1)初回から３回目まで	540				
(2)４回目以降	280				
ロ　イ以外の治療管理	180	外化管3			
小児加算	＋200				●15歳未満の小児
連携充実加算（月１回）●要届出	＋150	連充			●「１」の「イ」の(1)を算定した患者に対して，医師又は医師の指示に基づき薬剤師が，副作用の状況，治療計画等を文書により提供した上で，必要な指導を行った場合
がん薬物療法体制充実加算●要届出（月１回）	＋100				●「１」の「イ」の(1)を算定する患者に，医師の指示に基づき薬剤師が，医師の診察前に情報提供や処方提案を行った場合

B001-3　生活習慣病管理料(月１回)			○	×	●生活習慣に関する総合的な治療管理を行った場合に，許可病床数が200床未満の病院と診療所において算定 ●左記の病名を主病とする患者に算定（糖尿病の場合，C101(注)の算定患者は除く） ●初診料算定月は算定不可 ●A001「注８」, 医学管理等（B001「20」(糖),「22」(がん),「24」(外緩),「27」(透予),「37」(慢腎透)を除く），検査，注射，病理診断の費用は含まれる ●療養計画書の交付（４月に１回以上） ●血糖自己測定指導加算は，中等度以上の糖尿病(２型糖尿病であって，インスリン製剤を使用していないものに限る)の患者を対象として，年１回に限り算定 〔HbA1cがJDS値で8.0％以上(NGSP値で8.4％以上)の者〕
１　脂質異常症	**610**	生１脂			
２　高血圧症	**660**	生１高			
３　糖尿病	**760**	生１糖			
血糖自己測定指導加算（年１回）	**+500**				
外来データ提出加算　●要届出	**+50**	外デ			●診療報酬の請求状況，生活習慣病の治療管理の状況等の診療内容に関するデータを継続して厚生労働大臣に提出
B001-3-2　ニコチン依存症管理料１ ●要届出 （１は５回限り，２は初回時に１回限り）		ニコ１	○	×	●TDS等によりニコチン依存症と診断された患者に算定 ●禁煙プログラムについて説明を行い，文書により同意を得た上で指導管理を行い，文書で情報提供した場合に算定 ●初回算定日より１年を超えなければ再度算定不可 ●D200「４」呼気ガス分析は算定不可 ●1.ロ.(2)を算定する場合　A001再診料，A002外来診療料，C000往診料，C001在宅患者訪問診療料(Ⅰ)，C001-2(Ⅱ)が含まれる ●禁煙治療補助システムに係る指導管理を行った場合は，B005-14を１回に限り算定
イ　初回	**230**				
ロ　２～４回目まで					
(1)対面で行った場合	**184**				
(2)情報通信機器を用いた場合	**155**				
ハ　５回目	**180**				
ニコチン依存症管理料２（一連につき）	**800**	ニコ２			
B001-3-3　生活習慣病管理料(Ⅱ)(月1回)	**333**	生2	○	×	●脂質異常症，高血圧症又は糖尿病を主病とする患者に対して治療計画を策定し，総合的な治療管理を行った場合に，許可病床数が200床未満の病院と診療所において算定。包括項目は(点24)p.298
血糖自己測定指導加算（年１回）	**+500**				
外来データ提出加算　●要届出	**+50**	外デ			
情報通信機器を用いた場合　●要届出	**290**	情生2			
B001-4　手術前医学管理料 （手術料算定日１回）	**1192**	手前	○	○	●手術の際にL002硬膜外麻酔，L004脊椎麻酔，L008マスク又は気管内挿管による閉鎖循環式全身麻酔を行った患者に算定 ●手術を行う前１週間以内に，(点24)p.300の検査及び画像診断のいずれも行わなかった場合は算定不可 ●手術前１週間に行われる検査等のうち(点24)p.300「注５」は所定点数に含まれる ●(手前)を算定した同一月にD208心電図検査を算定した場合は算定する期日にかかわらず所定点数の100分の90の点数を算定
B001-5　手術後医学管理料 （１日につき） （３日限度）		手後	×	○	●入院日から10日以内にL008閉鎖循環式全身麻酔で行った手術の患者に，手術の翌日から起算し３日間に限り算定 ●同一手術について，(手前)を算定する場合は本管理料は100分の95の点数を算定 ●手術翌日から３日間に行った検査のうち，(点24)p.301「注３」の検査は所定点数に含まれる
１　病院	**1188**				
２　診療所	**1056**				
B001-6　肺血栓塞栓症予防管理料 （入院中１回）	**305**	肺予	×	○	●病院(療養病棟を除く)，診療所(療養病床を除く)において，間歇的空気圧迫装置又は弾性ストッキングを用いて肺血栓塞栓症の予防を目的とした管理を行った場合に算定(機器，材料の費用を含む)
B001-7　リンパ浮腫指導管理料 （入院中１回）	**100**	リ	×	○	●医師又は看護師，理学療法士，作業療法士がリンパ浮腫の重症化等を抑制するための指導をした場合に算定 ●鼠径部，骨盤部，腋窩のリンパ節郭清を伴う悪性腫瘍手術を行った患者又は原発性リンパ浮腫と診断された患者が対象 ●手術を行った当月，前月，翌月のいずれかに１回のみ算定
退院後再実施（退院月または翌月までに１回限度）	**100**	リ	○	×	●本管理料を算定した患者で退院したものに対して，当該医療機関又は患者の退院後にB005-6(がん策1)「注１」に基づき治療を担う他の医療機関(B005-6-2(がん指)を算定した場合に限る)において指導を実施した医療機関において算定 ●入院算定時 ⑬ (リ)（手術日又は手術予定日）　100×1 ●外来算定時　退院後に再度算定する場合 ⑬ (リ)（退院日）実施した手術名　100×1
B001-8　臍ヘルニア圧迫指導管理料 （１人につき１回）	**100**	臍へ	○	○	●１歳未満の乳児に対する臍ヘルニアについて療養上の指導を行った場合に算定

⑬ 医学管理等

項目		点数	略称			算定要件等
B001-9 **療養・就労両立支援指導料**（1は，月1回，2は，1の算定月又はその翌月から起算して3月を限度として月1回）	1 初回	800	就労	○	×	●別に厚生労働大臣が定める疾患の患者に就労の状況を考慮して療養上の指導を行うとともに，産業医に対し，当該患者の就労と治療の両立に必要な情報を文書により提供した上で，産業医等から助言を得て，治療計画の見直しを行った場合に算定(点24)p.304 ●B009(情Ⅰ)，B010(情Ⅱ)は併算定不可
	2 2回目以降	400				
相談支援加算 ●要届出		＋50	就労相談			
情報通信機器を用いた場合 ●要届出	初回	696	情就労			
	2回目以降	348				
B002 **開放型病院共同指導料(Ⅰ)**（1日につき）		350	開Ⅰ	○	×	●開放型病院(●要届出)に患者を紹介して入院させた主治医が，開放型病院に赴き，共同指導を行った場合に主治医側が算定 ●A000，A001，A002，C000，C001(Ⅰ)の「1」，C001-2(Ⅱ)は同日算定不可 ⑬ (開Ⅰ)（共同指導を行った日） 350×1
B003 **開放型病院共同指導料(Ⅱ)**（1日につき）		220	開Ⅱ	×	○	●紹介患者を入院させた開放型病院(●要届出)の医師が，紹介元の主治医と共同指導を行った場合，開放型病院が算定 ⑬ (開Ⅱ)（共同指導を行った日） 220×1
B004 **退院時共同指導料1**（入院中1回）			退共1	○	×	●退院後の在宅療養を担う在宅療養担当医療機関が算定（入院日を記載） ●入院中の患者について，退院後の在宅療養担当医療機関の保険医，看護師等が，入院元の保険医等と共同指導を行い文書により情報提供した場合に算定 ●厚生労働大臣が定める疾病等の患者（別表第3の1の3）は入院中2回に限り算定(点24)p.309 ●厚生労働大臣が定める特別な管理を要する状態等にある時（別表第8）は特別管理指導加算を算定(点24)p.309 ●A000，A001，A002，B002(開Ⅰ)，C000，C001（Ⅰ），C001-2（Ⅱ）は同日算定不可
1 在宅療養支援診療所(●要届出)の場合		1500				
2 1以外の場合		900				
特別管理指導加算		＋200	特管			
B005 **退院時共同指導料2**（入院中1回）		400	退共2	×	○	●入院している保険医療機関側が算定 ●入院中の患者について入院元の保険医，看護師等が在宅療養担当医療機関の保険医等又は訪問看護ステーションの看護師等（准看護師は除く）理学療法士，作業療法士，言語聴覚士と共同指導を行い文書により情報提供した場合に算定 ●厚生労働大臣が定める疾病等の患者（別表第3の1の3）は入院中2回に限り算定(点24)p.309 ●B003(開Ⅱ)は同日算定不可 ●A246(入退支)を算定する場合，当該医療機関の退院基準，退院後に必要とされる診療，訪問看護等在宅で必要となる事項等を文書で説明し，退院後の治療等を担う他の保険医療機関などと共有する
保険医共同指導加算		＋300	2者共			●退院後の在宅での療養上必要な説明及び指導を，入院元の医師と在宅療養担当医療機関の医師が共同して指導を行った場合に算定
多機関共同指導加算		＋2000	多共			●退院後の在宅での療養上必要な説明及び指導を，入院元の医師，看護師等が，在宅療養担当医療機関の医師・看護師等，歯科医師，歯科衛生士，薬局の薬剤師，訪問看護ステーションの看護師等（准看護師を除く）のうち3者以上と共同で行った場合 ●同一日に行う(2者共)及びB005-1-2(介連)は別に算定不可 ●入院元の理学療法士，作業療法士，言語聴覚士が指導を行った場合は，同一日にB006-3(退リハ)は算定不可 ●入院元の薬剤師が指導を行った場合は，同一日にB014(退薬)は算定不可
B005-1-2 **介護支援等連携指導料**（入院中2回）		400	介連	×	○	●医師，看護師，社会福祉士，薬剤師，理学療法士，作業療法士，言語聴覚士が介護支援専門員又は相談支援専門員と共同して退院後に利用可能な介護サービス等の説明及び指導を行った場合に算定 ●B005「注3」(多共)との併算定不可
B005-1-3 **介護保険リハビリテーション移行支援料**（1人につき1回）		500	介リ支	○	×	●H001「注5」，H001-2「注5」，H002「注5」の算定患者に限る ●医師，看護師，社会福祉士等が介護支援専門員と連携して介護保険の通所リハビリテーション等に移行した場合に算定

B005-4 ハイリスク妊産婦共同管理料(Ⅰ) （1回限り） ●要届出	800	ハイⅠ	○	×	●紹介元の保険医療機関側が算定（医学管理を行った日を記載） ●紹介患者（厚生労働大臣が定める状態のもの）が，別の保険医療機関（A236-2(ハイ妊娠)，A237(ハイ分娩)を届出）に入院中に紹介元の保険医が病院へ赴き，医学管理を共同で行った場合に算定 ●A001，A002，C000，C001（Ⅰ）「1」は併算定不可
B005-5 ハイリスク妊産婦共同管理料(Ⅱ) （1回限り）	500	ハイⅡ	×	○	●入院先の保険医療機関側が算定 ●紹介患者（厚生労働大臣が定める状態のもの。(点24)p.313）を入院させた保険医療機関において，紹介元の保険医と医学管理を共同して行った場合に算定
B005-6 がん治療連携計画策定料					
1 がん治療連携計画策定料1 ●要届出 （退院時又は退院した日から起算して30日以内に1回算定）	750	がん策1	○	○	●入院中又は退院の日から30日以内にがん治療連携計画を策定し，がん治療を担う別の保険医療機関に該当患者に係る診療情報を退院時または退院日から30日以内に文書により提供した場合に算定 ●B003(開Ⅱ)，B005(退共2)，B009(情Ⅰ)，B009「注16」(情地連診)，A246「注4」(地連診計)は別に算定不可
2 がん治療連携計画策定料2 （月1回）	300	がん策2	○	×	●がん治療連携計画策定料1を算定した患者であって，他の医療機関においてB005-6-2(がん指)を算定しているものについて，状態の変化等に伴う当該他の医療機関からの紹介により，患者を診療し治療計画を変更した場合に算定 ●B003(開Ⅱ)，B005(退共2)，B009(情Ⅰ)，B009「注16」(情地連診)，A246「注4」(地連診計)は別に算定不可
情報通信機器を用いた場合 ●要届出	261	情がん策2			
B005-6-2 がん治療連携指導料 ●要届出 （情報提供時，月1回）	300	がん指	○	×	●B005-6(がん策1)，(がん策2)を算定した患者であって，外来において地域連携診療計画に基づいた治療を行うとともに，計画策定病院に患者に係る診療情報を文書で提供した場合に算定 ●B009(情Ⅰ)，B011(連情)，A246「注4」(地連診計)，B009「注16」(情地連診)は別に算定不可
B005-6-3 がん治療連携管理料 （1人につき1回） （施設基準適合医療機関）			○	×	●別の保険医療機関（健康診断を実施した医療機関を含む）の医師に悪性腫瘍と診断又は悪性腫瘍疑いで紹介され，がん診療の拠点となる病院である医師により悪性腫瘍と診断された患者に対して，化学療法又は放射線治療を行った場合に算定 ●A232(がん診)，(小児がん)は別に算定不可
1 がん診療連携拠点病院	500	がん管1			
2 地域がん診療病院	300	がん管2			
3 小児がん拠点病院	750	がん管3			
B005-6-4 外来がん患者在宅連携指導料 （1人につき1回） （施設基準適合医療機関）	500	外がん連	○	×	●進行がん患者に対して外来で化学療法又は緩和ケアを行う医療機関が，患者と診療方針等について十分に話し合い，患者の同意を得て，在宅で緩和ケアを実施する別の医療機関に文書で紹介した場合に算定 ●B009(情Ⅰ)は別に算定不可
情報通信機器を用いた場合 ●要届出	435	情外がん連			
B005-7 認知症専門診断管理料 （施設基準適合医療機関）			○他の保険医療機関の療養病棟に入院中の患者含む	×	
1 認知症専門診断管理料1（1人につき1回） イ 基幹型又は地域型の場合	700	認管1			●入院外の患者又は他の医療機関の療養病棟に入院中の患者 ●他の医療機関から紹介された認知症の疑いのある患者に対し，認知症の鑑別診断を行い，療養方針を決定（認知症と診断された場合には認知症療養計画を作成）し，これらを患者に説明し，文書で提供するとともに，紹介元の医療機関に報告した場合に算定 ●認知症療養計画は，病名，検査結果，症状の評価（認知機能，生活機能，行動・心理症状等），家族等の介護負担の評価，今後の療養方針，緊急時の対応，その他必要な項目が記載されたものである ●B009(情Ⅰ)，B011(連情)及びB000(特)は別に算定不可
1 認知症専門診断管理料1 ロ 連携型の場合	500	認管1			
2 認知症専門診断管理料2（3月に1回） イ 基幹型又は地域型の場合	300	認管2			●基幹型，地域型又は連携型認知症疾患医療センターが他の保険医療機関から紹介された認知症の症状が増悪したものに対して，診療を行った上で今後の療養計画等を患者に説明し，文書により提供するとともに，当該他の保険医療機関に当該患者に係る診療情報を文書により提供した場合に算定 ●B009(情Ⅰ)，B011(連情)及びB000(特)は別に算定不可
2 認知症専門診断管理料2 ロ 連携型の場合	280	認管2			
B005-7-2 認知症療養指導料 （月1回，6月限度）					●入院中以外の患者又は療養病棟に入院中の患者に算定可
1 認知症療養指導料1	350	認指1	○	○療養病棟のみ	●認知症疾患医療センターで認知症の鑑別診断を受け，B005-7(認管1)を算定した患者に対し，認知症療養計画に基づいた治療を行い，当該他の保険医療機関に当該患者に係る診療情報を文書により提供した場合に算定 ●B009(情Ⅰ)，B011(連情)，B000(特)，I002は別に算定不可
2 認知症療養指導料2	300	認指2	○	×	●当該保険医療機関の紹介により他の保険医療機関においてB005-7-3(認サ)を算定した患者に対し，認知症療養計画に基づいた治療を行い，当該他の保険医療機関に診療情報を文書により提供 ●B009(情Ⅰ)，B011(情連)，B000(特)，I002は別に算定不可

3　認知症療養指導料3	**300**	認指3	○	×	●新たに認知症と診断された患者又は認知症の病状変化により認知症療養計画の再検討が必要な患者であって認知症患者に対する支援体制の確保に協力している医師が認知症療養計画を作成の上，文書により提供するとともに当該計画に基づく治療を行う ●B000(特)，Ⅰ002は別に算定不可
B005-7-3　**認知症サポート指導料** （6月に1回）	**450**	認サ	○	×	●認知症患者に対する支援体制の確保に協力している医師が他の保険医療機関からの求めに応じ，認知症患者又はその家族等に療養上の指導を行うとともに療養方針に係る助言を行った場合に算定 ●B009(情Ⅰ)，B011(連情)は別に算定不可
B005-8　**肝炎インターフェロン治療計画料** (1人につき1回) ●要届出	**700**	肝計	○	○	●長期継続的にインターフェロン治療が必要な肝炎の患者に対して治療計画を作成し，副作用等も含めて説明し，文書で提供するとともに，地域において治療を担う他の保険医療機関に患者の治療計画及び診療情報を文書で提供した場合に算定
情報通信機器を用いた場合 ●要届出	**609**	情肝計			●入院患者の場合は退院時に算定 ●B009(情Ⅰ)は別に算定不可
B005-9　**外来排尿自立指導料** （週1回，A251排尿自立支援加算を算定した期間と通算して12週限度） ●要届出	**200**	外排自	○	×	●当該保険医療機関に入院中にA251を算定し，かつ退院後に継続的な包括的排尿ケアの必要があると認めたもの ・尿道カテーテル抜去後に，尿失禁，尿閉等の下部尿路機能障害の症状を有するもの ・尿道カテーテル留置中の患者であって，尿道カテーテル抜去後に下部尿路機能障害を生ずると見込まれるもの ●C106(尿)との併算定不可
B005-10　**ハイリスク妊産婦連携指導料1** （月1回）●要届出	**1000**	ハイ妊連1	○	×	●産科又は産婦人科標榜の医療機関で，精神疾患を有する又は精神疾患が疑われ精神科医，心療内科医への紹介が必要と判断された妊婦又は出産後2月以内のものに対して，産科又は産婦人科の担当医師，保健師，助産師，看護師が共同して精神科，心療内科と連携し診療及び療養指導を行った場合に算定 ●B005-10-2(ハイ妊連2)，B009(情Ⅰ)との併算定不可
B005-10-2　**ハイリスク妊産婦連携指導料2** （月1回）●要届出	**750**	ハイ妊連2	○	×	●精神科又は心療内科標榜の医療機関で，精神疾患を有する又は精神疾患が疑われ産科医，産婦人科医から紹介された妊婦又は出産後6月以内のものに対して，精神科又は心療内科の担当医師が産科又は産婦人科と連携し診療及び療養指導を行った場合に算定 ●B005-10(ハイ妊連1)，B009(情Ⅰ)，B011(連情)との併算定不可
B005-11　**遠隔連携診療料** （施設基準適合医療機関）			○	×	
1　診断を目的とする場合 （診断確定までに3月に1回）	**750**	遠連診			●対面診療を行っている外来患者であって，診断を目的として，難病又はてんかんに関する専門的な診療を行っている他の保険医療機関の医師に事前に診療情報提供を行い，患者来院時に情報通信機器を用いて連携して診療を行った場合に算定
2　その他の場合 （3月に1回）	**500**	遠連他			●対面診療を行っている外来患者であって，指定難病又はてんかんの治療を目的として，専門的な診療を行っている他の保険医療機関の医師に事前に診療情報提供の上，来院時に情報通信機器を用いて当該医師と連携して診療を行った場合に算定
B005-12　**こころの連携指導料(Ⅰ)** （月1回，1年限度）●要届出	**350**	こ連Ⅰ	○	×	●地域社会からの孤立の状況等により精神疾患が増悪するおそれがある者又は精神科医，心療内科医による療養指導が必要である者に対して，診療及び療養指導を行い，精神科又は心療内科標榜医療機関に対して診療情報提供等を行った場合に算定 ●初回算定月から起算して1年を限度 ●初回の診療等における他の保険医療機関への文書の提供に係るB009(情Ⅰ)は算定不可
B005-13　**こころの連携指導料(Ⅱ)** （月1回，1年限度）●要届出	**500**	こ連Ⅱ	○	×	●B005-12(こ連Ⅰ)を算定し，当該医療機関に紹介されたものに対して，精神科医又は心療内科医が診療及び療養指導を行い，当該患者を紹介した医師に対して診療情報提供等を行った場合に算定 ●初回算定月から起算して1年を限度 ●初回の診療等における他の保険医療機関への文書の提供に係るB009(情Ⅰ)及びB011(連情)は算定不可
B005-14　**プログラム医療機器等指導管理料** ●要届出	**90**	プ管	○	○	●主に患者自らが使用するプログラム医療機器等に係る指導管理を行った場合に算定
導入期加算	**+50**				

項目	点数	略号			算定要件	
B006 救急救命管理料 （1回につき）	500	救	○	○	●患者発生場所に救急救命士が赴いて処置を行う際，医師が必要な指示を行った場合，医師の属する医療機関が算定 ●救急救命士が行った処置料等は別に算定不可 ●医師が診察していない場合は，A000，A001，A002は算定不可	
B006-3 退院時リハビリテーション指導料 （退院日1回）	300	退リハ	×	○	●退院に際し患者又はその家族等に，退院後の在宅での基本的動作・応用的動作能力，社会的適応能力の回復をはかるための訓練等について必要な指導を行った場合に退院日に算定 ●同一日に，B005(退共2)（入院元の理学療法士，作業療法士，言語聴覚士が指導を行った場合）は，別に算定不可	
B007 退院前訪問指導料 （退院日1回）	580	退前	×	○	●入院期間が1月を超えることが見込まれる患者の円滑な退院のため入院中（外泊時含む）又は退院日に患家を訪問し退院後の在宅での療養指導を行った場合に算定 ●入院中1回，入院後早期（14日以内）に指導の必要があると認め，再度訪問指導を行う場合は退院日に2回分算定可 ●交通費は患家が負担 ⑬ (退前) 1回目6月4日訪問 2回目6月25日訪問 580×2 2回算定した場合，各々の訪問指導日を記載	
B007-2 退院後訪問指導料 〔退院日から1月を限度に（退院日を除く），5回限り〕	580	退後	○	×	●厚生労働大臣が定める状態の患者（点24 p.324）に対して，入院医療機関の医師，保健師，助産師又は看護師が患家，介護保険施設又は指定障害者支援施設等に訪問して，在宅での療養上必要な指導を行った場合に算定 ●同一の保険医療機関においてI016は別に算定不可 ●C013，C000，C001（Ⅰ），C001-2（Ⅱ），C005，C005-1-2，I012は同日算定不可（退院後訪問指導後に急変等で往診を行った場合のC000は算定可）	
訪問看護同行加算 （退院後1回に限る）	+20	退訪同			●在宅療養を担う訪問看護ステーション又は他の医療機関の看護師等と同行して患家等を訪問し，当該看護師等への技術移転又は療養上必要な指導を行った場合に算定	
B008 薬剤管理指導料 （週1回，かつ月4回限り） ●要届出			×	○		F500調基は併せて算定不可
1 特に安全管理が必要な医薬品が投薬又は注射されている患者	380	薬管1			●・抗悪性腫瘍剤 ・テオフィリン製剤 ・免疫抑制剤 ・カリウム製剤（注射薬に限る） ・不整脈用剤 ・精神神経用剤 ・抗てんかん剤 ・糖尿病用剤 ・血液凝固阻止剤（内服薬に限る） ・膵臓ホルモン剤 ・ジギタリス製剤 ・抗HIV薬 （点24 p.325） 以上のいずれかが投薬又は注射されている患者に対し，薬学的管理指導を行った場合に算定	
2 1以外の患者	325	薬管2			●投薬，注射の薬学的管理指導を行った場合に算定 ⑬ (薬管2)（6日，13日） 325×2 算定日（(麻加)は指導日）を記載。(薬管1)には，薬剤名も記載	
麻薬管理指導加算 （1回につき）	+50	麻加			●麻薬が投与されている患者に対して，薬学的管理指導を行った場合に算定	
B008-2 薬剤総合評価調整管理料 （月1回）	250	薬総評管	○	×	●6種類以上の内服薬（屯服薬及び服用を開始して4週間以内の薬剤は除く）が処方されていたものについて，処方の内容を総合的に評価及び調整し，処方する内服薬が2種類以上減少した場合に算定	
連携管理加算	+50				●別の医療機関又は保険薬局に対して，照会又は情報提供を行った場合に算定 ●B009(情Ⅰ)は同日算定不可	
情報通信機器を用いた場合 ●要届出	218	情薬総評管				
B009 診療情報提供料(Ⅰ) （紹介先ごとに1人につき月1回）	250	情Ⅰ	○	○	●別の医療機関等での受診の必要性を認め，患者の同意を得て，診療状況を示す文書で紹介した場合に算定	
退院時診療情報添付加算	+200	情Ⅰ退	○	○	●退院時に検査結果及び画像情報を添付した場合に算定 ●患者の退院日の属する月又はその翌月に算定可 ●レントゲンフィルム等をコピーした場合の費用は別に算定不可 ⑬ (情Ⅰ)，(情Ⅰ退)（7日） 450×1 算定日を記載。退院患者紹介加算を算定した場合は退院日を記載	
ハイリスク妊婦紹介加算 （妊娠中1回限り）	+200	情Ⅰ妊	○	○	●B005-4 (ハイⅠ)の届出を行っている医療機関から，別の届出医療機関へ紹介した場合に算定 ●B005-4 (ハイⅠ)が算定されてない場合であっても算定可	
認知症専門医療機関紹介加算	+100	情Ⅰ認紹	○	○	●認知症の疑いのある患者について専門医療機関での鑑別診断等の必要を認めた場合に算定	

認知症専門医療機関連携加算	+50	情Ⅰ認連	○	×	●認知症疾患医療センター（基幹型，地域型）において，既に認知症と診断された患者について，症状が増悪した場合に，文書を添えて当該認知症疾患医療センターに紹介を行った場合に算定
精神科医連携加算	+200	情Ⅰ精	○	×	●精神科以外の診療科の医師が，うつ病等の精神障害の疑いにより，精神科を標榜する別の医療機関の精神科に受診予約を行った上で，紹介を行った場合に算定
肝炎インターフェロン治療連携加算	+50	情Ⅰ肝	○	×	●長期継続的にインターフェロン治療が必要な肝炎の患者を，連携専門医療機関に文書を添えて紹介した場合に加算
歯科医療機関連携加算			○	○	●口腔機能の管理の必要を認め歯科診療を行う他の保険医療機関に紹介を行った場合
歯科医療機関連携加算1	+100	情Ⅰ歯1			
歯科医療機関連携加算2	+100	情Ⅰ歯2			●周術期等における口腔機能管理の必要を認め歯科を標榜する他の保険医療機関に当該患者が受診する日の予約をとった上で紹介を行った場合
地域連携診療計画加算 ●要届出	+50	情地連診	○	×	●退院日の属する月又はその翌月に算定 ●あらかじめ地域連携診療計画を共有する連携医療機関において，A246「注4」(地連診計)を算定して退院した患者に対し，地域連携診療計画に基づく療養を提供するとともに，連携医療機関に対して，診療情報を文書で提供した場合に算定
療養情報提供加算	+50	情療養	○	×	●入院又は入所する他の保険医療機関，介護老人保健施設，介護医療院に文書で診療情報を提供する際，定期的に訪問看護を行っている訪問看護ステーションから得た療養に係る情報を添付して紹介を行った場合に算定
検査・画像情報提供加算 ●要届出		情検画			●検査結果，画像情報，退院時要約等のうち主要なものについて，電子的方法により閲覧可能な形式で提供した場合又は電子的に送受される診療情報提供書に添付した場合に算定
イ 退院患者への情報提供	+200		○	○	●B009「注8」(情Ⅰ退)との併算定不可 ●退院する患者について，当該患者の退院日の属する月又はその翌月に，必要な情報を提供した場合（退院時要約含む）
ロ 外来患者への情報提供	+30		○	×	●外来患者について，必要な情報を提供した場合に算定
B009-2 電子的診療情報評価料 （1回の診療情報提供に対し，1回） ●要届出	30	電診情評	○	○	●他の保険医療機関から診療情報提供を受けた患者について，検査結果，画像情報，退院時要約等のうち主要なもの（少なくとも検査結果及び画像情報を含む）について，電子的方法により閲覧又は受信し，患者の診療に活用した場合に算定
B010 診療情報提供料(Ⅱ) （1人につき月1回）	500	情Ⅱ	○	○	●治療法の選択肢に関してセカンド・オピニオンを求める患者又はその家族に対して，診療方針を記載する文書，検査結果，画像情報等，助言を得るための支援を行った場合に算定 ⑬ (情Ⅱ)（4日）　500×1 ↑算定日を記載
B010-2 診療情報連携共有料 （3月に1回）	120	情共	○	○	●歯科診療を担う別の保険医療機関からの求めに応じ，検査結果，投薬内容等を文書により提供した場合に算定 ●B009(情Ⅰ)は別に算定不可
B011 連携強化診療情報提供料 （1人につき月1回又は3月に1回） （施設基準適合医療機関）	150	連情	○	○	●算定対象患者については(点24)p.339「注1」～「注5」を参照 ●B009(情Ⅰ)は別に算定不可 ●単に受診した旨のみの記載や紹介元医療機関への受診予定がない場合は算定不可
B011-3 薬剤情報提供料 （原則月1回だが，処方内容変更の都度算定可）	4	薬情	○	×	●すべての処方薬剤の名称，用法，用量，効能，効果，副作用，相互作用に関する主な情報を文書で提供した場合に算定 ●院外処方の場合は算定不可
手帳記載加算	+3	手帳			●薬剤服用歴等が経時的に管理できる手帳に患者の求めに応じて処方薬名等を記載した場合に算定
B011-4 医療機器安全管理料		医機安	○	○	
1　臨床工学技士配置の場合 （1月につき）●要届出	100				●医師の指示の下に，生命維持管理装置の安全管理，保守点検，安全使用を行う臨床工学技士を配置し，生命維持管理装置を用いて治療を行った場合に算定
2　放射線治療計画策定の場合 （一連の照射につき初日に1回限り） ●要届出	1100				●医師の指示の下に，放射線治療機器の安全管理，保守点検，安全使用のための精度管理をし，照射計画に基づき放射線治療を行った場合に算定
B011-5 がんゲノムプロファイリング評価提供料 （患者1人1回限り） （施設基準適合医療機関）	12000	がんゲ評			●D006-19がんゲノムプロファイリング検査で得た包括的なゲノムプロファイルの結果について，専門的知識及び技能を有する医師等による検討会での検討を経た上で患者に提供し，治療方針等について文書で説明した場合に算定

B011-6　栄養情報連携料 （入院中１回）	**70**	栄情	×	○	●入院栄養食事指導料を算定する患者に対して，退院後の栄養食事管理について指導を行った内容及び入院中の栄養管理に関する情報を他の保険医療機関などの医師又は管理栄養士に情報提供した場合に算定 ●B005は併算定不可
B012　傷病手当金意見書交付料	**100**	傷 相続	○	○	●医師が労務不能と認め，証明した意見書を交付ごとに算定 ⑬ ㊕傷（令和６年６月１日）　100×1 ↑交付年月日を記載 ●遺族への交付も算定可 ●感染症法（第37条・第37条の２） 公費負担申請の診断書交付　100点を算定可 申請手続に協力し代行　100点を算定可
B013　療養費同意書交付料 〔再交付する場合について 点24 p.345参照〕	**100**	療	○	○	●医師があん摩・マッサージ・指圧，はり及びきゅうの施術に係る同意書又は診断書を交付した場合に算定 ⑬ 療（令和６年６月１日）（病名）　100×1 ↑交付年月日を記載及び同意書又は診断書の病名欄に記載した病名を記載
B014　退院時薬剤情報管理指導料 （退院日１回）	**90**	退薬	×	○	●入院時に，患者が服薬中の医薬品等について確認し，入院中に使用した主な薬剤の名称等を，患者の薬剤服用歴が管理できる手帳に記載したうえで，退院時に退院後の薬剤の服用等に関する必要な指導を行った場合に算定（死亡退院の場合は算定不可） ⑬ 退薬（18日）←退院日を記載　90×1 ●同一日に，B005退共2（入院元の薬剤師が指導を行った場合）は，別に算定不可
退院時薬剤情報連携加算	**+60**	退薬連			●入院前の内服薬を変更・中止した患者の退院時に，その理由や変更後の状況を保険薬局に対して文書により提供した場合に算定
B015　精神科退院時共同指導料 ●要届出　（入院中１回）					
１　精神科退院時共同指導料１ 外来を担う保険医療機関又は在宅療養担当医療機関 イ.（Ⅰ） ロ.（Ⅱ）	**1500** **900**	精退共1	×	○	●精神病棟の入院患者に対して，入院医療機関（精神科標榜）の多職種チームと地域の外来・在宅担当医療機関（精神科又は診療内科標榜）の多職種チームが，退院後の療養等について共同指導等を行った場合に算定 ●「１」の「イ」：措置入院患者等が対象 「１」の「ロ」：重点的な支援を要する患者が対象 「２」：措置入院患者等及び重点的な支援を要する患者が対象 ●「１」はA000，A001，A002，B002開Ⅰ，B004退共1，C000，C001(Ⅰ)，C001-2(Ⅱ)は併算定不可 ●「２」はB003開Ⅱ，B005退共2，I011は併算定不可
２　精神科退院時共同指導料２ 入院医療を提供する保険医療機関	**700**	精退共2			

14 在宅医療

〈在宅患者診療・指導料〉

在宅療養支援診療所を「在支援」●要届出，在宅療養支援病院を「在支病」●要届出と略して表示。

C000 往診料					720点	算定要件
	イ．機能強化型の在支援・在支病（1）病床有	イ．機能強化型の在支援・在支病（2）病床無	ロ．イ以外の在支援・在支病	ハ．イ及びロ以外	ニ．厚生労働大臣が定める患者以外の患者	●緊急→概ね午前8時～午後1時まで（標榜時間内で，速やかに往診しなければならないと判断した場合） ●夜間→午後6時～翌日午前8時まで（深夜を除く） ●休日→日曜日，祝日，12／29～1／3 ●深夜→午後10時～午前6時まで ●「夜間･休日加算」「深夜」加算→夜間・休日・深夜を標榜時間とする場合は算定不可 ●在宅ターミナルケア加算C000とC001併算定不可
緊急	+850	+750	+650	+325	+325	
夜間・休日	+1700	+1500	+1300	+650	+405	
深夜	+2700	+2500	+2300	+1300	+485	

加算	項目	点数
在宅ターミナルケア加算（C001在宅ターミナルケア加算イ，ロの点数を参照）	在宅緩和ケア充実診療所・病院加算 ●要届出	+1000
	在宅療養実績加算1 ●要届出	+750
	在宅療養実績加算2 ●要届出	+500
	酸素療法加算	+2000
	看取り加算	+3000
在宅緩和ケア充実診療所・病院加算 ●要届出		+100
在宅療養実績加算1 ●要届出		+75
在宅療養実績加算2 ●要届出		+50
患家診療時間加算（1時間超，30分又はその端数を増すごとに）		+100
死亡診断加算		+200
往診時医療情報連携加算		+200
介護保険施設等連携往診加算●要届出		+200

区分	項目	点数	略号	算定要件
C001	**在宅患者訪問診療料（Ⅰ）**（1日につき） 別に厚生労働大臣が定める疾病患者（点24 p.364）は例外あり 難病			●「1」は在宅での療養を行っている通院困難な患者が対象 初診料算定時及び有料老人ホーム等に併設されている保険医療機関が当該有料老人ホーム等に入居中の患者に対して実施した場合は算定不可。 週3回限度 ●「2」はC002，C002-2，C003の算定要件を満たす他の保険医療機関から紹介された患者が対象 月1回　6月を限度として算定 ●A000初，A001再，A002外診，C000往診の算定不可 ●「1」について急性増悪，終末期等の場合は診療から14日以内は同月1回限り14日を限度に算定可（急性） 例）往診10／2，訪問診療（Ⅰ）「1」を10／9，10／16に実施の場合 ⑭ 往診　1回　720 ⑭ 往診(10／2) 在宅患者訪問診療2回　1,776　(Ⅰ)1在宅(10／9，10／16)
	1．在宅患者訪問診療料1			
	イ．同一建物居住者以外の場合	888	(Ⅰ)1在宅	
	ロ．同一建物居住者の場合	213	(Ⅰ)1同一	
	2．在宅患者訪問診療料2			
	イ．同一建物居住者以外の場合	884	(Ⅰ)2在宅	
	ロ．同一建物居住者の場合	187	(Ⅰ)2同一	
	乳幼児加算（6歳未満）	+400	乳	
	患家診療時間加算（1時間超え，30分又はその端数を増すごとに）	+100		
	死亡診断加算	+200		●在宅患者訪問診療料1を算定する場合に限る。看取と併算定不可
	看取り加算	+3000	看取	●在宅患者訪問診療料1を算定する場合に限る

在宅ターミナルケア加算（死亡日及び死亡日前14日以内に2回以上往診若しくは訪問診療を実施又はB004を算定し，かつ訪問診療を実施（「1」を算定する場合に限る））

	（1）機能強化型の在支診又は在支病 ①病床有	（1）機能強化型の在支診又は在支病 ②病床無	（2）（1）以外の在支診又は在支病	（3）（1）及び（2）以外
イ．有料老人ホーム等入居患者以外（Ⅰ）タ在	+6500	+5500	+4500	+3500
ロ．有料老人ホーム等入居患者（Ⅰ）タ施	+6500	+5500	+4500	+3500

加算	在宅緩和ケア充実診療所・病院加算 ●要届出	在宅療養実績加算1 ●要届出	在宅療養実績加算2 ●要届出	
	+1000	+750	+500	
	酸素療法加算 タ酸（悪性腫瘍の患者に，死亡月に在宅酸素療法を実施）			+2000

区分	項目	点数	略号	算定要件
C001-2	**在宅患者訪問診療料（Ⅱ）**（1日につき） 「イ」の場合週3回限度 「ロ」の場合月1回6月限度	150	（Ⅱ）	●有料老人ホーム等に併設される保険医療機関が当該施設に入居中の患者に対して次のいずれかに該当する場合に算定 イ．C002在医総管又はC002-2施医総管の保険医療機関が行った場合 ロ．イから紹介された患者に行った場合

乳幼児加算（6歳未満）	+400	乳	
患家診療時間加算	+100		●1時間超え30分増すごとに
死亡診断加算	+200		●算定要件等についてはC001参照
看取り加算	+3000	看取	

在宅ターミナルケア加算 (Ⅱ)タ （死亡日及び死亡日前14日以内に2回以上往診若しくは訪問診療を実施）

	イ．機能強化型の在支診又は在支病		ロ．イ以外の在支診又は在支病		ハ．イ及びロ以外
	①病床有	②病床無			
	+6200	+5200	+4200		+3200
加算	在宅緩和ケア充実診療所・病院加算 ●要届出		在宅療養実績加算1 ●要届出	在宅療養実績加算2 ●要届出	
	+1000		+750	+500	
	酸素療法加算 タ酸 （悪性腫瘍の患者に，死亡月に在宅酸素を実施）				+2000
	在宅医療DX情報活用加算 ●要届出（月1回） 在DX				+10

C002 在宅時医学総合管理料，C002-2 施設入居時等医学総合管理料（月1回） C002 院外処方 在医総管外，院内処方 在医総管内
C002-2 院外処方 施医総管外，院内処方 施医総管内

患者状態・診療回数	単一建物居住者	C002 在宅時医学総合管理料 1 在支診・在支病（機能強化型） イ：病床あり	C002 1 ロ：病床なし	C002 2 在支診 在支病（1以外）	C002 3 1・2以外	C002-2 施設入居時等医学総合管理料 1 在支診・在支病（機能強化型） イ：病床あり	C002-2 1 ロ：病床なし	C002-2 2 在支診 在支病（1以外）	C002-2 3 1・2以外
(1) 厚生労働大臣が定める患者 月2回以上の訪問診療	1人	5,385	4,985	4,585	3,435	3,885	3,585	3,285	2,435
	2～9人	4,485	4,125	3,765	2,820	3,225	2,955	2,685	2,010
	10~19人	2,865	2,625	2,385	1,785	2,865	2,625	2,385	1,785
	20~49人	2,400	2,205	2,010	1,500	2,400	2,205	2,010	1,500
	50人以上	2,110	1,935	1,765	1,315	2,110	1,935	1,765	1,315
(2) 月2回以上の訪問診療	1人	4,485	4,085	3,685	2,735	3,185	2,885	2,585	1,935
	2～9人	2,385	2,185	1,985	1,460	1,685	1,535	1,385	1,010
	10~19人	1,185	1,085	985	735	1,185	1,085	985	735
	20~49人	1,065	970	875	655	1,065	970	875	655
	50人以上	905	825	745	555	905	825	745	555
(3) 月2回以上の訪問診療のうち1回以上情報通信機器を用いた診療	1人	3,014	2,774	2,554	2,014	2,234	2,054	1,894	1,534
	2～9人	1,670	1,550	1,450	1,165	1,250	1,160	1,090	895
	10~19人	865	805	765	645	865	805	765	645
	20~49人	780	720	679	573	780	720	679	573
	50人以上	660	611	578	487	660	611	578	487
(4) 月1回の訪問診療	1人	2,745	2,505	2,285	1,745	1,965	1,785	1,625	1,265
	2～9人	1,485	1,365	1,265	980	1,065	975	905	710
	10~19人	765	705	665	545	765	705	665	545
	20~49人	670	615	570	455	670	615	570	455
	50人以上	575	525	490	395	575	525	490	395
(5) 月1回の訪問診療等2月に1回に限り情報通信機器を用いた診療	1人	1,500	1,380	1,270	1,000	1,110	1,020	940	760
	2～9人	828	768	718	575	618	573	538	440
	10~19人	425	395	375	315	425	395	375	315
	20~49人	373	344	321	264	373	344	321	264
	50人以上	317	292	275	225	317	292	275	225

C002 在宅時医学総合管理料 C002-2 施設入居時等医学総合管理料共通の加算					
処方箋を交付しない場合		+300	在宅移行早期加算（月1回）		+100
頻回訪問加算	頻訪加算	イ 初回 +800	ロ 2回目		+300
在宅療養移行加算1	在療医1	+316	在宅療養移行加算2	在療医2	+216
在宅療養移行加算3	在療医3	+216	在宅療養移行加算4	在療医4	+216
包括的支援加算	包括支援	+150	在宅データ提出加算 ●要届出	在デ	+50
在宅医療情報連携加算	在療連	+100			

C002の在宅緩和ケア充実診療所・病院加算 ●要届出			在宅療養実績加算 ●要届出	1	2	C002-2の在宅緩和ケア充実診療所・病院加算 ●要届出		在宅療養実績加算 ●要届出	1	2
	1人	+400		+300	+200		+300		+225	+150
	2～9人	+200		+150	+100		+150		+110	+75
	10~19人	+100		+75	+50		+75		+56	+40
	20~49人	+85		+63	+43		+63		+47	+33
	50人以上	+75		+56	+38		+56		+42	

●C002-2は，次のいずれかの施設において療養を行っている通院困難な者に，医師が患者の同意を得て，計画的な医学管理の下で訪問診療を行った場合に算定

・養護老人ホーム　・軽費老人ホーム　・特別養護老人ホーム　・有料老人ホーム　・サービス付き高齢者向け住宅
・認知症対応型共同生活介護事業所　・短期入所生活介護か介護予防短期入所生活介護のサービスを受けている患者

〈在宅療養指導管理料〉（抜粋）

- ●同一患者に対し，同一月，月１回に限り算定（特例を除く）
- ●C101～C121の２以上の指導管理を行っている場合➡主たる指導管理を算定
- ●在宅療養支援診療所・病院から紹介を受けた医療機関では，紹介月に算定できない項目がある （(点24)p.409）
- ●２以上の指導管理に使用した薬剤，特定保険医療材料，在宅療養指導管理材料加算➡算定可
- ●入院患者は退院日に算定できるが，当該月に外来や往診，訪問診療では算定不可
- ●入院医療機関の場合とそれ以外の場合で扱いが異なるので注意

※在宅療養指導管理料，レセプト記載時の注意…薬剤や特定保険医療材料を使用した場合の記載は，点数欄に薬剤欄がある場合は別々に記載し，ない場合は合算して総点数を記載

在宅療養指導管理料＋在宅療養指導管理材料加算 区分	項目	点数	略号	算定要件
C100	退院前在宅療養指導管理料 （外泊の初日１回に限り）	120	前	●入院中の患者が在宅療養に備えて一時外泊するに当たり，在宅療養に関する指導管理を行った場合に算定 ⑭在宅　その他 (前)　総点数 ｜ ⑭ 薬剤名　○日分　○点×回数 ／ 特定保険医療材料名，数量　○点×回数
	乳幼児加算（６歳未満）	＋200	乳幼	※用いる薬剤又は特定保険医療材料を支給した場合は摘要欄に記載
C101	在宅自己注射指導管理料 （月１回）		注	●対象薬剤は別表第９ （(点24)p.412） ●「１」はC152(間)を用いて在宅自己注射を行っている患者について，診察の上，ポンプの状態，投与量等の確認・調整等を行った場合に算定 ●同一月にB001-2-12外来腫瘍化学療法診療料又は外来化学療法加算を算定している患者の受診時，当該加算に係る注射薬を用いて指導管理を行った場合については算定不可 ●「２」についてはB001「７」(難病)と併算定可
	１．複雑な場合	1230		
	２．１以外の場合 イ．月27回以下の場合 ロ．月28回以上の場合	 650 750		
	導入初期加算（３月限度）	＋580		●初回の指導月から起算して３月以内の期間に３月を限度として算定
	バイオ後続品導入初期加算	＋150	在バイオ	●初回の処方月から起算して３月を限度
	情報通信機器を用いた場合 ●要届出　１．複雑な場合	1070	情注	
	情報通信機器を用いた場合　２．１以外　月27回以下	566		
	情報通信機器を用いた場合　２．１以外　月28回以上	653		
C150	血糖自己測定器加算		注糖	●３月に３回限り算定
	１　月20回以上測定する場合	＋350		イ．インスリン製剤又はヒトソマトメジンＣ製剤の自己注射を１日に１回以上行っている患者（１型糖尿病の患者及び膵全摘後の患者を除く） ロ．インスリン製剤の自己注射を１日に１回以上行っている患者（１型糖尿病の患者又は膵全摘後の患者に限る） ハ．12歳未満の小児低血糖症の患者 ニ．妊娠中の糖尿病患者又は妊娠糖尿病の患者（別に厚生労働大臣が定める者に限る）
	２　月30回以上測定する場合	＋465		
	３　月40回以上測定する場合	＋580		
	４　月60回以上測定する場合	＋830		
	５　月90回以上測定する場合	＋1170		上記ロ，ハ，ニが対象
	６　月120回以上測定する場合	＋1490		
	７　間歇スキャン式持続血糖測定器によるもの	＋1250		●入院中の患者以外の患者が対象 インスリン製剤を１日１回以上 使用しているものに対して，血糖自己測定値に基づく指導を行うために使用した場合算定
	血中ケトン体自己測定器加算	＋40	ケト	●３月に３回限り算定
C151	注入器加算	＋300	入	⑭在宅　その他 (注) (注糖) (針)　1,130 薬剤　△△ ｜ ⑭ (注)（月27回以下）(注糖)（月20回以上）(針) 血糖自己測定 20回　1,130×1 ペンフィルR注300単位　１筒 （１日１回　６単位 25日分）△△×1
C152	間歇注入シリンジポンプ加算（２月に２回限り）		間	
	１．プログラム付きシリンジポンプ	＋2500		
	２．１以外のシリンジポンプ	＋1500		※(注糖)を算定する場合，１月の血糖自己測定の回数を明記。１型糖尿病である場合はその旨を明記
C152-2	持続血糖測定器加算 ●要届出		持血	次のものに対して，持続的に測定した血糖値に基づく指導を行うために持続血糖測定器を使用した場合に，２月に２回に限り加算
	１．間歇注入シリンジポンプと連動する持続血糖測定器を用いる場合			●間歇注入シリンジポンプと連動する持続血糖測定器を用いる場合 ・血糖コントロールが不安定な１型糖尿病患者又は膵全摘後の患者で，持続皮下インスリン注入療法を行っている者 ・低血糖発作を繰り返す等重篤な有害事象が起きている血糖コントロールが不安定な２型糖尿病患者で，医師の指示に従い血糖コントロールを行う意志のある，持続皮下インスリン注入療法を行っている者
	イ　２個以下の場合	1320		
	ロ　３個又は４個の場合	2640		
	ハ　５個以上の場合	3300		
	２．間歇注入シリンジポンプと連動しない持続血糖測定器を用いる場合			●間歇注入シリンジポンプと連動しない持続血糖測定器を用いる場合 ・急性発症若しくは劇症1型糖尿病患者又は膵全摘後の患者で，皮下インスリン注入療法を行っている者 ・内因性インスリン分泌の欠乏（空腹時血糖Cペプチド0.5mg/mL未満に限る）を認め，低血糖発作を繰り返す等重篤な有害事象が起きている血糖コントロールが不安定な２型糖尿病患者で，血糖コントロールを行う意志のある，持続皮下インスリン注入療法を行っている者
	イ　２個以下の場合	1320		
	ロ　３個又は４個の場合	2640		
	ハ　５個以上の場合	3300		
	加算　プログラム付きシリンジポンプ	＋3230		●同一月にC152(間)とは併算定不可
	加算　上記以外のシリンジポンプ	＋2230		

項目	点数	略称	備考
C152-4 持続皮下注入シリンジポンプ加算（2月に2回限り）			●別に厚生労働大臣が定める注射薬の自己注射を行っている入院中の患者以外の患者に対して，持続皮下注入シリンジポンプを使用した場合に2月に2回に限り加算する。
1 月5個以上10個未満	**2330**		
2 月10個以上15個未満	**3160**		
3 月15個以上20個未満	**3990**		
4 月20個以上	**4820**		
C153 注入器用注射針加算		針	
1型糖尿病（自己注射が1日4回以上），血友病等	**+200**		
その他	**+130**		
C161 注入ポンプ加算	**+1250**	注ポ	●pH4処理酸性人免疫グロブリン（皮下注射）製剤，ペグセタコプラン製剤の自己注射を行っている場合に算定
C101-2 在宅小児低血糖症患者指導管理料（月1回）	**820**	在小血糖	●12歳未満の小児低血糖症であって，重篤な低血糖の予防のために適切な指導管理を行った場合に算定
C150 血糖自己測定器加算		注糖	●点数については，C150（別冊p.19）を参照
C101-3 在宅妊娠糖尿病患者指導管理料			
1．在宅妊娠糖尿病患者指導管理料1（月1回）	**150**	在妊糖1	対象患者については，点24 p.1351
2．在宅妊娠糖尿病患者指導管理料2（分娩後12週の間1回）	**150**	在妊糖2	上記1の対象患者に該当し，妊娠中に在宅妊娠糖尿病患者指導管理料1を算定した患者で，引き続き分娩後の血糖管理を必要とするもの（血糖自己測定の必要の有無は問わない）
C150 血糖自己測定器加算		注糖	●点数については，C150（別冊p.19）を参照
C102 在宅自己腹膜灌流指導管理料 月1回目（月1回）	**4000**	灌	●在宅自己灌流を行っている患者に在宅自己連続携行式腹膜灌流に関する指導管理を行った場合に算定 ●継続的に遠隔モニタリングを実施した場合，遠隔モニタリング加算（115点加算） ●当該管理料を算定している患者は，週1回を限度としてJ038人工腎臓またはJ042腹膜灌流「1」のいずれか一方を算定できるが，2回目以降の点数は算定不可
2回目～（月2回まで）	**2000**		
遠隔モニタリング加算（月1回）	**+115**		
C154 紫外線殺菌器加算	**+360**	紫	
C155 自動腹膜灌流装置加算	**+2500**	自腹	
C102-2 在宅血液透析指導管理料 ●要届出 算定日～2月目まで 1回目	**10000**	在透	●当該管理料を算定している患者は週1回を限度としてJ038人工腎臓が算定できるが，2回目以降の点数（2000点）は算定不可 ●摘要欄に人工腎臓を算定した日を記載 ⑭ その他 在透 10,000 ⑭ 6月17日 算定初月～2月間は初回指導管理の月日を記載する 月2回目以降は理由を記載
算定日～2月目まで 2回目～（月2回まで）	**2000**		
3月目以降 1回目	**10000**		
3月目以降 2回目～	算定なし		
遠隔モニタリング加算（月1回）	**+115**		
C156 透析液供給装置加算	**+10000**	透液	
C103 在宅酸素療法指導管理料		酸	●在宅酸素療法を行っている外来患者に指導管理を行った場合に算定 **【1 チアノーゼ型先天性心疾患の対象患者】** ファロー四徴症・大血管転位症・三尖弁閉鎖症・総動脈幹症・単心室症などのチアノーゼ型先天性心疾患のうち発作的に低酸素又は無酸素状態になる患者 **【2 その他の場合の患者】** 諸種の原因による高度慢性呼吸不全例・肺高血圧症・慢性心不全の患者のうち，安定した病態にある退院患者及び手術待機の患者又は重度の群発頭痛の患者 **【乳幼児呼吸管理材料加算】** 6歳未満，3月に3回に限る ●外来患者に対してのJ018喀痰吸引，J018-3干渉低周波去痰器による喀痰排出，J024酸素吸入，J024-2突発性難聴に対する酸素療法，J025酸素テント，J026間歇的陽圧吸入法，J026-2鼻マスク式補助換気法（これらに係る酸素代も含む），J026-3体外式陰圧人工呼吸器治療は算定不可。薬剤及び特定保険医療材料に係る費用も算定不可 ●C157，C158，C159，C159-2の加算は2．その他の点数にのみ加算 ●レセプト摘要欄に以下を記載 ①動脈血酸素濃度分圧又は動脈血酸素飽和度（費用は含まれる） ②慢性心不全の場合 初回の指導管理月は，終夜睡眠ポリグラフィー実施日及び無呼吸低呼吸指数 ⑭ その他 酸，携ボ，呼 3,571 ⑭ SpO_2 98% ●［遠隔モニタリング加算］前回受診月の翌月から今回受診月の前月までの期間，遠隔モニタリングを用いて療養上の指導を行った場合，当該月数を乗じて得た点数を算定（当該指導を行った月に限り2月を限度とする）
1．チアノーゼ型先天性心疾患	**520**		
2．その他 〈加算〉遠隔モニタリング加算 ●要届出	**2400** **+150**	遠モニ	
乳幼児呼吸管理材料加算	**+1500**		
C157 酸素ボンベ加算（3月に3回限り）			
1．携帯用酸素ボンベ	**+880**	携ボ	
2．1以外の酸素ボンベ	**+3950**	ボ	
C158 酸素濃縮装置加算（3月に3回限り）	**+4000**	濃	
C159 液化酸素装置加算（3月に3回限り）			
1．設置型液化酸素装置	**+3970**	液	
2．携帯型液化酸素装置	**+880**	携液	
C159-2 呼吸同調式デマンドバルブ加算（3月に3回限り）	**+291**	呼	

区分	項目	点数	略号	備考
	C171　在宅酸素療法材料加算（３月に３回限り）		酸材	●㊜酸材は装置等を患者に貸与し，装置に必要な回路部品その他の附属品等の費用は算定不可
	1．チアノーゼ型先天性心疾患	＋780		
	2．その他	＋100		
C104	在宅中心静脈栄養法指導管理料（月１回）	3000	中	●腸管大量切除例又は腸管機能不全例等のうち，安定した病態にある患者に対し，在宅で患者自ら実施する栄養法の指導管理を行った場合に算定 ●外来患者に対して行われたG005 IVH，G006 植込型カテーテルによる中心静脈注射の費用は算定不可 ●在宅患者訪問診療料算定日のG001IV，G004DIV，G006植込型カテーテルによる中心静脈注射の費用，薬剤及び特定保険医療材料に係る費用も算定不可
	C160　在宅中心静脈栄養法用輸液セット加算	＋2000	輸	
	C161　注入ポンプ加算	＋1250	注ポ	⑭在宅　その他　㊥㊥輸　5,000　薬剤　△△△ ⑭ 50%G　500mL　5V　ソリターT3　500mL　5V　ピーエヌツイン２号　5キット（5日分）　△△△×1
C105	在宅成分栄養経管栄養法指導管理料（月１回）	2500	経	●経口摂取ができない患者又は経口摂取が著しく困難な患者に対し，在宅で患者自らが実施する栄養法の指導管理を行った場合に算定 ●要件を満たす人工栄養剤：エレンタール，エレンタールP，ツインラインNF
	C161　注入ポンプ加算	＋1250	注ポ	●㊟注ポは２月に２回に限り算定
	C162　在宅経管栄養法用栄養管セット加算	＋2000	管	●㊟注ポ及び㊫管は併せて算定可。ただし各々月１回に限る。 ●J120鼻腔栄養の費用は算定不可
C105-2	在宅小児経管栄養法指導管理料（月１回）	1050	小経	●経口摂取が著しく困難な15歳未満の患者又は15歳以上であって経口摂取が著しく困難である状態が15歳未満から継続しているもの（体重20kg未満に限る）について，在宅での療養を行っている患者自らが実施する栄養法の指導管理を行った場合に算定。
	C161　注入ポンプ加算	＋1250	注ポ	
	C162　在宅経管栄養法用栄養管セット加算	＋2000	管	●㊟注ポ及び㊫管は併せて算定可。ただし，各々月１回に限る。 ●J120鼻腔栄養の費用は算定不可
C105-3	在宅半固形栄養経管栄養法指導管理料（最初の算定日より１年限度）	2500	半固形	●経口摂取が著しく困難で胃瘻を造設しているものについて，在宅での療養を行っている患者自らが実施する栄養法の指導を行った場合に算定 ●J120鼻腔栄養の費用は算定不可
	C162　在宅経管栄養法用栄養管セット加算	＋2000	管	
C106	在宅自己導尿指導管理料（月１回）	1400	尿	●自然排尿が困難な患者に対し，在宅での療養を行っている患者自らが実施する排尿法の指導管理を行った場合に算定 ●下記の患者のうち，残尿を伴う排尿困難者である者 ・諸種の原因による神経因性膀胱　・下部尿路通過障害 ・腸管を利用した尿リザーバー造設術の術後 ●特殊カテーテル加算は，3月に3回に限り ●２と３を併せて使用した場合は主たるもののみ算定（１と２，２と３を併せて使用した場合も同様） ⑭ その他　㊜尿，㊥サ　1,400
	C163　特殊カテーテル加算			
	1．再利用型カテーテル	400	サ	
	2．間歇導尿用ディスポーザブルカテーテル		カ	
	イ　親水性コーティング			
	(1)　60本以上90本未満	1700		
	(2)　90本以上120本未満	1900		
	(3)　120本以上	2100		
	ロ　イ以外のもの	1000		
	3．間歇バルーンカテーテル	1000	バ	
C107	在宅人工呼吸指導管理料（月１回）	2800	人	●長期にわたり，持続的に人工呼吸に依存している患者に在宅で実施する人工呼吸療法の指導管理を行った場合に算定 ●睡眠時無呼吸症候群の患者は算定対象外 ●人工呼吸装置は患者に貸与し，装置に必要な回路部品その他の附属品等の費用は算定不可（酸素代は別に算定可） ●次の処置料は算定不可（酸素代は別に算定可） ・J018喀痰吸引 ・J018-3干渉低周波去痰器による喀痰排出 ・J024酸素吸入 ・J024-2突発性難聴に対する酸素療法 ・J025酸素テント ・J026間歇的陽圧吸入法 ・J026-2鼻マスク式補助換気法 ・J026-3体外式陰圧人工呼吸器治療 ・J045人工呼吸 薬剤及び特定保険医療材料に係る費用も算定不可 ⑭ その他　㊟人　㊟鼻呼　9,280
	C164　人工呼吸器加算			
	1．気管切開口を介した陽圧式人工呼吸器	＋7480	陽呼	
	2．鼻マスク又は顔マスクを介した人工呼吸器	＋6480	鼻呼	
	3．陰圧式人工呼吸器	＋7480	陰呼	
	C170　排痰補助装置加算（神経筋疾患等の患者）	＋1829	排痰	
	C173　横隔神経電気刺激装置加算	＋600	横電	●C173は，在宅人工呼吸を行う脊髄損傷又は中枢性低換気症候群の患者に対して，呼吸補助目的で，横隔神経電気刺激装置を使用した場合に算定
	乳幼児呼吸管理材料加算	＋1500		●６歳未満，３月に３回に限る

14 在宅医療

区分	項目	点数	略称	算定要件等
C107-2	**在宅持続陽圧呼吸療法指導管理料**(月１回)			●「１」は慢性心不全患者のうち，NYHAⅢ度以上であり，無呼吸指数が20以上等が睡眠ポリグラフィー上確認され，CPAP療法を実施するが無呼吸指数15以下にならない者でASV療法を行っている者に算定 ●「２」は「１」の要件に満たさないが一定の要件を満たしているASV療法またはCPAP療法を実施している者に算定 ●(持材)は持続的陽圧呼吸療法装置を患者に貸与し，装置に必要な回路部品その他の附属品等の費用は算定不可 ●情報通信機器を用いた場合●要届出（２の所定点数に代えて）218点 ⑭ その他 (持呼２) 250 ⑭ 10月12日 無呼吸指数△△ 初回指導管理実施月日，直近の無呼吸指数，実施年月日，管理料を算定する日の自覚症状，睡眠ポリグラフィー上の所見を記載 ●前回受診月の翌月から今回受診月の前月までの期間，遠隔モニタリングを用いて療養上の指導を行った場合，当該月数を乗じて得た点数を算定。但し当該指導を行った月に限り２月を限度とする
	１．在宅持続陽圧呼吸療法指導管理料１	2250	持呼１	
	２．在宅持続陽圧呼吸療法指導管理料２	250	持呼２	
	〈加算〉遠隔モニタリング加算 ●要届出	+150	遠モニ	
	情報通信機器を用いて行った場合 ●要届出	+218		
	C165 在宅持続陽圧呼吸療法用治療器加算（３月に３回限り）			
	１．ASVを使用した場合	+3750	持呼加1	
	２．CPAPを使用した場合	+960	持呼加2	
	C171-2 在宅持続陽圧呼吸療法材料加算（３月に３回限り）	+100	持材	
	乳幼児呼吸管理材料加算	+1500		●６歳未満 ●３月に３回に限る
C107-3	**在宅ハイフローセラピー指導管理料**	2400	ハイセ	●在宅ハイフローセラピーを行っている入院中の患者以外の患者に対して指導管理を行った場合に算定
C171-3	**在宅ハイフローセラピー材料加算**	+100	ハイ材	●当該療法に係る機器を使用した場合に加算
C174	**在宅ハイフローセラピー装置加算**		ハイ装	●在宅ハイフローセラピー装置を使用した場合に加算
	1．自動給水加湿チャンバーを用いる場合	+3500		
	2．１以外の場合	+2500		
C108	**在宅麻薬等注射指導管理料**(月１回)			●同一月にB001-2-12外来腫瘍化学療法診療料，第６部「通則６」外来化学療法加算及びG003抗悪性腫瘍剤局所持続注入は算定不可（薬剤料は算定可） ●(在悪)を算定している患者の外来受診時に，(在悪)に係るG000 IM，G001 IV，G004 DIV，G005 IVH，G006植込型カテーテルによる中心静脈注射を行った場合の手技料，注射薬（在宅で使用していない抗悪性腫瘍剤も含む）および特定保険医療材料は算定不可 ●(注ポ)は２月に２回に限り ●麻薬等の投与(点24)p.421 ⑭ その他 (在悪) (悪ポ) 2,750
	1．悪性腫瘍	1500	在悪	
	2．筋萎縮性側索硬化症又は筋ジストロフィー	1500		
	3．心不全又は呼吸器疾患	1500		
	C161 注入ポンプ加算	+1250	悪ポ	
	C166 携帯型ディスポーザブル注入ポンプ加算	+2500	携ポ	
C108-2	**在宅腫瘍化学療法注射指導管理料**（月１回）	1500		●悪性腫瘍の患者であって，入院中の患者以外の患者に対して，在宅における抗悪性腫瘍剤等の注射に関する指導管理を行った場合に算定
C108-3	**在宅強心剤持続投与指導管理料**（月１回）	1500		●別に厚生労働大臣が定める注射薬の持続投与を行っている入院中の患者以外の患者に対して，在宅心不全管理に関する指導管理を行った場合に算定
C108-4	**在宅悪性腫瘍患者共同指導管理料**（月１回）	1500	在悪共	●他の保険医療機関においてC108の１(在悪)又はC108-2を算定している患者に対して，当該他の保険医療機関と連携して，同一日に麻薬等は抗悪性腫瘍剤等の注射に関する指導管理を行った場合に算定
C109	**在宅寝たきり患者処置指導管理料**(月１回) ⑭ その他 (寝) 1,050	1050	寝	●創傷処置等の処置を行っている現に寝たきり状態又はこれに準ずる状態にあるものに対し当該処置に関する指導管理を行った場合に算定 ●B001「８」(皮膚)(Ⅰ)(Ⅱ)を算定している患者については算定不可 ●患者が家族等に付き添われて来院した場合は例外的に算定可

●(寝)を算定している患者は，外来受診時，往診時，訪問診療時に行った以下の処置料は算定不可。薬剤及び特定保険医療材料に係る費用も算定不可

- ・J000創傷処置
- ・J001-7爪甲除去(麻酔を要しないもの)
- ・J001-8穿刺排膿後薬液注入
- ・J018喀痰吸引
- ・J018-3干渉低周波去痰器による喀痰排出
- ・J043-3ストーマ処置
- ・J053皮膚科軟膏処置
- ・J060膀胱洗浄
- ・J060-2後部尿道洗浄(ウルツマン)
- ・J063留置カテーテル設置
- ・J064導尿（尿道拡張を要するもの）
- ・J118介達牽引
- ・J118-2矯正固定
- ・J118-3変形機械矯正術
- ・J119消炎鎮痛等処置
- ・J119-2腰部又は胸部固定帯固定
- ・J119-3低出力レーザー照射
- ・J119-4肛門処置
- ・J120鼻腔栄養

区分	項目	点数	略称	算定要件等
C110	**在宅自己疼痛管理指導管理料**(月１回)	1300	疼	●疼痛除去のため植込型脳・脊髄刺激装置を植え込み後に難治性慢性疼痛の患者に指導管理を行った場合に算定 ⑭ その他 (疼) 1,300
	C167 疼痛等管理用送信器加算	+600	疼信	

区分・項目	点数	略称	算定要件
C110-2 在宅振戦等刺激装置治療指導管理料（月１回）	**810**	振	●振戦等除去のため植込型脳・脊髄刺激装置を植え込んだ後に，在宅において振戦等管理を行っている外来患者に対して，在宅振戦管理に関する指導管理を行った場合に算定
導入期加算	**＋140**	導入期	●植込術を行った日から起算して３月以内の期間に行った場合に加算
C167 疼痛等管理用送信器加算	**＋600**	疼信	●疼痛等管理用送信器（患者用プログラマを含む）を使用した場合に加算
C110-3 在宅迷走神経電気刺激治療指導管理料（月１回）※１	**810**	迷	●てんかん治療のため植込型迷走神経電気刺激装置を植え込んだ後に，在宅においててんかん管理を行っている外来患者に対して，在宅てんかん管理に関する指導管理を行った場合に算定
導入期加算	**＋140**	導入期	●植込術を行った日から起算して３月以内の期間に行った場合に加算
C167 疼痛等管理用送信器加算	**＋600**	疼信	●疼痛等管理用送信器（患者用プログラマを含む）を使用した場合に加算
C110-4 在宅仙骨神経刺激療法指導管理料（月１回）	**810**	仙	●便失禁又は過活動膀胱に対するコントロールのため植込型仙骨神経刺激装置を植え込んだ後に，在宅便失禁管理又は在宅過活動膀胱管理に関する指導管理を行った場合に算定
C110-5 在宅舌下神経電気刺激療法指導管理料（月１回）（施設基準適合医療機関）	**810**	舌電	●別に厚生労働大臣が定める施設基準を満たす保険医療機関 ●在宅において舌下神経電気刺激療法を行っている入院中の患者以外の患者に対して指導管理を行った場合に算定
C111 在宅肺高血圧症患者指導管理料(月１回)	**1500**	肺	●肺高血圧症でプロスタグランジンI_2製剤を携帯型精密輸液ポンプ又は携帯型精密ネブライザを用いて自己投与を行っている患者に当該療法の方法・注意点及び緊急時の措置等に関する医学管理を行った場合に算定 ●(肺ポ)(精ネ)には，使用に必要な全ての費用が含まれ，別に算定不可 ⑭ その他 (肺)(肺ポ) 11,500
C168 携帯型精密輸液ポンプ加算	**＋10000**	肺ポ	
C168-2 携帯型精密ネブライザ加算	**＋3200**	精ネ	
C112 在宅気管切開患者指導管理料（月１回）	**900**	気	●気管切開を行っている患者に対し，在宅における気管切開に関する医学管理を行った場合に算定 ●(気)を算定している患者についてJ000創傷処置(気管内ディスポーザブルカテーテル交換含む)，J001-7爪甲除去(麻酔を要しないもの)，J001-8穿刺排膿後薬液注入，J018喀痰吸引，J018-3干渉低周波去痰器による喀痰排出の費用は算定不可 ⑭ その他 (気) 900
C169 気管切開患者用人工鼻加算	**＋1500**	気鼻	
C112-2 在宅喉頭摘出患者指導管理料（月１回）	**900**	喉摘	●喉頭摘出を行っている患者であって入院中の患者以外のものに対して在宅における人工鼻材料の使用に関する指導管理を行った場合に算定
C114 在宅難治性皮膚疾患処置指導管理料（月１回）	**1000**	難皮	●皮膚科又は形成外科を担当する医師が表皮水疱症患者または水疱型先天性魚鱗癬様紅皮症であって，難治性の皮膚病変に対する特殊な処置が必要な患者に指導を行った場合に算定 ●特定保険医療材料以外のガーゼ等の衛生材料や処置に必要な医療材料に係わる費用は，当該指導管理料に含まれる ●処置の費用（薬剤料・特定保険医療材料料を含む）は別に算定可 ●B001「7」(難病)，B001「8」(皮膚)（Ⅰ）（Ⅱ）の算定患者には算定不可
C116 在宅植込型補助人工心臓（非拍動流型）指導管理料（月１回）●要届出	**45000**	植心非拍	●体内植込型補助人工心臓（非拍動流型）を使用している患者に対して，療養上必要な指導を行った場合に算定
C117 在宅経腸投薬指導管理料（月１回）	**1500**	経腸投	●パーキンソン病の患者に対し，レボドパ・カルビドパ水和物製剤を経胃瘻空腸投与する場合に医学管理を行った場合に算定
C152-3 経腸投薬用ポンプ加算（２月に２回限り）	**＋2500**	経腸ポ	
C118 在宅腫瘍治療電場療法指導管理料(月１回)　●要届出	**2800**	電場	●テント上膠芽腫の治療を目的として交流電波を形成する治療法を行っている患者に指導を行った場合に算定
C119 在宅経肛門的自己洗腸指導管理料(月１回)　●要届出	**800**	洗腸	●脊髄障害を原因とする排便障害を有する患者(直腸手術後の患者は除く)に経肛門的自己洗腸用の器具で実施する洗腸について指導管理を行った場合に算定
導入初期加算(初回の指導月)	**＋500**		
C172 在宅経肛門的自己洗腸用材料加算	**＋2400**	肛洗	●自己洗腸用材料を使用した場合，３月に３回に限り
C120 在宅中耳加圧療法指導管理料	**1800**	中加	●メニエール病又は遅発性内リンパ水腫の患者に対し，在宅中耳加圧装置を用いた療養を実施する場合に，療法の方法，注意点及び緊急時の措置等について指導を行った場合に算定
C121 在宅抗菌薬吸入療法指導管理料(月１回)	**800**	抗吸	●在宅抗菌薬吸入療法を行っている入院中の患者以外の患者に対して在宅抗菌薬吸入療法に関する指導管理を行った場合に算定
導入初期加算（初回の指導月に限り）	**＋500**		
C175 在宅抗菌薬吸入療法用ネブライザ加算		吸ネブ	●超音波ネブライザを使用した場合に加算
１．１日目	**＋7480**		
２．２日目以降	**＋1800**		

20 投　薬

	分類	算定の単位	算定方法
F200 薬剤料*1	㉑内服薬	1剤1日分	15円まで……1点
	㉒屯服薬	1回分	15円超……$\frac{薬価}{10}$（端数は五捨五超入）
	㉓外用薬	1調剤	

	項目	区分	外来		入院	算定要件
院内処方	F000 **㉔調剤料**		内服・屯服	外用	7 （1日につき）	●入院実日数を超えてはならない ●外泊期間は算定不可
			11	**8**		
			（1処方につき）			
	F100 **㉕処方料*1** **（内服薬の種類）** （1処方につき）	1．向精神薬多剤投与	3歳以上	**18**		●3種類以上の抗不安薬，3種類以上の睡眠薬，3種類以上の抗うつ薬，3種類以上の抗精神病薬又は4種類以上の抗不安薬及び睡眠薬の投薬を行った場合（臨時の投薬等のもの及び3種類の抗うつ薬又は3種類の抗精神病薬を患者の病状等によりやむを得ず投与するものを除く）
			3歳未満（+3）	**21**		
		2．7種類以上（「1」以外）	3歳以上	**29**		●7種類以上の内服薬の投薬を行った場合（2週間以内の臨時投薬を除く）又は向精神薬長期処方を行った場合 ●地域包括診療加算を算定する場合は対象外
			3歳未満（+3）	**32**		
		3．6種類以下	3歳以上	**42**		●上記以外の場合
			3歳未満（+3）	**45**		
	特定疾患処方管理加算（月1回）	㊕に対する薬剤の1回の処方期間28日以上	特処	**+56**		●診療所と許可病床数200床未満の病院で算定可 ●初診月も算定可 ●対象疾患はB000（別冊p.3参照）と同じ ●特定疾患に対する薬剤のみが算定対象となるが，処方された薬剤すべてが28日以上である必要はない
	抗悪性腫瘍剤処方管理加算（月1回） ●要届出		抗悪	**+70**		●投薬の必要性，危険性等について文書により説明を行ったうえで抗悪性腫瘍剤を処方した場合に算定 ●許可病床数200床以上の病院に限る
	外来後発医薬品使用体制加算1 ●要届出		外後使1	**+8**		●診療所に限る ●後発医薬品の使用割合 「1」の場合は90%以上 「2」の場合は85%以上90%未満 「3」の場合は75%以上85%未満
	外来後発医薬品使用体制加算2 ●要届出		外後使2	**+7**		
	外来後発医薬品使用体制加算3 ●要届出		外後使3	**+5**		
	向精神薬調整連携加算（月1回）		向調連	**+12**		●「1」向精神薬多剤投与と「2」の向精神薬長期処方の該当患者 ●同一月にA250（薬総評加）とB008-2（薬総評管）は算定不可
	㉖麻薬等加算（麻・向・覚・毒）	調剤	（1処方につき）	**1**	**1** （1日につき）	●麻薬，向精神薬，覚醒剤原料，毒薬を使用した場合に算定（1回の処方の中に上記薬剤が複数あっても点数は同じ）
		処方		**1**		
	F500 **㉗調剤技術基本料（調基）** （1患者月1回）			**14**	**42**	●薬剤師常勤の医療機関において算定 ●F400処方箋料，B008（薬管1）（薬管2），C008（訪問薬剤）と同一月は算定不可 ●入院患者に，院内製剤を行う場合10点加算
	院内製剤加算（院）				**+10**	

●入院中の患者以外の患者に対して，うがい薬のみを投薬した場合には，調剤料，処方料，調基，薬剤料は算定不可

●入院中の患者以外の患者に対して，1処方における全ての種類の貼付剤の合計が63枚を超えて投薬した場合には，調剤料，処方料，調基，63枚を超えた分の薬剤料は算定不可　※各種がん鎮痛の目的で用いる場合はこの限りではない.

＊1　初診料，外来診療料で紹介率・逆紹介率が低い場合の点数を算定する特定機能病院又は許可病床400床以上の病院〔初診料＊5(1)(2)に該当〕において，1処方につき30日以上の投薬を行った場合は100分の40で算定

●投薬時に薬剤の容器を交付をする場合は，実費を徴収できる.

レセプト

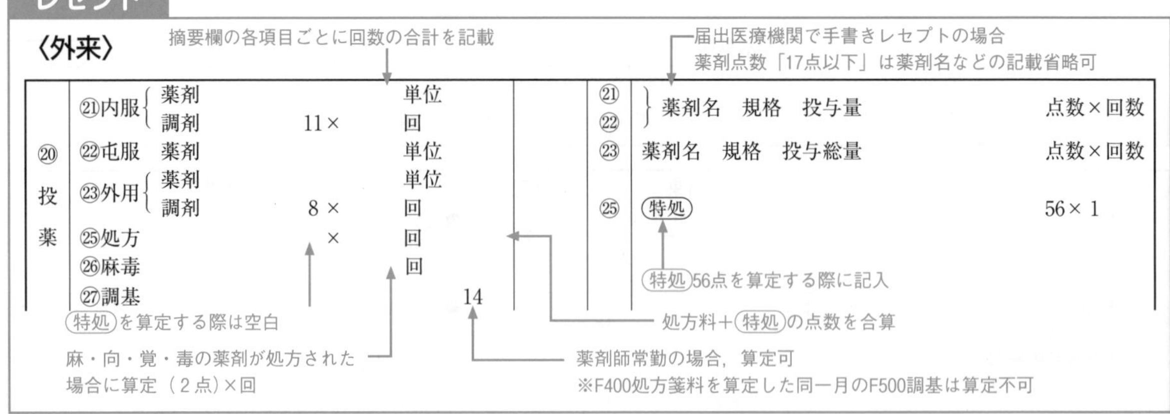

レセプト

〈入院〉

⑳ 投 薬	㉑内服 薬剤 単位 ㉒屯服 薬剤 単位 ㉓外用 薬剤 単位 ㉔調剤 7× 日 ㉖麻毒 回 ㉗調基 42	㉑ ㉒ ㉓	摘要欄記載は外来と同じ 薬剤名 規格 数量（退院時○日分投薬） 点数×回数

退院時に投薬を行った場合に記入

薬剤師常勤の場合，算定可

㉑㉒㉓にかかわらず１日につき７点
外泊期間中と入院実日数を超えた部分については調剤料は算定不可

	区分	項目	略号	点数	算定要件
院外処方	F400 ⑧⓪ 処方箋料 ＊1	1．向精神薬多剤投与		20	●交付１回につき ●３歳未満の場合は３点加算 ●「1」について，算定要件はF100処方料と同じ ●「2」について，算定要件はF100処方料と同じ ●「3」について，上記以外の場合
		2．内服薬７種類以上（２週間以内の臨時投薬除く）		32	
		3．内服薬６種類以下		60	
		一般的名称による処方箋の交付（施設基準適合医療機関）			●薬価基準に収載されている品名に代えて一般名処方による交付を行った場合 ●施設基準を満たす保険医療機関
		一般名処方加算１	一般１	+10	●後発医薬品のある医薬品を２品目以上処方した場合で，全て一般名処方されている場合に算定
		一般名処方加算２	一般２	+8	●１品目でも一般名処方されたものが含まれている場合に算定
		特定疾患処方管理加算（月１回）	特処	+56	●(特)に対する薬剤の１回の処方期間28日以上（リフィル処方箋の複数回の使用による合計処方期間28日以上を含む） ●算定要件はF100処方料と同じ
		抗悪性腫瘍剤処方管理加算（月１回）●要届出	抗悪	+70	●許可病床200床以上の病院に限る ●算定要件はF100処方料と同じ
		向精神薬調整連携加算（月１回）	向調連	+12	●算定要件はF100処方料と同じ

●入院中以外の患者に対して，うがい薬のみを投薬した場合には処方箋料は算定不可
●貼付剤については院内処方と同じ　＊1については院内処方と同じ

レセプト

院外処方（処方箋料）

処方箋料の回数　　処方箋料+(特処)の点数を合算

⑧⓪ その他	処方箋 薬剤	1回 116	⑧⓪	処方箋料「3」 60×1 (特処) 56×1

(特処)56点を算定する際に記入

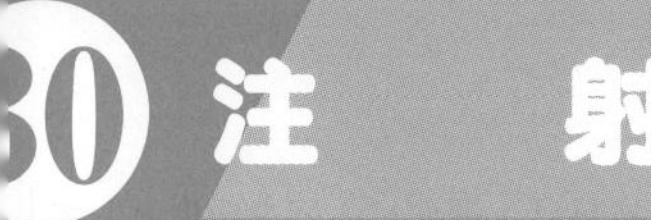

30 注　射

〈通則加算〉 ※通則3，4，5については，手技料が算定できない場合は算定不可

項目		加算	略号	算定要件
通則3	生物学的製剤注射加算	+15		●加算を算定できる注射薬は，トキソイド，ワクチン及び抗毒素であり，注射の方法にかかわらず，次に掲げる薬剤を注射した場合に算定
	ア (局)乾燥組織培養不活化狂犬病ワクチン イ 組換え沈降B型肝炎ワクチン(酵母由来) ウ 組換え沈降B型肝炎ワクチン(チャイニーズ・ハムスター卵巣細胞由来) エ 肺炎球菌ワクチン オ 髄膜炎菌ワクチン カ 乾燥ヘモフィルスb型ワクチン キ 沈降破傷風トキソイド ク (局)ガスえそウマ抗毒素 ケ 乾燥ガスえそウマ抗毒素 コ (局)乾燥ジフテリアウマ抗毒素 サ (局)乾燥破傷風ウマ抗毒素 シ (局)乾燥はぶウマ抗毒素 ス (局)乾燥ボツリヌスウマ抗毒素 セ (局)乾燥まむしウマ抗毒素			
通則4	精密持続点滴注射加算（1日につき）	+80		●自動輸液ポンプを用いて1時間に30mL以下の速度で体内（皮下を含む）又は注射回路に薬剤を注入
通則5	麻薬注射加算	+5		
通則6	イ　外来化学療法加算1（1日につき）●要届出		化1	●G001，G002，G004，G005，G006について，入院中の患者以外の患者（悪性腫瘍を主病とする患者を除く）に対して，治療の開始に当たり注射の必要性，危険性等について文書により説明し，同意を得た上で外来化学療法に係る専用室において，化学療法を行った場合に算定 ●同月にC101㊟とは併算定不可 ●次に掲げるいずれかの投与を行った場合に算定 ア　関節リウマチ，クローン病，ベーチェット病，強直性脊椎炎，潰瘍性大腸炎，尋常性乾癬，関節症性乾癬，膿疱性乾癬又は乾癬性紅皮症の患者に対してインフリキシマブ製剤を投与した場合 イ　関節リウマチ，多関節に活動性を有する若年性特発性関節炎，全身型若年性特発性関節炎，キャッスルマン病又は成人スチル病の患者に対してトシリズマブ製剤を投与した場合 ウ　関節リウマチ又は多関節に活動性を有する若年性特発性関節炎の患者に対してアバタセプト製剤を投与した場合 エ　多発性硬化症の患者に対してナタリズマブ製剤を投与した場合 オ　全身性エリテマトーデスの患者に対して，ベリムマブ製剤を投与した患者 カ　視神経脊髄炎スペクトラム障害の患者に対してイネビリズマブ製剤を投与した場合
	(1)15歳未満の患者	+670		
	(2)15歳以上の患者	+450		
	ロ　外来化学療法加算2（1日につき）●要届出		化2	
	(1)15歳未満の患者	+640		
	(2)15歳以上の患者	+370		
通則7	バイオ後続品導入初期加算	+150	バイオ	●入院中の患者以外の患者に対する注射に当たって，バイオ後続品に係る説明を行い，使用した場合に初回の使用日の属する月から起算して3月を限度

〈注射実施料〉 ※注射料＝注射実施料（加算）＋薬剤料

※手術当日に手術に関連して行う注射の手技料は術前・術後にかかわらず算定不可

区分	項目		点数	略号	算定要件
G000	皮内，皮下及び筋肉内注射(IM)（1回につき）		25		●入院中以外の患者 ●G000に準じて算定する注射 (点24)p.602
G001	静脈内注射(IV)（1回につき）		37		●入院中以外の患者 ●G001，G004，G005，G006のうち2以上を同一日に行った場合，主たるもののみ算定
		6歳未満(+52)	89		
G002	動脈注射（1日につき）	1.内臓の場合	155		
		2.その他の場合	45		
G003	抗悪性腫瘍剤局所持続注入（1日につき）		165		●ポンプの費用，カテーテル等材料の費用は別に算定不可 ●C108(在悪)，C108-2の算定月には算定不可(薬剤料は算定可)
G003-3	肝動脈塞栓を伴う抗悪性腫瘍剤肝動脈内注入（1日につき）		165		●抗悪性腫瘍剤注入用肝動脈塞栓材と抗悪性腫瘍剤を混和して肝動脈内に注入する場合に算定 ●カテーテル等材料の費用は別に算定不可
G004	点滴注射(DIV)（1日につき）	6歳未満(100mL以上)(+48)	153		●入院中以外の患者 ●G001，G004，G005，G006のうち2以上を同一日に行った場合，主たるもののみ算定
		6歳以上(500mL以上)	102		
		6歳未満(100mL未満)(+48)	101		
		6歳以上(500mL未満)	53		
		血漿成分製剤加算	+50	血漿	●必要性・危険性等を文書で説明（1回目に限る）
G005	中心静脈注射(IVH)（1日につき）	6歳以上	140		●同日にG001，G004，G006を行った場合も中心静脈注射により算定
		6歳未満(+50)	190		
		血漿成分製剤加算	+50	血漿	●必要性・危険性等を文書で説明（1回目に限る）
G005-2	中心静脈注射用カテーテル挿入		1400		●カテーテルの詰まり等で交換する場合は，その都度材料及び手技料は算定可
		6歳未満	+500		
		静脈切開法加算	+2000		●3歳未満の乳幼児であって，先天性小腸閉鎖症，ヒルシュスプルング病，鎖肛，短腸症候群である者
G005-3	末梢留置型中心静脈注射用カテーテル挿入		700		●カテーテルの詰まり等で交換する場合は，その都度材料及び手技料は算定可
		6歳未満	+500		

区分	項目		点数	略号	算定要件
G005-4	**カフ型緊急時ブラッドアクセス用留置カテーテル挿入**		2500		●カテーテルの材料及び手技料は1週間に1回を限度として算定可
		6歳未満	+500		
G006	**植込型カテーテルによる中心静脈注射** （1日につき）		125		●C104㊥を算定している患者に対して行った中心静脈注射は算定しない ●C108(在悪)又はC108-2，C108-3，C108-4を算定している患者についてC001又はC001-2を算定する日に行った中心静脈注射は算定不可
		6歳未満	+50		
G007	**腱鞘内注射**（1回につき）		42		
G008	**骨髄内注射** （1回につき）	1.胸骨	80		
		2.その他	90		
G009	**脳脊髄腔注射** （1回につき）	1.脳室	300		●検査，処置を目的とする穿刺と同時に実施した場合は，主たるもののみで算定
		2.後頭下	220		
		3.腰椎	160		
		6歳未満	+60		
G010	**関節腔内注射**（1回につき）		80		●検査，処置を目的とする穿刺と同時に実施した場合は，主たるもののみ算定
G010-2	**滑液嚢穿刺後の注入**（1回につき）		100		
G011	**気管内注入**（1回につき）		100		
G012	**結膜下注射**（片眼ごと）		42		●実施時に使用した麻薬について麻薬加算はできない
G012-2	**自家血清の眼球注射**（1回につき）		27		
G013	**角膜内注射**（1回につき）		35		
G014	**球後注射**（1回につき）		80		
G015	**テノン氏嚢内注射**（1回につき）		80		
G016	**硝子体内注射**（片眼ごと）		600		
		未熟児	+600		
G017	**腋窩多汗症注射**（片側につき）		200		●同一側の2箇所以上に行った場合でも，1回のみの算定
G018	**外眼筋注射**（ボツリヌス毒素によるもの）		1500		

●粉末注射薬の算定

（粉剤全量の価格＋Aq全量の価格）×使用量　注射液には，粉剤を使用直前に注射用水＝Aqで混ぜて液剤にして使用するものがある

●mLと力価（mg）

計算式：○%×□mL×10＝△mg　カルテには“mg”，薬価では“mL”と記載されている場合，算定する際に換算する

〈無菌製剤処理料〉

区分	項目	点数	略号	算定要件
G020	**無菌製剤処理料**（1日につき）●要届出			
	1．無菌製剤処理料1 イ．閉鎖式接続器具を使用した場合 ロ．イ以外の場合	180 45	菌1器具 菌1	●悪性腫瘍に対して用いる細胞毒性を有する薬剤を，G000皮内注射，皮下注射，筋肉内注射，G002動脈注射，G003抗悪性腫瘍局所持続注入，G003-3肝動脈塞栓を伴う抗悪性腫瘍剤肝動脈内注入，脳脊髄腔注射，G004点滴注射する場合
	2．無菌製剤処理料2 （1以外のもの）	40	菌2	●G002，G004が行われる入院患者のうち，白血病，再生不良性貧血，骨髄異形成症候群，重症複合型免疫不全症等の患者及び後天性免疫不全症候群の病原体に感染し陽性反応がある患者であって，A224(無菌1)(無菌2)若しくはA220(感染特)を算定する患者又はこれらと同等の状態の患者 ●G005IVH，G006植込型カテーテルによるIVHが行われる患者

※注射実施料が算定できない場合にあっても無菌製剤処理料は算定可。ただし，入院料に包括される注射手技料については算定不可

レセプト

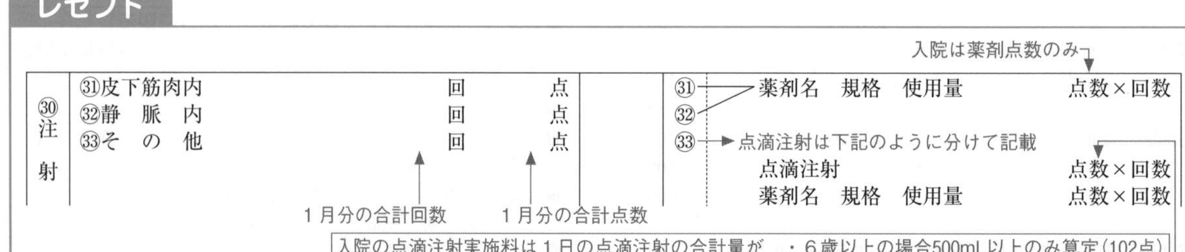

40 処　置

算定の原則

処置料 ＝ 処置手技料 ＋ 加算点数(時間) ＋ 処置医療機器等加算 ＋ 薬剤料 ＋ 特定保険医療材料料

処置料＋「注」の加算

１回の処置に使用したすべての薬剤の合計金額が15円超から算定する（２点以上から算定）（端数は五捨五超入）

材料価格÷10＝□点（端数は四捨五入）（包帯，ガーゼ等の衛生材料は不可）
※手術当日の関連して行う処置料は算定不可（ギプスは除く）

〈基本診療料に含まれる処置〉 通則３

浣腸，注腸，吸入，100cm²未満の第１度熱傷の熱傷処置，100cm²未満の皮膚科軟膏処置，洗眼，点眼，点耳，簡単な耳垢栓除去，鼻洗浄，狭い範囲の湿布処置，その他第１節処置料に掲げられていない簡単な処置

〈時間の加算〉 通則５

（時間外等加算１のみ施設基準あり） 点24 p.1399

項目	略号	加　算	速算式	算定要件
時間外加算１	外	所定点数に100分の80を加算	**所定点数×1.8**	●要届出 ●1000点以上の所定点数に加算 ●㊡ 特外は入院中以外の患者に限る ●引き続き入院した患者の場合は入院にて算定可
時間外特例加算１	特外			
休日加算１	休	所定点数に100分の160を加算	**所定点数×2.6**	
深夜加算１	深			
時間外加算２	外	所定点数に100分の40を加算	**所定点数×1.4**	●150点以上の所定点数に加算 ●いずれの加算も入院中以外の患者のみ ●引き続き入院した患者の場合は入院にて算定可
時間外特例加算２	特外			
休日加算２	休	所定点数に100分の80を加算	**所定点数×1.8**	
深夜加算２	深			

※該当加算に係る所定点数とは，処置料の各区分の点数及び各区分の「注」に規定する加算の合算のことをいい，処置医療機器等加算は含まない

〈対称器官に係る処置料〉 通則６

・処置料の末尾に「片側」「１肢につき」等と記載のあるものを除き，両側の器官に行っても所定点数×１のみ算定

〈耳鼻咽喉科処置に係る加算〉 通則７ 通則８

項目	点数	略号	算定要件
耳鼻咽喉科乳幼児処置加算（１日につき）	＋60		●耳鼻咽喉科を標榜する保険医療機関において，耳鼻咽喉科を担当する医師が，６歳未満の乳幼児に対して，J095～J115-2までに掲げる処置を行った場合に加算
耳鼻咽喉科小児抗菌薬適正使用支援加算（月１回）（施設基準適合医療機関）	＋80		●急性気道感染症，急性中耳炎，急性副鼻腔炎で受診した６歳未満の乳幼児に対して，J095～J115-2の処置を行い，抗菌薬を使用しない場合において，療養指導と説明を行い，文書により説明内容を提供した場合に加算。インフルエンザ（疑い含む），新型コロナウイルス感染症（疑い含む）については，算定不可

〈処置医療機器等加算〉

区分	項目	点数
J200	腰部，胸部又は頸部固定帯加算	初回給付時に算定する（給付する都度算定） 所定点数（J119-2　腰部又は胸部固定帯固定）＋**170点**
J201	酸素加算	下記参照

酸素の算定　(1) **告示単価による場合**（各医療機関の購入単価が告示単価以上の場合）

① 告示単価（円）×使用量（リットル）×補正率（1.3）＝**酸素の価格**→（端数は四捨五入）
② **酸素の価格**÷10＝□点→（端数は四捨五入）

(2) **購入単価による場合**（各医療機関での購入単価が告示単価に満たない場合）

① 購入単価（円）×使用量（リットル）×補正率（1.3）＝**酸素の購入価格**→（端数は四捨五入）
② **酸素の購入価格**÷10＝□点→（端数は四捨五入）

液体酸素の告示単価	定置式液化酸素貯槽（CE）0.19円/L
	可搬式液化酸素容器（LGC）0.32円/L
酸素ボンベに係る酸素の告示単価	大型ボンベ　0.42円/L
	小型ボンベ　2.36円/L

窒素の算定　窒素の単価は１L当たり0.12円

① 0.12（円）×使用量（リットル）＝**窒素の価格**→（端数は四捨五入）
② **窒素の価格**÷10＝□点（端数は四捨五入）

レセプト

㊵処置	薬剤	２回　82

0.19円×700L×補正率1.3＝172.9円
酸素の単価＝172.9円→（端数四捨五入）
173÷10＝17.3→17点（端数四捨五入）

㊵	酸素吸入	65×1
	酸素加算（液化酸素CE）700L	
	(0.19円×700L×1.3)÷10	17×1

計算式を明記　　酸素の種類を明記

50 手　　術

〈算定の原則〉

＊輸血料，手術医療機器等加算，薬剤料，特定保険医療材料料は加算の対象にならない

手術料 ＋ 年齢・時間加算点数 ＋ 手術医療機器等加算※
＋ 薬剤料＊ ＋ 特定保険医療材料料＊
輸血料＊

（端数は五捨五超入）

手術料の算定がなくても単独で算定可

使用した薬剤（外皮用殺菌消毒剤除く）の合計金額が15円超から算定する（２点から算定）

材料価格÷10＝□点（端数は四捨五入）（縫合糸・チューブ・包帯・ガーゼ等の衛生材料は不可）

〈手術の所定点数に含まれる費用〉 通則１

・手術当日（術前・術後にかかわらず）に関連して行う処置料（ギプスは除く），注射手技料（実施料），診断穿刺・検体採取料
・内視鏡を用いた手術の場合の内視鏡検査料

〈手術に係る施設基準〉 通則４ 通則５ 通則６

・通則４に掲げる手術は，別に厚生労働大臣が定める施設基準（①医師の経験年数②年間実施件数等③個々の手術の施設基準）を満たすか，施設基準を満たすことで地方厚生（支）局長に届出をした保険医療機関において行われた場合に算定
・通則５，６に掲げる手術は，施設基準を満たし，手術実績がある場合の年間手術症例数を院内に掲示した場合に算定

〈年齢の加算〉 通則７ 通則８

項目	略号	加算	速算式	算定要件
①手術時体重が1500g未満の児	未満	所定点数に100分の400を加算	**所定点数×５**	●該当手術のみ （点24 p.734）
②新生児（手術時体重が1500g以上の児）	新	所定点数に100分の300を加算	**所定点数×４**	
③乳幼児（３歳未満）	乳幼	所定点数に100分の100を加算	**所定点数×２**	●K618を除く
④幼児（３歳以上６歳未満）	幼	所定点数に100分の50を加算	**所定点数×1.5**	

※該当加算に係る「所定点数」とは，手術料の各区分の点数及び各区分の「注」に規定する加算の合算のことをいい，通則の加算点数，手術医療機器等加算は含まない

〈頸部郭清術を併せて行った場合の加算〉 通則９

該当手術（点24 p.735）を頸部郭清術と併せて行った場合

・片側の場合は 該当手術 ＋ **4000点**
・両側の場合は 該当手術 ＋ **6000点**

〈HIV抗体陽性患者加算〉 通則10

・HIV抗体が陽性と認められた患者又はHIV－１核酸が確認された患者に対して観血的手術を施行した際に加算

所定点数 ＋ **4000点**

〈感染症患者加算〉 通則11

・メチシリン耐性黄色ブドウ球菌（MRSA）感染症患者
・Ｂ型肝炎感染患者（HBs又はHBe抗原陽性）
・Ｃ型肝炎感染患者（HCV抗体陽性）
・結核患者（結核菌排菌）

所定点数 ＋ **1000点**
L008閉鎖循環式全身麻酔，L002硬膜外麻酔，L004脊椎麻酔を伴う観血的手術を施行した際に加算

〈時間の加算〉 通則12　（時間外等加算１のみ施設基準あり）　点24 p.1433

項目	略号	加算	速算式	算定要件
時間外加算１	外	所定点数に100分の80を加算	**所定点数×1.8**	●要届出 ●外，特外は入院中以外の患者に限る ●引き続き入院した患者の場合は算定可 ●手術開始時間が時間外等の場合に加算
時間外特例加算１	特外			
休日加算１	休	所定点数に100分の160を加算	**所定点数×2.6**	
深夜加算１	深			
時間外加算２	外	所定点数に100分の40を加算	**所定点数×1.4**	●外，特外は入院中以外の患者に限る ●引き続き入院した患者の場合は算定可 ●手術開始時間が時間外等の場合に加算
時間外特例加算２	特外			
休日加算２	休	所定点数に100分の80を加算	**所定点数×1.8**	
深夜加算２	深			

※「所定点数」とは，手術料の各区分の点数及び「注」加算の合算のことをいい，通則の加算点数，手術医療機器等加算は含まない

〈対称器官の手術について〉 通則13

・対称器官の手術は術式名の末尾に「（両側）」と記載がある場合を除き，片側の器官の手術料とする

〈同一手術野に２以上の同時手術について〉 通則14

①皮膚の１カ所を切開くこと（同一皮切）で，両方の手術ができる場合は主たる手術（点数の高い手術）の所定点数を算定

例）K733盲腸縫縮術　　（4,400点）
　　K718「1」虫垂切除術（6,740点）　同時→6,740点

②神経移植術, 骨移植術, 植皮術などの手術（点24 p.736）は, 他の手術と同時に行った場合に, 各点数を合算して算定できる

例）K142「6」椎弓形成手術　　　　（24,260点）
　　K059「1」骨移植術（自家骨移植）（16,830点）　同時→41,090点

③厚生労働大臣が別に定めた（主・従）の関係にある手術（点24 p.738）については**主＋(従×0.5)＝手術料**とする

例）K877子宮全摘術　　　　　　　　　　　　　　（28,210点）
　　K888「1」子宮附属器腫瘍摘出術（両側）（開腹）（17,080点×0.5）　同時→36,750点

レセプト

（③の場合）

⑤⓪ 手術・麻酔	1回　36,750		⑤⓪	子宮全摘術　8日（併施）36,750×1 子宮附属器腫瘍摘出術（両側）（開腹）

主；子宮全摘出　28,210点
従；子宮附属器腫瘍摘出術（両側）（開腹）（17,080点×0.5）＝8,540点
36,750点

①〜③に該当せず次に掲げる場合にはそれぞれの所定点数を算定できる

ア）相互に関連のない２手術を同時に行う場合
　例）胃癌に対する胃切除（消化器系手術）と腹部大動脈瘤に対する大動脈瘤切除術（脈管系の手術）の組み合わせ等

イ）同じ系統の手術であっても，遠隔部位の２手術を行う場合
　例）胃切除術と直腸切除術（同じ消化器系）の組み合わせ等

ウ）通常行う手術の到達方法，又は皮切及び手術部位が異なる場合
　例）人工妊娠中絶術（膣式手術）と卵管結紮術（開腹術）の組み合わせ等

〈指の手術について〉 通則14　手や足の指に手術を行った際は次の２つに分かれる

指１本ごと別の手術野として算定できる手術(**所定点数×指本数**)	同時に複数の指に行っても１回の算定(**所定点数×１**)
K028, K034, K035, K037, K038, K039「1」, K040「1」, K040-2, K054「3」, K089, K090, K091, K099, K100, K101, K102, K103 ・第１節手術料の項で「指（手・足）」と規定されている手術	・左欄以外の手術 ・第１節手術料の項で「手・足その他」と規定されている手術

50
手術

〈周術期口腔機能管理後手術加算〉 通則17

・歯科医による周術期口腔機能管理の実施後１月以内に指定の手術を全身麻酔下で実施した場合　所定点数 ＋ **200点**

〈内視鏡下手術用支援機器について〉 通則18 ●要届出

当該手術（点24 p.744）は内視鏡下手術用支援機器を用いて行った場合にも算定できる

〈周術期栄養管理実施加算〉 通則20 ●要届出

・専任の管理栄養士が医師と連携し，全身麻酔を伴う手術の前後に必要な栄養管理を行った場合　所定点数 ＋ **270点**
・A233-2, B001「10」は別に算定可。ただし，ICU等入室時の早期栄養介入管理加算は算定不可

〈再製造単回使用医療機器使用加算〉 通則21 ●要届出

・再製造単回使用機器（特定保険医療材料に限る）を手術に使用した場合
　所定点数 ＋ **当該特定保険医療材料の所定点数の100分の10**

〈手術医療機器等加算〉（抜粋）

区分	項目	点数	区分	項目	点数
K930	脊髄誘発電位測定等加算		K936	自動縫合器加算	2500
	1　脳，脊椎，脊髄，大動脈瘤又は食道の手術に用いた場合	3630	K936-2	自動吻合器加算	5500
	2　甲状腺又は副甲状腺の手術に用いた場合	3130	K936-3	微小血管自動縫合器加算	2500
K931	超音波凝固切開装置等加算	3000	K937	心拍動下冠動脈，大動脈バイパス移植術用機器加算	30000
K932	創外固定器加算	10000	K937-2	術中グラフト血流測定加算	2500
K933	イオントフォレーゼ加算	45	K938	体外衝撃波消耗性電極加算	3000
K934	副鼻腔手術用内視鏡加算	1000	K939	画像等手術支援加算	
K934-2	副鼻腔手術用骨軟部組織切除機器加算　※両側でも一連	1000		1　ナビゲーションによるもの	2000
K935	止血用加熱凝固切開装置加算	700		2　実物大臓器立体モデルによるもの	2000
				3　患者適合型手術支援ガイドによるもの	2000

〈加算の重複の場合〉

所定点数 ＋ 年齢加算 ＋ 時間の加算２

例）1/10深夜（0：10）に来院した１歳児に頭部創傷処理６cm（筋肉に達するもの），デブリードマンを施行

①　所定点数　K000-2「3」，デブリードマン加算　2,860点＋100点＝2,960点
②　年齢加算（乳幼児）　2,960点×1＝2,960点
③　深夜加算　2,960点×0.8＝2,368点

①＋②＋③　手術点数 8,288点

レセプト

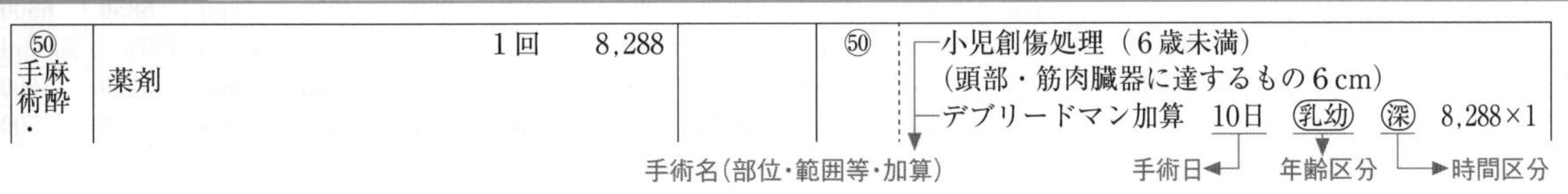

⑤⓪ 手術麻酔・	薬剤　1回　8,288		⑤⓪	小児創傷処理（６歳未満） （頭部・筋肉臓器に達するもの６cm） デブリードマン加算　10日　乳幼　深　8,288×1

50 手　　術（輸血）

算定の原則

〈輸血料の算定〉

●自家採血，自己血…手技料のみ（200mLごと）＋伴う検査
●保存血…手技料（200mLごと）＋伴う検査＋血液代（薬剤欄に記入）

〈手技料〉

●保存血液輸血…原材料として用いた血液量と実際に注入した総量，どちらか少ないほうの量で換算
●自家採血輸血…採血した量ではなく実際に注入した量
●自己血貯血…採血保存した量
●自己血輸血…採血した量ではなく手術開始後に実際に注入した量
●希釈式自己血輸血…採血した量ではなく手術開始後に実際に注入した量

〈伴う検査（血液交叉試験・間接クームス・コンピュータクロスマッチ）〉

伴う検査がある場合は手技料と一緒に記入
●自家採血輸血…供血者ごとに１回算定
●保存血輸血…保存血液瓶（袋）ごとに１回算定

〈血液成分製剤輸血〉

●血漿成分製剤…注射料として算定（新鮮凍結人血漿・新鮮液状血漿）
●その他の血液成分製剤…保存血として算定

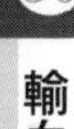

輸血

〈加算〉

加算の種類		加算	算定要件
血液型検査（ABO式及びRh式）		＋54	
不規則抗体検査		＋197	１月につき〔頻回に輸血を行う場合は１週間に１回を限度として加算〕
HLA型適合血小板輸血	クラスⅠ	＋1000	白血病又は再生不良性貧血が対象
	クラスⅡ	＋1400	
血液交叉試験加算		＋30	１回につき〔保存血輸血…１瓶（袋）ごと　自家採血輸血…供血者ごと〕
間接クームス検査加算		＋47	１回につき〔保存血輸血…１瓶（袋）ごと　自家採血輸血…供血者ごと〕
コンピュータクロスマッチ加算		＋30	血液交叉試験，間接クームス検査は併算定不可
乳幼児加算（６歳未満）		＋26	
血小板洗浄術加算		＋580	血液・造血器疾患において，副作用の発生防止を目的としたものが対象

〈輸血管理料〉 ●要届出（加算に関しても）

項　　目	点数	略号	算定要件
K920-2 １　輸血管理料Ⅰ（月１回）	220	輸管Ⅰ	●赤血球濃厚液，血小板濃厚液若しくは自己血の輸血又は新鮮凍結血漿若しくはアルブミン製剤の輸注を行った場合に算定 （Ⅰ）専従の常勤臨床検査技師が１名以上常時配置 （Ⅱ）専任の常勤臨床検査技師が１名以上配置
輸血適正使用加算	＋120		
２　輸血管理料Ⅱ（月１回）	110	輸管Ⅱ	
輸血適正使用加算	＋60		
〈加算〉貯血式自己血輸血管理体制加算	＋50		・関係学会から示されている指針の要件を満たし，登録されている常勤の医師及び看護師がそれぞれ１名以上配置

※人全血液に対しては輸血管理料は算定できない

〈輸血手技料〉

※輸血の１回目とは一連の輸血において「最初の200mLの輸血」をいい，２回目とはそれ以外の輸血をいう
※保存血輸血の手技料は，注入した総量又は原材料として用いた血液の総量のいずれか少ない量で判断する
※「赤血球液-LR」の最終容量は200mL由来は約140mL，400mL由来は約280mL
※「解凍赤血球液-LR」の最終容量は製剤により異なる（例　400mL由来は約163mL，同照射済は約146mL）

区分	項　　目		点数	輸血量に対する手技料									
K920	輸血												
	１　自家採血輸血（200mLごと）			200mL	400mL	600mL	800mL	1000mL	1200mL	1400mL	1600mL	1800mL	2000mL
	イ	１回目（最初の200mL）	750	750	1400	2050	2700	3350	4000	4650	5300	5950	6600
	ロ	２回目以降	650	650	1300	1950	2600	3250	3900	4550	5200	5850	6500
	２　保存血液輸血（200mLごと）			200mL	400mL	600mL	800mL	1000mL	1200mL	1400mL	1600mL	1800mL	2000mL
	イ	１回目（最初の200mL）	450	450	800	1150	1500	1850	2200	2550	2900	3250	3600
	ロ	２回目以降	350	350	700	1050	1400	1750	2100	2450	2800	3150	3500

			200mL	400mL	600mL	800mL	1000mL	1200mL	1400mL	1600mL	1800mL	2000mL
	3 自己血貯血											
	イ 6歳以上（200mLごと）											
	(1) 液状保存	**250**	**250**	**500**	**750**	**1000**	**1250**	**1500**	**1750**	**2000**	**2250**	**2500**
	(2) 凍結保存	**500**	**500**	**1000**	**1500**	**2000**	**2500**	**3000**	**3500**	**4000**	**4500**	**5000**
	ロ 6歳未満（体重1kgにつき4mLごと） (1) 液状保存 **250** (2) 凍結保存 **500**											
	4 自己血輸血											
	イ 6歳以上（200mLごと）											
	(1) 液状保存	**750**	**750**	**1500**	**2250**	**3000**	**3750**	**4500**	**5250**	**6000**	**6750**	**7500**
	(2) 凍結保存	**1500**	**1500**	**3000**	**4500**	**6000**	**7500**	**9000**	**10500**	**12000**	**13500**	**15000**
	ロ 6歳未満（体重1kgにつき4mLごと） (1) 液状保存 **750** (2) 凍結保存 **1500**											
	5 希釈式自己血輸血											
	イ 6歳以上（200mLごと）	**1000**	**1000**	**2000**	**3000**	**4000**	**5000**	**6000**	**7000**	**8000**	**9000**	**10000**
	ロ 6歳未満（体重1kgにつき4mLごと） **1000**											
	6 交換輸血（1回につき）	**5250**										

K923	**術中術後自己血回収術**（自己血回収器具によるもの）		・開心術及び大血管手術で出血量が600mL以上（ただし，12歳未満の患者においては10mL/kg）の場合並びにその他無菌的手術で出血量が600mL以上（ただし，12歳未満の患者においては10mL/kg）の場合（外傷及び悪性腫瘍の手術を除く。ただし，外傷のうち骨盤骨折，大腿骨骨折等の閉鎖骨折に対する手術においては算定可）に算定 ・使用した術中術後自己血回収セットの費用は所定点数に含まれる
	1．濃縮及び洗浄を行うもの	**5500**	
	2．濾過を行うもの	**3500**	

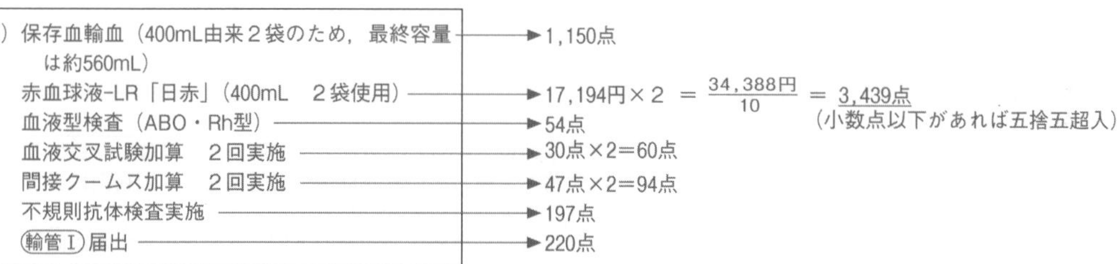
例）保存血輸血（400mL由来2袋のため，最終容量は約560mL） → 1,150点
赤血球液-LR「日赤」（400mL　2袋使用） → 17,194円×2 ＝ $\frac{34,388円}{10}$ ＝ 3,439点（小数点以下があれば五捨五超入）
血液型検査（ABO・Rh型） → 54点
血液交叉試験加算　2回実施 → 30点×2＝60点
間接クームス加算　2回実施 → 47点×2＝94点
不規則抗体検査実施 → 197点
輸管Ⅰ届出 → 220点

レセプト

㊿手術・麻酔		2回　1,775		㊿	保存血液輸血560mL 血液交叉試験・間接クームス各2回 ABO，Rh 不規則抗体検査	1,555×1
	薬剤	3,439			赤血球液-LR「日赤」400mL由来2袋	3,439×1
					輸管Ⅰ	220×1

㊿ 輸血

50 麻　　酔

〈年齢の加算〉通則2

項目	略号	加算	速算式	算定要件
未熟児	未	所定点数に100分の200を加算	所定点数×3	●出生時体重2500g未満で生後90日以内
新生児	新	所定点数に100分の200を加算	所定点数×3	●生後28日未満
乳児	乳	所定点数に100分の50を加算	所定点数×1.5	●生後1年未満
幼児	幼	所定点数に100分の20を加算	所定点数×1.2	●3歳未満

〈時間の加算〉通則3

項目	略号	加算	速算式	算定要件
時間外	外	所定点数に100分の40を加算	所定点数×1.4	●時間外及び時間外特例加算は既に入院している患者には加算できない ●引き続き入院した患者には算定可 ●手術開始時間が時間外等の場合に加算する
時間外特例	特外			
休日	休	所定点数に100分の80を加算	所定点数×1.8	
深夜	深			

〈麻酔管理料〉　※通則2，3の加算は算定不可

区分	項目		所定点数	略号	算定要件
L009	麻酔管理料（Ⅰ）●要届出	1. 硬膜外麻酔又は脊椎麻酔	250	麻管Ⅰ	●常勤の麻酔科標榜医が麻酔前後の診察を行い，かつ専ら常勤の麻酔科標榜医が麻酔を行った場合に算定 ●緊急の場合を除き，麻酔前後の診察は，麻酔実施日以外に行う
		〈加算〉帝王切開術時麻酔加算	+700		
		2. マスク又は気管内挿管による閉鎖循環式全身麻酔	1050		
		〈加算〉長時間麻酔管理加算	+7500		●麻酔実施時間が8時間超の場合が対象。（対象手術は点24 p.863）
		〈加算〉周術期薬剤管理加算●要届出	+75		●入院中の患者に対し，専任の薬剤師が，病棟等において薬剤関連業務を実施している薬剤師等と連携して，周術期に必要な薬学的管理を行った場合に加算する
L010	麻酔管理料（Ⅱ）●要届出	1. 硬膜外麻酔又は脊椎麻酔	150	麻管Ⅱ	●常勤の麻酔科標榜医の指導の下に，麻酔を担当する医師又は当該保険医療機関の常勤の麻酔科標榜医が麻酔前後の診察を行い麻酔を担当する医師が麻酔を実施した場合に算定 ●緊急の場合を除き，麻酔前後の診察は，麻酔実施日以外に行う ●麻酔前後の診察を麻酔科標榜医が行った場合，診察した内容を麻酔を担当する医師へ共有する
		2. マスク又は気管内挿管による閉鎖循環式全身麻酔	450		
		〈加算〉周術期薬剤管理加算●要届出	+75		

〈麻酔料〉

※前投与・前処置の投薬，注射薬は麻酔薬剤と薬価（円）を合算して算定
※同一手術において，2以上の麻酔は主たるものの点数のみ算定

区分	項目	点数	算定要件
L000	**迷もう麻酔**（吸入麻酔であって，10分未満のものをいう）	31	●ガス麻酔器を使用する10分未満の麻酔は本点数で算定（10分以上20分未満は「L007」で算定）
L001	**筋肉注射による全身麻酔，注腸による麻酔**	120	
L001-2	**静脈麻酔**		
	1. 短時間のもの	120	●麻酔の実施時間が10分未満の場合に算定
	2. 十分な体制で行われる長時間のもの（単純な場合）	600	●「L008」以外の静脈麻酔であり，全身麻酔を10分以上行った場合に算定 ●麻酔管理時間加算は，「3」について2時間を超えた場合，加算する
	3. 十分な体制で行われる長時間のもの（複雑な場合）	1100	
	〈加算〉麻酔管理時間加算	+100	
	〈加算〉幼児加算（3歳以上6歳未満）	+10/100	
L002	**硬膜外麻酔**（2時間まで）	麻酔管理時間加算	●麻酔管理時間加算は，2時間を超えた場合，30分又はその端数を増すごとに加算する
	1. 頸・胸部　1500	+750	
	2. 腰部　800	+400	
	3. 仙骨部　340	+170	
L003	**硬膜外麻酔後における局所麻酔剤の持続的注入**（1日につき）（麻酔当日を除く）	80	●精密持続注入とは，自動注入ポンプを用いて1時間に10mL以下の速度で局所麻酔剤を注入するものをいう
	〈加算〉精密持続注入加算（1日につき）	+80	
L004	**脊椎麻酔**（2時間まで）	850	●麻酔管理時間加算は，2時間を超えた場合，30分又はその端数を増すごとに加算する
	〈加算〉麻酔管理時間加算	+128	
L005	**上・下肢伝達麻酔**	170	●上肢伝達麻酔は腕神経叢の麻酔を行った場合，下肢伝達麻酔は坐骨神経及び大腿神経の麻酔を行った場合に算定
L006	**球後麻酔及び顔面・頭頸部の伝達麻酔**（瞬目麻酔及び眼輪筋内浸潤麻酔を含む）	150	●球後麻酔と顔面伝達麻酔を同時に行った場合は主たるもののみ算定
L007	**開放点滴式全身麻酔**	310	●ガス麻酔器を使用する10分以上20分未満の麻酔は本点数で算定する（20分以上は「L008」で算定）

区分	項　目		所定点数	麻酔管理時間加算＊1	算定要件
L008	**マスク又は気管内挿管による閉鎖循環式全身麻酔**＊2				●ガス麻酔器を使用する閉鎖式・半閉鎖式等の全身麻酔を20分以上実施した場合は本区分により算定 ●静脈注射用麻酔剤を用いて全身麻酔を実施した場合であって，マスク又は気管内挿管による酸素吸入又は酸素・亜酸化窒素混合ガス吸入と併用する場合は，20分以上実施した場合は本区分により算定 ＊2　〈マスク又は気管内挿管による閉鎖循環式全身麻酔に規定する麻酔が困難な患者〉（㉔p.861） 心不全，冠動脈疾患，弁膜症，不整脈，呼吸不全，呼吸器疾患，糖尿病，腎不全，肝不全，血球減少，血液凝固異常，出血傾向，敗血症，神経障害，先天性心疾患，肺動脈性肺高血圧症，BMIが35以上――の患者（麻酔前の状態により評価する） ●閉鎖循環式全身麻酔と同一日算定不可の検査 ・D220　呼吸心拍監視，新生児心拍・呼吸監視，カルジオスコープ（ハートスコープ），カルジオタコスコープ ・D223　経皮的動脈血酸素飽和度測定 ・D224　終末呼気炭酸ガス濃度測定 ●一つの手術の中で複数の麻酔が行われた場合の算定 ①　同じ点数区分の麻酔時間は，それぞれ合算する ②　基本となる２時間は，点数の高い区分を充当する ③　②の残りの時間は各区分実施時間加算を算定する ④　③の場合において，各麻酔が30分を超えない場合は，それらの麻酔実施時間を合計し，実施時間の長い区分から順に加算する。いずれの麻酔実施時間も等しい場合は，最も高い点数区分の加算を算定する ●レセプトの摘要欄に各区分ごとの麻酔時間を記載
	1　①人工心肺を用い低体温で行う心臓手術 ②冠動脈，大動脈バイパス移植術（人工心肺を使用しないもの）を低体温で行う場合 ③分離肺換気及び高頻度換気法が併施される場合	麻酔が困難な患者	24900	+1800 実施時間が２時間を超えた場合は、30分又はその端数を増すごとに点数を加算	
		その他	18200		
	2　①坐位における脳脊髄手術 ②人工心肺を用いる心臓手術（低体温で行うものを除く） ③冠動脈，大動脈バイパス移植術（人工心肺を使用しないもの）（低体温で行うものを除く） ④低体温麻酔 ⑤分離肺換気による麻酔 ⑥高頻度換気法による麻酔	麻酔が困難な患者	16720	+1200	
		その他	12190		
	3　①１若しくは２以外の心臓手術が行われる場合 ②伏臥位で麻酔が行われる場合（１又２は除く）	麻酔が困難な患者	12610	+900	
		その他	9170		
	4　①腹腔鏡を用いた手術若しくは検査が行われる場合 ②側臥位で麻酔が行われる場合（1～3は除く）	麻酔が困難な患者	9130	+660	
		その他	6610		
	5　その他の場合	麻酔が困難な患者	8300	+600	
		その他	6000		
	〈加算〉硬膜外麻酔併施加算＊1	イ．頸・胸部	750	+375	
		ロ．腰部	400	+200	
		ハ．仙骨部	170	+85	
	〈加算〉酸素代加算		告示価格（購入単価）×使用L×補正率（1.3）÷10		
	〈加算〉窒素代加算		0.12円×使用L÷10		
	〈加算〉術中経食道心エコー連続監視加算＊1		+880		●心臓手術又は麻酔困難患者のうち ・冠動脈疾患若しくは弁膜症のものに行った場合に加算
			+1500		●弁膜症のものに対してカテーテルを用いた経皮的心臓手術を行った場合に加算
	〈加算〉臓器移植術加算		+15250		●同種臓器移植術（生体を除く）の麻酔を行った場合
	〈加算〉神経ブロック併施加算 イ　別に厚生労働大臣が定める患者 ロ　イ以外		 +450 +45		●L100神経ブロックと併施した場合に加算 ●イを算定する場合は硬膜外麻酔併施加算と麻酔管理時間加算は算定不可
	〈加算〉非侵襲的血行動態モニタリング加算		+500		●腹腔鏡下手術（K672-2，K718-2を除く）で，術中に非侵襲的血行動態モニタリングを実施した場合に加算
	〈加算〉術中脳灌流モニタリング加算		+1000		●K561「２」，K609「２」，K609-2又は人工心肺を用いる心臓血管手術において，術中に非侵襲的に脳灌流のモニタリングを実施した場合に加算
L008-2	**体温維持療法**（１日につき）		12200		●体温維持療法を開始してから３日間を限度として算定
	〈加算〉体温維持迅速導入加算		+5000		●心肺蘇生中に咽頭冷却装置を使用して体温維持療法を開始した場合に加算
L008-3	**経皮的体温調節療法**（一連につき１回限り）		5000		●集中治療室等において，急性重症脳障害を伴う発熱患者に中心静脈留置型経皮的体温調節装置を用いて体温調節を行った場合

＊1　年齢の加算，時間の加算をする場合の所定点数は，＊1による加算を含むものとする

※　「神経ブロック料」は省略（㉔p.865）

50 麻酔

検体検査

〈検体検査判断料〉

内容		点数	略号	算定要件	
D026	検体検査判断料（同一月１回）				
1	尿・糞便等検査判断料	34	判尿	●D004-2「１」，D006-2～D006-9，D006-11～D006-20，D006-22～D006-30は遺伝子関連・染色体検査判断料により算定する ●同区分，月１回に限り算定 ●レセプトは１月分まとめて記載 例）60 判尿 判血 判生Ⅰ 303×1	
2	遺伝子関連・染色体検査判断料	100	判遺		
3	血液学的検査判断料	125	判血		
4	生化学的検査(Ⅰ)判断料	144	判生Ⅰ		
5	生化学的検査(Ⅱ)判断料	144	判生Ⅱ		
6	免疫学的検査判断料	144	判免		
7	微生物学的検査判断料	150	判微		
〈加算〉	検体検査管理加算(Ⅰ)●要届出	+40	検管Ⅰ	●「入院患者」「外来患者」に対し加算（患者１人に月１回）	同一月併算定不可
	検体検査管理加算(Ⅱ)●要届出	+100	検管Ⅱ	●「入院患者」に対し月１回100点加算（患者１人に月１回）	
	検体検査管理加算(Ⅲ)●要届出	+300	検管Ⅲ	●「入院患者」に対し月１回300点加算（患者１人に月１回）	
	検体検査管理加算(Ⅳ)●要届出	+500	検管Ⅳ	●「入院患者」に対し月１回500点加算（患者１人に月１回）	
	国際標準検査管理加算●要届出	+40	国標	●検管Ⅱ～検管Ⅳを算定した場合に加算	
	遺伝カウンセリング加算 ●要届出（患者１人に月１回）	+1000	遺伝	●難病に関する検査（D006-4，D006-20，D006-26，D006-30）又は遺伝性腫瘍に関する検査（D006-19を除く）を実施し，遺伝カウンセリングを行った場合に加算 ●遠隔連携遺伝カウンセリングを行う場合は，施設基準適合医療機関に限る	
	遺伝性腫瘍カウンセリング加算 ●要届出（患者１人に月１回）	+1000	遺伝腫	D006-19がんゲノムプロファイリング検査を実施し，その結果に基づき患者又はその家族等に対し，遺伝カウンセリングを行った場合に加算	
	骨髄像診断加算	+240	骨診	●D005「14」骨髄像を行った場合に，血液疾患に関する専門の知識を有する医師が，その結果を文書により報告した場合に加算	
	免疫電気泳動法診断加算	+50		●D015「17」又は「24」を行った場合に，当該検査に関する専門の知識を有する医師が，その結果を文書により報告した場合に加算	

内容	点数	略号	算定要件
時間外緊急院内検査加算 （１日につき） 60 緊検○日 △時△分 200×1 ←開始日時を記入 ※引き続き入院の場合は「引き続き入院」又は「直入院」等のコメントを記載	+200	緊検	●時間外等に入院中以外の患者に対し，必要上から緊急に院内の機器を用いて検体検査を実施した場合に算定。現に入院中の患者については算定不可。ただし引き続き入院となった場合は算定可 ●外来迅速検体検査加算は同一日に別に算定不可 ●当該加算を算定する場合はA000初診料「注９」，A001再診料「注７」夜早は算定不可
外来迅速検体検査加算 （５項目を限度）	+10	外迅検	●外来患者に対して，初診又は再診時に検体検査を行い，以下の検体検査項目について同日内に検査結果を文書で交付した際に，各項目の所定点数にそれぞれ加算

●対象の検体検査（点24 p.456）
D000U-検
D002U-沈（鏡検法）
D003「７」糞便中ヘモグロビン
D005「１」ESR，「５」末梢血液一般，「９」HbA1c
D006「２」PT，「10」FDP定性・半定量・定量，「15」Dダイマー
D007「１」T-BIL，TP，Alb（BCP改良法・BCG法），BUN，クレアチニン，UA，ALP，ChE，γ-GT，TG，Na·Cl，K，Ca，グルコース，LD，CK，「３」HDL-Cho，T-Cho，AST，ALT，「４」LDL-Cho，「17」グリコアルブミン
D008「６」TSH，「14」FT_4，FT_3
D009「２」AFP，「３」CEA，「９」PSA，CA19-9
D015「１」CRP
D017「３」S-M（その他）

〈基本診療料に含まれる検査（主なもの）〉
血圧測定，視野眼底検査のうち簡単なもの，精液pH測定，簡易循環機能検査，アルコール中毒に対する飲酒試験における症状監視，６誘導未満の心電図検査等

〈同一検体〉　定性検査，半定量検査と定量検査施行→主たる検査料（定量）のみ算定

〈複数月に１回のみ算定とされている検査項目〉
算定回数が複数月に１回のみの検査を実施した場合は，レセプト摘要欄に前回実施日（初回の場合は初回の旨）を記載。（点24 p.447）

レセプト

60 検病査理・	薬剤	1回	26

60 U－検 26×1
- 接頭語
- 検査名略語
- 接尾語（同検査のうち，点数が異なる場合）

- ・同一検体で同時に実施した場合，接頭語はまとめて１回でよい
- ・なるべく判断料ごとに分類して記入
- ・血液検査…カルテに記入がなくても，採血料は必ず算定（一部除く）
- ・採血料…検査料とは別記
- ・主な接頭語…U→尿，B→血液，F→便，S→微生物

〈尿・糞便等検査〉（U-，F-）

判尿 34点
D004-2「1」のみ 判遺 100点

	内容	点数	略号 ※1	外来診療料に包括
D000 尿中一般物質定性半定量検査(U-)				
	比重・pH・蛋白定性・グルコース・ウロビリノゲン(Uro)・ウロビリン定性・ビリルビン・ケトン体・潜血反応・試験紙法による尿細菌検査(亜硝酸塩)・食塩・試験紙法による白血球検査(白血球エステラーゼ)・アルブミン(BCP改良法・BCG法)	26	検	○
	●数種行っても点数は1回のみ算定 ●院内検査の場合のみ算定／●判断料は算定不可			
D001 尿中特殊物質定性定量検査(U-)				○
1	尿蛋白	7	タン	○
2	VMA定性(尿)	9	VMA	○
	尿グルコース		トウ	
3	ウロビリノゲン(尿)	16	Uro	○
	先天性代謝異常症スクリーニングテスト(尿)			
	尿浸透圧			
4	ポルフィリン症スクリーニングテスト(尿)	17		○
5	N-アセチルグルコサミニダーゼ(NAG)(尿)	41	NAG	○
6	アルブミン定性(尿)	49		○
7	黄体形成ホルモン(LH)定性(尿)	72	LH	○
	フィブリン・フィブリノゲン分解産物(FDP)(尿)		FDP	
8	トランスフェリン(尿)	98		○
	●「9」アルブミン定量（尿),「8」トランスフェリン(尿)及び「15」Ⅳ型コラーゲン(尿)は糖尿病又は糖尿病性早期腎症患者であって微量アルブミン尿を疑うもの(糖尿病性腎症第1期又は第2期のものに限る)に対して行った場合に3か月に1回に限り算定できる。なお，これらを同時に行った場合は主たるもののみ算定			
9	アルブミン定量(尿)	99		○
10	ウロポルフィリン(尿)	105		○
	トリプシノーゲン2（尿）			
11	δアミノレブリン酸(δ-ALA)(尿)	106		○
12	ポリアミン(尿)	115		○
13	ミオイノシトール(尿)	120		○
	●空腹時血糖が110mg/dL以上126mg/dL未満の患者に，耐糖能診断の補助として行った場合，1年に1回に限り算定。既に糖尿病と診断されている場合は算定不可			
14	コプロポルフィリン(尿)	131		○
15	Ⅳ型コラーゲン(尿)	184		○
	●「8」トランスフェリン(尿)の算定要件を参照			
16	総ヨウ素(尿)	186		○
	ポルフォビリノゲン(尿)			
17	プロスタグランジンE主要代謝物(尿)	187		○
18	シュウ酸（尿）	200		○
	●再発性尿路結石症の患者に対して，キャピラリー電気泳動法により行った場合に，原則として1年に1回に限り算定			
19	L型脂肪酸結合蛋白(L-FABP)(尿)	210		○
	●原則として3月に1回に限り算定			
	好中球ゼラチナーゼ結合性リポカリン(NGAL)(尿)			
	●急性腎障害の診断時に1回，その後は急性腎障害に対する一連の治療につき3回を限度として算定 ●「19」L型脂肪酸結合蛋白（L-FABP)（尿）を併せて実施した場合は，主たるもののみ算定			
20	**尿の蛋白免疫学的検査**：D015の例により算定した点数とする			○
21	**その他**：検査の種類の別によりD007，D008，D009，D010の例により算定した点数とする			○
D002 尿沈渣(鏡検法)(Sed)		27	沈	○
	●D017のS-Mと同時算定不可(検体が尿の場合) ●院内検査の場合のみ算定 ●D002-2を併せて実施した場合は主たるもののみ算定			
	染色標本加算	+9	沈/染色	○
D002-2 尿沈渣(フローサイトメトリー法)		24		○
	●D017のS-Mと同時算定不可（検体が尿の場合) ●院内検査の場合のみ算定 ●D002を併せて実施した場合は主たるもののみ算定			

	内容	点数	略号	外来診療料に包括
D003 糞便検査(F-)				
1	虫卵検出(集卵法)(糞便)	15	集卵	○
	ウロビリン(糞便)			
2	糞便塗抹顕微鏡検査(虫卵，脂肪及び消化状況観察を含む)	20	塗	○
3	虫体検出(糞便)	23		○
4	糞便中脂質	25		○
5	糞便中ヘモグロビン定性	37		○
	●ヘモグロビン検査を免疫クロマト法で行った場合はD003「5」で算定			
6	虫卵培養(糞便)	40		○
7	糞便中ヘモグロビン	41		○
	●ヘモグロビン検査を金コロイド凝集法による定量法で行った場合はD003「7」で算定			
8	糞便中ヘモグロビン及びトランスフェリン定性・定量	56		○
9	カルプロテクチン(糞便)	268		
	●3月に1回を限度として算定			

	内容	点数	略号
D004 穿刺液・採取液検査			
1	ヒューナー検査	20	
2	関節液検査	50	
3	胃液又は十二指腸液一般検査	55	
4	髄液一般検査	62	
5	精液一般検査	70	
6	頸管粘液一般検査	75	
7	顆粒球エラスターゼ定性(子宮頸管粘液)	100	
	●絨毛羊膜炎の診断のために妊娠満22週以上満37週未満の切迫早産の疑いがある者に対して測定した場合算定		
	IgE定性(涙液)		
	●アレルギー性結膜炎の診断の補助を目的として判定した場合に月1回に限り算定可		
8	顆粒球エラスターゼ(子宮頸管粘液)	116	
	●「7」顆粒球エラスターゼ定性の算定要件を参照		
9	マイクロバブルテスト	200	
	●妊娠中の患者又は新生児の患者に週1回に限り算定		
10	IgGインデックス	390	
	●「10」「11」「12」は多発性硬化症の診断の目的で行った場合に算定		
11	オリゴクローナルバンド	522	
12	ミエリン塩基性蛋白(MBP)(髄液)	570	
13	タウ蛋白(髄液)	622	
	●クロイツフェルト・ヤコブ病の診断を目的に，1患者1回に限り算定		

※1 略号は一般的に臨床現場で使用されているものであって，明細書記載要領等で定められたものではない

14	リン酸化タウ蛋白(髄液) ●認知症の診断を目的に，患者1人につき1回に限り算定	**641**	
15	アミロイドβ42/40比（髄液）	**1282**	
16	**髄液蛋白免疫学的検査**：D015の例により算定した点数		
17	**髄液塗抹染色標本検査**：D017の例により算定した点数		
18	**その他**：検査の種類の別によりD007，D008，D009，D010の例により算定した点数		

D004-2 悪性腫瘍組織検査　判遺　100点

1	悪性腫瘍遺伝子検査		
	イ　処理が容易なもの		
	(1)医薬品の適応判定の補助等に用いるもの	**2500**	
	(2)その他のもの	**2100**	
	ロ　処理が複雑なもの	**5000**	
	●対象検査(点24)p.460 ●D004-2「1」，D006-2，D006-6，D006-14，D006-16を同一月中に併せて行った場合は主たるもののみ算定		
	イに掲げる検査を1回に採取した組織等で同一がん種に対して2項目以上行った場合 2項目…**4000点**　3項目…**6000点**　4項目以上…**8000点** ロに掲げる検査を1回に採取した組織等で同一がん種に対して2項目以上行った場合　2項目…**8000点**　3項目以上…**12000点**		
2	抗悪性腫瘍剤感受性検査 ●手術等によって採取された消化器癌，頭頸部癌，乳癌，肺癌，癌性胸膜・腹膜炎，子宮頸癌，子宮体癌又は卵巣癌の組織を検体とし，HDRA法又はCD-DST法を用いて抗悪性腫瘍剤による治療法の選択を目的として行った場合に限り，患者1人1回に限り算定	**2500**	

〈血液学的検査〉(B-)　判血　125点

※血液以外の検体もあり

	内容	点数	略号	外来診療料に包括
D005	**血液形態・機能検査**			
1	赤血球沈降速度(ESR) ●院内検査の場合のみ算定	**9**	ESR	○
2	網赤血球数	**12**	レチクロ	○
3	血液浸透圧	**15**		○
	好酸球(鼻汁・喀痰)			
	末梢血液像(自動機械法)			
4	好酸球数 ●同一検体で，「4」好酸球数，「3」末梢血液像(自動機械法)，「6」末梢血液像(鏡検法)を行った場合は主たる検査の所定点数のみ算定	**17**		○
5	末梢血液一般検査 R＝赤血球数　Ht＝ヘマトクリット値 W＝白血球数　Pl＝血小板数 Hb＝血色素測定 ●全部又は一部を行っても点数は1回のみ算定	**21**	末梢血液一般	○
6	末梢血液像(鏡検法)	**25**		○
	特殊染色加算(特殊染色ごとに)	**＋37**		
7	血中微生物検査	**40**		○
	DNA含有赤血球計数検査			
8	赤血球抵抗試験	**45**		○
9	ヘモグロビンA1c（HbA1c） ●同一月に「9」HbA1c，D007「17」グリコアルブミン，D007「21」1,5AGを2回以上併施した場合は主たるもののみで算定。ただし，妊娠中の患者，1型糖尿病，経口血糖降下薬の投与開始6月以内の患者，インスリン治療開始6月以内の患者等については，いずれか1項目を月に1回に限り別に算定可 ●クロザピンを投与中の患者については，「9」HbA1cを月1回に限り別に算定できる	**49**	HbA1c	
10	自己溶血試験	**50**		○
	血液粘稠度			
11	ヘモグロビンF(HbF)	**60**	HbF	○
12	デオキシチミジンキナーゼ(TK)活性	**233**	TK活性	
13	ターミナルデオキシヌクレオチジルトランスフェラーゼ(TdT)	**250**	TdT	
14	骨髄像	**788**		
	特殊染色加算(特殊染色ごとに)	**＋60**	特染	
15	造血器腫瘍細胞抗原検査(一連につき)	**1940**		

	内容	点数	略号
D006	**出血・凝固検査**		
1	出血時間 ●測定時の耳朶採血料は算定不可	**15**	出血
2	プロトロンビン時間（PT）	**18**	PT
3	血餅収縮能	**19**	
	毛細血管抵抗試験		毛細抵抗
4	フィブリノゲン半定量	**23**	
	フィブリノゲン定量		
	クリオフィブリノゲン		
5	トロンビン時間	**25**	
6	蛇毒試験	**28**	
	トロンボエラストグラフ		
	ヘパリン抵抗試験		
7	活性化部分トロンボプラスチン時間（APTT）	**29**	APTT
8	血小板粘着能	**64**	
9	アンチトロンビン活性	**70**	
	アンチトロンビン抗原		
10	フィブリン・フィブリノゲン分解産物(FDP)定性	**80**	FDP定性
	フィブリン・フィブリノゲン分解産物(FDP)半定量		FDP半定量
	フィブリン・フィブリノゲン分解産物(FDP)定量		FDP定量
	プラスミン		
	プラスミン活性		
	α_1-アンチトリプシン		
11	フィブリンモノマー複合体定性	**93**	
12	プラスミノゲン活性	**100**	
	プラスミノゲン抗原		
	凝固因子インヒビター定性(クロスミキシング試験)		
13	**Dダイマー定性**	**121**	
14	**von Willebrand因子(VWF)活性**	**126**	
15	**Dダイマー**	**127**	
16	**プラスミンインヒビター(アンチプラスミン)**	**128**	
	Dダイマー半定量		
17	**α_2-マクログロブリン**	**138**	
18	**PIVKA-Ⅱ** ●出血・凝固検査として行った場合に算定	**143**	
19	**凝固因子インヒビター** ●第Ⅷ因子又は第Ⅸ因子の定量測定を行った場合，各測定1回につき算定	**144**	
20	**von Willebrand因子(VWF)抗原**	**147**	
21	**プラスミン・プラスミンインヒビター複合体(PIC)**	**150**	PIC
22	**プロテインS抗原**	**154**	
23	**プロテインS活性**	**163**	
24	**β-トロンボグロブリン(β-TG)**	**171**	β-TG
	トロンビン・アンチトロンビン複合体(TAT) ●「28」フィブリンモノマー複合体を参照		
25	**血小板第4因子(PF_4)**	**173**	PF_4
26	**プロトロンビンフラグメントF1＋2** ●「28」フィブリンモノマー複合体を参照	**192**	

60
検査(検体検査)

27	トロンボモジュリン	**204**	
28	フィブリンモノマー複合体	**215**	
	●D006「24」「26」いずれかと同時に実施した場合は主たるもののみ算定		
29	凝固因子（第Ⅱ因子，第Ⅴ因子，第Ⅶ因子，第Ⅷ因子，第Ⅸ因子，第Ⅹ因子，第Ⅺ因子，第Ⅻ因子，第ⅩⅢ因子）	**223**	
30	プロテインC抗原	**226**	
31	プロテインC活性	**227**	
32	tPA・PAI-1複合体	**240**	
33	ADAMTS13活性	**400**	
	●他に原因を認めない血小板減少を示す患者に対して，血栓性血小板減少性紫斑病の診断補助を目的として測定した場合又はその再発を疑い測定した場合に算定 ●血栓性血小板減少性紫斑病と診断された患者又はその再発が認められた患者に対して，診断した日から起算して1月以内の場合には，1週間に1回に限り別に算定できる		
34	血小板凝集能		
	イ　鑑別診断の補助に用いるもの	**450**	
	ロ　その他のもの	**50**	
35	ADAMTS13インヒビター	**1000**	
	●ADAMTS13活性の著減を示す患者に対して，血栓性血小板減少性紫斑病の診断補助を目的として測定した場合又はその再発を疑い測定した場合に算定 ●血栓性血小板減少性紫斑病と診断された患者又はその再発が認められた患者に対して，診断した日又は再発を確認した日から起算して1月以内の場合には，1週間に1回に限り算定できる		

青太字の検査を1回に採取した血液で3項目以上行った場合
3，4項目……**530点**　　5項目以上……**722点**
2項目以下……**各点数を合計**

D006-10	**CCR4タンパク（フローサイトメトリー法）**	**10000**	
D006-21	**血液粘弾性検査（一連につき）**	**600**	
	●心臓血管手術（人工心肺を用いたものに限る）を行う患者に対して，血液製剤等の投与の必要性の判断又は血液製剤等投与後の評価を目的として行った場合に算定できる ●術前，術中又は術後に実施した場合に，それぞれ1回ずつ算定できる ●所期の目的を達するために複数回実施した場合であっても一連として算定		

〈血液学的検査〉（B-）　判遺　100点

※血液以外の検体もあり

	内容	点数	略号
D006-2	**造血器腫瘍遺伝子検査**（施設基準適合医療機関）	**2100**	
	●D004-2「1」を参照 ●月1回を限度として算定		
D006-3	**BCR-ABL1**		
1	Major BCR-ABL1〔mRNA定量（国際標準値）〕		
	イ　診断の補助に用いるもの	**2520**	
	ロ　モニタリングに用いるもの	**2520**	
2	Major BCR-ABL1〔mRNA定量〕		
	イ　診断の補助に用いるもの	**2520**	
	ロ　モニタリングに用いるもの	**2520**	
3	minor BCR-ABL mRNA		
	イ　診断の補助に用いるもの	**2520**	
	ロ　モニタリングに用いるもの	**2520**	
D006-4	**遺伝学的検査**　●要届出		
1	処理が容易なもの	**3880**	
2	処理が複雑なもの	**5000**	
3	処理が極めて複雑なもの	**8000**	
	●デュシェンヌ型筋ジストロフィー，ベッカー型筋ジストロフィー等遺伝子疾患が疑われる場合に行い，原則として患者1人につき1回に限り算定		
D006-5	**染色体検査**（全ての費用を含む）		
	1　FISH法	**2477**	
	2　流産検体を用いた絨毛染色体検査　●要届出	**4603**	
	3　その他の場合	**2477**	
	分染法加算	**+397**	
	●種類，方法にかかわらず1回の算定		
D006-6	**免疫関連遺伝子再構成**	**2373**	
	●D004-2「1」を参照 ●6月に1回を限度として算定		
D006-7	**UDPグルクロン酸転移酵素遺伝子多型**	**2004**	
D006-8	**サイトケラチン19（KRT19）mRNA検出**	**2400**	
D006-9	**WT1 mRNA**	**2520**	
	●急性骨髄性白血病，急性リンパ性白血病又は骨髄異形成症候群の診断の補助又は経過観察時に月1回を限度として算定		
D006-11	**FIP1L1-PDGFRα融合遺伝子検査**	**3105**	
	●二次性好酸球増加症を除外した上で，慢性好酸球性白血病又は好酸球増多症候群と診断した患者において，治療方針の決定を目的としてFISH法により行った場合，原則1回に限り算定		
D006-12	**EGFR遺伝子検査（血漿）**	**2100**	
	●肺癌の詳細な診断及び治療法を選択する場合，又は肺癌の再発や増悪により，EGFR遺伝子変異の2次的遺伝子変異等が疑われ再度治療法を選択する場合に，患者1人につき，診断及び治療法を選択する場合には1回，再度治療法を選択する場合には2回に限り算定できる		
D006-13	**骨髄微小残存病変量測定**　●要届出		
1	遺伝子再構成の同定に用いるもの	**3395**	
2	モニタリングに用いるもの	**2100**	
	●PCR法により急性リンパ性白血病の診断補助又は経過観察を目的に行った場合に算定		
D006-14	**FLT3遺伝子検査**	**4200**	
	●急性骨髄性白血病の骨髄液又は末梢血を検体とし，PCR法及びキャピラリー電気泳動法により，抗悪性腫瘍剤による治療法の選択を目的として，FLT3遺伝子の縦列重複（ITD）変異及びチロシンキナーゼ（TKD）変異の評価を行った場合に，患者1人につき1回に限り算定できる ●D004-2「1」を参照		
D006-15	**膀胱がん関連遺伝子検査**	**1597**	
	●膀胱がんの患者であって，上皮内癌と診断され，過去にK803「6」の手術を行った者に対して，FISH法により，再発の診断の補助を目的として実施した場合に，手術後2年以内に限り，2回を限度として算定できる		
D006-16	**JAK2遺伝子検査**	**2504**	
	●骨髄液又は末梢血を検体とし，アレル特異的定量PCR法により，真性赤血球増加症等の診断補助を目的として，JAK2V617F遺伝子変異割合を測定した場合に，患者1人につき1回に限り算定できる ●D004-2「1」を参照		
D006-17	**Nudix hydrolase 15（NUDT15）遺伝子多型**	**2100**	
	●難治性の炎症性腸疾患，急性リンパ性白血病等の患者であって，チオプリン製剤の投与対象となる患者に対して，その投与の可否，投与量等を判断することを目的として，リアルタイムPCR法により測定を行った場合に，当該薬剤の投与を開始するまでの間に1回を限度として算定できる ●対象疾患(点24)p.467		
D006-18	**BRCA1/2遺伝子検査**　●要届出		
1	腫瘍細胞を検体とするもの	**20200**	

60
検査（検体検査）

2	血液を検体とするもの	20200	
	●「1」は，初発の進行卵巣癌患者等の腫瘍細胞を検体とし，次世代シーケンシングにより，抗悪性腫瘍剤による治療法の選択を目的として，BRCA1遺伝子及びBRCA2遺伝子の変異の評価を行った場合に限り算定できる ●「2」は，転移性若しくは再発乳癌患者等の血液を検体とし，PCR法等により，抗悪性腫瘍剤による治療法の選択又は遺伝性乳癌卵巣癌症候群の診断を目的として，BRCA1遺伝子及びBRCA2遺伝子の変異の評価を行った場合に限り算定できる ●対象疾患(点24)p.468		
D006-19	がんゲノムプロファイリング検査　●要届出	44000	
	●検体提出時に患者1人につき1回（※包括的なゲノムプロファイリングの結果を得られなかった場合は2回） ●対象患者(点24)p.468		
D006-20	角膜ジストロフィー遺伝子検査　●要届出	1200	
	●角膜混濁等の前眼部病変を有する患者であって，臨床症状等から角膜ジストロフィーと診断又は疑われる者に対して，治療方針の決定を目的として行った場合に患者一人につき1回に限り算定できる		
D006-22	RAS遺伝子検査（血漿）	7500	
D006-23	遺伝子相同組換え修復欠損検査	32200	
D006-24	肺癌関連遺伝子多項目同時検査	12500	
D006-25	CYP2C9遺伝子多型	2037	
D006-26	染色体構造変異解析	8000	
D006-27	悪性腫瘍遺伝子検査（血液・血漿）		
1	ROS1融合遺伝子検査	2500	
2	ALK融合遺伝子検査	2500	
3	METex14遺伝子検査	5000	
4	NTRK融合遺伝子検査	5000	
5	RAS遺伝子検査	2500	
6	BRAF遺伝子検査	2500	
7	HER2遺伝子検査（大腸癌に係るもの）	2500	
8	HER2遺伝子検査（肺癌に係るもの）	5000	
9	マイクロサテライト不安定性検査	2500	
	1,2,5,6,7若しくは9,D006-12を2項目	4000	
	1,2,5,6,7若しくは9,D006-12を3項目	6000	
	1,2,5,6,7若しくは9,D006-12を4項目以上	8000	
	1回に採取した血液又は血漿を用いて3,4又は8を行った場合		
	2項目	8000	
	3項目以上	12000	
D006-28	Y染色体微小欠失検査	3770	
D006-29	乳癌悪性度判定検査	43500	
D006-30	遺伝性網膜ジストロフィ遺伝子検査	20500	

〈生化学的検査(Ⅰ)〉(B-)　判生Ⅰ　144点

※血液以外の検体もあり

	内容	点数	略号
D007	血液化学検査		
1	総ビリルビン	11	T-BIL
	直接ビリルビン又は抱合型ビリルビン		D-BIL
	総蛋白　●「4」蛋白分画を参照		TP
	アルブミン（BCP改良法・BCG法） ●「4」蛋白分画を参照		Alb
	尿素窒素		BUN
	クレアチニン		CRE
	尿酸		UA
	アルカリホスファターゼ(ALP)		ALP
	コリンエステラーゼ(ChE)		ChE
	γ-グルタミルトランスフェラーゼ(γ-GT)		γ-GT
	中性脂肪		TG
	ナトリウム及びクロール ●NaとClの両方を測定した場合も，いずれか一方を測定した場合も，同点数		Na，Cl
	カリウム		K
	カルシウム ●「7」イオン化カルシウムを同時に行った場合は，いずれか一方を算定		Ca
	マグネシウム		Mg
	クレアチン		
	グルコース		BS
	乳酸デヒドロゲナーゼ(LD)		LD
	アミラーゼ		Amy
	ロイシンアミノペプチダーゼ(LAP)		LAP
	クレアチンキナーゼ(CK)		CK
	アルドラーゼ		ALD
	遊離コレステロール		遊離-cho
	鉄(Fe)		Fe
	血中ケトン体・糖・クロール検査（試験紙法・アンプル法・固定化酵素電極によるもの）		
	不飽和鉄結合能(UIBC)(比色法) ●TIBC(比色法)，UIBC(比色法)を同時に実施した場合は，TIBC(比色法)又はUIBC(比色法)の所定点数を算定する		UIBC(比色法)
	総鉄結合能(TIBC)(比色法)		TIBC(比色法)
2	リン脂質	15	PL
3	HDL-コレステロール ●「3」HDL-cho，T-cho，「4」LDL-choを同時に実施した場合は主たるもの2項目のみで算定	17	HDL-cho
	無機リン及びリン酸 ●両方を測定した場合も，いずれか一方を測定した場合も，同じ点数		
	総コレステロール ●「3」HDL-コレステロールを参照		T-cho
	アスパラギン酸アミノトランスフェラーゼ(AST)		AST
	アラニンアミノトランスフェラーゼ(ALT)		ALT
4	LDL-コレステロール ●「3」HDL-コレステロールを参照	18	LDL-cho
	蛋白分画 ●「1」のTP及びAlbを併せて測定した場合は，主たるもの2つの所定点数を算定		タン分画
5	銅(Cu)	23	Cu
6	リパーゼ	24	
7	イオン化カルシウム ●「1」Caを参照	26	
8	マンガン(Mn) ●1月以上(胆汁排泄能の低下している患者については2週間以上)高カロリー静脈栄養法が行われている患者に対して，3月に1回に限り算定可	27	Mn
9	ケトン体 ●「19」ケトン体分画を併せて行った場合は，ケトン体分画のみで算定	30	
10	アポリポ蛋白		
	イ　1項目の場合	31	
	ロ　2項目の場合	62	
	ハ　3項目以上の場合	94	
	●アポリポ蛋白は，AⅠ，AⅡ，B，CⅡ，CⅢ及びEのうち測定した項目数に応じて所定点数を算定する		
11	アデノシンデアミナーゼ(ADA)	32	ADA
12	グアナーゼ	35	GU
13	有機モノカルボン酸	47	
	胆汁酸		TBA
14	ALPアイソザイム	48	ALP-アイソ

60 検査(検体検査)

番号	項目	点数	略称
	アミラーゼアイソザイム		Amy-アイソ
	γ-GTアイソザイム		γ-GT･アイソ
	LDアイソザイム		LDH-アイソ
	重炭酸塩 ●同一検体について「36」の血液ガス分析を併施した場合は血液ガス分析のみ算定		
15	ASTアイソザイム	49	AST-アイソ
	リポ蛋白分画		
16	アンモニア	50	NH_3
17	CKアイソザイム	55	CK-アイソ
	グリコアルブミン ●D005「9」HbA1cを参照		
18	コレステロール分画	57	
19	ケトン体分画 ●「9」ケトン体を参照	59	
	遊離脂肪酸		
20	レシチン・コレステロール・アシルトランスフェラーゼ(L-CAT)	70	L-CAT
21	グルコース-6-リン酸デヒドロゲナーゼ(G-6-PD)	80	G-6-PD
	リポ蛋白分画(PAGディスク電気泳動法)		
	1,5-アンヒドロ-D-グルシトール(1,5AG) ●D005「9」HbA1cを参照		1,5AG
	グリココール酸		
22	CK-MB（蛋白量測定）	90	
23	LDアイソザイム１型	95	
	総カルニチン		
	遊離カルニチン ●先天性代謝異常症の診断補助又は経過観察のために実施する場合は，月に１回を限度として算定		
24	ALPアイソザイム及び骨型アルカリホスファターゼ(BAP) ●D008「26」BAPと併せて実施した場合には，いずれか主たるもののみ算定	96	
25	フェリチン半定量	102	
	フェリチン定量		
26	エタノール	105	
27	リポ蛋白(a) ●３月に１回を限度とする	107	
28	ヘパリン ●同一患者に１月以内に２回以上行った場合，算定は１回，１回目の測定時に算定	108	
	KL-6 ●「28」KL-6（EIA法，ECLIA法又はラテックス凝集比濁法），「35」SP-A（EIA法），「39」SP-D（EIA法，ラテックス免疫比濁法）を複数実施した場合は主たるもののみ算定		
29	心筋トロポニンＩ ●「29」TnT定性・定量を同一月に併施した場合は主たるもののみ算定	109	
	心筋トロポニンT（TnT）定性・定量		
	アルミニウム（Al）		
30	シスタチンC ●「１」BUN，又はCREにより腎機能低下が疑われた場合に３月に１回に限り算定 ●「32」ペントシジンを参照	112	
31	25-ヒドロキシビタミン ●原発性骨粗鬆症の患者に対して，ECLIA法，CLIA法又はCLEIA法により測定した場合は，骨粗鬆症の薬剤治療方針の選択時に１回に限り算定できる	117	
32	ペントシジン ●「１」BUN，CREにより腎機能低下（糖尿病性腎症によるものを除く）が疑われた場合に3月に1回算定 ●「30」シスタチンCを併せて行った場合は主たるもののみ算定	118	
33	イヌリン ●「１」BUN又は「１」CREにより腎機能低下が疑われた場合に，6月に１回に限り算定 ●「１」CRE（腎クリアランス測定の目的で，血清と尿を同時測定する場合に限る）を併施した場合は主たるもののみ算定	120	
34	リポ蛋白分画（HPLC法）	129	
35	肺サーファクタント蛋白-A（SP-A） ●「28」KL-６を参照	130	
	ガラクトース		
36	血液ガス分析 ●院内検査のみ算定 ●採血はD419「3」動脈血採取(B-A)60点を算定 ●「14」重炭酸塩を参照	131	
	Ⅳ型コラーゲン ●「36」Ⅳ型コラーゲン･「42」Ⅳ型コラーゲン･7Sは，「39」P-Ⅲ-P又は「50」Mac-2結合蛋白糖鎖修飾異性体と併施した場合は，主たるもののみ算定		
	ミオグロビン定性　●「36」H-FABPを参照		
	ミオグロビン定量		
	心臓由来脂肪酸結合蛋白(H-FABP)定性		H-FABP
	心臓由来脂肪酸結合蛋白(H-FABP)定量 ●ミオグロビン定性又は定量を併せて実施した場合は，主たるもののみ算定		
37	亜鉛（Zn）	132	Zn
38	アルブミン非結合型ビリルビン	135	
39	肺サーファクタント蛋白-D(SP-D) ●「28」KL-6を参照	136	SP-D
	プロコラーゲン-Ⅲ-ペプチド(P-Ⅲ-P)		P-Ⅲ-P
	アンギオテンシンⅠ転換酵素(ACE)		ACE
	ビタミンB_{12}		
40	セレン	144	
41	葉酸	146	
42	Ⅳ型コラーゲン・7S	148	
43	ピルビン酸キナーゼ(PK)	150	PK
44	レムナント様リポ蛋白コレステロール(RLP-C) ●３月に１回を限度とする	174	RLP-C
45	腟分泌液中インスリン様成長因子結合蛋白１型(IGFBP-1)定性 ●D015「23」を併せて実施した場合は，主たるもののみ算定	175	IGFBP-1
46	ヒアルロン酸	179	
47	ALPアイソザイム(PAG電気泳動法) ●「24」ALPアイソザイム及び骨型アルカリホスファターゼ，D008「26」BAPを併施した場合は主たるもののみ算定	180	ALP・アイソ
	アセトアミノフェン ●同一の患者に１月に２回以上行った場合は第１回の測定を行った時に１回に限り算定		
48	心室筋ミオシン軽鎖Ｉ ●同一の患者につき同一日に当該検査を２回以上行った場合は，１回のみ算定	184	
49	トリプシン	189	
50	Mac-２結合蛋白糖鎖修飾異性体 ●「36」Ⅳ型コラーゲンを参照 ●「50」オートタキシンを参照	194	
	マロンジアルデヒド修飾LDL（MDA-LDL）		MDA-LDL
	オートタキシン ●「39」P-Ⅲ-P,「36」Ⅳ型コラーゲン,「42」Ⅳ型コラーゲン・7S,「46」ヒアルロン酸又は「50」MAC-2結合蛋白糖鎖修飾異性体を併せて実施した場合は，主たるもののみ算定		
	サイトケラチン18フラグメント（CK-18F）		

	ELFスコア		
51	ホスフォリパーゼA_2(PLA_2)	**204**	PLA_2
52	赤血球コプロポルフィリン	**210**	
53	リポ蛋白リパーゼ(LPL)	**219**	LPL
54	肝細胞増殖因子(HGF)	**227**	HGF
55	ビタミンB_2	**235**	
56	ビタミンB_1	**239**	
57	ロイシンリッチ$_{\alpha 2}$グリコプロテイン	**268**	
58	赤血球プロトポルフィリン	**272**	
59	プロカルシトニン（PCT）定量 ●D012「52」エンドトキシンを併施した場合は主たるもののみ算定	**276**	
	プロカルシトニン（PCT）半定量		
60	ビタミンC	**296**	
61	プレセプシン定量 ●「59」PCT定量，PCT半定量，D012「52」エンドトキシンを併施した場合は主たるもののみ算定	**301**	
62	インフリキシマブ定性 ●関節リウマチの患者に対して，インフリキシマブ投与量の増量等の判断のために，イムノクロマト法により測定した場合に，患者１人につき３回を限度として算定	**310**	
63	1,25-ジヒドロキシビタミンD_3 ●慢性腎不全，特発性副甲状腺機能低下症，偽性副甲状腺機能低下症，ビタミンD依存型Ⅰ型もしくは低リン血症性ビタミンD抵抗性くる病の診断時又は治療中の場合のみ算定。治療開始後１月以内に２回を限度とし，その後は３月に１回を限度として算定	**388**	1,25(OH)$_2D_3$
64	血管内皮増殖因子（VEGF）	**460**	
	コクリントモプロテイン（CTP）		
65	FGF23 ●CLEIA法により，FGF23関連低リン血症くる病・骨軟化症の診断時又は治療効果判定時に測定した場合に限り算定可。診断時に１回を限度，その後は腫瘍性骨軟化症の場合には腫瘍摘出後に１回，薬剤性の場合には被疑薬中止後に１回を限度として算定できる	**788**	

青太字の検査を１回に採取した血液で５項目以上行った場合
５項目～７項目……**93点**　８項目，９項目……**99点**
10項目以上……**103点**　入院患者10項目以上（入院時初回加算）……**＋20点**

〈生化学的検査（Ⅱ）〉（B-）　判生Ⅱ　144点

※血液以外の検体もあり

	内容	点数	略号
	D008　内分泌学的検査		
1	ヒト絨毛性ゴナドトロピン(HCG)定性 ●免疫学的妊娠試験に該当する。「17」HCG-βも同様	**55**	HCG
2	11-ハイドロキシコルチコステロイド(11-OHCS)	**60**	11-OHCS
3	ホモバニリン酸(HVA)	**69**	HVA
4	バニールマンデル酸(VMA)	**90**	VMA
5	5-ハイドロキシインドール酢酸(5-HIAA)	**95**	5-HIAA
6	プロラクチン(PRL)	**98**	PRL
	甲状腺刺激ホルモン(TSH)		
7	トリヨードサイロニン(T_3)	**99**	T_3
8	レニン活性 ●「10」レニン定量を併せて行った場合は一方の所定点数のみで算定	**100**	
	インスリン(IRI)		IRI
9	ガストリン	**101**	TSH
10	レニン定量	**102**	
11	サイロキシン(T_4)	**105**	T_4
12	**成長ホルモン(GH)**	**105**	GH
	卵胞刺激ホルモン(FSH)		FSH
	C-ペプチド(CPR)		CPR
	●同時に血液と尿の両方の検体について測定した場合は，血液の所定点数のみで算定		
	黄体形成ホルモン(LH)		LH
13	**テストステロン**	**119**	
14	**遊離サイロキシン(FT_4)**	**121**	FT_4
	遊離トリヨードサイロニン(FT_3)		FT_3
	コルチゾール		
15	**アルドステロン**	**122**	
16	**サイログロブリン**	**128**	
17	**ヒト絨毛性ゴナドトロピン-βサブユニット(HCG-β)** ●「１」HCG定性，「18」HCG定量，HCG半定量と併施した場合は，主たるもののみ算定	**129**	
18	**サイロキシン結合グロブリン(TBG)**	**130**	TBG
	脳性Na利尿ペプチド(BNP) ●心不全の診断又は病態把握のために実施した場合に月１回に限り算定 ●「18」BNP，「20」NT-proBNP又は「46」ANPのうち２項目以上を実施した場合，各々の検査実施日を診療報酬明細書摘要欄へ記載		BNP
	カルシトニン		
	ヒト絨毛性ゴナドトロピン(HCG)定量		
	ヒト絨毛性ゴナドトロピン(HCG)半定量		
19	**抗グルタミン酸デカルボキシラーゼ抗体(抗GAD抗体)**	**134**	GAD
20	**脳性Na利尿ペプチド前駆体N端フラグメント(NT-proBNP)** ●心不全の診断又は病態把握のために実施した場合に月１回に限り算定	**136**	NT-proBNP
	ヒト胎盤性ラクトーゲン(HPL)		
21	**サイロキシン結合能(TBC)**	**137**	TBC
22	**プロゲステロン**	**143**	
23	**グルカゴン**	**150**	
24	**低カルボキシル化オステオカルシン(ucOC)** ●骨粗鬆症におけるビタミンK_2剤の治療選択目的又は治療経過観察を行った場合に算定。ただし，治療開始前は１回，その後は６月以内に１回に限り算定	**154**	ucOC
25	**Ⅰ型コラーゲン架橋N-テロペプチド(NTX)** ●「25」NTX及び「39」DPD（尿）は， ①原発性副甲状腺機能亢進症の手術適応の決定，副甲状腺機能亢進症手術後の治療効果判定又は骨粗鬆症の薬剤治療方針の選択に際して実施された場合に算定 ②骨粗鬆症の薬剤治療方針の選択時に１回，その後６月以内の薬剤効果判定時に１回に限り，また薬剤治療方針を変更した時は変更後６月以内に１回に限り算定 ●「26」OC，「39」DPD（尿）を併施した場合はいずれか１つのみ算定 ●D009「23」ICTPを参照	**156**	NTX
	酒石酸抵抗性酸ホスファターゼ(TRACP-5b) ●「25」NTX，「26」OC，「39」DPD（尿）と併施した場合はいずれか一つのみ算定 ●乳癌，肺癌又は前立腺癌であると既に確定診断された患者について骨転移の診断のために計画的な治療管理を行った場合はB001「３」悪「ロ」を算定		TRACP-5b
26	**オステオカルシン(OC)**	**157**	OC
	骨型アルカリホスファターゼ(BAP) ●D007「24」ALPアイソザイム及び骨型アルカリホスファターゼ(BAP)を併施した場合には，いずれか主たるもののみ算定 ●「26」BAP，「30」Intact PINP，「28」PINP，D007「47」ALPアイソザイム(PAG電気泳動法)のうち２項目以上を併施した場合は主たるもののみ算定 ●D007「47」ALPアイソを参照		BAP
27	**遊離テストステロン**	**159**	

	内容	点数	略号
28	Ⅰ型プロコラーゲン-N-プロペプチド(PINP)	160	PINP
29	副甲状腺ホルモン(PTH)	161	PTH
	カテコールアミン分画		
30	インタクトⅠ型プロコラーゲン-N-プロペプチド(Intact PINP)	163	Intact PINP
31	デヒドロエピアンドロステロン硫酸抱合体(DHEA-S)	164	
	低単位ヒト絨毛性ゴナドトロピン(HCG)半定量		PTH
32	サイクリックAMP(cAMP)	165	
	●「34」β-CTX(尿)を参照		
33	エストラジオール(E_2)	167	E_2
34	Ⅰ型コラーゲン架橋C-テロペプチド-β異性体(β-CTX)(尿)	169	
	●骨粗鬆症に対しホルモン補充療法及びビスフォスフォネート療法等，骨吸収抑制能を有する薬物療法の治療効果判定又は治療経過観察を行った場合に算定。治療開始前は1回，その後は6月以内に1回に限り算定 ●「35」β-CTXと併施した場合は主たるもののみ算定		
35	Ⅰ型コラーゲン架橋C-テロペプチド-β異性体(β-CTX)	170	β-CTX
36	エストリオール(E_3)	180	E_3
	エストロゲン半定量		
	エストロゲン定量		
	●「36」E_3又は「33」E_2と同時に実施した場合は算定不可		
	副甲状腺ホルモン関連蛋白C端フラグメント(C-PTHrP)		C-PTHrP
37	副腎皮質刺激ホルモン(ACTH)	184	ACTH
	カテコールアミン		
38	副甲状腺ホルモン関連蛋白(PTHrP)	186	PTHrP
39	デオキシピリジノリン(DPD)(尿)	191	
40	17-ケトジェニックステロイド(17-KGS)	200	17-KGS
41	エリスロポエチン	209	
42	ソマトメジンC	212	
	●「50」IGFBP-3を参照		
43	17-ケトステロイド分画(17-KS分画)	213	17-KS分画
	17α-ヒドロキシプロゲステロン(17α-OHP)		17α-OHP
	抗IA-2抗体		
	プレグナンジオール		
44	メタネフリン	217	
45	17-ケトジェニックステロイド分画(17-KGS分画)	220	17-KGS分画
	メタネフリン・ノルメタネフリン分画		
46	心房性Na利尿ペプチド(ANP)	221	
	●「18」BNP参照		
47	抗利尿ホルモン(ADH)	224	ADH
48	プレグナントリオール	232	
49	ノルメタネフリン	250	
	●「44」メタネフリンを併施した場合は主たるもののみ算定		
50	インスリン様成長因子結合蛋白3型(IGFBP-3)	280	IGFBP-3
	●「42」ソマトメジンCと併せて実施した場合は主たるもののみ算定		
51	遊離メタネフリン・遊離ノルメタネフリン分画	450	
	●褐色細胞腫の鑑別診断を行った場合に1回に限り算定 ●本検査，「44」メタネフリン，「45」メタネフリン・ノルメタネフリン分画，「49」ノルメタネフリンのうちいずれかを併せて実施した場合は，主たるもののみ算定		
52	抗ミュラー管ホルモン(AMH)	597	
53	レプチン	1000	

青太字の検査を1回に採取した血液で3項目以上行った場合
3～5項目…**410点**　6，7項目…**623点**　8項目以上…**900点**

内容		点数	略号

D009　腫瘍マーカー

原則としてB001「3」(悪)と同一月に併せて算定不可
●癌の疑い→腫瘍マーカー検査料として算定
●癌確定　→腫瘍マーカー検査料，生化学的検査(Ⅱ)判断料（例外あり），採血料は算定不可
B001「3」(悪)で算定
●下記の場合は別々に算定可
ア　急性及び慢性膵炎の診断及び経過観察のために「8」のエラスターゼ1を行った場合
イ　肝硬変，HBs抗原陽性の慢性肝炎又はHCV抗体陽性の慢性肝炎の患者について「2」AFP又は「10」PIVKA-Ⅱ（半定量又は定量）を行った場合（月1回に限る）
ウ　子宮内膜症の診断又は治療効果判定を目的として「11」CA125，又は「27」CA602を行った場合（診断又は治療前及び治療後の各1回に限る）
エ　家族性大腸腺腫症の患者に「3」CEAを行った場合

	内容	点数	略号
1	尿中BTA	80	
	●膀胱癌とすでに確定診断がされた患者に対して膀胱癌再発の診断のために行い，検査結果に基づいて治療管理を行った場合に限りB001「3」(悪)の「イ」で算定		
2	α-フェトプロテイン(AFP)	98	AFP
3	癌胎児性抗原(CEA)	99	CEA
	●「7」DUPAN-2を併せて実施した場合は主たるもののみ算定		
4	扁平上皮癌関連抗原(SCC抗原)	101	SCC抗原
5	組織ポリペプタイド抗原(TPA)	110	TPA
6	NCC-ST-439	112	
	CA15-3		
	●「19」CSLEXを参照		
7	DUPAN-2	115	
	●「3」CEAを参照		
8	エラスターゼ1	120	
9	前立腺特異抗原(PSA)	121	PSA
	●診察，腫瘍マーカー以外の検査，画像診断等の結果から前立腺癌が強く疑われる者に対して検査を行った場合，前立腺癌の診断の確定又は転帰の決定までの間に「原則として」1回算定。ただし，検査結果が4.0ng/mL以上であって，確定の診断がつかない場合においては3月に1回限り3回まで算定可		
	CA19-9		
10	PIVKA-Ⅱ半定量	131	
	PIVKA-Ⅱ定量		
11	CA125	136	
	●「11」CA125及び「27」CA602を併せて行った場合は主たるもののみ算定		
12	核マトリックスプロテイン22(NMP22)定量(尿)	139	
	●「12」NMP22定量（尿）又は「12」NMP22定性（尿）および「21」サイトケラチン8・18（尿）を同時に実施した場合はいずれか一方の所定点数を算定 ●尿路上皮癌が確定している場合であってもB001「3」(悪)は算定不可		
	核マトリックスプロテイン22(NMP22)定性(尿)		
	●「12」NMP定量（尿）を参照		
13	シアリルLe^X-i抗原(SLX)	140	
14	神経特異エノラーゼ(NSE)	142	NSE
	●「24」ProGRPを参照		
15	SPan-1	144	
16	CA72-4	146	
	シアリルTn抗原(STN)		STN
17	塩基性フェトプロテイン(BFP)	150	
	遊離型PSA比(PSA F/T比)		

60 検査(検体検査)

18	サイトケラチン19フラグメント(シフラ)	154	
	●悪性腫瘍が既に確定診断された患者については，小細胞癌を除く肺癌の場合に限り，B001「３」㊑を算定		
19	シアリルLe^{x}抗原(CSLEX)	156	CSLEX
	●「６」CA15-3を併せて測定した場合は主たるもののみ算定		
20	BCA225	158	
21	サイトケラチン8･18(尿)	160	
	●「12」NMP定量（尿）を参照		
22	抗p53抗体	163	
	●食道癌，大腸癌又は乳癌が強く疑われる患者に対して行った場合に月１回に限り算定		
23	Ⅰ型コラーゲン-C-テロペプチド(ICTP)	170	ICTP
	●D008「25」NTX,「39」DPD(尿)は乳癌，肺癌，前立腺癌であると確定診断された患者の骨転移の診断のために行い，計画的な治療管理を行った場合にB001「３」㊑の「ロ」を算定		
24	ガストリン放出ペプチド前駆体(ProGRP)	175	ProGRP
	●「14」NSEと併せて行った場合は主たるもののみ算定		
25	CA54/61	184	
26	α-フェトプロテインレクチン分画(AFP-L3%)	185	AFP-L3%
27	CA602	190	
	●「11」CA125を参照		
	組織因子経路インヒビター２(TFPI2)		
28	γ-セミノプロテイン(γ-Sm)	192	γ-Sm
29	ヒト精巣上体蛋白４(HE4)	200	
30	可溶性メソテリン関連ペプチド	220	
	●悪性中皮腫の診断の補助又は悪性中皮腫と確定診断された患者に対して実施した場合に算定 ●確定診断された患者に対して当該検査の結果に基づいた治療管理を行った場合はB001「３」㊑ロを算定		
31	S2，3PSA%	248	
32	プロステートヘルスインデックス(phi)	281	
33	癌胎児性抗原(CEA)定性(乳頭分泌液)	305	
	癌胎児性抗原(CEA)半定量(乳頭分泌液)		
34	HER２蛋白	320	
	●悪性腫瘍が確定診断され，HER2蛋白過剰発現が認められる患者又は他の測定法によりHER2蛋白過剰発現の有無が確認されていない再発癌患者に対して，当該検査の結果に基づいて治療管理を行った場合はB001「３」㊑の「ロ」を算定		
35	アポリポ蛋白A2(APOA2)アイソフォーム	335	
36	可溶性インターロイキン-2レセプター(sIL-2R)	438	sIL-2R
	●非ホジキンリンパ腫，ATL又はメトトレキサート使用中のリンパ増殖性疾患の診断の目的で測定した場合に算定可。非ホジキンリンパ腫又はATLであることが既に確定診断された患者に対して，経過観察のために測定した場合はB001「３」㊑の「ロ」により算定		
	青太字の検査を１回に採取した血液で行った場合 ２項目……230点　３項目……290点　４項目以上……385点		

	内容	点数	略号
D010	**特殊分析**		
1	糖分析(尿)	38	
2	結石分析	117	
3	チロシン	200	
4	アミノ酸		
	イ．１種類につき	279	
	ロ．５種類以上	1107	
5	総分岐鎖アミノ酸／チロシンモル比(BTR)	283	BTR
6	アミノ酸定性	350	
7	脂肪酸分画	393	
8	先天性代謝異常症検査(月１回)　●要届出		
	イ．尿中有機酸分析	1141	
	ロ．血中極長鎖脂肪酸	1141	
	ハ．タンデムマス分析	1107	
	ニ．その他	1107	
	●院内検査の場合のみ算定		

〈免疫学的検査〉(B-)

㊎判免　144点

※血液以外の検体もあり

	内容	点数	略号
D011	**免疫血液学的検査**		
1	ABO血液型	24	ABO
	Rh(D)血液型		Rh(D)
2	Coombs試験　イ　直接	34	
	Coombs試験　ロ　間接	47	
3	Rh(その他の因子)血液型	148	
	●同一検体による検査の場合は因子の種類及び数にかかわらず所定点数を算定		
4	不規則抗体	159	
	●輸血歴又は妊娠歴のある患者に胸部手術，心・脈管手術，腹部手術，K877，K879，K889，K898，K912が行われた場合，手術当日に算定 ●K920輸血の不規則抗体検査加算は同時算定不可		
5	ABO血液型関連糖転移酵素活性	181	
6	血小板関連IgG(PA-IgG)	190	
7	ABO血液型亜型	260	
8	抗血小板抗体	261	
9	血小板第４因子-ヘパリン複合体抗体(IgG抗体)	376	
10	血小板第４因子-ヘパリン複合体抗体(IgG，IgM及びIgA抗体)	390	
	●「９」~「11」を一連で測定した場合は主たるもののみ算定		
11	血小板第４因子-ヘパリン複合体抗体定性	420	

	内容	点数	略号
D012	**感染症免疫学的検査**		
1	梅毒血清反応(STS)定性	15	STS(定性)
	●「１」STS定性及び「５」STS（半定量），（定量）は従来の梅毒沈降反応(ガラス板法，VDRL法，RPR法，凝集法等)をいい，「１」「５」を併せて２種類以上ずつ行った場合でも，それぞれ主たるもののみ算定		
	抗ストレプトリジンO(ASO)定性		
	抗ストレプトリジンO(ASO)半定量		
	抗ストレプトリジンO(ASO)定量		
2	トキソプラズマ抗体定性	26	
	トキソプラズマ抗体半定量		
3	抗ストレプトキナーゼ(ASK)定性	29	
	抗ストレプトキナーゼ(ASK)半定量		
4	梅毒トレポネーマ抗体定性	32	TPHA(定性)
	マイコプラズマ抗体定性		●「36」マイコプラズマ抗原定性（FA法）を参照
	マイコプラズマ抗体半定量		
5	梅毒血清反応(STS)半定量	34	STS(半定量)
	●「１」STS定性を参照		
	梅毒血清反応（STS）定量		STS(定量)
	●「１」STS定性を参照		
6	梅毒トレポネーマ抗体半定量	53	TPHA
	梅毒トレポネーマ抗体定量		
7	アデノウイルス抗原定性(糞便)	60	
	●本検査と「８」のロタウイルス抗原定性(糞便)又は定量(糞便)を同時に行った場合は主たるもののみ算定		
	迅速ウレアーゼ試験定性		
8	ロタウイルス抗原定性(糞便)	65	
	ロタウイルス抗原定量(糞便)		
	●「７」アデノウイルス抗原定性(糞便)を参照		

9	ヘリコバクター・ピロリ抗体定性・半定量	70	
	クラミドフィラ・ニューモニエIgG抗体		
	●「29」クラミドフィラ・ニューモニエIgM抗体の算定要件を参照		
10	クラミドフィラ・ニューモニエIgA抗体	75	
	●「29」クラミドフィラ・ニューモニエIgM抗体の算定要件を参照		
11	ウイルス抗体価（定性・半定量・定量）（１項目当たり）	79	
	●同一検体について測定を行った場合は８項目を限度として算定[検査対象]→(点24 p.488) ●複数の測定方法で行った場合も所定点数のみを算定		
12	クロストリジオイデス・ディフィシル抗原定性	80	
	ヘリコバクター・ピロリ抗体		
	百日咳菌抗体定性		
	百日咳菌抗体半定量		
13	HTLV-Ⅰ抗体定性	85	
	HTLV-Ⅰ抗体半定量		
14	トキソプラズマ抗体	93	
15	トキソプラズマIgM抗体	95	
16	HIV-1,2抗体定性	109	
	HIV-1,2抗体半定量		
	HIV-1,2抗原・抗体同時測定定性		
17	HIV-1抗体	113	
18	抗酸菌抗体定量	116	
	抗酸菌抗体定性		
19	A群β溶連菌迅速試験定性	121	
	●D018細菌培養同定検査との併施は，本検査のみ算定		
20	HIV-1,2抗体定量	127	
	HIV-1,2抗原・抗体同時測定定量		
21	ヘモフィルス・インフルエンザb型（Hib）抗原定性（尿・髄液）	129	
22	インフルエンザウイルス抗原定性	132	
	●発症後48時間以内に実施した場合に算定		
23	カンジダ抗原定性	134	
	●「42」(1→3)-β-D-グルカンを参照		
	カンジダ抗原半定量		
	カンジダ抗原定量		
	梅毒トレポネーマ抗体（FTA-ABS試験）定性，半定量		
24	RSウイルス抗原定性	138	RSV抗原
25	ヘリコバクター・ピロリ抗原定性	142	
	ヒトメタニューモウイルス抗原定性		
26	肺炎球菌抗原定性（尿・髄液）	146	
27	マイコプラズマ抗原定性（免疫クロマト法）	148	
	●「36」マイコプラズマ抗原定性（FA法）を参照		
28	ノロウイルス抗原定性	150	
	●３歳未満，65歳以上，悪性腫瘍の診断が確定している患者，臓器移植後の患者，抗悪性腫瘍剤，免疫抑制剤又は免疫抑制効果のある薬剤を投与中の患者に対して当該ウイルス感染症が疑われる場合に算定		
	インフルエンザ菌（無莢膜型）抗原定性		
	SARS-CoV-2抗原定性		
	●本検査を実施した場合本区分の「50」「59」「61」については，別に算定できない		
29	クラミドフィラ・ニューモニエIgM抗体	152	
	●「９」クラミドフィラ・ニューモニエIgG抗体又は「10」クラミドフィラ・ニューモニエIgA抗体と併せて行った場合は主たるもののみ算定		
	クラミジア・トラコマチス抗原定性		
	●泌尿器，生殖器，結膜又は鼻咽腔内からの検体によるものであり，検体採取料は別に算定不可 ●D023「１」クラミジア・トラコマチス核酸検出を参照		
30	アスペルギルス抗原	157	
	●「42」(1→3)-β-D-グルカンを参照		
31	大腸菌O157抗体定性	159	
	●「33」大腸菌O157抗原定性を参照		
	HTLV-Ⅰ抗体		
32	D-アラビニトール	160	
	●「42」(1→3)-β-D-グルカンを参照		
33	大腸菌O157抗原定性	161	
	●本検査と，「31」大腸菌O157抗体定性，D018細菌培養同定検査の「２」の消化管からの検体によるもののうちいずれかを複数測定した場合，主たるもののみ算定		
34	クリプトコックス抗原半定量	166	
	●「42」(1→3)-β-D-グルカンを参照		
35	クリプトコックス抗原定性	169	
36	マイコプラズマ抗原定性（FA法）	170	
	●本検査と「４」マイコプラズマ抗体定性，抗体半定量，「27」マイコプラズマ抗原定性（免疫クロマト法）を併施した場合は主たるもののみ算定		
37	大腸菌血清型別	175	
38	アデノウイルス抗原定性（糞便を除く）	179	
	肺炎球菌細胞壁抗原定性		
	●「41」肺炎球菌莢膜抗原定性（尿・髄液）と併施した場合は主たるもののみ算定		
39	淋菌抗原定性	180	
	●D018細菌培養同定検査を同時に実施した場合は算定不可 ●D023「２」淋菌核酸検出を参照		
	単純ヘルペスウイルス抗原定性		
	単純ヘルペスウイルス抗原定性（皮膚）		
40	カンピロバクター抗原定性（糞便）	184	
41	肺炎球菌莢膜抗原定性（尿・髄液）	188	
	●「38」肺炎球菌細胞壁抗原定性を参照		
42	（１→３）-β-D-グルカン	195	
	●本検査を「23」カンジダ抗原定性，半定量又は定量，「32」D-アラビニトール，「30」アスペルギルス抗原，「34」クリプトコックス抗原半定量又は「35」抗原定性と併施した場合は主たるもののみ算定		
43	ブルセラ抗体定性	200	
	ブルセラ抗体半定量		
	グロブリンクラス別クラミジア・トラコマチス抗体		
44	グロブリンクラス別ウイルス抗体価（１項目当たり）	200	
	●同一検体について測定を行った場合は２項目を限度として算定		
45	ツツガムシ抗体定性	203	
	●各株ごとに算定		
	ツツガムシ抗体半定量		
46	レジオネラ抗原定性（尿）	205	
47	単純ヘルペスウイルス抗原定性（角膜）	210	
	単純ヘルペスウイルス抗原定性（性器）		
	アニサキスIgG・IgA抗体		
48	百日咳菌抗原定性	217	
49	赤痢アメーバ抗体半定量，赤痢アメーバ抗原定性	223	
50	SARS-CoV2-インフルエンザウイルス抗原同時検出定性	225	
	●本検査を実施した場合，D012「22」「28」「59」「61」については，別に算定できない		
51	水痘ウイルス抗原定性（上皮細胞）	227	
52	エンドトキシン	229	
53	デングウイルス抗原定性（施設基準適合医療機関のみ）	233	
	デングウイルス抗原・抗体同時測定定性（施設基準適合医療機関のみ）		
	●デングウイルス抗原定性と併せて実施した場合は主たるもののみで算定		

No	内容	点数	略号
	白癬菌抗原定性		
54	百日咳菌抗体	**257**	
55	HIV-1抗体（ウエスタンブロット法） ●D023「18」を参照	**280**	
56	結核菌群抗原定性	**291**	
57	サイトメガロウイルスpp65抗原定性	**356**	
58	HIV-2抗体(ウエスタンブロット法)	**380**	
59	SARS-CoV-2・RSウイルス抗原同時検出定性 SARS-CoV-2・インフルエンザウイルス・RSウイルス抗原同時検出定性 ●SARS-CoV-2・RSウイルス抗原同時検出定性を実施した場合，本区分「24」「28」「50」「59」，SARS-CoV-2・インフルエンザウイルス・RSウイルス抗原同時検出定性「61」については，別に算定できない ●SARS-CoV-2・インフルエンザウイルス・RSウイルス抗原同時検出定性を実施した場合，本区分「22」「24」「28」「50」「59」，SARS-CoV-2・RSウイルス抗原同時検出定性「61」については，別に算定できない	**420**	
60	HTLV-I抗体(ウエスタンブロット法及びラインブロット法)	**425**	
61	SARS-CoV-2抗原定量	**560**	
62	HIV抗原	**600**	
63	HIV-1特異抗体・HIV-2特異抗体	**660**	
64	抗トリコスポロン・アサヒ抗体	**822**	
65	鳥特異的IgG抗体	**873**	
66	抗アデノ随伴ウイルス9型（AAV9）抗体 （施設基準適合医療機関のみ）	**12850**	

	内容	点数	略号
D013　肝炎ウイルス関連検査			
1	HBs抗原定性・半定量	**29**	
2	HBs抗体定性 HBs抗体半定量	**32**	
3	**HBs抗原** **HBs抗体**	**88**	
4	**HBe抗原** **HBe抗体**	**98**	
5	**HCV抗体定性・定量** **HCVコア蛋白**	**102**	
6	**HBc抗体半定量・定量** ●「8」HBc-IgM抗体を同時に測定した場合は一方のみ算定	**130**	
7	**HCVコア抗体**	**143**	
8	**HA-IgM抗体** **HA抗体** **HBc-IgM抗体** ●同時に測定した場合は一方のみ算定 ●「6」HBc抗体半定量・定量を参照	**146**	
9	**HCV構造蛋白及び非構造蛋白抗体定性** **HCV構造蛋白及び非構造蛋白抗体半定量**	**160**	
10	**HE-IgA抗体定性**	**210**	
11	**HCV血清群別判定** ●EIA法によりC型肝炎の診断が確定した患者に対して，C型肝炎の治療法の選択の目的で実施した場合に，患者1人につき1回限り算定	**215**	
12	**HBVコア関連抗原(HBcrAg)** ●HBV感染の診断の補助及び治療効果の判定の目的で測定した場合に1月に1回に限り算定 ●D023「4」を同時に測定した場合は主たるもののみ算定	**252**	HBcrAg
13	**デルタ肝炎ウイルス抗体**	**330**	
14	**HCV特異抗体価** **HBVジェノタイプ判定** ●B型肝炎の診断が確定した患者に対して1回に限り算定	**340**	
青太字の検査を1回に採取した血液で3項目以上行った場合 3項目…**290点**　4項目…**360点**　5項目以上…**425点**			

	内容	点数	略号
D014　自己抗体検査			
1	寒冷凝集反応	**11**	COLD
2	リウマトイド因子(RF)定量 ●本検査，「9」MMP-3，「8」抗ガラクトース欠損IgG抗体定性又は定量，「15」C_1q結合免疫複合体，「25」モノクローナルRF結合免疫複合体及び「26」IgG型リウマトイド因子のうち3項目以上を併せて実施した場合は，主たるもの2つに限り算定	**30**	RAHA (RAPA)
3	抗サイログロブリン抗体半定量 抗甲状腺マイクロゾーム抗体半定量 ●「11」抗甲状腺ペルオキシダーゼ抗体を参照	**37**	
4	Donath-Landsteiner試験	**55**	
5	抗核抗体(蛍光抗体法)定性 抗核抗体(蛍光抗体法)半定量 抗核抗体(蛍光抗体法)定量	**99**	
6	抗インスリン抗体	**107**	
7	抗核抗体(蛍光抗体法を除く)	**110**	
8	抗ガラクトース欠損IgG抗体定性 ●「2」RAHAを参照 抗ガラクトース欠損IgG抗体定量 ●「2」RAHAを参照	**111**	
9	マトリックスメタロプロテイナーゼ-3(MMP-3) ●「2」RAHAを参照	**116**	MMP-3
10	抗サイログロブリン抗体	**136**	
11	抗甲状腺ペルオキシダーゼ抗体 ●「3」抗甲状腺マイクロゾーム抗体半定量と併施した場合は主たるもののみ算定	**138**	
12	**抗Jo-1抗体定性** **抗Jo-1抗体半定量** **抗Jo-1抗体定量** ●「23」抗ARS抗体と併施した場合は主たるもののみ算定	**140**	
13	**抗RNP抗体定性** **抗RNP抗体半定量** **抗RNP抗体定量**	**144**	
14	**抗Sm抗体定性** **抗Sm抗体半定量** **抗Sm抗体定量**	**147**	
15	**C_1q結合免疫複合体** ●「2」RAHAを参照	**153**	
16	**抗Scl-70抗体定性** **抗Scl-70抗体半定量** **抗Scl-70抗体定量** **抗SS-B/La抗体定性** **抗SS-B/La抗体半定量** **抗SS-B/La抗体定量**	**157**	
17	**抗DNA抗体定量** **抗DNA抗体定性**	**159**	
18	**抗SS-A/Ro抗体定性** **抗SS-A/Ro抗体半定量** **抗SS-A/Ro抗体定量**	**161**	
19	**抗RNAポリメラーゼⅢ抗体** ●びまん性型強皮症の確定診断を目的に行った場合に1回を限定として算定 ●腎クリーゼのリスクが高い者について治療方針の決定を目的として行った場合又は腎クリーゼ発症後の者については，それぞれ3月に1回を限度として算定	**170**	
20	**抗セントロメア抗体定量** **抗セントロメア抗体定性**	**174**	
21	**抗ミトコンドリア抗体定性** **抗ミトコンドリア抗体半定量**	**181**	
22	**抗ミトコンドリア抗体定量**	**189**	
23	**抗ARS抗体** ●「12」抗Jo-1抗体定性参照	**190**	

項番	内容	点数	略号
24	抗シトルリン化ペプチド抗体定性	193	
	抗シトルリン化ペプチド抗体定量 ●関節リウマチと確定診断できない者に対して診断の補助として行った場合に，原則として１回限り算定可。結果が陰性の場合は３月に１回算定可		
25	モノクローナルRF結合免疫複合体 ●「２」RAHAを参照	194	
26	IgG型リウマトイド因子 ●「２」RAHAを参照	198	
27	抗TSHレセプター抗体（TRAb） ●「40」TSAbと同時に行った場合は，いずれか一方のみ算定	214	TRAb
28	抗LKM-1抗体	215	
29	抗カルジオリピンβ_2グリコプロテインⅠ複合体抗体	223	抗CLβ_2GPI
30	抗カルジオリピンIgG抗体	226	
	抗カルジオリピンIgM抗体		
	抗β_2グリコプロテインⅠIgG抗体		
	抗β_2グリコプロテインⅠIgM抗体		
31	IgG$_2$（TIA法によるもの） ●「42」IgG$_2$（ネフェロメトリー法によるもの）を併せて行った場合は「31」（TIA法）により算定	239	
32	抗好中球細胞質ミエロペルオキシダーゼ抗体（MPO-ANCA）	251	
33	抗好中球細胞質プロテイナーゼ３抗体（PR3-ANCA）	252	
34	抗糸球体基底膜抗体（抗GBM抗体）	262	
35	ループスアンチコアグラント定量	265	
	ループスアンチコアグラント定性		
36	抗デスモグレイン３抗体 ●尋常性天疱瘡の患者に対し，治療効果判定の目的で，「39」と併せて測定した場合は主たるもののみ算定	270	
	抗BP180-NC16a抗体 ●「44」抗デスモグレイン１抗体，抗デスモグレイン３抗体及び抗BP180-NC16aの抗体同時測定を参照		
37	**抗MDA5抗体**	270	
	抗TIF１-γ抗体		
	抗Mi-２抗体		
38	抗好中球細胞質抗体（ANCA）定性	290	
39	抗デスモグレイン１抗体 ●「36」抗デスモグレイン３抗体を参照	300	
40	甲状腺刺激抗体（TSAb） ●「27」TRAbを参照	330	TSAb
41	IgG$_4$	377	
42	IgG$_2$（ネフェロメトリー法によるもの） ●「31」IgG$_2$（TIA法）を参照	388	
43	抗GM1IgG抗体	460	
	抗GQ1bIgG抗体 ●眼筋麻痺又は小脳性運動失調等のフィッシャー症候群が疑われる場合において診断時に１回に限り算定		
44	抗デスモグレイン１抗体，抗デスモグレイン３抗体及び抗BP180-NC16a抗体同時測定 ●天疱瘡又は水疱性類天疱瘡の鑑別診断の目的で，本検査と「36」抗デスモグレイン３抗体，抗BP180-NC16a抗体，「39」抗デスモグレイン１抗体を併せて測定した場合は，主たるもののみ算定	490	
45	抗アセチルコリンレセプター抗体（抗AChR抗体） ●「47」抗筋特異的チロシンキナーゼ抗体を併せて測定した場合は，主たるもののみ算定	775	抗AChR抗体
46	抗グルタミン酸レセプター抗体 ●ラスムッセン脳炎，小児の慢性進行性持続性部分てんかん又はオプソクローヌス・ミオクローヌス症候群の診断の補助として行った場合に月１回を限度として算定	970	
47	抗アクアポリン４抗体	1000	
	抗筋特異的チロシンキナーゼ抗体 ●「45」抗AChR抗体参照		
	抗P/Q型電位依存性カルシウムチャネル抗体（抗P/Q型VGCC抗体）		
48	抗HLA抗体（スクリーニング検査）　●要届出 ●肺移植，心移植，肝移植，膵移植，小腸移植，又は腎移植後の患者等に対して実施した場合に，原則として１年に１回に限り算定 ●抗体関連拒絶反応を強く疑う場合等，医学的必要性がある場合には，１年に１回に限り更に算定できる	1000	
49	抗HLA抗体（抗体特異性同定検査）　●要届出 ●「48」の抗HLA抗体（スクリーニング検査）によって陽性が確認された症例について，抗体関連拒絶反応の確定診断を目的に行われた場合に算定 ●抗体関連拒絶反応と診断された患者の経過観察時に行った場合は，１年に２回に限り更に算定できる	4850	

青太字の検査を２項目又は３項目以上行った場合
２項目…**320点**　　３項目以上…**490点**

	内容	点数	略号
D015	**血漿蛋白免疫学的検査**		
1	C反応性蛋白（CRP）定性　●「６」SAAを参照	16	CRP/定性
	C反応性蛋白（CRP）		CRP
2	赤血球コプロポルフィリン定性	30	
	グルコース-6-ホスファターゼ（G-6-Pase）		
3	グルコース-6-リン酸デヒドロゲナーゼ（G-6-PD）定性	34	
	赤血球プロトポルフィリン定性		
4	血清補体価（CH$_{50}$）	38	CH$_{50}$
	免疫グロブリン ●IgG，IgA，IgM，IgDを測定した場合にそれぞれ算定		
5	クリオグロブリン定性	42	
	クリオグロブリン定量		
6	血清アミロイドA蛋白（SAA） ●「１」CRP定性又はCRPと併せて測定した場合は主たるもののみ算定	47	SAA
7	トランスフェリン（Tf）	60	Tf
8	C$_3$	70	C$_3$
	C$_4$		C$_4$
9	セルロプラスミン	90	
10	β_2-マイクログロブリン	98	β_2-m
11	非特異的IgE半定量	100	IgE-RIST
	非特異的IgE定量		
12	トランスサイレチン（プレアルブミン）	101	
13	特異的IgE半定量・定量（**1430点を限度**）	110	IgE-RAST
14	α_1-マイクログロブリン	129	
	ハプトグロビン（型補正を含む）		
15	レチノール結合蛋白（RBP）	132	RBP
16	C$_3$プロアクチベータ	160	
17	免疫電気泳動法（抗ヒト全血清） ●同一検体につき１回に限り算定 ●同一検体について「24」免疫電気泳動法（特異抗血清）を併せて行った場合は，主たる検査の所定点数のみ算定 ●「27」免疫グロブリンL鎖κ/λ比を参照	170	
	インターロイキン-6（IL-6）		
18	TARC ●アトピー性皮膚炎の重症度評価の補助を目的として，血清中のTARC量を測定する場合に月１回に限り算定 ●COVID-19と診断された患者（呼吸不全管理を要する中等症以上の患者を除く）の重症化リスクの判定補助を目的として，血清中のTARC量を測定する場合は，一連の治療につき１回を限度として算定できる。	179	
19	ヘモペキシン	180	

20	APRスコア定性	191	
21	アトピー鑑別試験定性 ●12種類の吸入性アレルゲンに対する特異的IgEを測定した場合に算定	194	
22	Bence Jones蛋白同定(尿)	201	
23	癌胎児性フィブロネクチン定性(頸管腟分泌液) ●D007「45」IGFBP-1を参照	204	
24	免疫電気泳動法（特異抗血清） ●同一検体につき１回に限り算定 ●「17」免疫電気泳動法を参照 ●「27」免疫グロブリンL鎖κ/λ比を参照	218	
25	C_1インアクチベータ	253	
26	SCCA 2	300	
27	免疫グロブリンL鎖κ/λ比 ●「17」免疫電気泳動法（抗ヒト全血清）又は「24」免疫電気泳動法（特異抗血清）と同時に実施した場合は主たるもののみ算定	330	
28	インターフェロンλ3（IFN-λ3） sFlt-1/PlGF比	340	
29	免疫グロブリン遊離L鎖κ/λ比	388	
30	結核菌特異的インターフェロン-γ産生能	593	

	内容	点数	略号
D016	**細胞機能検査**		
1	B細胞表面免疫グロブリン	155	
2	T細胞サブセット検査（一連につき）	185	
3	T細胞・B細胞百分率	193	
4	顆粒球機能検査（種目数にかかわらず一連につき）	200	
5	顆粒球スクリーニング検査(種目数にかかわらず一連につき)	220	
6	赤血球・好中球表面抗原検査	320	
7	リンパ球刺激試験（LST）		
	イ　１薬剤	345	
	ロ　２薬剤	425	
	ハ　３薬剤以上	515	
	●Con-A，PHA又は薬疹の被疑医薬品によるもの		
8	顆粒球表面抗原検査	640	

〈微生物学的検査〉(S-)　判微　150点

	内容	点数	略号
D017	**排泄物，滲出物又は分泌物の細菌顕微鏡検査** ●「尿」「糞便」「喀痰」「穿刺液」「胃液」「十二指腸液」「胆汁」「膿」「眼分泌液」「鼻腔液」「咽喉液」「口腔液」「その他の滲出物」等について細菌，原虫等の検査を行った場合に算定 ●当該検査と「D002」U-沈（鏡検法）「D002-2」U-沈（フローサイトメトリー法）を同一日に併せて算定する場合は検査に用いた検体の種類をレセプト摘要欄に記載 ●症状等から同一起因菌によると判断される場合であって，当該起因菌を検索する目的で異なる複数の部位又は同一部位の複数の箇所から検体を採取した場合は，主たる部位又は１箇所のみの算定		
1	蛍光顕微鏡	50	蛍光M
	位相差顕微鏡		位相差M
	暗視野装置等を使用するもの		暗視野
	集菌塗抹法加算	+35	
2	保温装置使用アメーバ検査	45	
3	その他のもの ●D002，D002-2と併施の場合，主たるもののみ算定(検体が尿の場合)	67	M
D018	**細菌培養同定検査** ●抗酸菌を除く一般細菌，真菌，原虫等を対象として培養を行い，同定検査を行うことを原則とする ●あらかじめ培養により菌の有無のみを検索する場合は，検体の種類にかかわらず「６」の簡易培養検査で算定 ●同定検査を予定して培養したものであれば，菌が陰性の場合であっても「１」から「５」で算定 ●同一検体を用いて「１」から「５」の細菌培養同定検査と「６」の簡易培養を併施した場合は「６」は算定不可		培・同定
1	口腔，気道又は呼吸器からの検体	180	
2	消化管からの検体	200	
3	血液又は穿刺液	225	
4	泌尿器又は生殖器からの検体	190	
5	その他の部位からの検体	180	
6	簡易培養	60	簡培
	嫌気性培養加算〈「１」～「６」に対する加算〉 ●嫌気性培養のみを行った場合は，「１」～「６」までの所定点数のみ算定し，加算は不可	+122	嫌培
	質量分析装置加算 ●入院中の患者に対して細菌培養同定検査を当該保険医療機関内で実施する際に，質量分析装置を用いて細菌の同定を行った場合に所定点数に加算	+40	
D019	**細菌薬剤感受性検査** ●結果として菌が検出できず実施できなかった場合は算定不可		ディスク
1	１菌種	185	
2	２菌種	240	
3	３菌種以上	310	
4	薬剤耐性菌検出	50	
5	抗菌薬併用効果スクリーニング	150	
D019-2	**酵母様真菌薬剤感受性検査**	150	
D020	**抗酸菌分離培養検査** ●検体の採取部位が異なる場合でも，同時に又は一連として検体を採取した場合は，１回のみ所定点数を算定		培(抗酸菌)
1	抗酸菌分離培養(液体培地法)	300	
2	抗酸菌分離培養(それ以外のもの)	209	
D021	**抗酸菌同定** (種目数にかかわらず一連につき) ●検査方法･培地数にかかわらず，１回のみ所定点数を算定 ●D023「14」を参照	361	同定(抗酸菌)
D022	**抗酸菌薬剤感受性検査** (培地数に関係なく) ●４薬剤以上使用した場合に限り算定	400	ディスク(抗酸菌)
D023	**微生物核酸同定・定量検査**		
1	クラミジア・トラコマチス核酸検出 ●D012「29」クラミジア・トラコマチス抗原定性を併施した場合，主たるもののみ算定	188	
2	淋菌核酸検出 ●「２」淋菌核酸検出とD012「39」淋菌抗原定性又はD018細菌培養同定検査（淋菌感染を疑って実施するもの）を併用した場合は主たるもののみ算定	198	
3	A群β溶血連鎖球菌核酸検出 ●15歳未満の患者に対して当日中に結果を説明した場合に算定 ●本検査とD012「19」若しくはD018を併せて実施した場合には主たるもののみ算定	204	
4	HBV核酸定量 ●D013「12」を参照	256	
5	淋菌及びクラミジア・トラコマチス同時核酸検出 ●D012「29」クラミジア・トラコマチス抗原定性，D012「39」淋菌抗原定性，D018細菌培養同定検査（淋菌及びクラミジアによる感染を疑って実施するもの），D023「１」クラミジア・トラコマチス核酸検出，「２」淋菌核酸検出を併施の場合は主たるもののみ算定	262	
6	マイコプラズマ核酸検出 インフルエンザ核酸検出	291	

60 検査(検体検査)

7	レジオネラ核酸検出	**292**	
8	EBウイルス核酸定量	**310**	
9	HCV核酸検出 ●「15」HCV核酸定量を併施した場合は，いずれか一方に限り算定	**330**	
10	HPV核酸検出 ●要届出	**347**	
11	HPV核酸検出（簡易ジェノタイプ判定） ●要届出 ●過去に子宮頸部円錐切除又はレーザー照射治療を行った患者以外の患者については，細胞診と同時に実施した場合は算定不可 ●HPV核酸検出とHPV核酸検出（簡易ジェノタイプ判定）を併施した場合は主たるもののみ算定		
12	腟トリコモナス及びマイコプラズマ・ジェニタリウム核酸同時検出	**350**	
13	百日咳菌核酸検出	**360**	
	肺炎クラミジア核酸検出		
	百日咳菌・パラ百日咳菌核酸同時検出		
	ヘリコバクター・ピロリ核酸及びクラリスロマイシン耐性遺伝子検出		
14	抗酸菌核酸同定	**410**	
	結核菌群核酸検出 ●「21」を参照		
15	HCV核酸定量 ●「９」HCV核酸検出を参照	**412**	
16	マイコバクテリウム・アビウム及びイントラセルラー(MAC)核酸検出 ●D021抗酸菌同定を併施した場合は主たるもののみ算定	**421**	
17	HBV核酸プレコア変異及びコアプロモーター変異検出 ●B型急性肝炎患者に対しては劇症肝炎が疑われる場合に限り患者１人につき１回算定	**450**	
	ブドウ球菌メチシリン耐性遺伝子検出 ●D023-2「１」を参照		
	SARSコロナウイルス核酸検出 ●診断の確定までの間に１回を限度として算定。ただし，発症後10日以内に他疾患であると診断がつかず，本検査を再度実施した場合はさらに１回に限り算定		
	HTLV-１核酸検出		
	単純疱疹ウイルス・水痘帯状疱疹ウイルス核酸定量サイトメガロウイルス核酸定量		
18	HIV-1核酸定量 ●D012「55」を併施した場合はそれぞれ算定可	**520**	
	濃縮前処理加算	**+130**	
19	SARS-CoV-2核酸検出 SARS-CoV-2・インフルエンザ核酸同時検出 SARS-CoV-2・RSウイルス核酸同時検出 SARS-CoV-2・インフルエンザ・RSウイルス核酸同時検出	**700**	
20	サイトメガロウイルス核酸検出	**801**	
21	結核菌群リファンピシン耐性遺伝子検出	**850**	
	結核菌群ピラジナミド耐性遺伝子検出 ●「14」結核菌群核酸検出を併施した場合は主たるもののみ算定		
	結核菌群イソニアジド耐性遺伝子検出		
22	ウイルス・細菌核酸多項目同時検出（SARS-CoV-2核酸検出を含まないもの） ●要届出 ●①重症の呼吸器感染症と診断された又は疑われる患者 ②集中治療を要する患者に対して実施した場合に算定	**963**	
	結核菌群リファンピシン耐性遺伝子及びイソニアジド耐性遺伝子同時検出		
23	ウイルス・細菌核酸多項目同時検出（SARS-CoV-2核酸検出を含む） ●本検査を実施した場合は，D012「28」「50」「59」「61」本区分の「19」「22」〔ウイルス・細菌核酸多項目同時検出（SARS-CoV-2核酸検出を含まないもの）〕の検査については，別に算定できない	**1350**	
24	細菌核酸・薬剤耐性遺伝子同時検出（施設基準適合医療機関）	**1700**	
	ウイルス・細菌核酸多項目同時検出（髄液） ●要届出		
25	HPVジェノタイプ判定 ●「10」HPV核酸検出及び「11」HPV核酸検出（簡易ジェノタイプ判定）の届出を行っている保険医療機関のみ算定可	**2000**	
26	HIVジェノタイプ薬剤耐性 ●抗HIV治療の選択及び再選択の目的で行った場合に３月に１回に限り算定	**6000**	
迅速微生物核酸同定・定量検査加算		**+100**	
	●「６」マイコプラズマ核酸検出，「７」レジオネラ核酸検出，「13」百日咳菌核酸検出又は「14」結核菌群核酸検出に掲げる検査の結果について，検査実施日のうちに説明した上で，文書により情報を提供した場合に加算する		

D023-2　その他の微生物学的検査

1	黄色ブドウ球菌ペニシリン結合蛋白２'(PBP２')定性 ●D023「17」ブドウ球菌メチシリン耐性遺伝子検出を併施した場合は主たるもののみ算定	**55**	PBP2'
2	尿素呼気試験(UBT)	**70**	
3	大腸菌ベロトキシン定性	**184**	
4	黄色ブドウ球菌ペニシリン結合蛋白2'(PBP2')定性(イムノクロマト法によるもの)	**291**	
5	クロストリジオイデス・ディフィシルのトキシンＢ遺伝子検出（施設基準適合医療機関のみ）	**450**	

生　体　検　査

〈生体検査判断料（同一月１回）〉

	内容	点数	略号	新・乳加算	算定要件
D205	呼吸機能検査等判断料	140	判呼	×	●D200～204に対し種類・回数にかかわらず月１回のみ算定
D238	脳波検査判断料１ ●要届出	350	判脳１	×	●D235～D237-3に対し種類・回数にかかわらず月１回のみ算定 ●遠隔脳波診断を行った場合は送信側と受信側それぞれ規定の要件を満たし届け出る必要がある
	脳波検査判断料２	180	判脳２	×	●D235～D237-3に対し種類・回数にかかわらず月１回のみ算定
D241	神経・筋検査判断料	180	判神	×	●D239～240に対し種類・回数にかかわらず月１回のみ算定
D294	ラジオアイソトープ検査判断料	110	判ラ	×	●D292，D293に対し種類・回数にかかわらず月１回のみ算定

〈年齢の加算〉 生体検査料の通則

内容	加算	速算式
新生児加算（生後28日未満）＊1	所定点数に100分の100を加算	所定点数×2.0
乳幼児加算（３歳未満）＊1	所定点数に100分の70を加算	所定点数×1.7
幼児加算（３歳以上６歳未満）＊2	所定点数に100分の40を加算	所定点数×1.4

※次頁以降の表中「新・乳加算」の欄に算定可否を○×で示した

＊1　新生児・乳幼児加算は生体検査全般を加算の対象とするが，以下の点数には加算不可
＊2　幼児加算は生体検査のうちD200からD242，D306，D308，D310，D312，D313，D317，D325を加算の対象とするが，以下の点数には加算不可

・D206心臓カテーテル法による諸検査
・D208心電図検査の「注」に掲げるもの
・D209負荷心電図検査の「注１」に掲げるもの
・D220呼吸心拍監視，新生児心拍・呼吸監視，カルジオスコープ（ハートスコープ），カルジオタコスコープ
・D222経皮的血液ガス分圧測定，血液ガス連続測定
・D222-2経皮的酸素ガス分圧測定
・D228深部体温計による深部体温測定
・D229前額部，胸部，手掌部又は足底部体表面体温測定による末梢循環不全状態観察
・D235脳波検査の「注２」に掲げるもの
・D205呼吸機能検査等判断料
・D238脳波検査判断料
・D241神経・筋検査判断料
・内視鏡検査の「通則３」に掲げるもの
・超音波内視鏡検査を実施した場合の加算
・D325肺臓カテーテル法，肝臓カテーテル法，膵臓カテーテル法
・D294ラジオアイソトープ検査判断料
・D296-3内視鏡用テレスコープを用いた咽頭画像等解析（インフルエンザの診断の補助に用いるもの）

（内視鏡検査の「通則３」～D296-3）幼児加算は対象外

〈内視鏡検査の加算〉 内視鏡検査の通則５

内容	加算	速算式	算定要件
時間外加算 時間外特例加算	所定点数に100分の40を加算	所定点数×1.4	●外来患者に限り算定 ●ただし引き続き入院した患者には算定可
休日加算 深夜加算	所定点数に100分の80を加算	所定点数×1.8	●入院・外来共通

※ただしD296-3内視鏡用テレスコープを用いた咽頭画像等解析（インフルエンザの診断の補助に用いるもの），D324血管内視鏡検査及びD325肺臓カテーテル法，肝臓カテーテル法，膵臓カテーテル法は除く

〈２回目以降の減算〉 各対象検査の通則

※同一月内に同一検査を２回以上施行した場合，２回目以降は所定点数の100分の90で算定
※㊙減の印がある検査が対象となる
〈算定例〉２歳の患者に心電図検査（12誘導）を１月内に２回施行の場合
１回目…130×1.7　　２回目…130×0.9×1.7

レセプト

⑥⓪ 検査・病理	2回	420

⑥⓪		
	ECG（12）	221×1
	ECG（12）㊙減	199×1

減と表記をし，他の検査と分けて記載

〈使用ガス加算〉 呼吸循環機能検査等の通則

※使用したガスの費用として，購入価格を10円で除して得た点数を所定点数に加算

〈呼吸循環機能検査等〉

	内容	点数	略号	新・乳加算	判断料	外管52点
D200	**スパイログラフィー等検査**			○	判呼	○
	●「1」肺気量分画測定とD202「1」指標ガス洗い出し検査を同時に行った場合は，機能的残気量測定は算定不可 ●使用したガスの費用は別に算定可					
1	肺気量分画測定（安静換気量測定，最大換気量測定を含む）	90	肺気分画			
2	フローボリュームカーブ（強制呼出曲線を含む）	100				
3	機能的残気量測定	140				
4	呼気ガス分析	100				
5	左右別肺機能検査	1010	PET			
D201	**換気力学的検査**			○	判呼	○
	●使用したガスの費用は別に算定可					
1	呼吸抵抗測定					
	イ　広域周波オシレーション法	150				
	ロ　その他の場合	60				
2	コンプライアンス測定，気道抵抗測定，肺粘性抵抗測定，1回呼吸法による吸気分布検査	135				
D202	**肺内ガス分布**　●ガスの費用は別に算定可			○	判呼	○
1	指標ガス洗い出し検査	135				
2	クロージングボリューム測定	135				
D203	**肺胞機能検査**　●ガスの費用は別に算定可			○	判呼	○
1	肺拡散能力検査	180				
2	死腔量測定，肺内シャント検査	135				
D204	**基礎代謝測定**	85	BMR	○	判呼	○
	●使用した窒素・酸素ガスの費用は別に算定不可					
D206	**心臓カテーテル法による諸検査（一連の検査について）** 減			×	×	○
	●「1」「2」を同時に行った場合でも年齢加算及び検査実施加算（①～⑪）は1回のみに限られる ●カテーテルの種類，挿入回数にかかわらず一連として算定し，諸監視，血液ガス分析，心拍出量測定，脈圧測定，肺血流量測定，透視，造影剤注入手技，造影剤使用撮影・エックス線診断の費用は所定点数に含まれ，別に算定不可 ●エックス線撮影に使用したフィルムはE400のフィルム料で算定（シネフィルムは別に算定不可） ●同一月中に⑨⑩⑪⑫のうち，2以上を実施した場合には，主たる加算を月1回に限り算定					
1	右心カテーテル	3600	右心カテ			
	新生児加算	+10800				
	乳幼児加算（3歳未満）	+3600				
2	左心カテーテル	4000	左心カテ			
	新生児加算	+12000				
	乳幼児加算（3歳未満）	+4000				
	①卵円孔・欠損孔加算	+800				
	②ブロッケンブロー加算	+2000				
	③伝導機能検査加算	+400				
	④ヒス束心電図加算	+400				
	⑤診断ペーシング加算	+400				
	⑥期外刺激法加算	+800				
	⑦冠攣縮誘発薬物負荷試験加算	+800				
	⑧冠動脈造影加算	+1400				
	⑨血管内超音波検査加算又は血管内光断層撮影加算（月1回）	+400	血超 血光断			
	⑩冠動脈血流予備能測定検査加算（月1回）	+600	冠血予			
	⑪冠動脈血流予備能測定検査加算（循環動態解析装置）（月1回）	+7200				
	⑫血管内視鏡検査加算（月1回）●要届出	+400	血内			
	⑬心腔内超音波検査加算	+400	心超			
D207	**体液量等測定** 減			○	×	○
	●「3」の加算はカテーテルの交換の有無にかかわらず，一連として算定する。また挿入に伴う画像診断及び検査の費用は算定不可					
1	体液量測定，細胞外液量測定	60				
2	血流量測定，皮膚灌流圧測定，皮弁血流検査，循環血流量測定（色素希釈法によるもの），電子授受式発消色性インジケーター使用皮膚表面温度測定	100				
3	心拍出量測定，循環時間測定，循環血液量測定（色素希釈法以外によるもの），脳循環測定（色素希釈法によるもの）	150				
	心拍出量測定加算（開始日）	+1300				
4	血管内皮機能検査（一連につき）	200				
	●検査方法及び部位数にかかわらず月1回に限り一連として算定。超音波検査の費用は算定不可					
5	脳循環測定（笑気法によるもの）	1350				
D208	**心電図検査** 減			○	×	○
	●D208「1」～「5」はそれぞれ同一検査とする 例）ECG12，ベクトル心電図を異なる日に実施 ⑥⓪ ECG12　130×1 ベクトル心電図減　135×1					
1	心電図　12誘導以上	130	ECG_{12}			
2	ベクトル心電図，体表ヒス束心電図	150				
3	携帯型発作時心電図記憶伝達装置使用心電図検査	150				
4	加算平均心電図による心室遅延電位測定	200				
	●心筋梗塞，心筋症，Brugada症候群等により，致死性の心室性不整脈が誘発される可能性がある患者に対して算定 ●当該検査の実施に当たり行った他の心電図検査は別に算定不可					
5	その他（6誘導以上）	90	ECG_{6}			
	他院で描写した心電図の診断を行ったとき	70		×		
D209	**負荷心電図検査** 減			○	×	○
	●同一日にD208心電図とD209負荷心電図を行った場合はD209のみで算定 ●「1」，「2」は，それぞれ同一検査とする					
1	負荷心電図　12誘導以上	380	ECG_{12}フカ			
2	その他（6誘導以上）	190	ECG_{6}フカ			
	他院で描写した心電図の診断を行ったとき	70		×		
D210	**ホルター型心電図検査** 減			○	×	○
	●「1」，「2」はそれぞれ同一検査とする ●解析に係る費用は所定点数に含まれる					
1	30分又はその端数を増すごとに	90	ECG携			
2	8時間を超えた場合	1750				
D210-2	**体表面心電図，心外膜興奮伝播図** 減	1500		○	×	○
D210-3	**植込型心電図検査** 減（施設基準適合医療機関）	90		○	×	○
	●30分又はその端数を増すごとに算定					

内容	点数	略号	新・乳加算	判断料	外管52点
D210-4 T波オルタナンス検査 ㊿減	1100		○	×	○
●D208，D209，D210，D211は別に算定不可					
D211 トレッドミルによる負荷心肺機能検査，サイクルエルゴメーターによる心肺機能検査 減	1600	トレッドミル／フカ	○	×	○
連続呼気ガス分析加算	+520				
●負荷の回数・種類にかかわらず所定点数により算定 ●同一日に行われたD200とD208は算定不可					
D211-2 喘息運動負荷試験 減	800		○	×	○
●一連として実施されたD208，D200は含まれ，負荷の種類，回数にかかわらず所定点数により算定					
D211-3 時間内歩行試験 減 ●要届出（年４回に限る）	200		○	×	○
●D200及びD220～D223-2の諸監視で当該検査と同一日に実施の費用は，所定点数に含まれる					
D211-4 シャトルウォーキングテスト 減 ●要届出	200		○	×	○
●D211-3時間内歩行試験を参照					
D212 リアルタイム解析型心電図 減	600		○	×	○
●リアルタイム解析型心電図記録計を用いて８時間以上心電図を記録した場合は，一連の使用を１回として算定					
D212-2 携帯型発作時心電図記録計使用心電図検査 減	500		○	×	○
D213 心音図検査 減	150	PCG	○	×	○
D214 脈波図，心機図，ポリグラフ検査 減			○	×	○
●数種目を行った場合でも同時に記録を行った最高検査数により算定 ●脈波図，心機図又はポリグラフ検査の一部として記録した心電図は検査数に数えない ●検査の実施ごとに１から６の所定点数を算定					
1　１検査	60				
2　２検査	80				
3　３又は４検査	130				
4　５又は６検査	180				
5　７検査以上	220				
6　血管伸展性検査	100				
D214-2 エレクトロキモグラフ 減	260		○	×	○

〈超音波検査等〉

内容	点数	略号	新・乳加算	判断料	外管52点
D215 超音波検査 減（ただし「３」のニを除く）			○	×	×
●「1」～「5」の２以上のものを同一月内に同一部位に行った場合，同一月内に２回以上行った場合の算定の適用において，同一検査とする					
1　Aモード法	150				
2　断層撮影法（心臓超音波検査を除く）					
イ　訪問診療時に行った場合 ●月１回に限り算定	400				
ロ　その他の場合					
(1)胸腹部	530				
(2)下肢血管	450				
(3)その他（頭頸部，四肢，体表，末梢血管等）	350				
造影剤使用加算	+180				
●静脈内注射，動脈注射，点滴注射により造影剤を使用した場合に算定					
パルスドプラ法加算	+150				
3　心臓超音波検査		UCG			
●心臓超音波検査と同時に記録した「心電図，心音図，脈波図及び心機図」は算定不可 ●パルスドプラ法の費用は含まれており，別に算定不可					
イ　経胸壁心エコー法	880				
ロ　Mモード法	500				
ハ　経食道心エコー法	1500				
ニ　胎児心エコー法　●要届出	300				
胎児心エコー法診断加算	+1000				
ホ　負荷心エコー法	2010				
●併せて行ったD211は別に算定不可					
造影剤使用加算	+180				
●心筋虚血の診断を目的とした場合に算定でき，この場合心筋シンチグラフィーを同一月に実施した場合は主たるもののみ算定					
4　ドプラ法（１日につき）					
●「ロ」及び「ハ」を併施した場合は主たるもので算定					
イ　胎児心音観察，末梢血管血行動態検査	20				
ロ　脳動脈血流速度連続測定	150				
ハ　脳動脈血流速度マッピング法	400				
「ロ」について微小栓子シグナル加算	+150				
5　血管内超音波法	4290				
●同一月中に行った血管内視鏡検査は算定不可 ●フィルムの費用はE400のフィルム料で別に算定 ●D220，血液ガス分析，心拍出量測定，脈圧測定，透視，造影剤注入手技，造影剤使用撮影及びエックス線診断は算定不可					
D215-2 肝硬度測定	200		○	×	×
●原則として３月に１回に限り算定。 ●医学的な必要性から３月に２回以上算定する場合には，診療報酬明細書の摘要欄に理由及び医学的根拠を詳細に記載㊋複肝					
D215-3 超音波エラストグラフィー	200		○	×	×
●D215-2肝硬度測定を参照（複エ） ●D215-2肝硬度測定と同一の患者につき，当該検査実施日より３月以内に行われた費用は，原則として所定点数に含まれる					
D215-4 超音波減衰法検査	200		○	×	×
●D215-2肝硬度測定又はD215-3超音波エラストグラフィーを算定する患者については，当該検査の費用は別に算定しない。					
D216 サーモグラフィー検査 減	200		○	×	×
負荷検査加算	+100				
●負荷の種類・回数に関係なく算定					
D216-2 残尿測定検査			○	×	×
●患者１人につき月２回に限り算定 ●前立腺肥大症，神経因性膀胱又は過活動膀胱の患者に対し，超音波若しくはカテーテルを用いて残尿を測定した場合に算定 ●「1」と「2」を同一日に行った場合は主たるもののみ算定					
1　超音波検査によるもの	55				
2　導尿によるもの	45				

内容	点数	略号	新・乳加算	判断料	外管52点
D217 骨塩定量検査			○	×	×
●「骨粗鬆症」の診断及びその経過観察のみ算定 ●レセプト摘要欄に前回の実施日（初回の場合は初回である旨）を記載 ●検査の種類にかかわらず，4月に1回に限り算定					
1 DEXA法による腰椎撮影	360				
大腿骨同時撮影加算	+90	腿撮			
●DEXA法による腰椎撮影及び大腿骨撮影を同一日に行った場合のみ算定					
2 REMS法（腰椎）	140				
大腿骨同時検査加算	+55				
●REMS法により腰椎及び大腿骨の骨塩定量検査を同一日に行った場合のみ算定					
3 MD法，SEXA法等	140				
4 超音波法	80				

〈監視装置による諸検査〉

内容	点数	略号	新・乳加算	判断料	外管52点
D218 分娩監視装置による諸検査			○	×	○
1 1時間以内	510				
2 1時間超1時間30分以内	700				
3 1時間30分超	890				
D219 ノンストレステスト（一連につき）	210		○	×	○
●外来患者は1週間に1回，入院患者は1週間に3回に限り算定。なお，1週間とは暦週で計算する					
D220 呼吸心拍監視，新生児心拍・呼吸監視，カルジオスコープ（ハートスコープ），カルジオタコスコープ			×	×	○
●J045人工呼吸と同時に行った場合又はL008閉麻と同一日に行った場合は算定不可 ●レセプト摘要欄に算定開始年月日を記載					
1 1時間以内又は1時間につき	50				
2 3時間を超えた場合(1日につき)					
イ 7日以内の場合	150				
ロ 7日を超え14日以内の場合	130				
ハ 14日を超えた場合	50				
D221-2 筋肉コンパートメント内圧測定	620		○	×	○
●骨折，外傷性の筋肉内出血，長時間の圧迫又は動脈損傷等により，疼痛，皮膚蒼白，脈拍消失，感覚異常及び麻痺等，急性のコンパートメント症候群が疑われる患者に対して，同一部位の診断を行う場合に，測定の回数にかかわらず1回のみ算定					
D222 経皮的血液ガス分圧測定，血液ガス連続測定			×	×	○
●循環不全及び呼吸不全があり酸素療法を行う必要のある新生児に対しては出生時体重が1000g未満は90日限度，1000g以上1500g未満は60日限度として算定 ●神経筋疾患，肺胞低換気症候群又は慢性呼吸器疾患の患者に対し，NPPVの適応判定及び機器の調整を目的として測定した場合は1入院につき2日限度で算定					
1 1時間以内又は1時間につき	100				
2 5時間を超えた場合(1日につき)	630				
D222-2 経皮的酸素ガス分圧測定（1日につき）	100		×	×	○
●重症下肢血流障害が疑われる患者に対し，虚血肢の切断若しくは血行再建に係る治療方針の決定又は治療効果の判定のために経皮的に血中のPO_2を測定した場合に3月に1回に限り算定					
D223 経皮的動脈血酸素飽和度測定（1日につき）	35		○	×	○
●J045人工呼吸と同時に行った場合又はL008閉麻と同一日に行った場合は算定不可 ●算定対象 ①呼吸不全若しくは循環不全又は術後の患者であって，J024酸素吸入若しくはJ024-2突発性難聴に対する酸素療法を行っているもの又はJ024酸素吸入若しくはJ024-2突発性難聴に対する酸素療法を行う必要がある患者 ②静脈麻酔，硬膜外麻酔，脊椎麻酔実施中の患者 ●C103(酸)を算定している患者（これに係る在宅療養指導管理材料加算のみを算定している者を含み，医療型短期入所サービス費又は医療型特定短期入所サービス費を算定している短期入所中の者を除く）については，算定不可					
D223-2 終夜経皮的動脈血酸素飽和度測定(一連につき)	100		○	×	○
●睡眠時呼吸障害の疑われる患者に対して行った場合に算定（数日連続して行っても一連として算定） ●C103(酸)を算定している患者については，D223を参照					
D224 終末呼気炭酸ガス濃度測定（1日につき）	100		○	×	○
●L008閉麻と同一日に行った場合算定不可					
D225 観血的動脈圧測定(カテーテルの挿入に要する費用及びエックス線透視費用を含む)			○	×	○
●カテーテル交換の有無にかかわらず一連					
1 1時間以内の場合	130				
2 1時間を超えた場合(1日につき)	260				
D225-2 非観血的連続血圧測定（1日につき）	100		○	×	○
●J045人工呼吸と同時に行った場合は算定不可 ●D225と同一日に行った場合は主たるもののみ算定					
D225-3 24時間自由行動下血圧測定	200		○	×	○
●月1回に限り算定					
D225-4 ヘッドアップティルト試験 ●要届出	1030		○	×	○
D226 中心静脈圧測定（1日につき）			○	×	○
●中心静脈圧測定を算定中にカテーテル挿入を行った時（手術に関連して行う場合を除く）はG005-2中心静脈注射用カテーテル挿入で算定。それに伴う画像診断・検査の費用は算定不可 ●カテーテル交換の有無にかかわらず一連					
1 4回以下の場合	120	CVP			
2 5回以上の場合	240				
D227 頭蓋内圧持続測定			○	×	○
●穿刺部位のガーゼ交換等の処置料及び材料料は算定不可					
1 1時間以内又は1時間につき	200				
2 3時間を超えた場合(1日につき)	800				
D228 深部体温計による深部体温測定（1日につき）	100		×	×	○
●直腸温・膀胱温の測定は該当しない					

内容	点数	略号	新・乳加算	判断料	外管52点
D229 前額部，胸部，手掌部又は足底部体表面体温測定による末梢循環不全状態観察（1日につき）	100		×	×	○
●D228を同一日に行った場合は，主たるもののみ算定					
D230 観血的肺動脈圧測定			○	×	○
●当該検査とD206「1」又はD226を同一日に実施した場合は主たるもののみ算定 ●D206「2」を同一日に実施した場合は別に算定可 ●穿刺部位のガーゼ交換等の処置料及び材料料は算定不可					
1 1時間以内又は1時間につき	180				
2 2時間を超えた場合(1日につき)	570				
バルーン付肺動脈カテーテル挿入加算（開始日に限り算定。このとき行った画像診断・検査の費用は算定しない）	+1300				
D231 人工膵臓検査(一連につき) ●要届出	5000		○	×	○
●2日以上にわたり連続実施しても一連として算定					
D231-2 皮下連続式グルコース測定(一連につき)●要届出	700		○	×	○
●2日以上にわたり連続して実施した場合でも一連1回の算定 ●同一日に行った血中グルコース測定は所定点数に含まれる ●D231人工膵臓検査又はJ043-6人工膵臓療法を同一日に行った場合は主たるもののみ算定					
D232 食道内圧測定検査	780		○	×	○
D233 直腸肛門機能検査			○	×	○
●月1回に限り算定					
1 1項目行った場合	800				
2 2項目以上行った場合	1200				
D234 胃・食道内24時間pH測定	3000		○	×	○
●概ね24時間以上連続して実施される。これを1回として算定					

〈脳波検査等〉

内容	点数	略号	新・乳加算	判断料	外管52点
D235 脳波検査（過呼吸，光及び音刺激による負荷検査を含む）	720	EEG	○	判脳	×
●誘導数が8誘導以上の場合に算定 ※8誘導未満の場合は，D214「1」～「5」で算定					
賦活検査加算	+250	EEGフカ			
他院で描写した脳波の診断を行ったとき	70		×	×	×
D235-2 長期継続頭蓋内脳波検査(1日につき) ●要届出	500		○	判脳	×
●14日間を限度として算定					
D235-3 長期脳波ビデオ同時記録検査(1日につき)			○	判脳	×
●難治性てんかんの患者に対し，てんかん発作型診断，局在診断又は手術前後に行った場合それぞれ5日間を限度として算定					
1 長期脳波ビデオ同時記録検査1 ●要届出	3500				
2 長期脳波ビデオ同時記録検査2	900				
D236 脳誘発電位検査（脳波検査を含む）			○	判脳	×
●「3」を2種類以上行った場合は主たるもののみ算定 ●「3」と「4」を両方行った場合は主たるもののみ算定					
1 体性感覚誘発電位	850				
2 視覚誘発電位	850				
3 聴性誘発反応検査，脳波聴力検査，脳幹反応聴力検査，中間潜時反応聴力検査	850				
4 聴性定常反応	1010				
D236-2 光トポグラフィー			○	判脳	×
1 脳外科手術の術前検査に使用するもの	670				
2 抑うつ症状の鑑別診断の補助に使用するもの ●要届出					
イ 地域の精神科救急医療体制を確保するために必要な協力等を行っている精神保健指定医による場合	400				
ロ イ以外の場合	200				
●届出のない保険医療機関は所定点数の100分の80で算定					
D236-3 脳磁図 ●要届出			○	判脳	×
1 自発活動を測定するもの	17100				
2 その他のもの	5100				
●「1」は，てんかんの患者に対する手術部位の診断や手術方法の選択を含めた治療方針の決定のため行う場合に，1患者につき1回のみ算定可 ●「2」は原発性及び続発性てんかん，中枢神経疾患に伴う感覚障害もしくは運動障害の鑑別診断のために行う場合，1患者につき1回のみ算定可 「摘要欄」 60 脳磁図 （手術実施又は手術予定日） 5,100×1 ●「1」はレセプトの摘要欄に手術実施日又は手術予定日を記載(手術が行われなかった場合，その理由を記載) ●「2」はレセプトの摘要欄に医学的な必要性及び結果の概要を記載					
D237 終夜睡眠ポリグラフィー			○	判脳	×
●「1」「2」はC107-2(持呼)を算定の患者又は口腔内装置を製作した歯科医療機関から検査依頼を受けた患者は治療効果を判定するため，6月に1回を限度として算定可 ●「3」はC107-2(持呼)を算定している患者については，初回月に限り2回，翌月以降は月1回を限度に算定可					
1 携帯用装置を使用した場合	720				
2 多点感圧センサーを有する睡眠評価装置を使用した場合	250				
3 1及び2以外の場合					
イ 安全精度管理下で行うもの	4760				
ロ その他のもの	3570				
D237-2 反復睡眠潜時試験(MSLT)	5000		○	判脳	×
●2時間間隔で4回以上の睡眠検査を行った場合に1月に1回を限度として算定 ●D237を併せて行った場合は主たるもののみ算定					
D237-3 覚醒維持検査	5000		○	判脳	×
●2時間間隔で4回以上の覚醒維持検査を行った場合に1月に1回を限度として算定					

〈神経・筋検査〉

内容	点数	略号	新・乳加算	判断料	外管52点
D239 筋電図検査			○	判神	×
1 筋電図〔1肢につき（針電極にあっては1筋につき）〕	320	EMG			
2 誘発筋電図（神経伝導速度測定を含む）（1神経につき）	200				

3	中枢神経磁気刺激による誘発筋電図（一連につき） ●要届出	800				
4	単線維筋電図（一連につき） ●要届出	1500				
	●「2」は，2神経以上に対して行う場合には複数神経加算として1神経を増すごとに所定点数に150点を加算。加算点数は1050点を超えないものとする ●「3」は，届出のない保険医療機関においては所定点数の100分の80で算定					
D239-2	**電流知覚閾値測定**（一連につき）	200		○	判神	×
D239-3	**神経学的検査** ●要届出	500		○	判神	×
	●専ら神経系疾患の診療を担当する医師（専ら神経系疾患の診療を担当した経験を10年以上有するものに限る）として地方厚生局長等に届け出ている医師が行ったうえで，その結果を患者及びその家族に説明した場合に算定 ●「神経学的検査チャート」を用いて行った場合に，一連につき1回に限り算定 ●一連のものとして実施されたD250平衡機能検査（眼振検査を行った場合），D255精密眼底検査等（眼底検査を行った場合）は所定点数に含まれ別に算定不可					
D239-4	**全身温熱発汗試験**	600		○	判神	×
	●全身の発汗の有無及び発汗部位を確認した場合に診断時に1回治療効果判定時に1回に限り算定					
D239-5	**精密知覚機能検査**	280				
D240	**神経・筋負荷テスト**			○	判神	×
	●「3」は，血中乳酸，焦性ブドウ酸，カリウム，無機リン等の測定検査の費用及び採血料を含む					
1	テンシロンテスト（ワゴスチグミン眼筋力テスト含む）	130				
2	瞳孔薬物負荷テスト	130				
3	乏血運動負荷テスト（乳酸測定等含む）	200				
D242	**尿水力学的検査**			○	×	×
	●排尿筋圧測定の目的で，膀胱内圧測定と併せて直腸内圧を測定した場合は「1」とD233「1」を併せて算定可 ●内圧流量検査の目的でD242の検査を複数行った場合には，それぞれの所定点数を算定					
1	膀胱内圧測定	260				
2	尿道圧測定図	260				
3	尿流測定	205				
4	括約筋筋電図	310				

〈耳鼻咽喉科学的検査〉

	内容	点数	略号	新・乳加算	判断料	外管52点
D244	**自覚的聴力検査**			○	×	×
1	標準純音聴力検査，自記オージオメーターによる聴力検査	350	純音			
2	標準語音聴力検査，ことばのききとり検査	350	語音			
3	簡易聴力検査					
	イ　気導純音聴力検査	110				
	ロ　その他（種目数にかかわらず一連につき）	40				
4	後迷路機能検査（種目数にかかわらず一連につき）	400				
5	内耳機能検査，耳鳴検査（種目数にかかわらず一連につき）	400				
6	中耳機能検査（種目数にかかわらず一連につき）	150				
D244-2	**補聴器適合検査** ●要届出			○	×	×
	●月2回に限り算定					
1	1回目	1300				
2	2回目以降	700				
D245	**鼻腔通気度検査**	300		○	×	×
	●手術日の前後3月以内に行った場合に限り算定 ●睡眠時無呼吸症候群，神経性（心因性）鼻閉症の診断の場合は手術の有無に関係なく算定可					
D246	**アコースティックオトスコープを用いた鼓膜音響反射率検査**	100		○	×	×
D247	**他覚的聴力検査又は行動観察による聴力検査**			○	×	×
1	鼓膜音響インピーダンス検査	290	インピーダンス/コマク			
2	チンパノメトリー	340				
3	耳小骨筋反射検査	450				
4	遊戯聴力検査	500				
5	耳音響放射（OAE）検査		OAE			
	●「イ」，「ロ」の両方を同一月中に行った場合は，「ロ」のみ算定					
	イ　自発耳音響放射（SOAE）	100	SOAE			
	ロ　その他の場合	300				
D248	**耳管機能測定装置を用いた耳管機能測定**	450		○	×	×
D249	**蝸電図**	750		○	×	×
D250	**平衡機能検査**			○	×	×
	●「4」とD278眼球電位図と併せて行ったときは主たる点数のみ算定					
1	標準検査(一連につき)	20				
2	刺激又は負荷を加える特殊検査(1種目につき)	120				
3	頭位及び頭位変換眼振検査					
	イ　赤外線CCDカメラ等	300				
	ロ　その他の場合	140				
4	電気眼振図（誘導数にかかわらず一連につき）					
	イ　皿電極により4誘導以上の記録を行った場合	400				
	ロ　その他の場合	260				
5	重心動揺計，下肢加重検査，フォースプレート分析，動作分析検査	250				
	パワー・ベクトル分析加算	＋200				
	刺激又は負荷加算(1種目につき)	＋120				
6	ビデオヘッドインパルス検査	300				
D251	**音声言語医学的検査**			○	×	×
1	喉頭ストロボスコピー	450				
2	音響分析	450				
3	音声機能検査	450				
	●種類及び回数にかかわらず一連として1回加算					
D252	**扁桃マッサージ法**	40		○	×	×
D253	**嗅覚検査**			○	×	×
1	基準嗅覚検査	450				
2	静脈性嗅覚検査	45				
D254	**電気味覚検査**(一連につき)	300		○	×	×

60 検査(生体検査)

〈眼科学的検査〉

内容	点数	略号	新・乳加算	判断料	外管52点
D255 精密眼底検査（片側）	**56**	精眼底	○	×	×
D255-2 汎網膜硝子体検査（片側）（月１回）	**150**		○	×	×
●併せて行ったD255，D257，D273は算定不可					
D256 眼底カメラ撮影			○	×	×
●片側・両側とも同じ点数 ●「1」,「2」,「3」のいずれか複数の検査を行った場合は主たる検査の所定点数のみ算定 ●使用したフィルムは別に算定（１のロの場合を除く）。ただし，インスタントフィルムを使用した場合はフィルムの費用は１回16点を上限とする					
1 通常の方法の場合					
イ アナログ撮影	**54**				
ロ デジタル撮影	**58**				
2 蛍光眼底法の場合	**400**				
3 自発蛍光撮影法の場合	**510**				
広角眼底撮影加算	**＋100**	広眼			
D256-2 眼底三次元画像解析（月1回）	**190**		○	×	×
●併せて行ったD256「1」は算定不可					
D256-3 光干渉断層血管撮影	**400**		○	×	×
●月１回に限り算定 ●D256眼底カメラ撮影に係る費用は所定点数に含まれる					
D257 細隙灯顕微鏡検査（前眼部及び後眼部）	**110**	スリットM（前眼部及び後眼部） └D273と類似しているので注意	○	×	×
●D273と併算定不可 ●使用したフィルムは別に算定 ●更に必要があって生体染色を施して再検査を行った場合は再検査１回に限りD273を算定					
D258 網膜電位図（ERG）	**230**	ERG	○	×	×
D258-2 網膜機能精密電気生理検査（多局所網膜電位図）	**500**		○	×	×
D258-3 黄斑局所網膜電図，全視野精密網膜電図 ●要届出	**800**		○	×	×
●D258又はD258-2を併せて行った場合は主たるもののみ算定					
D259 精密視野検査（片側）	**38**	精視野	○	×	×
D260 量的視野検査（片側）			○	×	×
1 動的量的視野検査	**195**				
2 静的量的視野検査	**290**				
D261 屈折検査		屈折	○	×	×
1 ６歳未満の場合	**69**		○	×	×
小児矯正視力検査加算	**＋35**				
●小児矯正視力検査加算を算定した場合D263は算定しない					
2 １以外の場合	**69**				
●D263矯正視力検査を併施した場合は，屈折異常の疑いがあるとして初めて検査を行った場合又は眼鏡処方箋を交付した場合に限り算定 ●「１」については，弱視又は不同視が疑われる場合に限り，３月に１回（散瞳剤又は調節麻痺剤を使用してその前後の屈折の変化を検査した場合には，前後各１回）に限り併せて算定可					
D262 調節検査	**70**	調節	○	×	×
D263 矯正視力検査		矯正	○	×	×
1 眼鏡処方箋の交付を行う場合	**69**				
2 １以外の場合	**69**				
D263-2 コントラスト感度検査	**207**		○	×	×
D264 精密眼圧測定	**82**	精眼圧	○	×	×
負荷測定加算（水分の多量摂取，薬剤の注射，点眼，暗室試験等の負荷による測定の場合）	**＋55**				
●加算は，検査の種類・負荷回数にかかわらず１回に限り算定					
D265 角膜曲率半径計測	**84**		○	×	×
D265-2 角膜形状解析検査（月１回）	**105**		○	×	×
●同一月内に行ったD265は算定不可					
D266 光覚検査	**42**		○	×	×
D267 色覚検査			○	×	×
1 アノマロスコープ又は色相配列検査を行った場合	**70**				
2 １以外の場合	**48**				
D268 眼筋機能精密検査及び輻輳検査	**48**	精眼筋	○	×	×
D269 眼球突出度測定	**38**		○	×	×
D269-2 光学的眼軸長測定	**150**				
●接触型Aモード法による場合はD215「１」で算定					
D270-2 ロービジョン検査判断料（月１回）●要届出	**250**		○	×	×
D271 角膜知覚計検査	**38**		○	×	×
D272 両眼視機能精密検査，立体視検査（三杆法又はステレオテスト法による），**網膜対応検査**（残像法又はバゴリニ線条試験による）	**48**	両視機能	○	×	×
D273 細隙灯顕微鏡検査（前眼部） D257との類似に注意→	**48**	スリットM（前眼部）	○	×	×
●D257と併算定不可 ●使用したフィルムは別に算定 ●更に必要があって生体染色を施して再検査を行った場合は再検査１回に限り算定可					
D274 前房隅角検査	**38**		○	×	×
D274-2 前眼部三次元画像解析	**265**		○	×	×
●併せて行ったD265-2及びD274は算定不可					
D275 圧迫隅角検査	**76**		○	×	×
D275-2 前房水漏出検査	**149**		○	×	×
D277 涙液分泌機能検査，涙管通水・通色素検査	**38**	涙液	○	×	×
D277-2 涙道内視鏡検査	**640**		○	×	×
●同一日にK202涙管チューブ挿入術を実施した場合は算定不可					
D278 眼球電位図（EOG）	**280**	EOG	○	×	×
●D250「4」電気眼振図と併施した場合は主たる点数のみ算定					
D279 角膜内皮細胞顕微鏡検査	**160**		○	×	×
D280 レーザー前房蛋白細胞数検査	**160**		○	×	×
D281 瞳孔機能検査（電子瞳孔計使用）	**160**		○	×	×
D282 中心フリッカー試験	**38**		○	×	×
D282-2 行動観察による視力検査			○	×	×
1 PL（Preferential Looking）法	**100**				
2 乳幼児視力測定（テラーカード等によるもの）	**60**				
●「1」と併せて行った場合は主たるもののみ算定					
D282-3 コンタクトレンズ検査料 ●要届出			○	×	×
●コンタクトレンズの装用を目的に受診した患者に対して眼科学的検査を行った場合に算定 ●初診料の「注９」及び再診料の「注７」に規定する夜間・早朝等加算は算定不可 ●当該医療機関又は特別な関係にある医療機関において過去に同検査料を算定した患者には，A000初診料は算定せず，A001再診料又はA002外来診療料を算定					

●D255～D282-2に掲げる眼科学的検査の費用は所定点数に含まれる。ただし新たな疾患の発生（屈折異常以外の疾患の急性増悪を含む）によりコンタクトレンズの装用を中止し，コンタクトレンズの処方を行わない場合，緑内障の患者又は眼内の手術前後の患者等にあっては，当該点数を算定せず，D255～D282-2までに掲げる眼科学的検査により算定

	内容	点数	略号
1	コンタクトレンズ検査料1	200	
2	コンタクトレンズ検査料2	180	
3	コンタクトレンズ検査料3	56	
4	コンタクトレンズ検査料4	50	

〈皮膚科学的検査〉

内容	点数	略号	新・乳加算	判断料	外管52点
D282-4　ダーモスコピー	72		○	×	○

●検査の回数又は部位数にかかわらず4月に1回に限り算定

〈臨床心理・神経心理検査〉

内容	点数	略号	新・乳加算	判断料	外管52点
D283　発達及び知能検査			○	×	○

●D283，D284，D285の共通事項
・「1　操作が容易なもの」とは，検査及び結果処理に概ね40分以上を要するもの
・「2　操作が複雑なもの」とは，概ね1時間以上を要するもの
・「3　操作と処理が極めて複雑なもの」とは，概ね1時間30分以上を要するもの
・同一日に複数の検査を行った場合であっても，主たるもの1種類のみの所定点数により算定

	内容	点数	略号
1	操作が容易なもの	80	
2	操作が複雑なもの	280	
3	操作と処理が極めて複雑なもの	450	

内容	点数	略号	新・乳加算	判断料	外管52点
D284　人格検査			○	×	○
1　操作が容易なもの	80				
2　操作が複雑なもの	280				
3　操作と処理が極めて複雑なもの	450				
D285　認知機能検査その他の心理検査			○	×	○
1　操作が容易なもの					
イ　簡易なもの	80				
ロ　その他のもの	80				
2　操作が複雑なもの	280				
3　操作と処理が極めて複雑なもの	450				

〈負荷試験等〉

内容	点数	略号	新・乳加算	判断料	外管52点
D286　肝及び腎のクリアランステスト	150		○	×	×

●検査に伴って行った注射，採血，検体測定の費用は算定不可
●検査に当たって尿管カテーテル法，膀胱尿道ファイバースコピー又は膀胱尿道鏡検査を行った場合は，所定点数にD318，D317又はD317-2を併せて算定

内容	点数	略号	新・乳加算	判断料	外管52点
D286-2　イヌリンクリアランス測定	1280		○	×	×

●検査に伴って行った注射，採血及び検体測定の費用は，所定点数に含まれるが，使用した薬剤は別途算定可
●6月に1回に限り算定
●本検査とD286のうち腎クリアランステストを併せて行った場合は，主たるもののみ算定

内容	点数	略号	新・乳加算	判断料	外管52点
D287　内分泌負荷試験			○	×	×

●1月に3600点を限度とし算定
●負荷試験に伴って行った注射，採血，検体測定の費用は，採血回数・測定回数にかかわらず算定不可。ただし，D419「5」副腎静脈サンプリングを行った場合は，別に算定可
●測定回数及び負荷する薬剤の種類にかかわらず，一連のものとして月1回に限り算定(「1」の「イ」のみ月2回まで可)。なお「1」「5」以外は，測定するホルモンの種類にかかわらず一連のものとして算定
●負荷前後の血中又は尿中ホルモン等の測定は，測定回数，測定間隔等にかかわらず一連として扱い，本項目で算定し，検体検査実施料における「生Ⅰ」又は「生Ⅱ」の項では算定不可

		内容	点数	略号
1		下垂体前葉負荷試験		
	イ	成長ホルモン(GH)(月2回)	1200	GH
	ロ	ゴナドトロピン（LH及びFSH）	1600	LH及びFSH
	ハ	甲状腺刺激ホルモン(TSH)	1200	TSH
	ニ	プロラクチン（PRL）	1200	PRL
	ホ	副腎皮質刺激ホルモン(ACTH)	1200	ACTH
2		下垂体後葉負荷試験	1200	
3		甲状腺負荷試験	1200	
4		副甲状腺負荷試験	1200	
5		副腎皮質負荷試験		
	イ	鉱質コルチコイド	1200	
	ロ	糖質コルチコイド	1200	
6		性腺負荷試験	1200	

内容	点数	略号	新・乳加算	判断料	外管52点
D288　糖負荷試験			○	×	×

●負荷試験に伴って行った注射，採血，検体測定の費用は，採血回数・測定回数にかかわらず算定不可
●負荷前後の血中又は尿中ホルモン等の測定は，測定回数，測定間隔等にかかわらず一連として扱い，当該負荷試験の項で算定し，検体検査実施料の「生Ⅰ」又は「生Ⅱ」の項では算定不可

	内容	点数	略号
1	常用負荷試験（血糖及び尿糖検査を含む）	200	OGTT
2	耐糖能精密検査（常用負荷試験及び血中インスリン測定又は常用負荷試験及び血中C-ペプチド測定を行った場合），グルカゴン負荷試験	900	GITT

内容	点数	略号	新・乳加算	判断料	外管52点
D289 その他の機能テスト			○	×	×

●検査に伴って行った注射，検体採取，検体測定及びエックス線透視は算定不可

	内容	点数	略号
1	膵機能テスト（PFDテスト）	100	
2	肝機能テスト（ICG 1回又は2回法，BSP2回法），ビリルビン負荷試験，馬尿酸合成試験，フィッシュバーグ，水利尿試験，アジスカウント(Addis尿沈渣定量検査)，モーゼンタール法，ヨードカリ試験	100	
3	胆道機能テスト，胃液分泌刺激テスト	700	
4	セクレチン試験	3000	

内容	点数	略号	新・乳加算	判断料	外管52点
D290　卵管通気・通水・通色素検査，ルビンテスト	100	卵管通過	○	×	×

●それぞれ両側についての算定であり，検査の種類・回数に関係なく所定点数のみ算定

内容	点数	略号	新・乳加算	判断料	外管52点
D290-2 尿失禁定量テスト（パッドテスト）	100		○	×	×
●月1回に限り算定					
D291 皮内反応検査，ヒナルゴンテスト，鼻アレルギー誘発試験，過敏性転嫁検査，薬物光線貼布試験，最小紅斑量（MED）測定			○	×	×
●数種のアレルゲン又は濃度の異なったアレルゲンを用いて皮内反応検査を行った場合は，それぞれにつき1箇所として算定。アレルゲン検査に使用した薬剤はD500により算定 ●薬物光線貼布試験・最小紅斑量測定は1照射につき，1箇所として算定					
1 21箇所以内の場合（1箇所につき）	16				
2 22箇所以上の場合（1箇所につき）	12				
D291-2 小児食物アレルギー負荷検査 ●要届出	1000		○	×	×
●16歳未満の患者に対して，年3回に限り算定 ●負荷検査に係る投薬，注射及び処置の費用は算定不可					
D291-3 内服・点滴誘発試験 ●要届出	1000		○	×	×
●2月に1回に限り算定					

〈ラジオアイソトープを用いた諸検査〉

内容	点数	略号	新・乳加算	判断料	外管52点
D292 体外からの計測によらない諸検査			○	判ラ	×
●同一のラジオアイソトープを用いてD292，D293又はE100～E101-4の核医学診断のうち2つ以上を行った場合は，主たるもののみで算定 ●検査に数日を要した場合でも同一のラジオアイソトープを用いた検査は一連として1回の算定 ●核種が異なる場合であっても同一検査とみなす					
1 循環血液量測定，血漿量測定	480				
2 血球量測定	800				
3 吸収機能検査，赤血球寿命測定	1550				
4 造血機能検査，血小板寿命測定	2600				
D293 シンチグラム（画像を伴わないもの）			○	判ラ	×
●核種が異なる場合であっても同一検査とみなす					
1 甲状腺ラジオアイソトープ摂取率（一連につき）	365				
2 レノグラム，肝血流量（ヘパトグラム）	575				

〈内視鏡検査〉

※処置又は手術と同時に行った内視鏡検査は別に算定不可
※内視鏡検査当日の検査に関連して行う注射の実施料は別に算定不可
※時間外等の加算は別冊p.49参照

内容	点数	略号	新・乳加算	判断料	外管52点
〈加算〉超音波内視鏡検査加算 ●所定点数に加算	+300	超内	×	×	×
他院で撮影した内視鏡写真について診断を行った場合（1回につき）	70		×	×	×
D295 関節鏡検査（片側）(減)	760	E-関節	○	×	×
D296 喉頭直達鏡検査 (減)	190	E-喉頭直達	○	×	×
D296-2 鼻咽腔直達鏡検査 (減)	220		○	×	×
●D298と同時に行った場合は算定不可					
D296-3 内視鏡用テレスコープを用いた咽頭画像等解析（インフルエンザの診断の補助に用いるもの）	305		×	×	×
●6歳以上の患者に対し行った場合 ●D012「22」インフルエンザウイルス抗原定性は併算定できない ●発症後48時間以内に実施した場合に算定					
時間外加算	+200				
●入院中以外の患者に緊急に診療時間以外において行った場合に算定					
D298 嗅裂部・鼻咽腔・副鼻腔入口部ファイバースコピー（部位を問わず一連につき）(減)	600		○	×	×
D298-2 内視鏡下嚥下機能検査 (減)	720		○	×	×
●本検査とD298及びD299を2つ以上行った場合主たるものを算定					
D299 喉頭ファイバースコピー (減)	600	EF-喉頭	○	×	×
D300 中耳ファイバースコピー (減)	240	EF-中耳	○	×	×
D300-2 顎関節鏡検査（片側）(減)	1000		○	×	×
D302 気管支ファイバースコピー (減)	2500	EF-ブロンコ	○	×	×
気管支肺胞洗浄法検査同時加算	+200				
D302-2 気管支カテーテル気管支肺胞洗浄法検査	320		○	×	×
D303 胸腔鏡検査 (減)	7200	E-胸腔	○	×	×
D304 縦隔鏡検査 (減)	7000		○	×	×
D306 食道ファイバースコピー (減)	800	EF-食道	○	×	×
粘膜点墨法加算	+60	墨			
狭帯域光強調加算	+200	狭光			
D308 胃・十二指腸ファイバースコピー (減)	1140	EF-胃・十二指腸	○	×	×
●加算1には，諸監視，造影剤注入手技及びエックス線診断の費用が含まれる（フィルム料は別に算定）					
1 胆管・膵管造影法加算	+600				
2 粘膜点墨法加算	+60	墨			
3 胆管・膵管鏡加算	+2800				
4 狭帯域光強調加算	+200	狭光			
D309 胆道ファイバースコピー (減)	4000	EF-胆道	○	×	×
D310 小腸内視鏡検査 (減)		EF-小腸	○	×	×
●2種類以上行った場合は主たるもののみ算定 ●「3」を行った後に診断の確定又は治療を目的として「1」又は「2」を行った場合はいずれの点数も算定 ●「3」についてはレセプトに症状詳記を記載する					
1 バルーン内視鏡によるもの	6800				
2 スパイラル内視鏡によるもの	6800				
3 カプセル型内視鏡によるもの	1700				
内視鏡的留置術加算	+260				
4 その他のもの	1700				
粘膜点墨法加算	+60	墨			
●3については15歳未満の患者に対して，内視鏡的挿入補助具を用いて行った場合は内視鏡的留置術加算として260点を加算する					
D310-2 消化管通過性検査 (減)	600		○	×	×
D311 直腸鏡検査 (減)	300	E-直腸	○	×	×
●D311-2と同時に行った場合は主たるもののみ算定 ●肛門部の観察のみを行った場合はD311-2で算定					

D311-2　肛門鏡検査 ㊙減	**200**		○	×	×
●D311と同時に行った場合は主たるもののみ算定					
D312　直腸ファイバースコピー 減	**550**	EF-直腸	○	×	×
粘膜点墨法加算	**+60**	墨			
D312-2　回腸嚢ファイバースコピー 減	**550**		○	×	×
D313　大腸内視鏡検査 減		EF-大腸	○	×	×
1　ファイバースコピーによるもの					
イ　S状結腸	**900**				
ロ　下行結腸及び横行結腸	**1350**				
ハ　上行結腸及び盲腸	**1550**				
バルーン内視鏡加算	**+450**				
2　カプセル型内視鏡によるもの	**1550**				
内視鏡的留置術加算	**+260**				
粘膜点墨法加算	**+60**	墨			
狭帯域光強調加算	**+200**	狭光			
●1のハについてバルーン内視鏡を用いて行った場合は，バルーン内視鏡加算として450点を加算する ●2について15歳未満の患者に対して内視鏡的挿入補助具を用いて行った場合は，内視鏡的留置術加算として，260点を所定点数に加算する					
D314　腹腔鏡検査 減	**2270**	E-腹	○	×	×
●人工気腹術は，D314に伴って行われる場合には算定不可 ●D315と同時に行った場合は主たるもののみ算定					
D315　腹腔ファイバースコピー 減	**2160**	EF-腹腔	○	×	×
●D314と同時に行った場合は主たるもののみ算定					
D316　クルドスコピー 減	**400**	E-クルド	○	×	×
D317　膀胱尿道ファイバースコピー 減	**950**	EF-膀胱尿道	○	×	×
狭帯域光強調加算	**+200**	狭光			
●インジゴカルミンを使用した場合はD289「2」を併せて算定					
D317-2　膀胱尿道鏡検査 減	**890**		○	×	×
狭帯域光強調加算	**+200**	狭光			
●D317を参照					
D318　尿管カテーテル法（ファイバースコープによるもの）（両側） 減	**1200**		○	×	×
●同時に行うD317及びD317-2の費用は含まれる					
D319　腎盂尿管ファイバースコピー（片側） 減	**1800**	EF-腎盂尿管	○	×	×
D320　ヒステロスコピー 減	**620**	E-ヒステロ	○	×	×
●子宮腔内出血により子宮鏡検査時に腔内灌流液を使用した場合はD500薬剤料により算定する ●注入手技料は算定不可					
D321　コルポスコピー 減	**210**	E-コルポ	○	×	×
D322　子宮ファイバースコピー 減	**800**	EF-子宮	○	×	×
D323　乳管鏡検査 減	**960**		○	×	×
D324　血管内視鏡検査	**2040**		○	×	×
●月1回に限り算定 ●フィルム費用は別に算定可 ●D220，血液ガス分析，心拍出量測定，脈圧測定，造影剤注入手技，エックス線診断（フィルムの費用は除く）の費用は算定不可					
D325　肺臓カテーテル法，肝臓カテーテル法，膵臓カテーテル法 減	**3600**		×	×	×
●検査後の縫合の費用は所定点数に含まれる ●カテーテルの種類，挿入回数によらず一連として算定 ●D324参照					
新生児加算（28日未満）	**+10800**				
乳幼児加算（3歳未満）	**+3600**				

レセプト

⑥⓪ 検査・病理	薬剤	4回	2,820 △△

⑥⓪
EF-胃(墨)　1,200×1
内視鏡下生検法（1臓器）　310×1
T-M（1臓器）　860×1
「ウ」胃及び十二指腸（臓器のいずれかを選択し記載）
(判組診)　450×1
○○○1A
キシロカインゼリー○mL　△△×1

・胃ファイバースコピー（点墨法）
・内視鏡下生検法にて組織採取
・病態を明らかにするため，病理組織標本作製
　病理専門医実施
・使用薬剤は○○○1A，キシロカインゼリー○mL使用

診断穿刺・検体採取料

〈診断穿刺・検体採取料〉

※手術に当たって診断穿刺又は検体採取を行った場合は算定不可
※処置の部と共通項目は同一日に算定不可

	内容	点数	略号
D400	**血液採取**（1日につき）		
	●外来のみ算定する ●血液回路から採血した場合は算定不可		
	1　静脈	**40**	B-V
	2　その他	**6**	B-C
	乳幼児加算（6歳未満）	**+35**	
D401	**脳室穿刺**	**500**	
	乳幼児加算（6歳未満）	**+100**	
D402	**後頭下穿刺**	**300**	
	乳幼児加算（6歳未満）	**+100**	
D403	**腰椎穿刺，胸椎穿刺，頸椎穿刺**（脳脊髄圧測定を含む）	**260**	
	乳幼児加算（6歳未満）	**+100**	
D404	**骨髄穿刺**		
	1　胸骨	**260**	
	2　その他	**300**	
	乳幼児加算（6歳未満）	**+100**	
D404-2	**骨髄生検**	**730**	
	乳幼児加算（6歳未満）	**+100**	

●骨髄生検針を用いて採取した場合のみ算定
●骨髄穿刺針を用いた場合は，D404の所定点数で算定

D405	関節穿刺（片側）	100	P-関節
	乳幼児加算（３歳未満）	+100	
D406	上顎洞穿刺（片側）	60	P-上ガク洞
D406-2	扁桃周囲炎又は扁桃周囲膿瘍における試験穿刺（片側）	180	
D407	腎嚢胞又は水腎症穿刺	240	
	乳幼児加算（６歳未満）	+100	
D408	ダグラス窩穿刺	240	P-ダグラス
D409	リンパ節等穿刺又は針生検	200	
D409-2	センチネルリンパ節生検（片側） ●要届出		
	1 併用法	5000	
	2 単独法	3000	

●触診及び画像診断の結果，腋窩リンパ節への転移が認められない乳がんに係る手術を予定している場合のみ算定
●乳房悪性腫瘍手術と同一日に行う場合はK476乳腺悪性腫瘍手術「注１」又は「注２」で算定
●「1」については放射性同位元素及び色素を用いて行った場合，「2」については放射性同位元素又は色素のみを用いて行った場合に算定

D410	乳腺穿刺又は針生検（片側）		
	1 生検針によるもの	690	
	2 その他	200	
D411	甲状腺穿刺又は針生検	150	
D412	経皮的針生検法（透視，心電図検査及び超音波検査を含む）	1600	

●経皮的針生検法とはD404-2，D409，D410，D411，D412-2及びD413に掲げる針生検以外の臓器に係る経皮的針生検をいう

D412-2	経皮的腎生検法（心電図検査及び超音波検査を含む）	2000	
D412-3	経頸静脈的肝生検 ●要届出	13000	

●同時に行われる透視及び造影剤注入手技に係る費用は算定できない
●写真診断を行った場合フィルム代のみ算定可
●撮影料及び診断料は算定不可

D413	前立腺針生検法		
	1 MRI撮影及び超音波検査融合画像によるもの ●要届出	8210	
	2 その他のもの	1540	
D414	内視鏡下生検法（１臓器につき）	310	

●１臓器の取扱いについてはN000病理組織標本作製に準ずる

D414-2	超音波内視鏡下穿刺吸引生検法（EUS-FNA）	4800	

●内視鏡検査通則１の超音波内視鏡加算は所定点数に含まれる

D415	経気管肺生検法	4800	
	ガイドシース加算	+500	ガ
	CT透視下気管支鏡検査加算 ●要届出	+1000	CT気
	顕微内視鏡加算	+1500	

●同時に行われるエックス線透視に係る費用は，別に算定不可
●写真診断を行った場合は，フィルム代のみ算定できるが，撮影料・診断料は算定不可
●採取部位の数にかかわらず，所定点数のみ算定
●D302気管支ファイバースコピーの点数は別に算定不可
●CT透視下とは，気管支鏡を用いた肺生検を行う場合に，CTを連続的に撮影することをいい，CTに係る費用は別に算定可

D415-2	超音波気管支鏡下穿刺吸引生検法（EBUS-TBNA）	5500	

●気管支鏡検査及び超音波に係る費用は別に算定不可
●採取部位の数にかかわらず所定点数のみ算定
●同時に行われるエックス線透視に係る費用は別に算定不可
●写真診断を行った場合は，フィルム代のみ算定できるが，撮影料・診断料は算定不可

D415-3	経気管肺生検法（ナビゲーションによるもの）	5500	

●D302気管支ファイバースコピーの点数は別に算定できない

D415-4	経気管肺生検法（仮想気管支鏡を用いた場合）	5000	

●D302気管支ファイバースコピーの点数は別に算定不可
●ガイドシースを用いた超音波断層法を併せて行った場合は，ガイドシース加算として，500点を所定点数に加算する

D415-5	経気管支凍結生検法 ●要届出	5500	

●D302気管支ファイバースコピーの点数は別に算定不可

D416	臓器穿刺，組織採取		

●「2」については，穿刺回数，採取臓器数又は採取した組織の数にかかわらず１回として算定

	1 開胸によるもの	9070	
	2 開腹によるもの（腎を含む）	5550	
	乳幼児加算（６歳未満）	+2000	
D417	組織試験採取，切採法		
	1 皮膚（皮下，筋膜，腱及び腱鞘を含む）	500	
	2 筋肉（心筋を除く）	1500	
	3 骨，骨盤，脊椎	4600	
	4 眼		
	イ 後眼部	650	
	ロ その他（前眼部を含む）	350	
	5 耳	400	
	6 鼻，副鼻腔	400	
	7 口腔	400	
	8 咽頭，喉頭	650	
	9 甲状腺	650	
	10 乳腺	650	
	11 直腸	650	
	12 精巣（睾丸），精巣上体（副睾丸）	400	
	13 末梢神経	1620	
	14 心筋	6000	
	乳幼児加算（６歳未満）	+100	
D418	子宮腟部等からの検体採取		
	1 子宮頸管粘液採取	40	
	2 子宮腟部組織採取	200	
	3 子宮内膜組織採取	370	
D419	その他の検体採取		

●「1」は１回採取，分割採取にかかわらず所定点数で算定
●「3」は血液回路から採血した場合は算定不可
●「5」と同時に副腎静脈造影を行った場合，血液造影等のエックス線診断の費用は別に算定不可
●「5」で実施する血液採取以外の血液採取は別に算定不可
●「6」は１日につき１回に限り算定

	1 胃液・十二指腸液採取（一連につき）	210	
	2 胸水・腹水採取（簡単な液検査を含む）	220	
	乳幼児加算（６歳未満）	+60	
	3 動脈血採取（１日につき）	60	B-A
	乳幼児加算（６歳未満）	+35	
	4 前房水採取	420	
	乳幼児加算（６歳未満）	+90	
	5 副腎静脈サンプリング（一連につき）	4800	
	乳幼児加算（６歳未満）	+1000	
	6 鼻腔・咽頭拭い液採取	25	
D419-2	眼内液（前房水・硝子体液）検査	1000	

病理診断

〈病理診断・判断料〉

内容		点数	略号	算定要件			
N006 病理診断料（月1回）＊1	1．組織診断料	520	判組診	● N000～N003の組織標本（N000又はN002のデジタル病理画像を含む）に基づく診断を行った場合に算定			
	悪性腫瘍病理組織標本加算	●要届出 + 150		● N000「1」又はN002により作製された組織標本に基づく診断を行った場合 ●摘要欄に該当手術名を記載（対象手術は㊤24 p.884）			
	2．細胞診断料	200	判細診	● N003-2，N004「2」による標本について診断を行った場合に算定 ●他院作製の標本診断を行った場合も算定可			
	病理診断管理加算1 (1)組織診断 (2)細胞診断	●要届出 + 120 + 60	病管1	病理診断管理加算2 (1)組織診断 (2)細胞診断	●要届出 + 320 + 160	病管2	病理診断科を標榜している保険医療機関であること
N007 病理判断料（月1回）		130	判病判	● N006病理診断料を算定した場合は算定不可			

＊1 病理診断料は，病理専門医が勤務する病院又は病理専門医が常勤で勤務する診療所において算定

〈病理標本作製料〉

※　以下の各区分ごとに1臓器とする　㋐気管支及び肺臓，㋑食道，㋒胃及び十二指腸，㋓小腸，㋔盲腸，㋕上行結腸・横行結腸・下行結腸，㋖S状結腸，㋗直腸，㋘子宮体部及び子宮頸部

・対称器官にそれぞれ病理標本作製を行った場合の点数は，各区分の所定点数を1回に限り算定
・3臓器以上の標本作製を行った場合は，3臓器を限度
・リンパ節は，所属リンパ節ごとに1臓器とする（複数の所属リンパ節が1臓器に存在する場合，1臓器と数える）

内容			点数	略号	算定要件
N000 病理組織標本作製					
	1	組織切片によるもの	860	T-M	1臓器につき
	2	セルブロック法によるもの	860		1部位につき
N001 電子顕微鏡病理組織標本作製（1臓器につき）			2000		● N000とN001，N002のうち，いずれを算定した場合であっても，他の2つの項目を併せて算定可
N002 免疫染色（免疫抗体法）病理組織標本作製					
	1	エストロジェンレセプター	720		● N002「1」「2」を同月内に施行した場合は主たるものを算定
	2	プロジェステロンレセプター	690		● N000とN001，N002のうち，いずれを算定した場合であっても，他の2つの項目を併せて算定可
		〈加算〉	+ 180		●「1」と「2」を同月内に施行した場合は主たる点数にのみ加算
	3	HER2タンパク	690		6　ALK融合タンパク　2700
	4	EGFRタンパク	690		7　CD 30　400
	5	CCR4タンパク	10000		
	8	その他（1臓器につき）	400		
		〈加算〉	+1200	4免	●確定診断のため4種類以上の抗体の免疫染色で標本作製した場合
N003 術中迅速病理組織標本作製（1手術につき）			1990	T-M/OP	●術後再確認のため，精密な病理組織標本作製を行った場合は，N000を別に算定可
N003-2 迅速細胞診					
	1	手術中の場合（1手術につき）	450		
	2	検査中の場合（1検査につき）	450		
N004 細胞診（1部位につき）	1	婦人科材料等によるもの	150		
		婦人科材料等液状化検体細胞診加算	+ 45		
	2	穿刺吸引細胞診，体腔洗浄等	190		●喀痰細胞診，気管支洗浄細胞診，体腔液細胞診，体腔洗浄細胞診，体腔臓器擦過細胞診，髄液細胞診等
		液状化検体細胞診加算	+ 85		
N005 HER2遺伝子標本作製					●抗HER2ヒト化モノクローナル抗体抗悪性腫瘍剤の適応判断目的のためFISH法，SISH法又はCISH法により遺伝子増幅標本作製を行った場合に限り，1回を限度として算定 ● N002「3」を同一目的で実施した場合は，N005「2」を算定
	1	単独の場合	2700		
	2	N002「3」による病理標本作製を併せて行った場合	3050		
N005-2 ALK融合遺伝子標本作製			6520		● ALK阻害剤の投与方針決定までの間，1回を限度として算定
N005-3 PD-L1タンパク免疫染色（免疫抗体法）病理組織標本作製			2700		●抗悪性腫瘍剤の投与方針の決定までの間に1回を限度として算定
N005-4 ミスマッチ修復タンパク免疫染色（免疫抗体法）病理組織標本作製			2700		●患者1人につき1回 ●D004-2を同一の目的で実施した場合は主たるもののみ算定
		遺伝カウンセリング加算	+1000		●結果について患者又は家族に遺伝カウンセリングを行った場合 ●D004-2に係る遺伝カウンセリング加算は別に算定できない
N005-5 BRAF V600E変異タンパク免疫染色（免疫抗体法）病理組織標本作製			1600		●患者1人につき1回 ●D004-2に掲げる大腸癌におけるBRAF遺伝子検査を併せて行った場合は主たるもののみ

70 画像診断

〈加算〉

加算の種類		加算	略号	算定要件	
撮影料	新生児加算	× 1.8		生後 28 日未満	
	乳幼児加算	× 1.5		生後 28 日以上 3 歳未満	
	幼児加算	× 1.3		3 歳以上 6 歳未満	
時間外緊急院内画像診断加算（1日につき）		+ 110	緊画	●診療時間外，休日，深夜の入院中以外の患者に対して緊急に行った場合 ⑦⓪ 緊画（○日　○時○分）　110×1 ※引き続き入院の場合は「引き続き入院」又は「直入院」等のコメントをレセプトの摘要欄に記載	
電子画像管理加算	（単純撮影）	57	電画	●デジタル撮影した画像を電子化して管理及び保存した場合 ●フィルムのプリントアウトを行った場合にも加算できるが，フィルムの費用は算定不可 ●他医撮影のフィルムについて診断のみを行った場合は算定不可	
	（特殊撮影）	58			
	（造影剤使用撮影）	66			
	（乳房撮影）	54			
				●算定要件（共通）	●算定要件（各加算別）
画像診断管理加算1（月1回）●要届出	・写真診断 ・基本的エックス線診断料	70	写画1 基画1	①放射線科標榜保険医療機関 ②画像診断を専ら担当する常勤医師の配置 ③専ら画像診断を担当する医師は，読影結果を担当医に報告	（詳細は点24 p.1367）
	・核医学診断 ・コンピューター断層診断		核画1 コ画1		
画像診断管理加算2（月1回）●要届出	・核医学診断 ・コンピューター断層診断	175	核画2 コ画2		病院であること 核医学診断及びコンピューター断層診断のうち，8割以上の読影結果が撮影日の翌診療日までに担当医に報告（詳細は点24 p.1367）
画像診断管理加算3（月1回）●要届出	・核医学診断 ・コンピューター断層診断	235	核画3 コ画3		救命救急センター又は高度救命救急センターを設置している病院 （※2）核医学診断及びコンピューター断層診断のうち，8割以上の読影結果が撮影日の翌診療日までに担当医に報告（詳細は点24 p.1367）
画像診断管理加算4（月1回）●要届出	・核医学診断 ・コンピューター断層診断	340	核画4 コ画4		特定機能病院 核医学診断及びコンピューター断層診断のうち，8割以上の読影結果が撮影日の翌診療日までに担当医に報告

レセプト

① 〈対称（両側）器官の撮影について〉

・両側に疾患があり，左右別々に撮影した場合はそれぞれ算定する（デジタル撮影）

⑦⓪ 画像診断	2回　250	⑦⓪ 右前腕単純X－P(デジタル)(画像記録用四×1)　125×1 左前腕単純X－P(デジタル)(画像記録用四×1)　125×1
薬剤		

・片側のみ疾患があり，比較対照のために両側を撮影した場合は1つにまとめて算定する（デジタル撮影）

⑦⓪ 画像診断	1回　194	⑦⓪ 両前腕単純X－P(デジタル)(画像記録用四×2)　194×1 (健・患比較のため)
薬剤		

② 〈2方向と2分画とは？〉

通常は1枚のフィルムを使用して1回撮影するが，撮影部位により1枚のフィルムを使用して2回撮影する場合がある

※分画とは1枚のフィルムをいくつかに分けて撮影する事

※方向とは1つの部位をそれぞれ別の方向から撮影する事

⑦⓪ 画像診断	1回　181	⑦⓪ 右手X－P(デジタル)(画像記録用四×1) 2方向　181×1 診断・撮影は2回，フィルムは1枚で計算
薬剤		

③ 〈6歳未満の場合〉 胸部・腹部単純撮影時のフィルムはフィルムの価格（円）を1.1倍にする。

例）2歳　胸部 X－P　(四ツ切　2枚)（デジタル撮影）

診 $85 + \frac{85}{2} = 127.5 \rightarrow 128$ 点

撮 $68 \times 1.5 + \frac{68}{2} \times 1.5 = 153$ 点

フ $\frac{135 \times 2 \times 1.1}{10} = 29.7 \rightarrow 30$ 点

⑦⓪ 画像診断	1回　311	⑦⓪ 胸部X－P(デジタル)(画像記録用四×2)　311×1
薬剤		

〈エックス線診断料〉

区分	撮影	年齢	部位	E001 写真診断	E002 撮影	1回目	2回目	3回目	4回目	5回目
アナログ	単純撮影①	6歳以上	頭部・躯幹	85	60	145	218	290	363	435
			四肢	43	60	103	155	206	258	309
		新生児	頭部・躯幹	85	108	193	290	386	483	579
			四肢	43	108	151	227	302	378	453
		乳幼児	頭部・躯幹	85	90	175	263	350	438	525
			四肢	43	90	133	200	266	333	399
		幼児	頭部・躯幹	85	78	163	245	326	408	489
			四肢	43	78	121	182	242	303	363
	造影剤使用撮影②	6歳以上	消化管・その他の臓器	72	144	216	324	432	540	648
		新生児		72	259	331	497	662	828	994
		乳幼児		72	216	288	432	576	720	864
		幼児		72	187	259	389	518	648	778
		6歳以上	脳脊髄腔（ミエロ）	72	292	364	546	728	910	1092
		新生児		72	526	598	896	1195	1494	1793
		乳幼児		72	438	510	765	1020	1275	1530
		幼児		72	380	452	677	903	1129	1355
	特殊撮影③ 断層撮影（トモ） 狙撃撮影（スポット） パントモグラフィー	6歳以上		96	260	一連につき				
		新生児		96	468					
		乳幼児		96	390					
		幼児		96	338					
		6歳以上		48	260	他方併用時				
		新生児		48	468					
		乳幼児		48	390					
		幼児		48	338					
	乳房撮影④	6歳以上		306	192	一連につき				
		6歳以上	乳房トモシンセシス撮影	306	292					
	E000 透視診断					110				
デジタル	単純撮影①	6歳以上	頭部・躯幹	85	68	153	230	306	383	459
			四肢	43	68	111	167	222	278	333
		新生児	頭部・躯幹	85	122	207	312	415	519	622
			四肢	43	122	165	249	331	414	496
		乳幼児	頭部・躯幹	85	102	187	281	374	468	561
			四肢	43	102	145	218	290	363	435
		幼児	頭部・躯幹	85	88	173	261	347	434	520
			四肢	43	88	131	198	263	329	394
	造影剤使用撮影②	6歳以上	消化管・その他の臓器	72	154	226	339	452	565	678
		新生児		72	277	349	524	698	873	1048
		乳幼児		72	231	303	455	606	758	909
		幼児		72	200	272	408	544	681	817
		6歳以上	脳脊髄腔（ミエロ）	72	302	374	561	748	935	1122
		新生児		72	544	616	923	1231	1539	1847
		乳幼児		72	453	525	788	1050	1313	1575
		幼児		72	393	465	697	929	1162	1394
	特殊撮影③ 断層撮影（トモ） 狙撃撮影（スポット） パントモグラフィー	6歳以上		96	270	一連につき				
		新生児		96	486					
		乳幼児		96	405					
		幼児		96	351					
		6歳以上		48	270	他方併用時				
		新生児		48	486					
		乳幼児		48	405					
		幼児		48	351					
	乳房撮影④	6歳以上		306	202	一連につき				
		6歳以上	乳房トモシンセシス撮影	306	302					
	E000 透視診断					110				

＊ 同一部位に①～④を２方法以上併施した場合
最初に行った撮影…診断料は所定点数
後に行った撮影……診断料は所定点数×1/2

〈E003 造影剤注入手技〉

＊経口的服用，経静脈法，尿道注入は算定不可
＊同一日に静脈内注射，点滴を算定した場合は，造影剤注入手技としての点滴注射は算定不可
＊注腸を実施する際の前処置として行った高位浣腸の処置料は所定点数に含まれる

点滴注射（1日につき）	乳幼児（6歳未満）（100mL 以上）		**153**
	6歳以上（500mL 以上）		**102**
	乳幼児（6歳未満）（100mL 未満）（外来のみ）		**101**
	6歳以上（500mL 未満）（外来のみ）		**53**
動脈注射（1日につき）	内臓の場合		**155**
	その他		**45**
動脈造影カテーテル法	主要血管の分枝血管を選択的に造影撮影した場合		**3600**
		血流予備能測定検査加算	**+ 400**
		頸動脈閉塞試験加算（マタス試験）	**+ 1000**
	その他		**1180**
		血流予備能測定検査加算	**+ 400**
静脈造影カテーテル法			**3600**
内視鏡下	気管支ファイバースコピー挿入		**2500**
	尿管カテーテル法（ファイバースコープによるもの）（両側）		**1200**
腔内注入及び穿刺注入	注腸		**300**
	その他 ・腰椎穿刺注入 ・子宮卵管内注入 ・胸椎穿刺注入 ・膀胱内注入 ・頸椎穿刺注入 ・腎盂内注入 ・上顎洞穿刺注入 ・唾液腺注入 ・関節腔内注入 ・胃・十二指腸ゾンデ挿入による注入 ・気管内注入（内視鏡下の造影剤注入は除く）		**120**
嚥下造影			**240**

〈フィルム点数〉

$\frac{\text{フィルム（円）×使用枚数}}{10}$ ＝フィルム点数（端数四捨五入）（点24 p.571）

〈核医学診断〉

			所定点数	新生児	乳幼児	幼児
E100 シンチグラム＊1（画像を伴うもの）	部分	静態（一連につき）	**1300**	**2340**	**1950**	**1690**
		動態（一連につき）	**1800**	**3240**	**2700**	**2340**
	全身（一連につき）		**2200**	**3960**	**3300**	**2860**
	甲状腺ラジオアイソトープ摂取率測定加算		**+ 100**			
E101 シングルホトンエミッションコンピューター断層撮影＊1（同一のラジオアイソトープを用いた一連の検査につき）			**1800**	**3240**	**2700**	**2340**
	甲状腺ラジオアイソトープ摂取率測定加算		**+ 100**			
	断層撮影負荷試験加算		**+ 50/100**			

●要届出	**E101-2 ポジトロン断層撮影**				**E101-3 ポジトロン断層・コンピューター断層複合撮影（一連につき）**				**E101-4 ポジトロン断層・磁気共鳴コンピューター断層複合撮影(一連につき)**			
	所定点数	新生児	乳幼児	幼児	所定点数	新生児	乳幼児	幼児	所定点数	新生児	乳幼児	幼児
1 ^{15}O標識ガス剤を用いた場合（一連につき）	**7000**	**8600**	**8000**	**7600**	**7625**	**9225**	**8625**	**8225**				
2 ^{18}FDGを用いた場合（一連につき）	**7500**	**9100**	**8500**	**8100**	**8625**	**10225**	**9625**	**9225**	**9160**	**10760**	**10160**	**9760**
3 ^{13}N標識アンモニア剤を用いた場合(一連につき)	**9000**	**10600**	**10000**	**9600**								
4 ^{18}F標識フルシクロビンを用いた場合(一連につき)	**2500**	**4100**	**3500**	**3100**	**3625**	**5225**	**4625**	**4225**	**4160**	**5760**	**5160**	**4760**
5 アミロイドPETイメージング剤を用いた場合（一連につき）												
イ 放射性医薬品合成設備を用いた場合	**12500**				**13625**				**14160**			
ロ イ以外の場合	**2600**				**3725**				**4260**			
＊地方厚生局長等に届出した医療機関以外	**80/100**											

E101-5 乳房用ポジトロン断層撮影		**4000**
●要届出	＊地方厚生局長等に届出した医療機関以外	**80/100**
E102 核医学診断（月1回）	E101-2, E101-3, E101-4, E101-5を行った場合	**450**
	E100又はE101を行った場合	**370**
電子画像管理加算 電画（一連につき1回限り）		**+ 120**

＊1 ラジオアイソトープの注入手技料は所定点数に含まれる

〈コンピューター断層診断〉

CT と MRI を同一月に行った場合は，それぞれの初回日を摘要欄に記載

CT撮影（一連につき）		6歳以上		新生児				乳幼児				幼児			
		単純	造影剤使用	単純		造影剤使用		単純		造影剤使用		単純		造影剤使用	
				頭部外傷以外	頭部外傷＊3	頭部外傷以外	頭部外傷	頭部外傷以外	頭部外傷	頭部外傷以外	頭部外傷	頭部外傷以外	頭部外傷	頭部外傷以外	頭部外傷
E200「1」CT撮影	イ 64列以上＊1														
	(1)共同利用施設＊1	1020	+500	1836	1887	2736	2812	1530	1581	2280	2356	1326	1377	1976	2052
	(2)その他	1000		1800	1850	2700	2775	1500	1550	2250	2325	1300	1350	1950	2025
	ロ 16列以上64列未満＊1	900		1620	1665	2520	2590	1350	1395	2100	2170	1170	1215	1820	1890
	ハ 4列以上16列未満＊1	750		1350	1388	2250	2313	1125	1163	1875	1938	975	1013	1625	1688
	ニ イ，ロ又はハ以外	560		1008	1036	1908	1961	840	868	1590	1643	728	756	1378	1431
E200「2」脳槽CT撮影（造影を含む）		2300		4140	4255			3450	3565			2990	3105		
〈加算〉	冠動脈CT撮影加算＊1	+600													
	外傷全身CT加算＊1	+800													
	大腸CT撮影加算＊2	イの場合 +620　ロの場合 +500													

MRI撮影（一連につき）		6歳以上		新生児		乳幼児		幼児	
		単純	造影剤使用	単純	造影剤使用	単純	造影剤使用	単純	造影剤使用
E202 MRI撮影	1 3テスラ以上＊1								
	イ 共同利用施設＊1	1620	+250	2916	3366	2430	2805	2106	2431
	ロ その他	1600		2880	3330	2400	2775	2080	2405
	2 1.5テスラ以上3テスラ未満＊1	1330		2394	2844	1995	2370	1729	2054
	3 その他	900		1620	2070	1350	1725	1170	1495
〈加算〉	心臓MRI撮影加算＊1	+400							
	乳房MRI撮影加算＊1	+100							
	小児鎮静下MRI撮影加算＊1	+所定点数×80/100							
	頭部MRI撮影加算＊1	+100							
	全身MRI撮影加算＊1	+600							
	肝エラストグラフィ加算＊1	+600							
コンピューター断層診断		450　（CT，MRI共通で月1回）							
電子画像管理加算 電画		+120　（フィルム費用は算定不可）							

＊1 は施設基準に適合しているものとして届出が必要
＊2 は施設基準を満たしていることが必要
＊3 頭部外傷撮影加算については，新生児（×1.85），乳幼児（×1.55），幼児（×1.35）

〈同一月，2回目以降の撮影料〉

		6歳以上		新生児				乳幼児				幼児			
		単純	造影剤使用	単純		造影剤使用		単純		造影剤使用		単純		造影剤使用	
				頭部外傷以外	頭部外傷	頭部外傷以外	頭部外傷	頭部外傷以外	頭部外傷	頭部外傷以外	頭部外傷	頭部外傷以外	頭部外傷	頭部外傷以外	頭部外傷
E200「1」CT撮影	イ 64列以上														
	(1)共同利用施設	816	+500	1469	1510	2369	2435	1224	1265	1974	2040	1061	1102	1711	1777
	(2)その他	800		1440	1480	2340	2405	1200	1240	1950	2015	1040	1080	1690	1755
	ロ 16列以上64列未満	720		1296	1332	2196	2257	1080	1116	1830	1891	936	972	1586	1647
	ハ 4列以上16列未満	600		1080	1110	1980	2035	900	930	1650	1705	780	810	1430	1485
	ニ イ，ロ又はハ以外	448		806	829	1706	1754	672	694	1422	1469	582	605	1232	1280
E202 MRI撮影	1 3テスラ以上														
	イ 共同利用施設	1296	+250	2333		2783		1944		2319		1685		2010	
	ロ その他	1280		2304		2754		1920		2295		1664		1989	
	2 1.5テスラ以上3テスラ未満	1064		1915		2365		1596		1971		1383		1708	
	3 その他	720		1296		1746		1080		1455		936		1261	
電子画像管理加算 電画		+120（フィルム費用は算定不可）													

＊冠動脈CT撮影加算，外傷全身CT加算，大腸CT撮影加算，心臓MRI撮影加算，乳房MRI撮影加算，小児鎮静下MRI撮影加算，頭部MRI撮影加算，全身MRI撮影加算，肝エラストグラフィ加算は省略

80 リハビリテーション

〈通則〉

・患者に対して20分以上個別療法として訓練を行った場合において，１単位として算定

・患者の疾病等から最も適当な区分１つを患者１人につき１日６単位を限度に算定できる。ただし別に厚生労働大臣が定める患者＊1については１日に９単位まで算定可

・鋼線等による直達牽引，介達牽引，矯正固定，変形機械矯正術，消炎鎮痛等処置，腰部又は胸部固定帯固定，低出力レーザー照射又は肛門処置を併せて行った場合は，H000～H003の各リハビリテーション料，がん患者リハビリテーション料，集団コミュニケーション療法料又は認知症患者リハビリテーション料の所定点数に含まれる

・慢性疼痛疾患管理料（診療所のみ）を算定した患者にはH000～H003の各リハビリテーションに係る費用は算定不可

＊１　「厚生労働大臣が定める患者」：①回復期リハビリテーション病棟入院料又は特定機能病院リハビリテーション病棟入院料を算定する患者（H002を算定するものを除く），②脳血管疾患等の患者で，発症後60日以内のもの，③入院中の患者であって，その入院する病棟等において早期歩行，ADLの自立等を目的としてH000～H003〔(Ⅰ)に限る〕を算定するもの

〈疾患別リハビリテーション〉

項目		(Ⅰ)	(Ⅱ)	(Ⅲ)	算定開始日	算定日数
H000　心大血管疾患リハビリテーション料　●要届出 〈対象患者〉 急性心筋梗塞等［別表第９の４］（点24p.623）		(Ⅰ)	(Ⅱ)		治療開始日	150日＊2
	イ　理学療法士による場合	**205**	**125**			
	ロ　作業療法士による場合	**205**	**125**			
	ハ　医師による場合	**205**	**125**			
	ニ　看護師による場合	**205**	**125**			
	ホ　集団療法による場合	**205**	**125**			
H001　脳血管疾患等リハビリテーション料 ●要届出 〈対象患者〉 ・脳梗塞等［別表第９の５］（点24p.626）		(Ⅰ)	(Ⅱ)	(Ⅲ)	発症，手術若しくは急性増悪又最初に診断された日	180日＊2
	イ　理学療法士による場合	**245(147)**	**200(120)**	**100(60)**		
	ロ　作業療法士による場合	**245(147)**	**200(120)**	**100(60)**		
	ハ　言語聴覚士による場合	**245(147)**	**200(120)**	**100(60)**		
	ニ　医師による場合	**245(147)**	**200(120)**	**100(60)**		
	ホ　イからニまで以外の場合			**100(60)**		
	・「注５」要介護被保険者等以外のものに対して，180日を超えた場合には，１月13単位に限り算定 ・「注６」180日を超えて１月に13単位に限り算定する患者のうち，入院中の要介護被保険者等である場合には，上記カッコ内の点数で算定 ・「注７」（リ減）要介護被保険者等に発症，手術若しくは急性増悪又は最初に診断された日から60日を経過後リハ実施に当たり過去３月以内にH003-４を算定していない場合は所定点数の100分の90で算定					
H001-2　廃用症候群リハビリテーション料 〈対象患者〉 ・急性疾患等に伴う安静により基本動作能力，応用動作能力，言語聴覚能力及び日常生活能力の低下を来たしている廃用症候群の患者		(Ⅰ)	(Ⅱ)	(Ⅲ)	廃用症候群の診断又は急性増悪日	120日＊2
	イ　理学療法士による場合	**180(108)**	**146(88)**	**77(46)**		
	ロ　作業療法士による場合	**180(108)**	**146(88)**	**77(46)**		
	ハ　言語聴覚士による場合	**180(108)**	**146(88)**	**77(46)**		
	ニ　医師による場合	**180(108)**	**146(88)**	**77(46)**		
	ホ　イからニまで以外の場合			**77(46)**		
	・H001を参照（「注５」「注６」は120日を超えた場合「注７」は40日を超えた場合とする）					
H002　運動器リハビリテーション料 ●要届出 〈対象患者〉 ・上・下肢の複合損傷等［別表第９の６］（点24p.634）		(Ⅰ)	(Ⅱ)	(Ⅲ)	発症，手術若しくは急性増悪又最初に診断された日	150日＊2
	イ　理学療法士による場合	**185(111)**	**170(102)**	**85(51)**		
	ロ　作業療法士による場合	**185(111)**	**170(102)**	**85(51)**		
	ハ　医師による場合	**185(111)**	**170(102)**	**85(51)**		
	ニ　イからハまで以外の場合			**85(51)**		
	・H001を参照（「注５」「注６」は150日を超えた場合「注７」は50日を経過した場合とする）					
H003　呼吸器リハビリテーション料 ●要届出 〈対象患者〉 ・肺炎等［別表第９の７］（点24p.636）		(Ⅰ)	(Ⅱ)		治療開始日	90日＊2
	イ　理学療法士による場合	**175**	**85**			
	ロ　作業療法士による場合	**175**	**85**			
	ハ　言語聴覚士による場合	**175**	**85**			
	ニ　医師による場合	**175**	**85**			
〈加算〉　早期リハビリテーション加算　（早リ加） 〈対象患者〉 ・原則として入院中の患者に算定 ・入院患者以外の場合は，脳血管リハは点24p.624，運動器リハは点24p.630参照		**＋25**（１単位につき）			算定開始日＊3から30日以内	
初期加算　（初期）　●要届出		**＋45**（１単位につき）			算定開始日＊3から14日以内	
急性期リハビリテーション加算（急リ加）　●要届出		**＋50**（１単位につき）			算定開始日＊3から14日以内 ・入院中の患者に限る	
リハビリテーションデータ提出加算　●要届出		**＋50**（月１回に限り）				

療法名			点数		算定要件
H003-2	**リハビリテーション総合計画評価料**				●「1」は，H000の（Ⅰ），H003の（Ⅰ），H007-2，H007-3の算定患者又はH001の（Ⅰ）（Ⅱ），H001-2の（Ⅰ）（Ⅱ），H002の（Ⅰ）（Ⅱ）で介護リハビリテーションの利用を予定していない患者
	1	リハビリテーション総合計画評価料1 (リハ総評1)	300	月1回	
	2	リハビリテーション総合計画評価料2 (リハ総評2)	240	月1回	●「2」は，H001の（Ⅰ）（Ⅱ），H001-2の（Ⅰ）（Ⅱ），H002の（Ⅰ）（Ⅱ）で介護リハビリテーションの利用を予定している患者
	〈加算〉入院時訪問指導加算		+ 150	入院中1回	●A308回復期リハを算定する患者宅を入院前・後7日以内に訪問し退院後の住環境等を評価した場合に算定
	〈加算〉運動量増加機器加算　●要届出		+ 150	月1回	運動量増加機器を用いてH001（Ⅰ）（Ⅱ）を行った場合に算定
H003-4	**目標設定等支援・管理料**			3月に1回	● H001，H001-2，H002 を実施している要介護被保険者等である患者に指導を行った場合
	1	初回の場合(目標支管1)	250		
	2	2回目以降の場合(目標支管2)	100		
H004	**摂食機能療法**			1日につき	●「1」は摂食機能障害を有する患者に30分以上訓練指導を行った場合 ●「1」は治療開始日から3月以内は1日につき算定可 ●「2」は脳卒中の発症後14日以内の患者に15分以上行った場合に算定。ただし，30分以上行った場合は「1」を算定
	1	30分以上	185	月4回	
	2	30分未満	130		
	〈加算〉●要届出 イ．摂食嚥下機能回復体制加算1 ロ．摂食嚥下機能回復体制加算2 ハ．摂食嚥下機能回復体制加算3		 + 210 + 190 + 120	患者1人につき週1回	●ハについては療養病棟入院料1又は2を現に算定しているもの
H005	**視能訓練**			1日につき	●「1」「2」を同時に実施した場合は主たるもののみ
	1	斜視視能訓練	135		
	2	弱視視能訓練	135		
H006	**難病患者リハビリテーション料**●要届出		640	1日につき	●入院中以外の難病患者で要介護，準要介護者が対象
		短期集中リハビリテーション実施加算 (短リ加) イ．退院日から1月以内 ロ．退院日から1月を超え3月以内	 + 280 + 140		
H007	**障害児(者)リハビリテーション料**（1単位） ●要届出			1日につき6単位まで	〈対象患者〉 ・脳性麻痺等（点24 p.645）
	1	6歳未満の患者の場合	225		
	2	6歳以上18歳未満の患者の場合	195		
	3	18歳以上の患者の場合	155		
H007-2	**がん患者リハビリテーション料**（1単位） ●要届出 （入院中のみ）		205	1日につき6単位まで	●対象患者は点24 p.646
H007-3	**認知症患者リハビリテーション料** ●要届出		240	週3回限度	●重度認知症で A314 認知症治療病棟入院料を算定又は認知症疾患医療センターに入院している患者が対象 ●入院した日から起算して1年を限度
H007-4	**リンパ浮腫複合的治療料**　●要届出			1日につき	●「1」は月1回（治療開始日の属する月から起算して2月以内は計11回） ●「2」は6月に1回を限度
	1	重症の場合 (リ複治1)	200		
	2	1以外の場合 (リ複治2)	100		
H008	**集団コミュニケーション療法料**（1単位） ●要届出		50	1日3単位まで	● H001，H001-2，H007 の算定患者で，言語・聴覚機能の障害がある患者が対象

＊2　別に厚生労働大臣が定める患者［別表第9の8］点24 p.623で，厚生労働大臣が定める状態［別表第9の9］点24 p.623である場合は算定日数を超えて算定可
＊2以外の患者に対して，必要があって算定日数を超えてリハビリテーションを行った場合は1月に13単位に限り算定可能

＊3　H000，H003は，発症，手術若しくは急性増悪から7日目又は治療開始日のいずれか早い日
H001，H002は，発症，手術又は急性増悪日
H001-2は，廃用症候群に係る急性疾患等の発症，手術若しくは急性増悪又は廃用症候群の急性増悪日

レセプト

⑧⓪その他	処方箋　回 薬剤　△△ 1月分の合計点数 ※治療開始日又は発症日等の記載については各リハビリテーションの記載事項を参照すること。		⑧⓪	㊎疾患別リハビリ項目名　点数×回数 （1単位）　△△×2 （実施日数2日）　又は（2日） ※摘要欄に単位数・実施日数を記入 ※リハビリ対象疾患名及び治療開始日又は発症日，手術日又は急性増悪日を記載

80 リハビリテーション

80 精神科専門療法・放射線治療

《精神科専門療法》

※精神科専門療法は，特に規定する場合（I003，I003-2，I004）を除き，精神科を標榜する保険医療機関において算定

※ I003-2，I005，I006，I006-2，I008 と同一日に行う他の精神科専門療法は算定不可

区分	項目	所定点数（精神保健指定医）	所定点数（精神保健指定医以外）	算定要件
I002	通院・在宅精神療法			●原則，診療時間5分を超えた時に限り算定。初診の日は30分超に限り算定 ●退院後4週間以内は「1」「2」合わせて週2回 4週超は週1回 ●特定疾患療養管理料，生活習慣病管理料（Ⅱ）との併算定不可
	1．通院精神療法			
	イ．措置入院後の患者に対し退院後支援計画において療養を担当する精神科の医師が行った場合	660		
	ロ．初診の日に60分以上行った場合	600	550	
	ハ．イ及びロ以外			
	(1)30分以上	410	390	
	(2)30分未満	315	290	
	情報通信機器を用いた場合 ●要届出			
	(1)30分以上	357		
	(2)30分未満	274		
	2．在宅精神療法			
	イ．措置入院後の患者に対し退院後支援計画において療養を担当する精神科の医師が行った場合	660		
	ロ．初診の日に60分以上行った場合	640	600	
	ハ．イ及びロ以外			
	(1)60分以上	590	540	
	(2)30分以上60分未満	410	390	
	(3)30分未満	315	290	
	〈加算〉 20歳未満の患者	＋320		●最初に受診した日から1年以内 ●児童思春期精神科専門管理加算，児童思春期支援指導加算とは併算定不可
	〈加算〉児童思春期精神科専門管理加算 イ．16歳未満の患者 (1)最初の受診日から2年以内 (2)(1)以外の場合 ロ．20歳未満の患者（60分以上）	 ＋500 ＋300 ＋1200		●特定機能病院，A311-4の届出を行った医療機関又は届出医療機関 ●児童思春期精神科の専門の医師又は当該医師の指導の下，精神療法を実施する医師が実施した場合に算定 ● 20歳未満の患者，児童思春期支援指導加算とは併算定不可
	〈加算〉 特定薬剤副作用評価加算（月1回）副評	＋25		●1のハの(1)，2のハの(1)(2)が対象 ● I002-2「注4」副評を算定する月は算定不可
	〈加算〉 措置入院後継続支援加算（3月に1回）	＋275		●1のイを算定する患者に対し，看護師等が月1回以上治療及び社会生活等に係る助言又は指導を継続して行った場合に算定
	〈減算〉 1回の処方において3種類以上の抗うつ薬又は3種類以上の抗精神病薬を投与した場合	所定点数の50/100		●厚生労働大臣が定める要件（告示4 第10の2の4）（点24 p.1473）を満たさない場合
	〈加算〉 療養生活継続支援加算 ●要届出 イ．直近の入院で精神科退院時共同指導料1を算定した場合 ロ．イ以外の場合	 ＋500 ＋350		●重点的な支援を要するものに対し，精神科担当医師の指示の下，保健師，看護師又は精神保健福祉士が，地域生活を継続するための面接及び関係機関との連絡調整を行った場合に算定 ●初回算定日の属する月から起算して1年限度 月1回に限り
	〈加算〉 心理支援加算	＋250		●心理に関する支援を要する患者として別に厚生労働大臣が定める患者に対して，精神科を担当する医師の指示を受けた公認心理師が必要な支援を行った場合算定 ●初回算定日の属する月から起算して2年を限度として，月2回に限り
	〈加算〉 児童思春期支援指導加算 ●要届出			●1を算定する患者であって，20歳未満のものに対して，精神科を担当する医師の指示の下，保健師，看護師，作業療法士，精神保健福祉士又は公認心理師等が共同して必要な支援を行った場合 ●イについては1回限り（最初に受診した日から3月以内） ●20歳未満の患者加算，児童思春期精神科専門管理加算との併算定不可
	イ 60分以上の通院・在宅精神療法を行った場合	＋1000		
	ロ イ以外の場合			
	(1)精神科を最初に受診した日から2年以内の期間に行った場合	＋450		
	(2)(1)以外の場合	＋250		
	〈加算〉 早期診療体制充実加算 ●要届出			
	イ 病院の場合			
	(1)最初の受診日から3年以内	＋20		
	(2)(1)以外の場合	＋15		
	ロ 診療所の場合			
	(1)最初の受診日から3年以内	＋50		
	(2)(1)以外の場合	＋15		

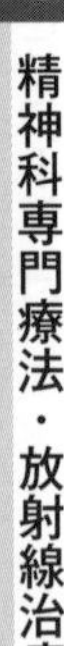

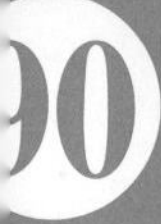

入院（入院料・加算）

レセプト

病院・診療所別を○で囲む　入院基本料の起算日を記載　１日の入院基本料×１月分の入院日数の合計点数

⑨⓪入院	入院年月日	4 年 10 月 23 日	
	病　診	⑨⓪入院基本料・加算	点
	急一般6	2,139× 1日間	2,139
	急25上	2,109× 1日間	2,109
	録管3	× 日間	
		× 日間	
		⑨②特定入院料・その他	

⑨⓪		
	*急一般6（14日以内），急25上，録管3，2級地	2,139×1
	*急一般6（14日以内），急25上，2級地	2,109×1

※外泊した場合は摘要欄の行を改めて１日の外泊料×外泊日数・合計点数を記載。外泊日も記載

種別欄に略号を記載（記載するものとしないものがあるので注意）

〈A100一般病棟入院基本料〉（１日につき）

急性期一般入院基本料	略号	基本点数	基本点数＋初期加算 14日以内(+450)	15日〜30日以内(+192)	31日以上	外泊点数	看護配置	看護師比率(70%以上)在院日数
入院料１	急一般１	1,688	**2,138**	**1,880**	**1,688**	**253**	7：1	16日以内
入院料２	急一般２	1,644	**2,094**	**1,836**	**1,644**	**247**	10：1	21日以内
入院料３	急一般３	1,569	**2,019**	**1,761**	**1,569**	**235**		
入院料４	急一般４	1,462	**1,912**	**1,654**	**1,462**	**219**		
入院料５	急一般５	1,451	**1,901**	**1,643**	**1,451**	**218**		
入院料６	急一般６	1,404	**1,854**	**1,596**	**1,404**	**211**		

※上記表は，初期加算（450点）及び（192点）を合算した点数

地域一般入院基本料	略号	基本点数	14日以内(+450)		15日〜30日以内(+192)	31日以上	外泊点数	看護配置	看護師比率在院日数
入院料１	地一般１	1176	**1626**	***1776**	**1368**	**1176**	**176**	13：1	70%以上 24日以内
入院料２	地一般２	1170	**1620**	***1770**	**1362**	**1170**	**176**		
入院料３	地一般３	1003	**1453**	***1603**	**1195**	**1003**	**150**	15：1	40%以上 60日以内

※上記表は，初期加算（450点）及び（192点）を合算した点数
※上記表内の*の点数は，初期加算（450点）に加えて自宅等からの入院患者に係る救急・在宅等支援病床初期加算（150点）を合算した点数

特別入院基本料	略号	基本点数	14日以内(+300)	15日〜30日以内(+155)	31日以上	外泊点数	看護配置	看護師比率
	一般特別	612	**912**	**767**	**612**	**92**	15：1未満	40%未満

※上記表は，初期加算（300点）及び（155点）を合算した点数

- 厚生労働大臣の定める施設基準に適合しているものとして（看護配置，看護師比率，平均在院日数，その他「重症度，医療・看護必要度」の評価基準等）地方厚生局長等に届け出た病棟（特定入院料を算定する患者を除く）について，当該区分に従い，所定点数を算定する。
- 地域一般入院基本料を算定する病棟において他の保険医療機関から転院してきた者であって，当該他の保険医療機関においてA246に掲げる入退院支援加算３を算定したものである場合，重症児（者）受入連携加算として，入院初日に限り，2,000点を加算する。
- 外泊の場合の入院料（１日当たり）＝入院基本点数×0.15（端数は四捨五入）（精神障害者等の患者の治療のための外泊は更に15%を算定）
- 一般病棟入院基本料（特別入院基本料を除く）を算定する病棟に90日を超えて入院するものについては下記のいずれかにより算定。
  ア　引き続き一般病棟入院基本料を算定する（平均在院日数の算定の対象となる）。
  イ　A101療養病棟入院料１により算定する。

〈A101 療養病棟入院基本料〉（※生活療養を受ける場合の点数については，点24 p.78参照）

〈療養病棟入院料１〉

施設基準：看護職員 20 対 1 で看護師 2 割，看護補助者 20 対 1 以上の配置であること
医療区分 2 又は 3 の患者が 8 割以上であること

疾患・状態に係る医療区分	処置等に係る医療区分	ADL区分 3		ADL区分 2		ADL区分 1	
3（スモン除く）	3	入院料1	**1964**	入院料2	**1909**	入院料3	**1621**
3（スモン除く）	2	入院料4	**1692**	入院料5	**1637**	入院料6	**1349**
3（スモン除く）	1	入院料7	**1644**	入院料8	**1589**	入院料9	**1301**
2	3	入院料10	**1831**	入院料11	**1776**	入院料12	**1488**
2	2	入院料13	**1455**	入院料14	**1427**	入院料15	**1273**
2	1	入院料16	**1371**	入院料17	**1343**	入院料18	**1189**
1	3	入院料19	**1831**	入院料20	**1776**	入院料21	**1488**
1	2	入院料22	**1442**	入院料23	**1414**	入院料24	**1260**
1	1	入院料25	**983**	入院料26	**935**	入院料27	**830**
3（スモンに限る）	―	入院料28	**1831**	入院料29	**1776**	入院料30	**1488**

〈療養病棟入院料２〉

施設基準：看護職員 20 対 1 で看護師 2 割，看護補助者 20 対 1 以上の配置であること
医療区分 2 又は 3 の患者が 5 割以上であること

疾患・状態に係る医療区分	処置等に係る医療区分	ADL区分 3		ADL区分 2		ADL区分 1	
3（スモン除く）	3	入院料1	**1899**	入院料2	**1845**	入院料3	**1556**
3（スモン除く）	2	入院料4	**1627**	入院料5	**1573**	入院料6	**1284**
3（スモン除く）	1	入院料7	**1579**	入院料8	**1525**	入院料9	**1236**
2	3	入院料10	**1766**	入院料11	**1712**	入院料12	**1423**
2	2	入院料13	**1389**	入院料14	**1362**	入院料15	**1207**
2	1	入院料16	**1305**	入院料17	**1278**	入院料18	**1123**
1	3	入院料19	**1766**	入院料20	**1712**	入院料21	**1423**
1	2	入院料22	**1376**	入院料23	**1349**	入院料24	**1194**
1	1	入院料25	**918**	入院料26	**870**	入院料27	**766**
3（スモンに限る）	―	入院料28	**1766**	入院料29	**1712**	入院料30	**1423**

〈特別入院基本料〉

582 点（生活療養を受ける場合は **568 点**）
●看護職員配置，看護師比率，看護補助配置，その他の事項を満たさない場合

〈包括項目〉＊1　算定可能な入院基本料等加算は 点24 p.80

検査，病理診断，投薬〔①退院時処方の薬剤，②悪性新生物の患者に対する抗悪性腫瘍剤，③人工腎臓又は腹膜灌流を受けている腎性貧血状態の患者に対する HIF-PH 阻害剤，④疼痛コントロールのための医療用麻薬，⑤除外薬剤（点24 p.85）〕を除く

注射〔①悪性新生物の患者に対する抗悪性腫瘍剤，②人工腎臓又は腹膜灌流を受けている腎性貧血状態の患者に対するエリスロポエチン，ダルベポエチン，エポエチンベータペゴル，③疼痛コントロールのための医療用麻薬，④除外注射薬（点24 p.85）〕を除く

画像診断（単純エックス線撮影・診断料，フィルムの費用）

処置〔創傷処置（手術日から起算して 14 日以内のものを除く），喀痰吸引，摘便，酸素吸入，酸素テント，皮膚科軟膏処置，膀胱洗浄，留置カテーテル設置，導尿，膣洗浄，眼処置，耳処置，耳管処置，鼻処置，口腔・咽頭処置，間接喉頭鏡下喉頭処置，ネブライザ，超音波ネブライザ，介達牽引，消炎鎮痛等処置，鼻腔栄養，長期療養患者褥瘡等処置〕

リハビリテーション〔心大血管疾患リハビリテーション料，脳血管疾患等リハビリテーション料，廃用症候群リハビリテーション料，運動器リハビリテーション料又は呼吸器リハビリテーション料であって 1 日に 2 単位を超えるもの（脳血管疾患等の患者であって発症後 60 日以内のものを除く）（療養病棟入院料 1 及び 2 の入院料 27 を算定する日に限る）〕

加算

褥瘡対策加算

褥瘡対策加算１　**15点**
褥瘡対策加算２　**5 点**
●ADL区分 3 の患者

重症児（者）受入連携加算

2000 点（入院初日）
●他の医療機関で A246（入退支3）を算定し転院してきたもの

急性期／在宅患者支援療養病床初期加算

急性期患者支援療養病床初期加算　**300 点**（1 日につき）
在宅患者支援療養病床初期加算　**350 点**（1 日につき）
●14 日を限度　※2

慢性維持透析管理加算

100 点（1 日につき）
●療養病棟入院料 1 において，自院で人工腎臓等が行われている場合に算定可（毎日でなくても 継続的であればよい）

在宅復帰機能強化加算●要届出

50 点（1 日につき）
●療養病棟入院料 1 を届出ていること
●在宅復帰率が 50％以上であること
●退院患者の在宅生活が 1 月以上（医療区分 3 は 14 日以上）継続することを確認し記録していること
●自宅・居宅系介護施設等への退院患者数÷平均入院患者数が 15％以上であること

経腸栄養管理加算●要届出

300 点（1 日につき）
入院中 1 回に限り，開始日から起算して 7 日を限度
A233-2（栄サ），B001 の 10（入栄），B001 の 11（集栄）は算定不可

夜間看護加算●要届出

50 点（1 日につき）
看護補助体制充実加算は算定不可

看護補助体制充実加算●要届出

看護補助体制充実加算１　**80 点**
看護補助体制充実加算２　**65 点**
看護補助体制充実加算３　**55 点**
（1 日につき）

＊1　急性増悪により自院又は他院の一般病棟に転棟・転院する場合には，その転棟・転院を起算日として 3 日前までは 1 又は 2 の入院基本料 27（「1」830 点，「2」766 点）を算定し，包括項目もすべて算定可

＊2　急性期医療を担う他の保険医療機関の一般病棟から転院した患者，介護老人保健施設，介護医療院，特別養護老人ホーム，軽費老人ホーム，有料老人ホーム等若しくは自宅から入院した患者又は自院の一般病棟から転棟した患者については転院，入院，転棟した日から起算して 14 日を限度として算定

〈入院基本料等加算〉

△…施設基準を満たしていること（届出は不要）

項目	略号	届出	点数	単位	算定要件
A200　総合入院体制加算 1　総合入院体制加算1 2　総合入院体制加算2 3　総合入院体制加算3	 総入体1 総入体2 総入体3	○	 **260** **200** **120**	1日につき	●入院日から14日限度 ●急性期医療を24時間提供できる体制，医療従事者の負担の軽減及び処遇の改善に資する体制等が整えられていること ●「1」は敷地内禁煙 ● A200-2 急性期充実体制加算は別に算定できない
A200-2　急性期充実体制加算 1　急性期充実体制加算1 イ　7日以内の期間 ロ　8日以上11日以内の期間 ハ　12日以上14日以内の期間 2　急性期充実体制加算2 イ　7日以内の期間 ロ　8日以上11日以内の期間 ハ　12日以上14日以内の期間	 急充1 急充2	○	 **440** **200** **120** **360** **150** **90**	1日につき	●高度かつ専門的な医療及び急性期医療を提供する体制その他の事項につき評価 ● A200 総合入院体制加算は別に算定できない
小児・周産期・精神科充実体制加算 イ　急性期充実体制加算1の場合 ロ　急性期充実体制加算2の場合		○	 **+90** **+60**		●急性期充実体制加算の区分に応じ，更に加算
精神科充実体制加算	精充	○	**+30**		●小児・周産期・精神科充実体制加算を算定しない場合に加算
A204　地域医療支援病院入院診療加算	地入診	×	**1000**	入院初日	●地域医療支援病院における紹介患者の医療提供 ● A204-3 紹介受診重点医療機関入院診療加算は別に算定できない
A204-2　臨床研修病院入院診療加算 1　基幹型 2　協力型	臨修	△	 **40** **20**	入院初日	●臨床研修病院及び臨床研修施設で，実際に研修医が臨床研修を実施している場合に，その期間において算定
A204-3　紹介受診重点医療機関入院診療加算	紹入診	×	**800**	入院初日	● A204 地域医療支援病院入院診療加算は別に算定できない
A205　救急医療管理加算 1　救急医療管理加算1 2　救急医療管理加算2	 救医1 救医2	○	 **1050** **420**	1日につき	●入院日から7日限度 ●地域医療支援病院，救急病院又は救急診療所及び救急輪番制病院等であること ●入院時重症患者に対してのみ算定，単なる経過観察，入院後の重症化リスクが高いために入院させる場合は含まれない。(算定期間中に継続して重症な状態でなくとも算定可) ●「1」は緊急に入院を必要とする重症な状態で下記の「1～12」の状態であること ●「2」は緊急に入院を必要とする重症な状態で下記の「1～12」に準ずる状態又は13の状態であること
別に厚生労働大臣が定める保険医療機関(＊1)で「2」を算定する場合			**210**		●（＊1）救急医療管理加算2を算定する患者のうち，5割以上が「13 その他の重篤な状態」である保険医療機関

〈重症患者とは〉
1　吐血，喀血又は重篤な脱水で全身状態不良の状態
2　意識障害又は昏睡
3　呼吸不全で重篤な状態
4　心不全で重篤な状態
5　急性薬物中毒
6　ショック
7　重篤な代謝障害(肝不全，腎不全，重症糖尿病等)
8　広範囲熱傷，顔面熱傷又は気道熱傷
9　外傷，破傷風等で重篤な状態
10　緊急手術，緊急カテーテル治療・検査又はt-PA療法を必要とする状態
11　消化器疾患で緊急処置（J034，J034-3）を必要とする重篤な状態
12　蘇生術を必要とする重篤な状態
13　その他の重症な状態

項目	略号	届出	点数	単位	算定要件
乳幼児加算(6歳未満)	乳救医		**+ 400**		●入院日から7日を限度として救急医療管理加算の点数に更に加算
小児加算(6歳以上15歳未満)	小救医		**+ 200**		●入院日から7日を限度として救急医療管理加算の点数に更に加算
A205-2　超急性期脳卒中加算	超急	○	**10800**	入院初日	●脳梗塞発症後4.5時間以内に組織プラスミノーゲン活性化因子〔rt-PA(アルテプラーゼ)〕を投与した場合又は他の届出保険医療機関の外来において，組織プラスミノーゲン活性化因子の投与後の患者を受け入れ入院治療を行った場合に算定

項目	略称		点数	算定単位	要件
A205-3　妊産婦緊急搬送入院加算	妊搬	△	**7000**	入院初日	●産科又は産婦人科を標榜している保険医療機関であって，妊娠に係る異常及びその他入院医療を必要とする異常が疑われ，緊急用の自動車等で緊急搬送された妊産婦を入院させた場合に算定 ●妊産婦が妊娠に係る異常以外の入院医療を必要とする異常が疑われる場合は，産科又は産婦人科以外への入院においても算定可
A206　在宅患者緊急入院診療加算	在緊	×		入院初日	●別の診療所でC002，C002-2，C003，又は在宅療養指導管理料(C101㊟を除く)を入院日の属する月又はその前月に算定している患者について，病状急変等により入院させた場合に受入保険医療機関で算定 ●「1」の在宅療養後方支援病院(許可病床400床以上に限る)の場合，厚生労働大臣が定める疾病等の患者（(点24) p.117）を入院させた場合に算定
1　他院との連携で体制を確保する在支診・在支病・在宅療養後方支援病院間での受入の場合			**2500**		
2　連携医療機関である場合（1の場合を除く）			**2000**		
3　1及び2以外の場合			**1000**		
A207　診療録管理体制加算		○		入院初日	●患者に診療情報の提供がされていること ●診療記録の全てが保管・管理されていること ●「1」は非常時における対応につき，十分な体制が整備されていること ●「1」及び「2」は年間の退院患者2000名ごとに1名以上の専任の常勤診療記録管理者を配置（うち1名以上が専従） ●「3」は1名以上の専任の診療記録管理者を配置 ●入院患者の疾病統計及び退院時要約が作成されていること
1　診療録管理体制加算1	録管1		**140**		
2　診療録管理体制加算2	録管2		**100**		
3　診療録管理体制加算3	録管3		**30**		
A207-2　医師事務作業補助体制加算		○		入院初日	●医師の負担の軽減等を目的に，医師事務作業補助者を配置している体制 ①　当該患者の入院初日に限り算定する。なお，ここでいう入院初日とは，第2部「通則5」に規定する起算日のことをいい，入院期間が通算される再入院の初日は算定できない。 ②　医師事務作業補助者の業務は，医師（歯科医師を含む）の指示の下に，診断書等の文書作成補助，診療記録への代行入力，医療の質の向上に資する事務作業（診療に関するデータ整理，院内がん登録等の統計・調査，教育や研修・カンファレンスのための準備作業等），入院時の案内等の病棟における患者対応業務及び行政上の業務（救急医療情報システムへの入力，感染症サーベイランス事業に係る入力等）への対応に限定する。なお，医師以外の職種の指示の下に行う業務，診療報酬の請求事務（DPCのコーディングに係る業務を含む），窓口・受付業務，医療機関の経営，運営のためのデータ収集業務，看護業務の補助及び物品運搬業務等については医師事務作業補助者の業務としない。 ●「1」は当該保険医療機関における3年以上の医師事務作業補助者の勤務経験を有する者がそれぞれの配置区分ごとに5割以上配置
1　医師事務作業補助体制加算1					
イ　15対1補助体制加算	医1の15		**1070**		
ロ　20対1補助体制加算	医1の20		**855**		
ハ　25対1補助体制加算	医1の25		**725**		
ニ　30対1補助体制加算	医1の30		**630**		
ホ　40対1補助体制加算	医1の40		**530**		
ヘ　50対1補助体制加算	医1の50		**450**		
ト　75対1補助体制加算	医1の75		**370**		
チ　100対1補助体制加算	医1の100		**320**		
2　医師事務作業補助体制加算2					
イ　15対1補助体制加算	医2の15		**995**		
ロ　20対1補助体制加算	医2の20		**790**		
ハ　25対1補助体制加算	医2の25		**665**		
ニ　30対1補助体制加算	医2の30		**580**		
ホ　40対1補助体制加算	医2の40		**495**		
ヘ　50対1補助体制加算	医2の50		**415**		
ト　75対1補助体制加算	医2の75		**335**		
チ　100対1補助体制加算	医2の100		**280**		
A207-3　急性期看護補助体制加算		○		1日につき	●入院日から14日を限度 ●年間の緊急入院患者数が200名以上の実績を有する病院又は総合周産期母子医療センターを設置している病院であること ●急性期一般入院基本料，特定機能病院入院基本料(一般病棟)又は専門病院入院基本料の7対1又は10対1入院基本料を算定する病棟であること ●算定する病棟は，身体的拘束を最小化する取組を実施した上で算定する
1　25対1急性期看護補助体制加算（看護補助者5割以上）	急25上		**240**		
2　25対1急性期看護補助体制加算（看護補助者5割未満）	急25		**220**		
3　50対1急性期看護補助体制加算	急50		**200**		
4　75対1急性期看護補助体制加算	急75		**160**		
夜間急性期看護補助体制加算		○			●入院日から14日を限度 ●夜間急性期看護補助体制加算は，みなし看護補助者ではなく，看護補助者の配置を夜勤時間帯に行っている場合にのみ算定
イ　夜間30対1急性期看護補助体制加算	夜30		**+125**		
ロ　夜間50対1急性期看護補助体制加算	夜50		**+120**		
ハ　夜間100対1急性期看護補助体制加算	夜100		**+105**		
夜間看護体制加算	急夜看	○	**+71**		●入院日から14日を限度 ●夜間急性期看護補助体制加算のいずれかを算定していること
看護補助体制充実加算1 看護補助体制充実加算2	急看充1 急看充2	○	**+20** **+5**	1日につき	●当該患者について，身体的拘束を実施した日は「2」を加算

A207-4 看護職員夜間配置加算		○		1日につき	●入院日から14日を限度 ●夜勤の看護職員配置は看護師1人を含む3人以上であること ●急性期一般入院基本料，特定機能病院入院基本料（一般病棟）又は専門病院入院基本料の7対1又は10対1入院基本料を算定する病棟であること ●年間の緊急入院患者数が200名以上の実績を有する病院又は総合周産期母子医療センターを設置していること
1 看護職員夜間12対1配置加算 イ 看護職員夜間12対1配置加算1 ロ 看護職員夜間12対1配置加算2	看職12夜1 看職12夜2		110 90		
2 看護職員夜間16対1配置加算 イ 看護職員夜間16対1配置加算1 ロ 看護職員夜間16対1配置加算2	看職16夜1 看職16夜2		70 45		●「2」のロは，急性期一般入院料2～6までのいずれかを算定する病棟であること
A208 1 乳幼児加算 イ 病院（ロを除く） ロ 特別入院基本料等算定病院 ハ 診療所	乳	×	333 289 289	1日につき	●3歳未満の乳幼児が入院した場合に加算 ●産婦又は生母の入院に伴って健康な乳幼児又は幼児を在院させた場合は算定不可
2 幼児加算 イ 病院（ロを除く） ロ 特別入院基本料等算定病院 ハ 診療所	幼		283 239 239		●3歳以上6歳未満の幼児が入院した場合に加算 ●産婦又は生母の入院に伴って健康な乳幼児又は幼児を在院させた場合は算定不可
A209 特定感染症入院医療管理加算 1 治療室の場合 2 それ以外の場合	特感管		200 100	1日につき	●三類・四類・五類感染症，指定感染症及びその疑似症患者のうち感染対策が特に必要なものに対して，適切な感染防止対策を実施した場合に加算 ●1入院に限り7日を限度（他の患者に感染させるおそれが高く，感染対策の必要性が特に認められる患者に対する場合を除く）（疑似症患者は初日のみ）
A210 難病等特別入院診療加算 1 難病患者等入院診療加算 2 二類感染症患者入院診療加算	難入 二感入	×	250 250	1日につき	●厚生労働大臣が定める疾患を主病（状態）として入院した患者に算定（点24 p.121）参照 ●MRSAについては，菌の排出がなくなった後3週間を限度に算定 ●A211（特疾）との併算定不可 ●「2」は第二種感染症指定医療機関における二類感染症，新型インフルエンザ及びその疑似症患者について算定
A211 特殊疾患入院施設管理加算	特疾	○	350	1日につき	●重度の肢体不自由児（者）（脳卒中の後遺症及び認知症の患者を除く），脊髄損傷等の重度障害者，重度の意識障害者，筋ジストロフィー患者又は神経難病患者等を主として入院させる障害者施設等一般病棟等その他の病棟又は有床診療所（一般病床）で算定 ●A210（難入）との併算定不可
A212 1 超重症児（者）入院診療加算 イ 6歳未満の場合 ロ 6歳以上の場合	超重症	×	800 400	1日につき	●介助によらなければ座位が保持できず，人工呼吸器を使用する等の特別の医学的管理が必要な状態が6月以上又は新生児期から継続している状態であること ●出生時，乳幼児期又は小児期等の15歳までに障害を受けた児（者）で，当該障害に起因して超重症児（者）又は準超重症児（者）の判定基準を満たしている児（者）に対して算定。ただし，重度の肢体不自由児（者）（脳卒中の後遺症の患者及び認知症の患者は除く），脊髄損傷等の重度障害者（脳卒中の後遺症の患者及び認知症の患者は除く），重度の意識障害者（脳卒中の後遺症の患者及び認知症の患者について平成24年3月31日時点で30日以上継続して当該加算を算定している患者に限る），筋ジストロフィー患者又は神経難病患者等はスコアを満たしていれば算定可 ●超重症児（者）判定基準のスコアが25以上であること ●一般病棟の場合（A106，A306，A309を算定する病棟・病室を除く）は90日を限度とする
2 準超重症児（者）入院診療加算 イ 6歳未満の場合 ロ 6歳以上の場合	準超重症		200 100		●上記に準ずる状態であること ●超重症児（者）判定基準のスコアが10以上であること ●一般病棟の場合（A106，A306，A309を算定する病棟・病室を除く）は90日を限度とする
救急・在宅重症児（者）受入加算	救在重受		＋200	1日につき	●判定基準を満たす患者が自宅から入院する場合又は他の保険医療機関から転院してきた患者であって，5日を限度として算定 ●他の保険医療機関から転院の場合は，A301（注2）の小児加算，A301-4，A302，A302-2，A303の「2」を算定したことのある患者

A213　看護配置加算	看配	○	**25**	1日につき	●看護師比率が40%以上と規定している病棟において，70%以上の看護師を配置している場合に算定できる ●地域一般入院料3，障害者施設等入院基本料の15対1又は，結核病棟入院基本料の15対1，18対1，20対1精神病棟入院基本料の15対1，18対1，20対1を算定する病棟において算定
A214　看護補助加算 1　看護補助加算1 2　看護補助加算2 3　看護補助加算3	 補1 補2 補3	○	 **141** **116** **88**	1日につき	●算定する病棟は，身体的拘束を最小化する取組みを実施した上で算定する ●看護補助者の配置基準に応じて算定
夜間75対1看護補助加算	夜75補	○	**+55**		●みなし看護補助者ではなく，看護補助者の配置を夜勤時間帯に行っている場合に，入院日から20日を限度に算定
夜間看護体制加算	夜看補	○	**+176**	入院初日	●看護補助者を夜勤時間帯に配置していること
看護補助体制充実加算1 **看護補助体制充実加算2**	補看充1 補看充2	○	**+20** **+5**	1日につき	●当該患者について，身体的拘束を実施した日は「2」を加算
A218　地域加算 1　1級地 2　2級地 3　3級地 4　4級地 5　5級地 6　6級地 7　7級地	種別欄に記載不要	×	 **18** **15** **14** **11** **9** **5** **3**	1日につき	●医業経費の地域差に配慮したものとして，入院基本料，特定入院料の加算として算定 （点24 p.125）
A218-2　離島加算	種別欄に記載不要	×	**18**	1日につき	●奄美群島や小笠原諸島等の地域に所在する保険医療機関において入院基本料，特定入院料の加算として算定
A219　療養環境加算	環境	○	**25**	1日につき	●1床当たり平均床面積8 m^2 以上の病室（特定入院料，療養病棟入院基本料等を算定している病床，病室は除く）の入院患者に算定 ●病棟単位で算定 ●特別の療養環境の提供に係る病室については，加算の対象外
A220　HIV感染者療養環境特別加算 1　個室の場合 2　2人部屋の場合	感染特	×	 **350** **150**	1日につき	●後天性免疫不全症候群の病原体に感染している患者を個室又は2人室に入院させた場合に算定 ●A224（無菌），A221-2（小環特）との併算定不可
A220-2　特定感染症患者療養環境特別加算 1　個室加算 2　陰圧室加算	 個室 陰圧	×	 **300** **200**	1日につき	●二類・三類・四類・五類感染症，新型インフルエンザ，指定感染症及びその疑似症患者であって，保険医が他者へ感染させるおそれがあると認め，状態に応じて個室又は陰圧室に入院した場合に算定 ●「1」「2」それぞれの対象患者→点24 p.127 ●個室かつ陰圧室である場合，併算定可能 ●個室加算は，A220（感染特），A221（重境），A221-2（小環特），A224（無菌）との併算定不可
A221　重症者等療養環境特別加算 1　個室の場合 2　2人部屋の場合	重境	○	 **300** **150**	1日につき	●病状が絶対安静を必要とする患者，又は手術又は知的障害のため常時監視を要する患者に，個室若しくは2人部屋にて適時適切な看護・介助を必要とする場合に算定 ●対象となった患者氏名及び入院日数を記録し3年間保存 ●A221-2（小環特），A224（無菌）との併算定不可
A221-2　小児療養環境特別加算	小環特	×	**300**	1日につき	●15歳未満の感染症等による個室での管理等が必要な患者が対象(月の途中で15歳になった場合，同月中は算定できる) ●A220（感染特），A221（重境），A224（無菌）との併算定不可
A222　療養病棟療養環境加算 1　療養病棟療養環境加算1	療環1	○	**132**	1日につき	●長期の療養環境に対する評価。①1病室4床以下，②患者1人当たりの病室床面積6.4 m^2 以上，③廊下幅1.8m（両側居室の場合2.7m）以上，④40 m^2 以上の機能訓練室，⑤1人当たり1 m^2 以上の食堂，⑥談話室（食堂と兼用可），⑦身体不自由者のための浴室等の環境，⑧病棟床面積が患者1人当たり16 m^2 以上あること
2　療養病棟療養環境加算2	療環2		**115**		●上記の①〜⑦を満たしていること
A222-2　療養病棟療養環境改善加算 1　療養病棟療養環境改善加算1	療改1	○	**80**	1日につき	●療養環境の提供の整備に資する取組みに対する評価 ●上記の①②，④〜⑦を満たし，加算を算定できる期間は病棟の増築又は全面的な改築を行うまでの間とする
2　療養病棟療養環境改善加算2	療改2		**20**		●上記の⑤〜⑦を満たし，患者1人当たりの病室床面積6.0 m^2 以上で機能訓練室があり，平成24年3月31日において，療養病棟療養環境加算4の届出を行っている病棟であること ●加算の算定期間は病棟の増築又は全面的な改築を行うまでの間
A223　診療所療養病床療養環境加算	診環	○	**100**	1日につき	●長期の療養環境に対する評価 ●療養病床単位で算定

A223-2　診療所療養病床療養環境改善加算	診環改	○	**35**	1日につき	●療養環境の提供の整備に資する取組みに対する評価 ●患者１人当たりの病室床面積6.0㎡以上で機能訓練室があること ●療養病床単位で算定。平成24年3月31日において，診療所療養病床療養環境加算２を算定している病床であること ●加算の算定期間は病床の増築又は全面的な改築を行うまでの間
A224　無菌治療室管理加算 １　無菌治療室管理加算１ ２　無菌治療室管理加算２	 無菌１ 無菌２	○	 **3000** **2000**	1日につき	●90日を限度として算定 ●白血病，再生不良性貧血，骨髄異形成症候群，重症複合型免疫不全症等の患者に対して，無菌治療室管理を行った場合に算定 ●A220㊗感染特，A221㊗重境，A221-2㊗小環特との併算定は不可 ●「１」は，①自家発電装置を有する，②滅菌水の供給が常時可能，③個室，④室内の空気清浄度がISOクラス６以上，⑤室内の空気の流れが垂直層流方式等であること ●「２」は，上記の①②を満たし，空気清浄度がISOクラス７以上
A225　放射線治療病室管理加算 １　治療用放射性同位元素による治療の場合 ２　密封小線源による治療の場合	 放室１ 放室２	○	 **6370** **2200**	1日につき	●密封小線源，治療用放射性同位元素により治療中の悪性腫瘍の患者に，必要な病室管理を行った場合に算定
A226　重症皮膚潰瘍管理加算	重皮潰	△	**18**	1日につき	●皮膚泌尿器科，皮膚科，形成外科の標榜医療機関において算定 ●重症皮膚潰瘍（shea分類Ⅲ以上）の患者に対して，療養上必要な指導を行った場合に加算
A226-2　緩和ケア診療加算	緩和	○	**390**	1日につき	●悪性腫瘍，後天性免疫不全症候群又は末期心不全の患者が対象 ●４名の緩和ケアチーム（身体症状・精神症状の緩和を担当する専任常勤医師各１名，緩和ケアの経験を有する専任常勤看護師１名，緩和ケアの経験を有する専任薬剤師）の診療体制の設置（１名は専従であること）。常勤医師については，専任の非常勤医師（週３日以上かつ22時間以上勤務，３年以上の経験）２名の組合わせによる常勤換算が可 ●１日当たり１チームにつき概ね30名以内とする ●当該加算算定患者の入院精神療法は週に１回まで
特定地域	緩和地域	○	**＋200**		●１日当たりの算定患者数は，１チームにつき概ね15人以内とする ●緩和ケアにかかわるチームは専任でなくてもよい
小児加算（15歳未満）	小緩和		**＋100**		●15歳未満の小児患者に対し，当該指導管理を行った場合に算定
個別栄養食事管理加算	栄養緩和	△	**＋70**		●緩和ケアを要する患者について，緩和ケアチームに管理栄養士が参加し，個別の栄養食事管理を行った場合に算定
A226-3　有床診療所緩和ケア診療加算	診緩和	○	**250**	1日につき	●悪性腫瘍，後天性免疫不全症候群又は末期心不全の患者が対象 ●身体症状，精神症状の緩和を担当する常勤医師及び緩和ケアの経験を有する常勤看護師が配置されていること ●当該加算算定患者の入院精神療法は，週に1回まで
A226-4　小児緩和ケア診療加算	小児緩和	○	**700**	1日につき	●悪性腫瘍，後天性免疫不全症候群又は末期心不全の15歳未満の小児患者が対象 ●小児緩和ケアチーム（身体症状・精神症状の緩和を担当する専任常勤医師各１名，緩和ケアの経験を有する専任常勤看護師及び専任薬剤師各１名（うち１名は専従であること），小児科の診療経験３年以上の専任常勤医師，小児患者の看護経験３年以上の専任常勤看護師）の診療体制の設置 ●１日当たり１チームにつき概ね30名以内とする ●当該加算算定患者の入院精神療法は週に１回まで ●A226-2㊗緩和との併算定不可
小児個別栄養食事管理加算	小栄管	△	**＋70**		●緩和ケアを要する15歳未満の小児に対して，小児緩和ケアチームに管理栄養士が参加し，個別の栄養食事管理を行った場合に算定
A227　精神科措置入院診療加算	精措	×	**2500**	入院初日	●精神保健福祉法により，措置入院又は緊急措置入院となった患者に対して入院が決定した日に算定 ●A228㊗精応との併算定不可
A228　精神科応急入院施設管理加算	精応	○	**2500**	入院初日	●精神科病院に，応急入院した患者に対して算定 ●応急入院患者等として入院した場合であっても，入院後，措置入院として措置が決定した場合は算定不可
A229　精神科隔離室管理加算	精隔	×	**220**	1日につき	●精神科標榜の病院において，精神障害の患者を隔離した場合に，月に７日間を限度として算定 ●隔離時間が12時間以下の場合や患者本人の意思に基づいて隔離を行った場合には算定不可 ●A228㊗精応を算定した患者の応急入院中の隔離は算定不可 ●同一日にA227㊗精措を算定している場合は併算定不可
A230　精神病棟入院時医学管理加算	精医管	○	**5**	1日につき	●精神病棟に入院している患者が対象 ●精神病棟ではA200㊗総入体ではなく当該加算のみを算定
A230-2　精神科地域移行実施加算	精移	○	**20**	1日につき	●精神病棟における入院期間が５年を超える患者に対して，退院調整を実施し，計画的に地域への移行を進めた場合に算定

A230-3　精神科身体合併症管理加算 1　7日以内 2　8日以上15日以内	精身	○	 **450** **300**	1日につき	●精神科標榜の病院において，厚生労働大臣が定める身体合併症を有する精神障害である患者に対して必要な治療を行った場合に，治療開始日から起算して15日を限度として算定（同一月に複数の身体疾患を発症した場合にはそれぞれの疾患について，おのおの15日を限度。同一月内20日間まで算定可能）
A230-4　精神科リエゾンチーム加算	精リエ	○	**300**	週1回	●一般病棟に入院する患者のうち，せん妄や抑うつを有する患者，精神疾患を有する患者，自殺企図で入院した患者に対して，精神科の医師，看護師，精神保健福祉士等が共同して，評価等の必要な診療を行った場合に算定。ただしA247(認ケア1)との併算定不可 ●精神症状の評価，診療実施計画書の作成，定期的なカンファレンス実施（週1回程度），精神療法・薬物治療等の治療評価書の作成，退院後も精神医療が継続できるよう調整等が行われていること ●1週間当たりの算定患者数は，1チームにつき概ね30人以内 ●精神科専門療法は別に算定可
A231-2　強度行動障害入院医療管理加算	強行	△	**300**	1日につき	●意思の伝達が困難な強度行動障害児（者）に対して経験を有する医師，看護師等による専門的入院医療が行われた場合に算定 ●対象となる状態は，強度行動障害判定スコアが10点以上かつ医療度判定スコアが24点以上のものをいう
A231-3　依存症入院医療管理加算 1　30日以内 2　31日以上60日以内	依存	○	 **200** **100**	1日につき(60日を限度)	●精神科を標榜する保険医療機関であること ●常勤の精神保健指定医を2名以上配置 ●アルコール依存症又は薬物依存症に対する研修を修了した医師1名以上及び看護師，作業療法士，精神保健福祉士又は公認心理師のうちそれぞれ1名以上配置 ●入院治療を要するアルコール依存症又は薬物依存症の患者に対して算定可。合併症の治療のみを目的に入院した場合は算定不可
A231-4　摂食障害入院医療管理加算 1　30日以内 2　31日以上60日以内	摂障	○	 **200** **100**	1日につき(60日を限度)	●摂食障害の年間新規入院患者数が1人以上であること ●摂食障害の専門的治療の経験を有する常勤医師，管理栄養士及び公認心理師がそれぞれ1名以上配置 ●対象となる患者は，摂食障害による著しい体重減少が認められる者であって，BMIが15未満であるもの
A232　がん拠点病院加算		△		入院初日	●各規定に基づき指定を受けた病院であること ●他の医療機関等から紹介により，悪性腫瘍の疑いがあると診断された患者（最終的に悪性腫瘍と診断された患者に限る）又は悪性腫瘍と診断された患者に算定 ●悪性腫瘍以外の疾患で別の保険医療機関から紹介を受けた後に，悪性腫瘍と診断された場合は算定不可 ●入院中に悪性腫瘍が確定した場合は，確定診断の日に算定 ● B005-6-3(がん管)との併算定不可
1　がん診療連携拠点病院加算 イ　がん診療連携拠点病院 （特例型の指定を受けている場合） ロ　地域がん診療病院 （特例型の指定を受けている場合）	がん診		**500** **300** **300** **100**		
2　小児がん拠点病院加算	小児がん		**750**		
がんゲノム拠点病院加算		△	**＋250**		●遺伝子パネル検査等の実施及び治療への活用，がんゲノム情報に基づく臨床研究・治験の実施等の体制を評価 ●がんゲノム医療中核拠点病院又はがんゲノム医療拠点病院で算定
A233　リハビリテーション・栄養・口腔連携体制加算	リ栄口	○	**120**	1日につき	●医師，看護師，専従及び専任の理学療法士，作業療法士及び言語聴覚士，専任管理栄養士，その他必要に応じた他の職種により，以下ア～エの取組みを行った場合に算定 ア 入棟患者全員に対し，原則入棟後48時間以内にADL，栄養状態，口腔状態についての評価に基づき，リハビリテーション・栄養管理・口腔管理計画を作成 イ カンファレンスを定期的に開催 ウ 口腔状態に係る課題を認めた場合は必要に応じて歯科医師等と連携又は歯科診療を担う他医療機関への受診を促す エ 指導内容等について，診療録等に要点を簡潔に記載 ●栄養管理及び口腔管理の計画を作成した日から14日を限度（やむを得ない理由により，入棟後48時間を超えて計画を作成した場合は，入棟後3日目を起算日とする） ● A233-2(栄サ)との併算定不可
A233-2　栄養サポートチーム加算	栄サ	○	**200**	週1回	●栄養管理計画を策定している患者のうち栄養障害の患者や栄養管理をしなければ栄養障害の状態になると見込まれる患者に対して栄養サポートチームが診療を行った場合に算定 ●1日当たり1チームにつき概ね30人以内とする ● B001･10(入栄)，B001･11(集栄)，B001-2-3(乳栄)は算定不可 ●対象患者→(点24) p.1161

					●療養病棟，結核病棟，精神病棟，特定機能病院入院基本料（結核病棟又は精神病棟）は，入院日から起算して180日以内に限り算定可（1月までは週1回，入院2月以降6月までは月1回に限り算定可）（障害者施設等入院基本料算定患者については月1回）
特定地域	栄サ地域	○	100	週1回	●1日当たりの算定患者数は，1チームにつき概ね15人以内とする ●厚生労働大臣が定める特定地域に所在する保険医療機関において算定
歯科医師連携加算	歯連	×	+50	週1回	●歯科医師と共同で行った場合に加算（上記特定地域以外）
A234　医療安全対策加算 1　医療安全対策加算1 2　医療安全対策加算2	 安全1 安全2	○	 85 30	入院初日	●医療安全管理者が医療安全管理委員会と連携しつつ，医療安全に係る状況を把握し，その分析結果に基づいて医療安全確保のための業務改善等を継続的に実施している体制の評価
イ　医療安全対策地域連携加算1 ロ　医療安全対策地域連携加算2	安全地連1 安全地連2	○	+50 +20		●複数の医療機関が連携し，互いに評価した場合に算定（但し特定機能病院は除く） ●イについては，「1」の医療機関で算定 ●ロについては，「2」の医療機関で算定
A234-2　感染対策向上加算 1　感染対策向上加算1 2　感染対策向上加算2 3　感染対策向上加算3	 感向1 感向2 感向3	○	 710 175 75	入院初日 ※3は，入院初日＋入院期間90日超ごとに1回	●通則7の院内感染防止対策を行った上で，更に院内に感染制御チームを設置し，院内感染状況の把握，抗菌薬の適正使用等，地域の医療機関等が連携して実施する感染症対策体制等の確保を評価
指導強化加算	感指	○	+30		●感染対策向上加算1算定に加算
連携強化加算	感連	○	+30		●感染対策向上加算2又は3算定に加算
サーベイランス加算	感サ	○	+3		●感染対策向上加算2又は3算定に加算
抗菌薬適正使用体制加算	抗菌適	○	+5		●感染対策向上加算1～3算定に加算
A234-3　患者サポート体制充実加算	患サポ	○	70	入院初日	●患者からの相談支援窓口を設置し，専任の医師，看護師，薬剤師，社会福祉士等を時間内に常時1名以上配置 ●A232(がん診)(小児がん)との併算定不可
A234-4　重症患者初期支援充実加算	重支	○	300	1日につき	●入院時重症患者対応メディエーターが，特に重篤な状態の患者の治療を行う医師や他職種とともに，治療方針・内容等の理解及び意向の表明を支援した場合に，入院日から3日を限度に算定
A234-5　報告書管理体制加算	報管	○	7	退院時1回	●画像診断報告書・病理診断報告書の確認漏れによる診断又は治療開始の遅延を防止する取組を評価
A236　褥瘡ハイリスク患者ケア加算	褥ハイ	○	500	入院中1回	●褥瘡ケアに係る専門の研修を受けた専従の看護師等が褥瘡管理者として配置され，褥瘡管理者が褥瘡対策チームと連携し，患者ごとにリスクアセスメントを行うこと ●特にケアが必要と認められた患者に，褥瘡の発生予防等に関する計画を作成し，それに基づき重点的なケアを実施すること ●褥瘡の早期発見及び重症化予防のための総合的な褥瘡管理対策を行うにふさわしい体制が整備されていること
特定地域	褥ハ地域	○	250	入院中1回	●経験を5年以上有する看護師等で，研修を修了した者を褥瘡管理者として配置
A236-2　ハイリスク妊娠管理加算	ハイ妊娠	○	1200	1日につき	●保険診療の対象となる合併症を有している妊婦に対し，医師がハイリスク妊娠管理が必要と認めた者に対し算定 ●産婦人科又は産科を標榜する保険医療機関であること ●1入院につき20日を限定として算定 ●対象患者→(点24) p.147 ●1入院期間中にA237(ハイ分娩)(地分娩)と併せて算定することは可能であるが，同一日には算定不可 ●A237(ハイ分娩)(地分娩)と併せて，1入院当たり28日を限度として算定
A237　ハイリスク分娩等管理加算 1　ハイリスク分娩管理加算 2　地域連携分娩管理加算	 ハイ分娩 地分娩	 ○ ○	 3200 3200	1日につき	●保険診療の対象となる合併症を有している妊産婦に対し，医師がハイリスク分娩管理が必要と認めた者に対し算定 ●(ハイ分娩)，(地分娩)の対象となる妊産婦に対して行った場合に，8日を限度として算定 ●対象患者→(点24) p.148 ●1年間の分娩実施件数が120件以上であり，またその院内掲示をしていること ●1入院期間中にA236-2(ハイ妊娠)と併せて算定することは可能であるが，同一日に行う場合は，(ハイ分娩)，(地分娩)のみ算定
A238-6　精神科救急搬送患者地域連携紹介加算	精救紹	○	1000	退院時1回	●A311，A311-2，A311-3の届出を行っている精神病棟に緊急入院した患者であって，入院日から60日以内に当該医療機関から，診療情報を文書で提供し，連携医療機関に転院した場合に算定 ●B009(情Ⅰ)は算定不可 ●A238-7(精救受)の届出を行っていないこと
A238-7　精神科救急搬送患者地域連携受入加算	精救受	○	2000	入院初日	●他の保険医療機関において，A238-6(精救受)を算定した患者を入院させた場合に入院時に算定 ●A103，A311-4，A312，A314，A315の届出を行っていること ●A238-6(精救紹)の届出を行っていないこと

項目	略称		点数	算定	要件
A242　呼吸ケアチーム加算	呼ケア	○	**150**	週1回	●48時間以上継続して人工呼吸器を装着している患者であって，次のいずれかに該当する患者 ・人工呼吸器を装着した状態で当該病棟に入院した患者で，当該病棟の入院起算日から1月以内 ・当該病棟に入院後，人工呼吸器を装着した患者で，装着日から1月以内 ●人工呼吸器離脱のための呼吸ケアに係る専任のチームによる診療が行われていること ●B011-4(医機安)「1」は別に算定不可
A242-2　術後疼痛管理チーム加算	術疼管	○	**100**	1日につき手術日の翌日から3日を限度	●L008マスク又は気管内挿管による閉鎖循環式全身麻酔を受けた患者で，手術後継続して硬膜外麻酔後における局所麻酔剤の持続的注入，神経ブロックにおける麻酔剤の持続的注入又は麻薬を静脈内注射により投与（覚醒下のものに限る）に対して，術後疼痛管理チームが必要な疼痛管理を行った場合に算定
A243　後発医薬品使用体制加算		○		入院初日	●当該保険医療機関におけるジェネリック医薬品の割合が「1」は90%以上，「2」は85%以上，「3」は75%以上であること ●入院及び外来においてジェネリック医薬品の使用を積極的に行っている旨を院内掲示するとともに，原則としてウェブサイトに掲載していること
1　後発医薬品使用体制加算1	後使1		**87**		
2　後発医薬品使用体制加算2	後使2		**82**		
3　後発医薬品使用体制加算3	後使3		**77**		
A243-2　バイオ後続品使用体制加算	バイオ体制	○	**100**	入院初日	●入院及び外来においてバイオ後続品の導入に関する説明を積極的に行っている旨を院内掲示しているとともに，原則としてウェブサイトに掲載していること ●バイオ後続品のある先発バイオ医薬品（バイオ後続品の適応のない患者に対して使用する先発バイオ医薬品除く）及びバイオ後続品を合算した規格単位数量に占めるバイオ後続品の規格単位数量の割合が各成分に定められた割合以上であること ●バイオ後続品のある先発バイオ医薬品及びバイオ後続品を使用する入院患者
A244　病棟薬剤業務実施加算		○			●病棟専任の薬剤師が病棟薬剤業務を1病棟又は治療室1週間につき20時間相当以上に実施する場合に算定 ●全ての病棟に入院中の患者を対象とするが，療養病棟，精神病棟又は特定機能病院（精神病棟に限る）を算定している患者については，入院起算日から8週を限度 ●病棟及び治療室ごとに専任の薬剤師を配置 ●B008(薬管)の届出を行っていること ●病棟薬剤業務の実施時間は，A307(小退連)，B008(薬管)及びB014(退薬)算定のための業務に要する時間は含まれない ●「1」は，A100，A101，A102，A103，A104，A105，A304，A307のいずれかを算定している患者が対象 ●「2」は，A300，A301，A301-2，A301-3，A301-4，A302，A302-2，A303のいずれかを算定している患者が対象
1　病棟薬剤業務実施加算1	病薬実1		**120**	週1回	
2　病棟薬剤業務実施加算2	病薬実2		**100**	1日につき	
薬剤業務向上加算	薬業向	○	**+100**	週1回	●病棟薬剤業務実施加算「1」に加算
A245　データ提出加算	1	2	3	4	●A207(録管1)又は(録管2)の届出を行っていること。ただし，特定入院料（A317を除く）のみの届出を行う保険医療機関の場合は，A207の施設基準を満たしていれば足りる。 ●「1」(デ提1)及び「3」(デ提3)は，入院患者に係るデータを提出 ●「2」(デ提2)及び「4」(デ提4)は，入院患者と外来患者に係るデータを提出 ●「1」及び「2」は入院初日に加算 ●「3」及び「4」は入院期間が90日を超えるごとに1回加算 ●「3」及び「4」は，A101，A102，A103，A106，A306，A308，A309，A310，A311-4，A312，A314，A315，A318を届け出た病棟又は病室の入院患者が対象 ●「90日を超えるごと」とは，入院日から起算して91日目，181日目等と計算する
イ　許可病床数200床以上の病院	**145**	**155**	**145**	**155**	
ロ　許可病床数200床未満の病院	**215**	**225**	**215**	**225**	
A246　入退院支援加算		○		退院時1回	●入退院支援及び地域連携業務を担う部門（入退院支援部門）が設置され，十分な経験を有する看護師等や社会福祉士が配置（施設基準→(点24)p.1183） ●「1」の「イ」は原則として7日以内，「ロ」は原則として14日以内に患者及び家族と病状や退院後の生活も含めた話合いを行うとともに，関係職種と連携し，入院後7日以内に退院支援計画の作成に着手し，入退院支援職員等が共同してカンファレンスを実施すること ●「2」は，できるだけ早期に患者及び家族と話合いを行うとともに，入院後7日以内に退院支援計画の作成に着手し，できるだけ早期に入退院支援職員等が共同してカンファレンスを実施すること
1　入退院支援加算1	入退支1				
イ　一般病棟入院基本料等の場合			**700**		
ロ　療養病棟入院基本料等の場合			**1300**		
2　入退院支援加算2	入退支2				
イ　一般病棟入院基本料等の場合			**190**		
ロ　療養病棟入院基本料等の場合			**635**		

入退院支援加算（特定地域） イ　一般病棟入院基本料等の場合 ロ　療養病棟入院基本料等の場合	入退支地域		 95 318		●退院支援計画については，文書で患者又は家族に説明を行い，交付すること ●「3」は，A302，A302-2，A303「2」を算定した退院困難な要因を有する患者及び他の医療機関でA246(入退支3)を算定した上で転院した患者について，退院支援計画を策定し，当該計画に基づき退院した場合に算定 ●「3」は，入院後7日以内に退院困難な要因を有する患者を抽出し，入院後1か月以内に関係職種と共同してカンファレンスを行い，連携して退院支援計画の作成に着手し，文書で家族等に説明を行い交付すること
3　入退院支援加算3	入退支3		1200		
地域連携診療計画加算	地連診計	○	+300		●B003（Ⅱ），B005（2），B005-1-2，B009（Ⅰ），B011は併算定不可
小児加算	入退支小		+200		●15歳未満で「1」「2」を算定している場合
入院時支援加算		○			●自宅等からの予定入院患者に対して，入院前に支援を行った場合 ●「イ」は，入院前に下記アからク（イは要介護又は要支援状態の場合のみ）まで全て実施して療養支援計画書を作成した場合に算定 ●「ロ」は，下記ア，イ及びクを含む一部の項目を実施して療養支援計画書を作成した場合に算定 ア　身体的・社会的・精神的背景を含めた患者情報の把握 イ　入院前に利用していた介護サービス又は福祉サービスの把握 ウ　褥瘡に関する危険因子の評価 エ　栄養状態の評価 オ　服薬中の薬剤の確認 カ　退院困難な要因の有無の評価 キ　入院中に行われる治療・検査の説明 ク　入院生活の説明 ●作成した療養支援計画書を，患者の入院前に入院予定先の病棟職員に共有すること
イ　入院時支援加算1	入退入1		+240		
ロ　入院時支援加算2	入退入2		+200		
総合機能評価加算		○	+50		●「1」又は「2」を算定する患者で，介護保険法に規定する特定疾病を有する40歳以上65歳未満の患者及び65歳以上の入院患者が対象 ●病状の安定が見込まれた後できるだけ早期に，基本的な日常生活能力等，総合的な機能評価を行った上で，結果を踏まえて入退院支援を行った場合に算定
入院事前調整加算	入前		+200		●コミュニケーションに特別な支援を要する者又は強度行動障害を有する者が対象 ●入院前に患者・家族等・障害福祉サービス事業者等と事前に入院中の支援に必要な調整を行った場合に加算
A246-2　精神科入退院支援加算	精入退	○	1000	退院時1回	●入退院支援及び地域連携業務を担う部門（入退院支援部門）が設置され，十分な経験を有する看護師等や精神保健福祉士が配置（施設基準→(点24)p.1186） ●退院困難な要因を有する患者について，原則として7日以内に患者及び家族等と病状や退院後の生活も含めた話合いを行うとともに，関係職種と連携し，入院後7日以内に退院支援計画の作成に着手し，入退院支援職員等が共同してカンファレンスを実施すること ●A103注7(精福)，A312注5(精福)，A230-2(精移)，I011との併算定不可
精神科措置入院退院支援加算	精退		+300	退院時1回	●措置入院又は緊急措置入院に係る患者に対して，入院中から都道府県，保健所を設置する市又は特別区と連携して退院に向けた支援をした場合に加算
A246-3　医療的ケア児（者）入院前支援加算	医ケア支	○	1000	入院初日	●医療的ケア児（者）の入院時，事前に自宅等を訪問し，患者の状態，療養生活環境及び必要な処置等を確認し，支援することを評価 ●「医療的ケア判定スコア表」における「医療的ケア判定スコア」が16点以上のものが対象 ●入院前支援日のC000，C001，C001-2，C005，C005-1-2，I012は算定不可，ただし入院前支援を行った後，患者の病状の急変等による往診料は算定可
情報通信機器を用いた場合	情医ケア支	○	500		●A246注7(入退入1)(入退入2)との併算定不可
A247　認知症ケア加算		○		1日につき	●「認知症高齢者の日常生活自立度判定基準」のランクⅢ以上に該当する患者が対象（重度の意識障害のある者を除く） ●「1」は当該患者を診療する専任の常勤医師，看護師等の多職種からなる認知症ケアチームの設置 ●A230-4(精リエ)（「1」の場合に限る），A247-2(せハイ)は別に算定不可 ●「2」は十分な経験を有する専任の常勤医師又は認知症看護の経験を5年以上有し，適切な研修を修了した専任の常勤看護師を配
1　認知症ケア加算1 イ　14日以内の期間 ロ　15日以上の期間	認ケア1		 180 34		
2　認知症ケア加算2 イ　14日以内の期間 ロ　15日以上の期間	認ケア2		 112 28		

90 入院（入院料・加算）

3　認知症ケア加算3 イ　14日以内の期間 ロ　15日以上の期間	認ケア3		 44 10		置すること ●「2」及び「3」は，原則として，全ての病棟に，適切な研修を受けた看護師を3名以上配置すること
身体的拘束を実施した日の減算	認ケア1減 認ケア2減 認ケア3減		**100分の40**		●身体拘束の減算は，実施した日に算定
A247-2　せん妄ハイリスク患者ケア加算	せハイ	○	**100**	入院中1回	●A100（急性期一般に限る），A104（一般病棟に限る），A300，A301，A301-2，A301-3，A317のいずれかを算定する病棟 ●せん妄のリスク因子の確認及びせん妄ハイリスク患者に対するせん妄対策のためのチェックリストを作成していること
A248　精神疾患診療体制加算		○			●「1」は，他の医療機関の精神科病棟に入院中の身体合併症の入院治療を要する精神疾患患者の転院を受け入れた場合に算定
1　精神疾患診療体制加算1	精疾診1		**1000**	入院初日	●「2」は，緊急に搬送された身体疾患，外傷及び精神症状を有する患者に，精神保健指定医等が診察を行った場合に算定
2　精神疾患診療体制加算2	精疾診2		**330**	入院初日から3日以内に1回	●「2」は，A300「注2」の加算及びI001は算定不可。ただし，精神保健指定医又は精神科医による初回の診察の結果，継続して精神疾患の管理が必要と判断された場合には，入院起算日から4日目以降に限りI001を算定可
A249　精神科急性期医師配置加算	精急医配	○		1日につき	●常勤医師が，当該病棟の入院患者の数が16又はその端数を増すごとに1以上配置（兼任不可）。
1　精神科急性期医師配置加算1			**600**		●「1」及び「3」は，A311又はA311-2（精急1）を算定する精神病棟において，新規入院患者の自宅等への移行率やクロザピンの新規導入実績要件等を満たしている場合に算定する
2　精神科急性期医師配置加算2					●「2」の「イ」は，A103（10対1及び13対1に限る），A104「3」（7対1，10対1及び13対1に限る）を算定する病棟において，24時間の救急医療提供等の条件を満たしている場合に算定する
イ　精神病棟入院基本料等の場合			**500**		
ロ　精神科急性期治療病棟入院料の場合			**450**		
3　精神科急性期医師配置加算3			**400**		
A250　薬剤総合評価調整加算	薬総評加	×	**100**	退院時1回	●次のいずれかに該当する患者の処方内容を総合的に評価した上で変更し，かつ，療養上必要な指導を行った場合に算定 「イ」入院前に6種類以上の内服薬の処方のあった患者 「ロ」精神病棟入院中の患者で，入院直前又は退院1年前のいずれか遅い時点で抗精神病薬を4種類以上内服していた患者
薬剤調整加算			**+150**		●次のいずれかに該当する場合に加算 「イ」に該当し，退院時に処方する内服薬が2種類以上減少 「ロ」に該当し，退院日までの間に抗精神病薬の種類数が2種類以上減少した場合その他これに準ずる場合
A251　排尿自立支援加算	排自	○	**200**	週1回（12週限度）	●対象患者 ・尿道カテーテル抜去後に，尿失禁，尿閉等の下部尿路機能障害の症状を有するもの ・尿道カテーテル留置中の患者であって，尿道カテーテル抜去後に下部尿路機能障害を生ずると見込まれるもの
A252　地域医療体制確保加算	地医体	○	**620**	入院初日	●A100（地域一般除く），A102（7対1及び10対1），A103（10対1），A104（7対1及び10対1），A105（7対1及び10対1），A300，A301，A301-2，A301-3，A301-4，A302，A302-2，A303，A303-2，A304，A305，A307，A311，A311-3を算定する病棟であること
A253　協力対象施設入所者入院加算 1　往診が行われた場合 2　1以外の場合	協施	○	 **600** **200**	入院初日	●介護保険施設等（介護老人保健施設，介護医療院及び特別養護老人ホーム）入所者の病状の急変等に伴い，当該介護保険施設等の従事者の求めに応じて当該患者に関する診療情報及び病状の急変時の対応方針等を踏まえて診療が行われ，入院の必要性を認め入院させた場合に加算 ●介護保険施設等から協力医療機関として定められている保険医療機関であること ●在宅療養支援病院又は在宅療養支援診療所，在宅療養後方支援病院，地域包括ケア病棟入院料の届出病棟又は病室を有する医療機関のいずれかであること ●保険医療機関と介護保険施設等が特別な関係にある場合は算定不可

92 入院（特定入院料）（抜粋）

レセプト

カルテを見て確認

⑨⓪入院	入院年月日　6年　10月　19日	
病　診	⑨⓪入院基本料・加算	点
(医2の75)	335×　1日間	335
	×　日間	
	⑨②特定入院料・その他	
	特入管　×　1日	2,690

⑨⓪	医2の75	335×1
⑨②	特殊疾患入院医療管理料 人工呼吸器使用の場合	2,690×1

特定入院料は点数欄に(略称)(加算を含む)と日数，合計点数を記載

※すべて１日につきの算定
※病院，病棟についてはすべて要届出（加算については届出の必要がない項目もあり）

項目	略号	点数	限度日数	算定要件
A300　救命救急入院料			※１	●救命救急入院料対象患者 ア．意識障害又は昏睡 イ．急性呼吸不全又は慢性呼吸不全の急性増悪 ウ．急性心不全（心筋梗塞を含む） エ．急性薬物中毒 オ．ショック カ．重篤な代謝障害（肝不全，腎不全，重症糖尿病等） キ．広範囲熱傷 ク．大手術を必要とする状態 ケ．救急蘇生後 コ．その他外傷，破傷風等で重篤な状態 ●広範囲熱傷特定集中治療管理料対象患者 第２度熱傷30％程度以上の重症広範囲熱傷患者（熱傷には電撃傷，薬傷，凍傷を含む） ※１　早期離床・リハビリテーション加算又は早期栄養介入管理加算の届出を行っている等で急性血液浄化（腹膜透析除く）又はECMOを必要とするものは25日，臓器移植を行ったものは30日 **〈包括項目〉**①入院基本料，②入院基本料等加算（以下を除く）(臨修)，(超急)，(妊搬)，(医1の15)～(医1の100)，(医2の15)～(医2の100)，(特感管)，(二感入)，地域加算，離島加算，(安全1)(安全2)，(感向1)～(感向3)，(患サポ)，(重支)，(報管)，(術疼管)，(褥ハイ)，(病薬実2)，(デ提1)～(デ提4)，(入退支1)「イ」，(入退支3)，(認ケア1)～(認ケア3)，(せハイ)，(精疾診1)(精疾診2)，(排自)，(地医体)，③検査（検体検査判断料を除く），④点滴注射，⑤中心静脈注射，⑥酸素吸入（酸素及び窒素の費用を除く），⑦留置カテーテル設置，⑧病理標本作製料（病理診断・判断料を除く）
１．救命救急入院料１	救命１		14日	
イ．３日以内		**10268**		
ロ．４日以上７日以内		**9292**		
ハ．８日以上		**7934**		
２．救命救急入院料２	救命２		14日	
イ．３日以内		**11847**		
ロ．４日以上７日以内		**10731**		
ハ．８日以上		**9413**		
３．救命救急入院料３				
イ．救命救急入院料	救命３		14日	
(1)３日以内		**10268**		
(2)４日以上７日以内		**9292**		
(3)８日以上		**7934**		
ロ．広範囲熱傷特定集中治療管理料	救命３熱		60日	
(1)３日以内		**10268**		
(2)４日以上７日以内		**9292**		
(3)８日以上60日以内		**8356**		
４．救命救急入院料４				
イ．救命救急入院料	救命４		14日	
(1)３日以内		**11847**		
(2)４日以上７日以内		**10731**		
(3)８日以上		**9413**		
ロ．広範囲熱傷特定集中治療管理料	救命４熱		60日	
(1)３日以内		**11847**		
(2)４日以上７日以内		**10731**		
(3)８日以上14日以内		**9413**		
(4)15日以上60日以内		**8356**		
精神疾患診断治療初回加算 イ．届出医療機関 ロ．イ以外	 精初イ 精初ロ	 **+7000** **+3000**	最初の診療時	●生活上の課題確認，指導等を行った場合は最初の診療時に限り算定
イ．救急体制充実加算１ ロ．救急体制充実加算２ ハ．救急体制充実加算３	救充１ 救充２ 救充３	**+1500** **+1000** **+500**		●充実段階評価Sであるもの ●充実段階評価Aであるもの ●充実段階評価Bであるもの
高度救命救急センター	高救	**+100**		●高度救命救急センターであること
急性薬毒物中毒患者（入院初日） イ．急性薬毒物中毒加算１（機器分析） ロ．急性薬毒物中毒加算２（その他のもの）	 薬救１ 薬救２	 **+5000** **+350**		●「１」と「２」はいずれか一方のみ ●検査の結果，実際には薬毒物中毒でなかった場合は算定不可
小児加算（入院初日）（15歳未満）	小児	**+5000**		●専任の小児科医が常時配置
早期離床・リハビリテーション加算	救早リ	**+500**	入院日から14日	●入室後早期から離床等に必要な治療を行った場合に算定 ●同一日に，H000～H003，H007，H007-2は算定不可
早期栄養介入管理加算	救早栄	**+250**	入室日から７日	●入室後早期から経腸栄養を開始した場合は，開始日以降400点を加算(救早経)

項目	略号	点数	日数	留意事項
重症患者対応体制強化加算 イ．3日以内 ロ．4日以上7日以内 ハ．8日以上14日以内	 救重イ 救重ロ 救重ハ	 **+750** **+500** **+300**		●重症患者対応体制強化加算は，救命救急入院料２又は４を算定している患者に限る
A301　特定集中治療室管理料			※１	●対象患者 ア．意識障害又は昏睡 イ．急性呼吸不全又は慢性呼吸不全の急性増悪 ウ．急性心不全（心筋梗塞を含む） エ．急性薬物中毒 オ．ショック カ．重篤な代謝障害（肝不全，腎不全，重症糖尿病等） キ．広範囲熱傷 ク．大手術後 ケ．救急蘇生後 コ．その他外傷，破傷風等で重篤な状態 ●広範囲熱傷特定集中治療管理料対象患者 第２度熱傷30％程度以上の重症広範囲熱傷患者（熱傷には電撃傷，薬傷，凍傷を含む） ※１　早期離床・リハビリテーション加算又は早期栄養介入管理加算の届出を行っている等で急性血液浄化（腹膜透析除く）又はECMOを必要とするものは25日，臓器移植を行ったものは30日 **〈包括項目〉**①入院基本料，②入院基本料等加算（以下を除く） (臨修)，(超急)，(妊搬)，(医1の15)～(医1の100)，(医2の15)～(医2の100)，(特感管)，(二感入)，地域加算，離島加算，(精リエ)，(がん診)，(小児がん)，(安全1)(安全2)，(感向)，(患サポ)，(重支)，(報管)，(術疼管)，(褥ハイ)，(病薬実2)，(デ提1)～(デ提4)，(入退支1)「イ」(入退支3)，(認ケア1)～(認ケア3)，(せハイ)，(精疾診1)(精疾診2)，(排自)，(地医体)，③検査（検体検査判断料を除く），④点滴注射，⑤中心静脈注射，⑥酸素吸入（酸素及び窒素の費用を除く），⑦留置カテーテル設置，⑧病理標本作製料（病理診断・判断料を除く）
１．特定集中治療室管理料１ イ．７日以内 ロ．８日以上	特集１	 **14406** **12828**	14日	
２．特定集中治療室管理料２ イ．特定集中治療室管理料 （１）７日以内 （２）８日以上 ロ．広範囲熱傷特定集中治療管理料 （１）７日以内 （２）８日以上60日以内	 特集２ 特集２熱	 **14406** **12828** **14406** **13028**	 14日 60日	
３．特定集中治療室管理料３ イ．７日以内 ロ．８日以上	特集３	 **9890** **8307**	14日	
４．特定集中治療室管理料４ イ．特定集中治療室管理料 （１）７日以内 （２）８日以上 ロ．広範囲熱傷特定集中治療管理料 （１）７日以内 （２）８日以上60日以内	 特集４ 特集４熱	 **9890** **8307** **9890** **8507**	 14日 60日	
５．特定集中治療室管理料５ イ．７日以内 ロ．８日以上	特集５	 **8890** **7307**	14日	
６．特定集中治療室管理料６ イ．特定集中治療室管理料 （１）７日以内 （２）８日以上 ロ．広範囲熱傷特定集中治療管理料 （１）７日以内 （２）８日以上60日以内	 特集６ 特集６熱	 **8890** **7307** **8890** **7507**	 14日 60日	
小児加算（15歳未満） イ．７日以内 ロ．８日以上14日以内	小児	 **+2000** **+1500**	14日	●専任の小児科医が常時配置
早期離床・リハビリテーション加算	特集早リ	**+500**	14日	●入室後早期から離床等に必要な治療を行った場合 ●当該加算とH000～H003，H007，H007-2は同一日は算定不可
早期栄養介入管理加算	特集早栄	**+250**	入院日から７日	●入室後早期から経腸栄養を開始した場合は，開始日以降400点を加算(特集早経) ●同一日にB001「10」(入栄)は算定不可 （他の病棟に転棟後，退院後の生活を見据えて，必要性が認められる場合を除く）
重症患者対応体制強化加算 イ．３日以内 ロ．４日以上７日以内 ハ．８日以上14日以内	 特集重イ 特集重ロ 特集重ハ	 **+750** **+500** **+300**		●重症患者対応体制強化加算は，重症患者の対応につき十分な体制が整備された病室の入院に限る
特定集中治療室遠隔支援加算	特集遠隔	**980**		●特定集中治療室管理料５又は６を算定している保険医療機関において，特定集中治療室管理料１又は２の届出医療機関から情報通信機器を用いて連携し支援を受けた場合に算定
A301-2　ハイケアユニット入院医療管理料 １．ハイケアユニット入院医療管理料１ ２．ハイケアユニット入院医療管理料２	 ハイ１ ハイ２	 **6889** **4250**	 21日	●対象患者はA301と同じ **〈包括項目〉**A301と同じ
早期離床・リハビリテーション加算	ハイ早リ	**+500**	入室日から14日	●入室後早期から離床等に必要な治療を行った場合に算定 ●同一日に，H000～H003，H007，H007-2は算定不可

項目	略号	点数	日数	備考
早期栄養介入管理加算	ハイ早栄	+250	入室日から7日	●入室後早期から経腸栄養を開始した場合は，開始日以降400点を加算(ハイ早経) ●同一日にB001「10」(入栄)は算定不可 （他の病棟に転棟後，退院後の生活を見据えて，必要性が認められる場合を除く）
A301-3 脳卒中ケアユニット入院医療管理料 **〈包括項目〉**A301と同じ（②の(がん診)(小児がん)を除く）	脳ケア	**6045**	14日	●対象疾患（以下の患者が概ね８割以上） ア．脳梗塞　イ．脳出血　ウ．くも膜下出血 〈加算〉A301-2と同じ
A301-4 小児特定集中治療室管理料 1．7日以内 2．8日以上 〈加算〉A301-2と同じ	小特集	 **16362** **14256**	14日 ※2	●15歳未満の小児（小児慢性特定疾病医療支援の対象の場合は20歳未満）を対象とする ●対象患者はA301と同じ ※2　①急性血液浄化（腹膜透析を除く）を必要とする状態②心臓手術ハイリスク群③左心低形成症候群④急性呼吸窮迫症候群又は心筋炎・心筋症のいずれかに該当する場合は21日を限度，臓器移植を行った場合は30日を限度 ※体外式心肺補助（ECMO）を必要とする状態の場合は35日を限度 手術を必要とする先天性心疾患の新生児の場合は55日を限度
〈包括項目〉①入院基本料，②入院基本料等加算（以下を除く） (臨修)，(超急)，(医1の15)〜(医1の100)，(医2の15)〜(医2の100)，(特感管)，(二感入)，地域加算，離島加算，(安全1)(安全2)，(感向)，(患サポ)，(重支)，(報管)，(術疼管)，(褥ハイ)，(病薬実2)，(デ提1)〜(デ提4)，(入退支1)「イ」(入退支3)，(精疾診1)(精疾診2)，(排自)，(地医体)，③検査（検体検査判断料を除く），④点滴注射，⑤中心静脈注射，⑥酸素吸入（使用した酸素及び窒素の費用を除く），⑦留置カテーテル設置，⑧病理標本作製料（病理診断・判断料を除く）				
A302 新生児特定集中治療室管理料 1．新生児特定集中治療室管理料1 2．新生児特定集中治療室管理料2 **〈包括項目〉**①入院基本料，②入院基本料等加算（以下を除く） (臨修)，(超急)，(医1の15)〜(医1の100)，(医2の15)〜(医2の100)，(特感管)，(二感入)，地域加算，離島加算，(安全1)(安全2)，(感向)，(患サポ)，(重支)，(報管)，(褥ハイ)，(病薬実2)，(デ提1)〜(デ提4)，(入退支1)「イ」(入退支3)，(排自)，(地医体)，③検査（検体検査判断料を除く），④点滴注射，⑤中心静脈注射，⑥酸素吸入（酸素及び窒素の費用を除く），⑦インキュベーター（酸素及び窒素の費用を除く），⑧病理標本作製料（病理診断・判断料を除く）	 新集1 新集2	 **10584** **8472**	21日 ※3	●対象患者 ア．高度の先天奇形／イ．低体温／ウ．重症黄疸／エ．未熟児／オ．意識障害又は昏睡／カ．急性呼吸不全又は慢性呼吸不全の急性増悪／キ．急性心不全（心筋梗塞を含む）／ク．急性薬物中毒／ケ．ショック／コ．重篤な代謝障害（肝不全，腎不全，重症糖尿病等）／サ．大手術後／シ．救急蘇生後／ス．その他外傷，破傷風等で重篤な状態 ※3　●A302，A302-2，A303「２」及びA303-2と通算して21日を限度 ＊出生時体重1500g以上であって，別に厚生労働大臣が定める疾患を主病とする新生児は35日を限度 ＊出生時体重1000g未満の新生児は90日を限度（出生時体重が500g以上750g未満で慢性肺疾患の新生児は105日，出生時体重が500g未満で慢性肺疾患の新生児は110日） ＊出生時体重1000g以上1500g未満の新生児は60日を限度
A302-2 新生児特定集中治療室重症児対応体制強化管理料 **〈包括項目〉**A302と同じ	新集重	**14539**	7日 ※4	●対象患者 ア．体外式膜型人工肺を実施している状態／イ．腎代替療法（血液透析，腹膜透析等）を実施している状態／ウ．交換輸血を実施している状態／エ．低体温療法を実施している状態／オ．人工呼吸器を使用している状態（出生時体重が750g未満に限る）／カ．人工呼吸器を使用している状態であって，一酸化窒素吸入療法を実施している状態／キ．人工呼吸器を使用している状態であって，胸腔・腹腔ドレーン管理を実施している状態／ク．開胸手術，開頭手術，開腹手術等後に人工呼吸器を使用している状態／ケ．新興感染症や先天性感染症等の感染症患者であって，陰圧個室管理など厳重な感染対策を行いながら人工呼吸器を使用している状態（合併症として発生した感染症は除く） ※4　A302，A302-2，A303「2」，A303-2と通算して7日を限度
A303 総合周産期特定集中治療室管理料 1．母体・胎児集中治療室管理料 2．新生児集中治療室管理料 **〈包括項目〉** 「１」の場合はA301と同じ（②の(精リエ)，(がん診)，(小児がん)，(認ケア1)〜(認ケア3)，(せハイ)を除く） 「２」の場合はA302と同じ（②に(妊搬)，(精疾診1)(精疾診2)を加える）	 産集母 産集新	 **7417** **10584**	 14日 21日 ※3	●１の対象患者 ア．合併症妊娠／イ．妊娠高血圧症候群／ウ．多胎妊娠／エ．胎盤位置異常／オ．切迫流早産／カ．胎児発育遅延や胎児奇形などの胎児異常を伴うもの ●２の対象患者はA302と同じ ※3　●A302，A302-2，A303「２」及びA303-2と通算して21日を限度 ＊出生時体重1500g以上であって，別に厚生労働大臣が定める疾患を主病とする新生児は35日を限度 ＊出生時体重1000g未満の新生児は90日を限度（出生時体重が500g以上750g未満で慢性肺疾患の新生児は105日，出生時体重が500g未満で慢性肺疾患の新生児は110日） ＊出生時体重1000g以上1500g未満の新生児は60日を限度
成育連携支援加算	産集成	**+1200**		●入院中１回に限り ●胎児が重篤な状態であると診断された，又は疑われる妊婦に，当該保険医療機関の医師，助産師，看護師，社会福祉士，公認心理師等が共同して必要な支援を行った場合

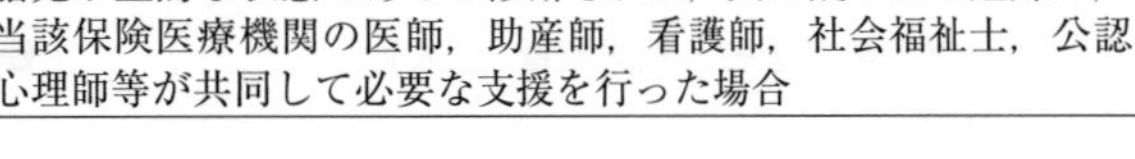

92 入院（特定入院料）

A303-2 新生児治療回復室入院医療管理料	新治回	**5728**	30日 ※4	●対象患者はA302と同じ ※4 ●A302，A302-2，A303「2」及びA303-2と通算して30日を限定とする ＊出生時体重1500g以上であって，別に厚生労働大臣が定める疾患を主病としている新生児にあっては50日を限度 ＊出生時体重1000g未満の新生児にあっては120日（出生時体重が500g以上750g未満で慢性肺疾患の新生児は135日，出生時体重が500g未満で慢性肺疾患の新生児は140日）を限度 ＊出生時体重1000g以上1500g未満の新生児にあっては90日を限度 **〈包括項目〉** A302と同じ（②の(病薬実2)を除く）
A304 地域包括医療病棟入院料	地包医	**3050**	90日	●90日を超えた場合は地域一般入院料3の例により算定 ●入棟した患者全員に対し，入棟後原則48時間以内にADL，栄養状態，口腔状態の評価を行い計画を作成する
初期加算		**＋150**	14日	
夜間看護体制特定日減算	地包医夜看特定減	**100分の5**		●夜間救急外来に対応するために夜勤看護職員数が一時的に２未満となった場合に減算 イ 年６日以内であること ロ 当該日が属する月が連続する２月以内であること
看護補助体制加算 イ．25対1看護補助体制加算（看護補助者5割以上） ロ．25対1看護補助体制加算（看護補助者5割未満） ハ．50対1看護補助体制加算 ニ．75対1看護補助体制加算	 地包括医25上 地包括医25 地包括医50 地包括医75	 **＋240** **＋220** **＋200** **＋160**	14日	
夜間看護補助体制加算 イ．夜間30対1看護補助体制加算 ロ．夜間50対1看護補助体制加算 ハ．夜間100対1看護補助体制加算	 地包括医夜30 地包括医夜50 地包括医夜100	 **＋125** **＋120** **＋105**		●みなし看護補助者ではなく，看護補助者の配置を夜勤時間帯に行っている場合のみ算定可
夜間看護体制加算		**＋71**		●夜間看護補助体制加算を算定している病棟において算定する
看護補助体制充実加算 イ．看護補助体制充実加算１ ロ．看護補助体制充実加算２ ハ．看護補助体制充実加算３	 地包医看充1 地包医看充2 地包医看充3	 **＋25** **＋15** **＋5**		●身体的拘束を実施した日は，「１」「２」の届出を行っている場合であっても「３」を算定（この場合「３」の届出は不要）
看護職員夜間配置加算 イ．看護職員夜間12対1配置加算 (1)看護職員夜間12対1配置加算1 (2)看護職員夜間12対1配置加算2 ロ．看護職員夜間16対1配置加算 (1)看護職員夜間16対1配置加算1 (2)看護職員夜間16対1配置加算2	地包医看職夜配	 **＋110** **＋90** **＋70** **＋45**	14日	●基準を満たしていても，夜勤の看護職員の最小必要数を超えた３人以上でなければ算定不可
リハビリテーション・栄養・口腔連携加算	地包医リ栄口	**＋80**	14日	●リハビリテーション，栄養管理及び口腔管理の計画を作成した日から14日を限度（やむを得ない理由により，入棟後48時間を超えて計画を策定した場合は，策定日にかかわらず入棟後３日目を起算日とする） A233-2 (栄サ)との併算定不可
〈包括項目〉 ①入院基本料，②入院基本料等加算（以下を除く）(臨修)，(救医)，(在緊)，(医1の15)～(医1の100)，(医2の15)～(医2の100)，地域加算，離島加算，(個室)，(陰圧)，(栄サ)，(安全1)(安全2)，(感向)，(患サポ)，(報管)，(褥ハイ)，(病薬実1)，(デ提1)～(デ提4)，(入退支1)「イ」，(医ケア支)，(認ケア1)～(認ケア3)，(薬総評加)，(排自)，(地医体)，(協施)，③手前・手後，④検査（心臓カテーテル法による諸検査，内視鏡検査，診断穿刺・検体採取（D400除く），これらに係る薬剤料，特定保険医療材料料除く），⑤画像診断（画像診断管理加算，造影剤注入手技料3「イ」，これらに係る薬剤料，特定保険医療材料料除く），⑥投薬・注射（除外薬剤・注射薬，無菌製剤処理料除く），⑨1000点未満の処置及びこれらに係る薬剤料・特定保険医療材料料，⑩病理標本作製料（術中迅速病理組織標本作製除く）				
A305 一類感染症患者入院医療管理料 1．14日以内 2．15日以上	感入管	 **9413** **8147**		●対象患者 「新感染症又は一類感染症」に罹患している患者及びその「疑似症患者又は無症状病原体保有者」 ●感染症法第６条による特定感染症指定医療機関，第一種感染症指定医療機関において算定

92 入院（特定入院料）

〈包括項目〉①入院基本料，②入院基本料等加算（以下を除く）
(臨修)，(超急)，(妊搬)，(医1の15)～(医1の100)，(医2の15)～(医2の100)，地域加算，離島加算，(安全1)(安全2)，(感向)，(患サポ)，(報管)，(褥ハイ)，(デ提1)～(デ提4)，(入退支1)「イ」，(医ケア支)，(排自)，(地医体)，③酸素吸入（酸素及び窒素の費用を除く），④留置カテーテル設置，⑤病理標本作製料（病理診断・判断料を除く）

A306 特殊疾患入院医療管理料 ※脳卒中後遺症で医療区分3の患者に相当するものを含む 医療区分2の患者に相当するもの 医療区分1の患者に相当するもの	特入管 2特入管意 1特入管意	2090 1927 1761		●対象患者 重度障害者（重度の意識障害者を含む），筋ジストロフィー患者又は難病患者等を対象とする ●脳卒中後遺症を有する重度の意識障害者は，医療区分に相当する点数を算定する
人工呼吸器使用加算		+600		●1日5時間を超えて体外式陰圧人工呼吸器を使用した場合
重症児（者）受入連携加算（入院初日）	重受連	+2000		●入院前の医療機関でA246(入退支3)が算定された患者を当該病室に受け入れた場合に算定
イ　医療区分2に相当 ロ　医療区分1に相等	2特入管脳 1特入管脳	1734 1588		●脳卒中又は脳卒中の後遺症の患者（重度の意識障害者，筋ジストロフィー患者，難病患者等は除く）
医療区分2に相当		2011		●J038人工腎臓，J038-2持続緩徐式血液濾過，J039血漿交換療法又はJ042腹膜灌流を行っている慢性腎臓病の患者

〈包括項目〉以下の点数を除き全て包括
①(臨修)，②(超急)，③(医1の15)～(医1の100)，(医2の15)～(医2の100)，(個室)，(陰圧)，④(超重症)，⑤(準超重症)，⑥地域加算，⑦離島加算，⑧(安全1)(安全2)，⑨(感向)，⑩(患サポ)，(報管)，⑪(デ提1)～(デ提4)，⑫(入退支1)「ロ」(入退支2)「ロ」，(医ケア支)，⑬(認ケア1)～(認ケア3)，⑭(排自)，第14部その他，⑮除外薬剤，⑯除外注射薬

A307 小児入院医療管理料 1．小児入院医療管理料1 2．小児入院医療管理料2 3．小児入院医療管理料3 4．小児入院医療管理料4 5．小児入院医療管理料5	 小入管1 小入管2 小入管3 小入管4 小入管5	 4807 4275 3849 3210 2235		●小児科標榜保険医療機関 ●15歳未満又は小児慢性特定疾病医療支援の対象である場合は20歳未満を対象とする
施設基準適合病棟加算 イ　保育士1名の場合 ロ　保育士2名以上の場合		 +100 +180		
人工呼吸器使用加算		+600		●1日5時間を超えて体外式陰圧人工呼吸器を使用した場合
重症児受入体制加算 イ　重症児受入体制加算1 ロ　重症児受入体制加算2	 重受体1 重受体2	 +200 +280		●小児入院医療管理料3・4・5を算定している患者に限る
無菌治療管理加算 イ　無菌治療管理加算1 ロ　無菌治療管理加算2	 小無1 小無2	 +2000 +1500	90日	●造血幹細胞移植を実施する患者に対して，治療上の必要があって無菌治療室管理が行われた場合
退院時薬剤情報管理指導連携加算	小退連	+150		●退院日1回に限り算定。対象は，小児慢性特定疾病医療支援の対象患者又は児童福祉法で規定する障害児である患者
養育支援体制加算	小養	+300		
時間外受入体制強化加算 イ　時間外受入体制強化加算1 ロ　時間外受入体制強化加算2	 小時受体1 小時受体2	 +300 +180		●時間外，休日又は深夜において，緊急に入院を必要とする小児患者を受け入れる体制の確保につきに届け出た保険医療機関の病棟に入院している患者
看護補助加算	小看	+151	14日	●小児入院医療管理料1・2・3を算定している患者に限る ●看護補助体制充実加算と併算定不可
看護補助体制充実加算	小看充	+156	14日	●小児入院医療管理料1・2・3を算定している患者に限る

〈包括項目〉以下の点数を除き全て包括
【1，2の場合】①在宅医療（第1節在宅患者診療・指導料を除く），②投薬，③注射，④手術，⑤麻酔，⑥放射線治療，⑦病理診断・判断料，第14部その他，⑧(臨修)，⑨(超急)，⑩(在緊)，⑪(医1の15)～(医1の100)，(医2の15)～(医2の100)，⑫(超重症)，⑬(準超重症)，⑭地域加算，⑮離島加算，(個室)，(陰圧)，⑯(小環特)，⑰(緩和)，(小児緩和)，⑱(がん診)，(小児がん)，⑲(安全1)(安全2)，⑳(感向)，㉑(患サポ)，(報管)，(術疼管)，(病薬実1)，㉒(褥ハイ)，㉓(デ提1)～(デ提4)，㉔(入退支1)「イ」(入退支3)，(医ケア支)，㉕(精疾診1)(精疾診2)，㉖(排自)，㉗(地医体)【3，4の場合】①～⑯及び⑲～㉗【5の場合】①～⑯と(強行)(摂障)並びに⑲～㉖まで（㉕は精神病棟を除く）

92 入院（特定入院料）

A308　回復期リハビリテーション病棟入院料			
1．回復期リハビリテーション病棟入院料1	復リ入1	**2229**	
（生活療養を受ける場合）		**2215**	
2．回復期リハビリテーション病棟入院料2	復リ入2	**2166**	
（生活療養を受ける場合）		**2151**	
3．回復期リハビリテーション病棟入院料3	復リ入3	**1917**	
（生活療養を受ける場合）		**1902**	
4．回復期リハビリテーション病棟入院料4	復リ入4	**1859**	
（生活療養を受ける場合）		**1845**	
5．回復期リハビリテーション病棟入院料5	復リ入5	**1696**	
（生活療養を受ける場合）		**1682**	
6．回復期リハビリテーション入院医療管理料	復リ入管	**1859**	
（生活療養を受ける場合）		**1845**	
休日リハビリテーション提供体制加算	休リハ	**+60**	●［3］，［4］，［5］，［6］を現に算定している患者に限る ●休日に平日と同様のリハビリテーション提供が可能な体制

●脳血管疾患又は大腿骨頸部骨折等の患者が常時８割以上入院

〈回復期リハを要する状態及び算定上限日数〉

180日	・高次脳機能障害を伴った重症脳血管障害，重度の頸髄損傷及び頭部外傷を含む多部位外傷の状態
150日	・脳血管疾患，脊髄損傷，頭部外傷，くも膜下出血のシャント手術後，脳腫瘍，脳炎，急性脳症，脊髄炎，多発性神経炎，多発性硬化症，腕神経叢損傷等の発症後若しくは手術後又は義肢装着訓練を要する状態
90日	・大腿骨，骨盤，脊椎，股関節若しくは膝関節の骨折又は２肢以上の多発骨折の発症後又は手術後の状態 ・外科手術又は肺炎等の治療時の安静により廃用症候群を有しており，手術後又は発症後の状態 ・股関節又は膝関節の置換術後の状態 ・急性心筋梗塞，狭心症発作その他急性発症した心大血管疾患又は手術後の状態
60日	・大腿骨，骨盤，脊椎，股関節又は膝関節の神経，筋又は靱帯損傷後の状態

〈包括項目〉以下の点数を除き全て包括／①入院栄養食事指導料（回復期リハ「１」に限る），(栄情)（回復期リハ「１」に限る），第14部その他，②在宅医療，③リハビリテーション（別に厚生労働大臣が定める費用(点24)p.203 告示３別表第９の３を除く），④(臨修)，⑤(医1の15)～(医1の100)，(医2の15)～(医2の100)，⑥地域加算，⑦離島加算，(個室)，(陰圧)，⑧(安全1)(安全2)，⑨(感向)，⑩(患サポ)，(報管)，⑪(デ提1)～(デ提4)，⑫(入退支1)「イ」，⑬(認ケア1)～(認ケア3)，⑭(薬総評加)，⑮(排自)，⑯人工腎臓，⑰腹膜灌流，⑱特定保険医療材料（⑯⑰に係るもの），⑲除外薬剤，⑳除外注射薬，㉑骨継（ロに限る）

A308-3　地域包括ケア病棟入院料	改定後			
	病棟入院料		入院医療管理料	
	通常	生活療養	通常	生活療養
地域包括ケア病棟入院料・入院医療管理料1				
イ　40日以内の期間	**2,838**	**2,823**	**2,838**	**2,823**
ロ　41日以上の期間	**2,690**	**2,675**	**2,690**	**2,675**
地域包括ケア病棟入院料・入院医療管理料2				
イ　40日以内の期間	**2,649**	**2,634**	**2,649**	**2,634**
ロ　41日以上の期間	**2,510**	**2,495**	**2,510**	**2,495**
地域包括ケア病棟入院料・入院医療管理料3				
イ　40日以内の期間	**2,312**	**2,297**	**2,312**	**2,297**
ロ　41日以上の期間	**2,191**	**2,176**	**2,191**	**2,176**
地域包括ケア病棟入院料・入院医療管理料4				
イ　40日以内の期間	**2,102**	**2,086**	**2,102**	**2,086**
ロ　41日以上の期間	**1,992**	**1,976**	**1,992**	**1,976**

加算	略称	点数	要件
看護職員配置加算	包看職	**+150**	
看護補助者配置加算	包看補	**+160**	●身体的拘束を最小化する取組みを実施 ●看護補助者配置加算と看護補助体制充実加算は併算定不可
看護補助体制充実加算			
イ．看護補助体制充実加算1	包看充1	**+190**	
ロ．看護補助体制充実加算2	包看充2	**+175**	
ハ．看護補助体制充実加算3	包看充3	**+165**	
イ　急性期患者支援病床初期加算			●急性期医療を担う病院の一般病棟から転院した患者又は当該保険医療機関の一般病棟から転棟した患者
(1)許可病床数400床以上			
①他の保険医療機関一般病棟から転棟	包急支転400以①	**+150**	
②　①の患者以外	包急支転400以②	**+50**	
(2)許可病床数400床未満			
①他の保険医療機関一般病棟から転棟	包急支転400未①	**+250**	
②　①の患者以外	包急支転400未②	**+125**	

ロ　在宅患者支援病床初期加算 (1)介護老人保健施設から入院 ① 救急搬送患者等 ② ①以外 (2)介護医療院，特別養護老人ホーム，軽費老人ホーム，有料老人ホーム等，自宅から入院 ① 救急搬送患者等 ② ①以外	包在支転介老 包在支転自	+580 +480 +480 +380		●介護老人保健施設，介護医療院，特別養護老人ホーム，軽費老人ホーム，有料老人ホーム等，又は自宅からの入院患者について，意思決定等支援を行った場合（併設施設等からの受け入れは算定不可） ●①については，救急搬送された患者又は他の保険医療機関で(救搬)を算定し当該他の保険医療機関から搬送された患者であって，入院初日から当該病棟に入院した患者の場合
看護職員夜間配置加算（1日につき）	包看職夜配	+70		

※減算については，(点24)p.207参照

〈特定地域〉の場合
別に厚生労働大臣が定める地域に所在する保険医療機関で，施設基準届出病棟又は病室を有するものについては，地域包括ケア病棟入院料1のイ（特定地域），1のロ（特定地域），地域包括ケア入院医療管理料1のイ（特定地域），1のロ（特定地域），地域包括ケア病棟入院料2のイ（特定地域），2のロ（特定地域），地域包括ケア入院医療管理料2のイ（特定地域），2のロ（特定地域），地域包括ケア病棟入院料3のイ（特定地域），3のロ（特定地域），地域包括ケア入院医療管理料3のイ（特定地域），3のロ（特定地域），地域包括ケア病棟入院料4のイ（特定地域），4のロ（特定地域），地域包括ケア入院医療管理料4のイ（特定地域），4のロ（特定地域）を当該病棟又は病室に入院した日から起算して60日を限度として1日につき，それぞれ，2460点，2331点，2460点，2331点，2271点，2152点，2271点，2152点，2008点，1903点，2008点，1903点，1797点，1703点，1797点，1703点（生活療養を受ける場合はそれぞれ，2445点，2316点，2445点，2316点，2257点，2138点，2257点，2138点，1994点，1889点，1994点，1889点，1783点，1689点，1783点，1689点）を算定

〈包括項目〉【1から4の場合】以下の点数を除き全て包括／①(臨修)，②(在緊)，③(医1の15)～(医1の100)，(医2の15)～(医2の100)，④地域加算，⑤離島加算，(個室)，(陰圧)，⑥(安全1)(安全2)，⑦(感向)，⑧(患サポ)，(報管)，⑨(デ提1)～(デ提4)，⑩(入退支1)「イ」，(医ケア支)，⑪(認ケア1)～(認ケア3)　⑫(薬総評価)，⑬(排自)，(協施)　⑭在宅医療，⑮摂食機能療法，⑯人工腎臓，⑰腹膜灌流，⑱特定保険医療材料（⑯⑰に係るもの），⑲手術，⑳麻酔，第14部その他，㉑除外薬剤，㉒除外注射薬，㉓(骨継)（ロに限る）

A310　緩和ケア病棟入院料 1　緩和ケア病棟入院料1 イ　30日以内の期間 ロ　31日以上60日以内の期間 ハ　61日以上の期間 2　緩和ケア病棟入院料2 イ　30日以内の期間 ロ　31日以上60日以内の期間 ハ　61日以上の期間	緩和1 緩和2	 5135 4582 3373 4897 4427 3321		●悪性腫瘍及び後天性免疫不全症候群の患者について算定 ●当該入院料を算定する日に使用するとされた薬剤に係る薬剤料は当該入院料に含まれるが，退院日に退院後に使用するとされた薬剤料は別に算定できる
緩和ケア病棟緊急入院初期加算（1日につき）	緩和緊入	+200	15日	●在宅緩和ケアを受けている連携保険医療機関からの緊急入院を受け入れた場合に算定
緩和ケア疼痛評価加算	緩和疼	+100		●疼痛を有する患者に疼痛の評価その他の療養上必要な指導を実施

〈包括項目〉以下の点数を除き全て包括
①(臨修)，②(妊搬)，③(医1の15)～(医1の100)，(医2の15)～(医2の100)，④地域加算，⑤離島加算，(個室)，(陰圧)，⑥(がん診)(小児がん)，⑦(安全1)(安全2)，⑧(感向)，⑨(患サポ)，(報管)，⑩(褥ハイ)，⑪(デ提1)～(デ提4)，⑫(入退支1)「イ」，⑬(排自)，⑭在宅医療（第1節在宅患者診療・指導料を除く），退院時のC108(在悪)，C108-2(在悪共)，C108-3，C108-4及びC109(寝)，⑮除外薬剤，⑯除外注射薬，⑰放射線治療，第14部その他

97 入院時食事療養費

レセプト　例）入院時食事療養(Ⅰ)，特別食を６食提供

※高額療養費		点	※公費負担点数　　点	
⑨⑦ 食事・生活	基準Ⅰ	670　円×６回	※公費負担点数　　点	
	特別	76　円×６回	基準(生)　　円×　　回	
	食堂	円　日	特別(生)　　円×　　回	
	環境	円　日	減・免・猶・Ⅰ・Ⅱ・３　月　超	
食事・生活療養　保険	回 6	請　求　円 4,476	※　決　定　円	(標準負担額)　円 2,940
公費①	回	円	※	円
公費②	回	円	※	円

- Ⅰ又はⅡを記入
- １月に提供した食数
- 特別食加算を算定の際は，１食当たりの所定金額及び回数を記載
- 食堂加算を算定の際は，１日当たりの所定金額及び日数を記載
- 一般の自己負担額は１食490円　490円×６食＝2940円
- 670円×６食＋76円×６食＝4476円

〈入院時食事療養〉

項　目		レセ表示	金　額	算定要件
入院時食事療養(Ⅰ)(１食につき) (1)　(2)以外の食事療養を行う場合 (2)　流動食のみを提供する場合		Ⅰ	 670円 605円	●(Ⅰ)は地方厚生(支)局長に要届出 ●１日につき３食を限度 ●(2)については，市販されているものに限る
(Ⅰ)の加算	食堂加算（１日につき）		＋50円	●療養病棟を除く
	特別食加算（１食につき）		＋76円	●疾病を治療するための直接手段として，医師の発行する食事箋に基づき提供された適切な栄養量及び内容を有する食事の提供 ●１日につき３食を限度 ・腎臓食　・肝臓食　・糖尿食　・貧血食　・膵臓食　・痛風食　・治療乳　・無菌食 ・胃潰瘍食　・術後食（侵襲の大きな消化管手術後において胃潰瘍食に準ずる食事の場合）　・脂質異常症食　・低残渣食　・高度肥満症食 ・特別な場合の検査食（潜血食）　・フェニールケトン尿症食　・楓糖尿症食　・ホモシスチン尿症食　・ガラクトース血症食　・てんかん食 ●流動食のみを提供する場合の区分を算定する患者は算定不可
入院時食事療養(Ⅱ)(１食につき) (1)　(2)以外の食事療養を行う場合 (2)　流動食のみを提供する場合		Ⅱ	 536円 490円	●(Ⅰ)以外の食事療養 ●加算なし ●(2)については市販されている流動食に限る

〈入院時食事療養の標準負担額〉（１食につき）

一般（70歳未満）	70歳以上の高齢者	標準負担額（１食当たり）	
●一般（下記以外）	●一般（下記以外）	490円 ●（例外１）指定難病患者・小児慢性特定疾病児童等	280円
		●（例外２）精神病床入院患者（※１）	260円
●低所得者(住民税非課税)	●低所得者Ⅱ（※２）	●過去１年間の入院期間が90日以内	230円
		●過去１年間の入院期間が90日超	180円
――	●低所得者Ⅰ（※３）	110円	

※１　2015年４月１日以前から2016年４月１日まで継続して精神病床に入院している患者
※２　低所得者Ⅱ：①世帯全員が住民税非課税であって，「低所得者Ⅰ」以外の者
※３　低所得者Ⅰ：①世帯全員が住民税非課税で，世帯の各所得が必要経費・控除を差し引いたときに０円となる者，あるいは②老齢福祉年金受給権者
※　低所得者に該当する場合は，（減額対象者の）申請に基づき，保険者（後期高齢者の場合は広域連合）が「標準負担額減額認定証」を交付
※　長期該当者となる場合は，新たに申請を行う

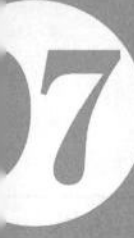

入院時生活療養費

レセプト　例）入院時生活療養(Ⅰ)，特別食を６食提供（２日間）（指定難病又は厚生労働大臣が定める者以外）

特別食加算を算定の際は，１食当たりの所定金額及び回数を記載

食堂加算を算定の際は，１日当たりの所定金額及び日数を記載

居住費を算定の際は，１日当たりの所定金額及び日数を記載

Ⅰ又はⅡを記入

※高額療養費			円	※公費負担点数	点
⑨⑦食事・生活	基準 特別 食堂 環境		円×　回 円×　回 円　日 398　円　２日	※公費負担点数　点 基準(生)　Ⅰ　584　円×　6　回 特別(生)　76　円×　6　回 減・免・猶・Ⅰ・Ⅱ・３　月　超	
食事・生活療養	保険	回 6	請求　円 4756	※　決　定　円	(標準負担額)　円 3680
	公費①	回	円	※	円
	公費②	回	円	※	円

食費分490円×６食＋居住分370円×２日＝3680円

〈入院時生活療養〉

項　　目		レセ表示	金　額	算定要件
入院時生活療養(Ⅰ) (1)　食費分（１食につき） イ．ロ以外の食事の提供たる療養を行う場合 ロ．流動食のみを提供する場合 (2)　居住費（１日につき）		Ⅰ	 584円 530円 398円	●(Ⅰ)は地方厚生(支)局長に要届出 ●１日につき３食を限度 ●光熱水費に相当（１日につき１回算定） ●「ロ」については，市販されているものに限る
加算(Ⅰ)の	食堂加算（１日につき）		＋50円	●療養病棟を除く
	特別食加算（１食につき）		＋76円	●入院時食事療養費の特別食加算の算定要件と同じ
入院時生活療養(Ⅱ) (1)　食費分（１食につき） (2)　居住費（１日につき）		Ⅱ	 450円 398円	●(Ⅰ)以外の生活療養 ●加算なし

〈入院時生活療養費・生活療養標準負担額〉

※　入院時生活療養費制度は，療養病床に入院する65歳以上の者を対象とする。食費・光熱水費について，下記の標準負担額（１食当たりの食費＋１日当たりの居住費）が患者負担となり，残りの額が入院時生活療養費として保険給付される

療養病床に入院する65歳以上の患者			標準負担額 食費（１食）	居住費（１日）
一般	①一般の患者（下記のいずれにも該当しない者）	入院時生活療養（Ⅰ）を算定する医療機関に入院	490円	370円
		入院時生活療養（Ⅱ）を算定する医療機関に入院	450円	
	②厚生労働大臣が定める者〔＝重篤な病状又は集中的治療を要する者等（※１）〕（低所得者Ⅰ・Ⅱを除く）		生活療養(Ⅰ)490円 生活療養(Ⅱ)450円	370円
	③指定難病患者（低所得者Ⅰ・Ⅱを除く）		280円	0円
低所得者Ⅱ	④低所得者Ⅱ（※２）（⑤⑥に該当しない者）		230円	370円
	⑤低所得者Ⅱ〔重篤な病状又は集中的治療を要する者等（※１）〕	申請月以前の12月以内の入院日数が90日以下	230円	370円
		申請月以前の12月以内の入院日数が90日超	180円	
	⑥低所得者Ⅱ（指定難病患者）	申請月以前の12月以内の入院日数が90日以下	230円	0円
		申請月以前の12月以内の入院日数が90日超	180円	
低所得者Ⅰ	⑦低所得者Ⅰ（⑧⑨⑩⑪に該当しない者）		140円	370円
	⑧低所得者Ⅰ〔重篤な病状又は集中的治療を要する者等（※１）〕		110円	370円
	⑨低所得者Ⅰ（指定難病患者） ⑩低所得者Ⅰ／老齢福祉年金受給者 ⑪境界層該当者（※３）		110円	0円

※１　「**重篤な病状又は集中的治療を要する者等**」〔「厚生労働大臣が定める者」（平18.9.8告示488）〕とは，①**A101**療養病棟入院基本料の算定患者であって「基本診療料の施設基準等」の別表第５の２又は別表第５の３に該当する者，②**A109**有床診療所療養病床入院基本料の算定患者であって「基本診療料の施設基準等」の別表第５の２又は別表第５の３に該当する者，③**A308**回復期リハビリテーション病棟入院料を算定する患者，④**A400**短期滞在手術等基本料２を算定する患者。

※２　70歳未満の低所得者（住民税非課税／限度額適用区分「オ」）は，70歳以上の「低所得者Ⅱ」に相当。「低所得者Ⅰ」は70歳以上のみに適用される。

※３　負担の低い基準を適用すれば生活保護を必要としない状態になる者。

●解答用レセプト（外来）

○ 診療報酬明細書

（医科入院外） 令和　年　月分

都道府県番号 ××　医療機関コード ×××××××

1 医科	1 社・国　3 後期 2 公費	1 単独 2 2併 3 3併	2 本外　8 高外一 4 六外 6 家外　0 高外7

公費負担者番号①		公費負担医療の受給者番号①	
公費負担者番号②		公費負担医療の受給者番号②	

保険者番号		給付割合	10 9 8 7（ ）
被保険者証・被保険者手帳等の記号・番号	（枝番）		

氏名	1男 2女 1明 2大 3昭 4平 5令 . . 生	特記事項
職務上の事由	1 職務上 2 下船後3月以内 3 通勤災害	

保険医療機関の所在地及び名称

（　床）

傷病名	診療開始日	転帰	診療実日数
(1)	(1) 年 月 日	治ゆ 死亡 中止	保険 日
(2)	(2) 年 月 日		公費① 日
(3)	(3) 年 月 日		公費② 日

区分	項目			公費分点数
⑪ 初診	時間外・休日・深夜		回 点	
⑫ 再診	再診	×	回	
	外来管理加算	×	回	
	時間外	×	回	
	休日	×	回	
	深夜	×	回	
⑬ 医学管理				
⑭ 在宅	往診		回	
	夜間		回	
	深夜・緊急		回	
	在宅患者訪問診療		回	
	その他			
	薬剤			
⑳ 投薬	㉑ 内服 薬剤		単位	
	㉑ 内服 調剤	×	回	
	㉒ 屯服 薬剤		単位	
	㉓ 外用 薬剤		単位	
	㉓ 外用 調剤	×	回	
	㉕ 処方	×	回	
	㉖ 麻毒		回	
	㉗ 調基			
㉚ 注射	㉛ 皮下筋肉内		回	
	㉜ 静脈内		回	
	㉝ その他		回	
㊵ 処置			回	
	薬剤			
㊿ 手術麻酔			回	
	薬剤			
60 検査病理			回	
	薬剤			
70 画像診断			回	
	薬剤			
80 その他	処方箋		回	
	薬剤			

療養の給付	請求 点	※決定 点	一部負担金額 円			
保険			減額 割(円)免除・支払猶予			
公費①	点	※ 点	円			
公費②	点	※ 点	円	※高額療養費 円	※公費負担点数 点	※公費負担点数 点

解答用レセプト（外来）　レセ

診療報酬明細書

（医科入院）令和　年　月分

都道府県番号 ○○　医療機関コード ○○○○○○○

1 医科 | 1 社・国 3 後期 | 1 単独 2 2併 3 3併 | 1 本入 3 六入 5 家入 | 7 高入一 9 高入7

保険者番号 | 給付割合 10 9 8 7（　）

公費負担者番号① | 公費負担医療の受給者番号①

公費負担者番号② | 公費負担医療の受給者番号②

被保険者証・被保険者手帳等の記号・番号　（枝番）

区分 精神 結核 療養 | 特記事項 | 保険医療機関の所在地及び名称

1男 2女 1明 2大 3昭 4平 5令 . . 生

職務上の事由 1 職務上 2 下船後3月以内 3 通勤災害

傷病名 (1) (2) (3)

診療開始日 (1) 年 月 日 (2) 年 月 日 (3) 年 月 日 | 転帰 治ゆ 死亡 中止 | 診療実日数 保険 日 公費① 日 公費② 日

区分	項目		公費分点数
⑪ 初診	時間外・休日・深夜	回 点	
⑬ 医学管理			
⑭ 在宅			
⑳ 投薬	㉑ 内服	単位	
	㉒ 屯服	単位	
	㉓ 外用	単位	
	㉔ 調剤	日	
	㉖ 麻毒	日	
	㉗ 調基		
㉚ 注射	㉛ 皮下筋肉内	回	
	㉜ 静脈内	回	
	㉝ その他	回	
㊵ 処置	薬剤	回	
㊿ 手術・麻酔	薬剤	回	
⑥⓪ 検査・病理	薬剤	回	
⑦⓪ 画像診断	薬剤	回	
⑧⓪ その他	薬剤		

入院年月日　年　月　日

病	診	⑨⓪ 入院基本料・加算	点
		× 日間	
		× 日間	
		× 日間	
		× 日間	
		× 日間	
		⑨② 特定入院料・その他	

※高額療養費　円 | ※公費負担点数　点 | ※公費負担点数　点

⑨⑦ 食事・生活	基準	円×	回
	特別	円×	回
	食堂	円×	日
	環境	円×	日

基準(生)　円×　回
特別(生)　円×　回
減・免・猶・Ⅰ・Ⅱ・3月超

	請求	※決定	負担金額
保険	点	点	円 減額 割(円)免除・支払猶予
公費①	点	※ 点	円
公費②	点	※ 点	円

食事・生活療養	回	請求	※決定	(標準負担額)
保険	回	円	円	円
公費①	回	円	※ 円	円
公費②	回	円	※ 円	円